普通高等教育临床医学专业 5+3 "十四五" 规划教材

供临床医学、预防医学、口腔医学
医学影像学、医学检验技术等专业用

人体寄生虫学

（第3版）

Human Parasitology

U0384035

主　编　李士根　贾雪梅

副主编　陈盛霞　孔保庆　全　芯　向　征

编　委　（按姓氏笔画排序）

于晶峰（内蒙古医科大学）　　　　杨　彪（沈阳医学院）

王　爽（济宁医学院）　　　　　　张　静（重庆医科大学）

王　燕（河北北方学院）　　　　　张伟琴（昆明医科大学海源学院）

王卫杰（河北医科大学）　　　　　陈　熙（昆明医科大学）

木　兰（内蒙古医科大学）　　　　陈盛霞（江苏大学医学院）

孔保庆（右江民族医学院）　　　　单骄宇（新疆医科大学）

石　磊（大连医科大学）　　　　　赵　丹（齐齐哈尔医学院）

田　芳（扬州大学医学院）　　　　秦元华（大连医科大学）

向　征（昆明医科大学）　　　　　贾雪梅（昆明医科大学）

全　芯（济宁医学院）　　　　　　韩　甦（江南大学）

杜　峰（济宁医学院）　　　　　　谭文彬（济宁医学院）

李士根（济宁医学院）　　　　　　戴婷婷（山西医科大学汾阳学院）

学术秘书　杜　峰

数字编委

 江苏凤凰科学技术出版社·南京　凤凰医学 Phoenix MedPub

图书在版编目(CIP)数据

人体寄生虫学/李士根,贾雪梅主编. —3 版.
南京:江苏凤凰科学技术出版社,2024.8. —(普通
高等教育临床医学专业 5+3"十四五"规划教材).
ISBN 978 - 7 - 5713 - 4555 - 6

Ⅰ. R38

中国国家版本馆 CIP 数据核字第 2024R3F847 号

普通高等教育临床医学专业 5+3"十四五"规划教材

人体寄生虫学

主　　　编	李士根　　贾雪梅	
责 任 编 辑	蒲晓田　徐祝平　钱新艳	
责 任 校 对	仲　敏	
责 任 监 制	刘文洋	
责 任 设 计	孙达铭	

出 版 发 行	江苏凤凰科学技术出版社
出版社地址	南京市湖南路 1 号 A 楼,邮编:210009
出版社网址	http：//www.pspress.cn
照　　　排	南京前锦排版服务有限公司
印　　　刷	扬州市文丰印刷制品有限公司

开　　　本	890 mm×1240 mm　1/16
印　　　张	19.75
字　　　数	540 000
插　　　页	2
版　　　次	2013 年 1 月第 1 版　2024 年 8 月第 3 版
印　　　次	2024 年 8 月第 14 次印刷

标 准 书 号	ISBN 978 - 7 - 5713 - 4555 - 6
定　　　价	61.90 元

再版说明

"普通高等教育临床医学专业5+3系列教材"自2013年第1版出版至今走过了10年的历程。在这些年的使用实践中,得到了广大地方医学院校师生的普遍认可,对推进我国医学教育的健康发展、保证教学质量发挥了重要作用。这套教材紧扣教学目标,结合教学实际,深入浅出,结构合理,贴近临床,精编、精选、实用,教师好教,学生好学;尤其突出医学职业高等教育的特点,在不增加学生学习负担的前提下,注重临床应用,帮助医学生们顺利通过国家执业医师资格考试,为规培和考研做好衔接。

教材建设是精品课程建设的重要组成部分,是提高高等教育质量的重要措施。为贯彻落实《国务院办公厅关于加快医学教育创新发展的指导意见》(国办发〔2020〕34号)、《普通高等学校教材管理办法》(教材〔2019〕3号)、《普通高等学校本科专业类教学质量国家标准》《高等学校课程思政建设指导纲要》等文件精神,提升教育水平和培养质量,推进新医科建设,凤凰出版传媒集团江苏凤凰科学技术出版社在总结汲取上一版教材成功经验的基础上,再次组织全国从事一线教学、科研、临床工作的专家、学者、教授们,对这套教材进行了全面修订,推出本套全新版"普通高等教育临床医学专业5+3'十四五'规划教材"。

其修订和编写特点如下:

1. 突出5+3临床医学专业教材特色。本套教材紧扣5+3临床医学专业的培养目标和专业认证标准,根据"四证"(本科毕业证、执业医师资格证、住院医师规范化培训证和硕士研究生毕业证)考核要求,紧密结合教、学、临床实践工作编写,由浅入深、知识全面、结构合理、系统完整。全套教材充分突出了5+3临床医学专业知识体系,渗透了5+3临床医学专业人文精神,注重体现素质教育和创新能力与实践能力的培养,反映了5+3临床医学专业教学核心思想和特点。

2. 体现教材的延续性。本套教材仍然坚持"三基"(基础理论、基本知识、基本技能)、"五性"(思想性、科学性、先进性、启发性、适用性)、"三特定"(特定的对象、特定的要求、特定的限制)的原则要求。同时强调内容的合理安排,深浅适宜,适应5+3本科教学的需求。部分教材还编写了配套的实验及学习指导用书。

3. 体现当代临床医学先进发展成果的开放性。本套教材汲取了国内外最新版本相关经典教材的新内容,借鉴了国际先进教材的优点,结合了我国现行临床实践的实际情况和要求,并加以创造性地利用,反映了当今医学科学发展的新成果。

4. 强调临床应用性。为加快专业学位教育与住院医师规范化培训的紧密衔接,教材加强了基础与临床的联系,深化学生对所学知识的理解,实现"早临床、多临床、反复临床"的理念。

5. 在教材修订工作中,全面贯彻党的二十大精神。将"立德树人"的关键要素贯彻教材编写全过程,围绕解决"培养什么人、怎样培养人、为谁培养人"这一根本问题展开修订。结合专业自身特点,本套教材内容有机融入医学人文等课程思政亮点,注重培养医学生救死扶伤的大爱情怀。

6. "纸""数"融合,实现教材立体化建设。为进一步适应"互联网+医学教育"发展趋势,丰富数字教学资源,部分教材根据教学实际需要制作了配套的数字内容,在相应知识点处设置二维码,学生通过手机终端扫描二维码即可自学和拓展知识面。

7. 兼顾教学内容的包容性。本套教材的编者来自全国几乎所有省份,教材的编写兼顾了不同类型学校和地区的教学要求,内容涵盖了执业医师资格考试的基本理论大纲的知识点,可供全国不同地区不同层次的学校使用。

本套教材的修订出版,得到了全国各地医学院校的大力支持,编委均来自各学科教学一线,具有丰富的临床、教学、科研和写作经验。相信本套教材的再版,必将继续对我国临床医学专业5+3教学改革和专业人才培养起着积极的推动作用。

前 言

当今,寄生虫病和虫媒传染病仍在严重危害人类健康和影响社会经济的发展。随着社会环境和人们生活方式的改变,我国寄生虫病和虫媒传染病的疾病谱发生了较大的变化,并出现了一些新现和再现的疾病,造成全社会重要的公共卫生问题,而且在今后相当长的时间内,寄生虫病和虫媒传染病流行仍会非常严重,其防治工作任重而道远。

人体寄生虫学是医学生的一门必修课程,本教材为"普通高等教育临床医学专业5+3'十四五'规划教材"。为贯彻落实《国务院办公厅关于加快医学教育创新发展的指导意见》(国办发〔2020〕34号)、《普通高等学校教材管理办法》(教材〔2019〕3号)、《普通高等学校本科专业类教学质量国家标准》、《高等学校课程思政建设指导纲要》等文件精神,全面深化普通高等学校教育改革,提升教育水平和培养质量,推进新医科建设,更好地培养高素质、高水平、应用型的卓越医学人才,江苏凤凰科学技术出版社面向全国普通高等医学院校,组织修订了本教材。

本教材注重"三基"(基础理论、基本知识、基本技能)、"五性"(思想性、科学性、先进性、启发性、适用性)、"三特定"(特定的对象、特定的要求、特定的限制),以突出应用为宗旨,紧密联系寄生虫病临床和预防工作实际,加强寄生虫病临床和预防的内容。在总结第1版和第2版教材编写和使用情况的基础上,有针对性地进行了必要的调整、更新和补充,并配合纸质教材增加了数字资源,成为纸数融合教材。

本书仍按第2版体例进行编排,全书包括总论、医学蠕虫学、医学原虫学、医学节肢动物学、人体寄生虫学实验诊断技术及常用抗寄生虫药物,共5篇28章。本次再版具有以下特色:①总论部分将"寄生虫感染的免疫"融入在"寄生虫与宿主的相互关系"中介绍,更有助于学生全面、正确和深入理解寄生虫与宿主的相互关系,增加了教材的科学性和严谨性。②各论部分体例设置上具有独特性和新颖性,即在传统生物分类的框架下,医学蠕虫和医学原虫突出其寄生部位,医学节肢动物突出其病媒和病原作用,并在每章或节的开始做简明扼要的解释说明,使学生对所学章节有更清晰的认识。这样就强调了基础与临床的结合,淡化了基础课与临床课之间的界限,既符合通常的教学习惯,又利于学生学习接受,增强了教材的实用性。③书中形态、生活史示意图简洁明了,主要内容配有实物照片,文字描述浅显易懂,增加了教材的可读性。④内容编排不再以传统的按生物分类由低级到高级的顺序编写,而是按照全国大多数医学院校的实际教学顺序编写,既便于教师教,又利于学生学。

本书由全国16所高等医学院校的24位寄生虫学一线专家、教授编写而成。在编写工作中,各位编者都非常认真、负责和投入,配合默契,互相帮助,为本教材的顺利完稿付出了辛勤的劳动;这次再版也得到江苏凤凰科学技术出版社和各参编单位领导的大力支持和密切配合。在此一并表示诚挚的感谢!

由于我们学术水平和编写能力有限,书中难免存在疏漏或不足之处,恳请各位专家和广大师生批评、指正,使其更趋完善。

李士根

2024年7月

目　录

第一篇　总　论

第二篇　医学蠕虫学

第四篇　医学节肢动物学

第五篇　人体寄生虫学实验诊断技术及常用抗寄生虫药物

第一篇

总　论

　　人体寄生虫学(human parasitology)又称医学寄生虫学(medical parasitology)，是研究与人体健康有关的寄生虫和寄生虫病的一门科学，为预防医学和临床医学的基础课程。它主要研究人体寄生虫的形态、发育、繁殖规律及其与宿主和外界环境的相互关系，并着重从病原学角度揭示寄生虫病的发病机制、诊断方法、流行规律和防治原理，以达到控制与消灭寄生虫病的目的。人体寄生虫学的研究范畴包括医学蠕虫学、医学原虫学和医学节肢动物学三部分，蠕虫、原虫和节肢动物均可作为病原体引起寄生虫病，节肢动物更为严重的危害是可作为媒介传播多种疾病。

第一章
寄生虫生物学

第一节　寄生关系及寄生虫的适应性变化

一、寄生关系

在漫长的生物进化过程中,生物与生物之间形成了各种错综复杂的关系,其中,两种不同的生物共同生活的关系,称为共生(symbiosis)。根据两种生物之间相互依赖的程度和利害关系,可将共生分为共栖、互利共生和寄生3种类型。

1. 共栖(commensalism)　两种生物共同生活,其中一方受益,另一方既不受益,也不受害,称为共栖,又称片利共生。例如,海洋中体小的鲫鱼用其背鳍演化成的吸盘吸附在大型鱼类的体表,而被携带到各处,觅食时暂时离开大鱼,这对鲫鱼有利,对大鱼无利也无害。

2. 互利共生(mutualism)　两种生物共同生活,双方互相依靠,彼此受益,称为互利共生。例如,牛、马等食草动物的胃为纤毛虫提供生长、发育和繁殖所需的条件,而纤毛虫则能分解植物纤维素,有助于牛、马消化,且死亡的纤毛虫可成为牛、马的营养物质。

3. 寄生(parasitism)　两种生物共同生活,其中一方受益,另一方受害,受害者提供营养物质和居住场所给受益者,称为寄生。在寄生关系中,受益者称为寄生物(parasite),受害者称为宿主(host)。寄生物中多细胞的无脊椎动物或单细胞的原生动物称为寄生虫。例如,钩虫(hookworm)寄生于人体小肠,吸取血液为营养,获得生长、发育和繁殖的条件,同时对人体造成损害,钩虫为寄生虫,人为宿主。

共栖、互利共生和寄生是生物的基本生活方式,是在长期演化中形成的,3种共生关系并不是截然分开的,在特定情况下可能发生相互转化。

二、寄生虫的适应性变化

寄生生活是从早期的自生生活演化而来的,寄生虫与宿主之间的平衡是在长期共同进化过程中,两者经历进化选择的压力而产生的相互适应的结果。为适应寄生生活,寄生虫从基因、形态到功能均可发生一系列适应性变化。

1. 基因变异　寄生虫由自生生活演化为寄生生活,在环境变化的压力下,当基因突变有助于生物体生存时,它便会固定于基因组中。调控或结构基因序列的微小变化常可表现出生物体可见的表型变化,某些基因的变异可改变寄生虫的生理功能和致病能力,如我国台湾地区的日本血吸虫与大陆的日本血吸虫相比,由于环境的影响产生了较大的遗传变异,由人兽共患株演化为亲动物株。

2. 形态变化　由自生生活的环境变为寄生环境,寄生虫可发生形态结构的变化,表现为体形的改变、器官的变化和新器官的产生。例如,肠道寄生线虫和绦虫多为线状或带状,以适应狭长的肠腔;营寄生生活的绦虫消化器官则完全退化,通过体壁吸收宿主肠腔中的营养;某些寄居于宿主消化道的寄生虫,演化产生了特殊的固着器官,如吸虫的吸盘、钩虫口囊中的钩齿或板齿,均有助于附着在宿主体内的寄生部位。

3. 生理与代谢途径的改变　肠道寄生虫能够抵抗宿主的胃蛋白酶和胰蛋白酶的消化作用；由于肠道寄生虫处于肠道低氧环境，能量代谢由原先的有氧代谢三羧酸循环途径，适应性地改为糖酵解途径，以获取能量；多数寄生虫无须再合成细胞内某些必需的成分，取而代之的是从宿主获取。

4. 繁殖能力增强　表现为生殖器官变得高度发达及繁殖方式多样化。例如，每条雌性蛔虫每日产卵约有 24 万个；绦虫每个成节内均有雌、雄两套生殖系统，孕节内含虫卵的子宫充满整个节片；吸虫和原虫具备有性生殖和无性生殖的世代交替(alternation of generation)现象，均是其对寄生环境多样性的适应。

5. 侵袭力的变化　寄生虫为增加入侵宿主或其组织的机会，其侵入机制得到专化和强化。如日本血吸虫(*Schistosoma japonicum*)尾蚴体部钻腺能够分泌消化宿主皮肤的酶类，促使其穿透宿主皮肤侵入体内；又如溶组织内阿米巴(*Entamoeba histolytica*)具有阿米巴穿孔素和半胱氨酸蛋白酶，分别致使宿主细胞孔状破坏和溶解，而共栖型的结肠内阿米巴则无这种侵袭力。

6. 免疫逃避功能的形成　寄生虫在与宿主长期相互适应的过程中，产生了逃避宿主免疫攻击的能力。例如，非洲锥虫在宿主体内能有序地更换表被糖蛋白，产生新的表面抗原，从而逃避宿主的免疫攻击；曼氏血吸虫肺期童虫表面可结合宿主血型抗原和主要组织相容性复合物抗原，从而以抗原伪装的方式逃避宿主的免疫攻击。

第二节　寄生虫的生活史

寄生虫完成一代生长、发育和繁殖的整个过程称为寄生虫的生活史(life cycle)。寄生虫的生活史包括寄生虫侵入宿主的途径、虫体在宿主体内移行、定居及离开宿主的方式，以及所需要的宿主(包括传播媒介)种类和内外环境条件等。了解和掌握寄生虫的生活史，不仅可以认识人是如何感染某种寄生虫的，而且还可针对生活史的某个阶段对其采取有效的防治措施。

寄生虫种类繁多，其生活史多种多样，简繁不一，根据是否需要中间宿主或媒介节肢动物，可分为直接型生活史和间接型生活史两种类型。

1. 直接型生活史　又称为简单型生活史，寄生虫完成生活史全部过程仅需要一种宿主，在宿主体内或自然环境中发育至感染期后直接感染人。例如，肠道蠕虫似蚓蛔线虫(*Ascaris lumbricoides*)和钩虫的虫卵排离宿主后，在外界土壤中可分别发育为感染性卵和感染性幼虫而感染人体；又如阴道毛滴虫(*Trichomonas vaginalis*)滋养体、溶组织内阿米巴成熟包囊在排离宿主后即具有感染性。在流行病学上将具有此类生活史的蠕虫称为土源性蠕虫。

2. 间接型生活史　又称为复杂型生活史，寄生虫完成生活史需要在中间宿主或媒介节肢动物体内发育至感染期后，才能感染人体。例如，蠕虫中日本血吸虫需要在中间宿主钉螺体内发育，丝虫(filaria)需要在传播媒介蚊体内发育，它们的生活史均需要一种以上的宿主；又如疟原虫(*Malaria parasites*)和杜氏利什曼原虫(*Leishmania donovani*)分别需要在传播媒介蚊和白蛉体内发育。在流行病学上将具有此类生活史的蠕虫称为生物源性蠕虫。

第三节　寄生虫与宿主的类型

一、寄生虫的类型

寄生虫的种类繁多，根据其与宿主的关系，可分为 5 种类型。

1. 专性寄生虫(obligatory parasite)　指寄生虫生活史各个时期或某个阶段必须营寄生生活，否则就不能生存。如疟原虫生活史的各个时期都必须在人体或蚊体内进行，否则就不能完成其生活史；钩虫幼虫虽可在土壤等外界环境中营自生生活，但发育到某一阶段后必须侵入人体内营寄生生活，才能发育为成虫。

2. 兼性寄生虫(facultative parasite)　指某些寄生虫主要在外界营自生生活,但在某种情况下可侵入宿主营寄生生活。如粪类圆线虫(*Strongyloides stercoralis*)一般在土壤内营自生生活,但也可侵入人体,寄生于肠道营寄生生活;福氏耐格里阿米巴(*Naegleria fowleri*)通常在水体营自生生活,但偶尔也可侵入人体营寄生生活,并导致严重感染。

3. 体内寄生虫(endoparasite)　指寄生于宿主体内器官、组织或细胞内的寄生虫。如蛲虫(*Enterobius vermicularis*)寄生于肠道,旋毛虫(*Trichinella spiralis*)幼虫寄生于骨骼肌组织,疟原虫寄生于人体肝细胞和红细胞内。

4. 体外寄生虫(ectoparasite)　指寄生于宿主体表或暂时侵犯宿主皮肤的寄生虫。主要为一些节肢动物,分为永久寄生于宿主体表的寄生虫,如虱;只在宿主体表短暂吸血,饱食后便离开的寄生虫,如蚊、白蛉、蚤、蜱等,这类体外寄生虫也称暂时性寄生虫。

5. 机会性致病寄生虫(opportunistic parasite)　有些寄生虫在宿主免疫功能正常时处于隐性感染状态,当宿主免疫功能低下时,虫体大量繁殖、致病力增强,导致宿主出现临床症状,此类寄生虫称为机会性致病寄生虫,如粪类圆线虫、刚地弓形虫(*Toxoplasma gondii*)、微小隐孢子虫(*Cryptosporidium parvum*)等。

永久性、暂时性与偶然性寄生虫

二、宿主的类型

不同种类的寄生虫完成其生活史所需宿主的数目不尽相同,有的仅需一个宿主,有的需要两个或两个以上的宿主。根据宿主在寄生虫生活史中所起的作用,可将其分为 4 种。

1. 终宿主(definitive host)　寄生虫成虫或有性生殖阶段所寄生的宿主称为终宿主,又称终末宿主。如日本血吸虫成虫寄生于人体并在人体内交配产卵,故人是日本血吸虫的终宿主;刚地弓形虫的有性生殖阶段寄生在猫科动物体内,则猫科动物为刚地弓形虫的终宿主。

2. 中间宿主(intermediate host)　寄生虫的幼虫或无性生殖阶段所寄生的宿主称为中间宿主。有的寄生虫完成生活史需要两种中间宿主,则以离开终宿主后进入其体内的顺序分别称为第一中间宿主、第二中间宿主。例如,华支睾吸虫(*Clonorchis sinensis*)的幼虫阶段先后寄生在某些种类的淡水螺、淡水鱼体内,所以淡水螺类为其第一中间宿主,淡水鱼类为其第二中间宿主;刚地弓形虫的无性生殖阶段寄生在人体或其他动物体内,则人和其他动物为刚地弓形虫的中间宿主。

3. 保虫宿主(reservoir host)　有些寄生虫某相同发育阶段既可寄生于人,又可寄生于某些脊椎动物,后者在一定条件下可将其体内的寄生虫传播给人,在流行病学上,这些脊椎动物起到保存寄生虫的作用,所以称为保虫宿主,也称储存宿主。如日本血吸虫的成虫既可寄生于人,又可寄生于牛,牛即为该虫的保虫宿主。

4. 转续宿主(paratenic host 或 transport host)　某些蠕虫的幼虫侵入非适宜宿主后不能发育至成虫,但能存活并长期维持幼虫状态,只有当该幼虫有机会侵入其适宜宿主体内时,才能发育为成虫,此种非适宜宿主称为转续宿主。例如,曼氏迭宫绦虫(*Spirometra mansoni*)的适宜宿主是犬和猫,蛇是其非适宜宿主,其幼虫裂头蚴侵入蛇体后不能发育为成虫,长期维持幼虫状态,当犬或猫生食或半生食含有该裂头蚴的蛇肉时,裂头蚴即可在犬或猫体内发育为成虫,因此,蛇为曼氏迭宫绦虫的转续宿主。转续宿主起着转运寄生虫的作用,对寄生虫病的传播具有特殊的作用。

第四节　寄生虫的营养与代谢

一、营养

寄生虫在宿主体内或外界环境中生活,并完成其生活史,必须以不同方式从宿主或外界环境中获取营养。各种寄生虫所需的营养成分基本相同,如碳水化合物、蛋白质、脂肪、维生素和微量元素等。各种寄生虫的营养吸收途径大不相同,有消化道的寄生虫,如线虫、吸虫,消化道是其吸收营养物质的主要场所,吸虫还可从体表吸收低分子量物质;没有消化道的寄生虫,如绦虫主要借助具有微毛的皮层吸收营养物质。原虫从细胞外获得营养的方式包括简单扩散(simple diffusion)、易化扩散(facilitated diffusion)、主动转运(active transport)和胞吞(endocytosis)等。有胞口的原虫,如结肠小袋纤毛虫(*Balantidium coli*),从胞口摄取营养。有伪足的原虫,如溶组织内阿米巴,吞噬食物后在胞质内形成食物泡,再进行体内消化与吸收。

二、代谢

寄生虫的代谢主要是能量代谢与合成代谢两方面。

1. 能量代谢　大多数生物能量代谢的本质是将营养源内的葡萄糖等分子内的化学能量转变为ATP。大多数寄生虫的能量来源主要是通过糖酵解获得的,尤其是寄生于低氧环境中的消化道寄生虫,如似蚓蛔线虫等蠕虫、蓝氏贾第鞭毛虫(*Giardia lamblia*)和溶组织内阿米巴等原虫,以及寄生于宿主红细胞内的疟原虫主要通过糖酵解产生ATP。不同寄生虫和寄生虫生活史不同阶段可利用不同的营养物质作为能量来源,产生不同的分解代谢终产物,并产生ATP。例如,脂肪代谢和蛋白质代谢均可产生能量,以补充糖代谢不足,部分能量还可从固定CO_2中获得。虽然有氧代谢不是寄生虫的主要能量来源,但氧在一些物质(如卵壳)的合成中起着重要作用。

2. 合成代谢　虽然寄生虫的生长、繁殖需要高速率的合成代谢,但由于其所需要的营养成分主要来自宿主,因此大多数寄生虫的合成代谢种类有限。例如,寄生蠕虫大多不能合成胆固醇和不饱和脂肪酸,缺乏从初始阶段合成脂类的能力,多数原虫也不能合成胆固醇。

(1) 核苷酸代谢:大多数寄生虫缺乏嘌呤初始的合成途径,自身不能合成嘌呤,而是依赖宿主体内含量丰富的碱基、核苷来适应嘌呤合成途径。而嘧啶的合成可以通过从头合成途径和补救途径同时发挥作用,如锥虫、疟原虫和弓形虫即是如此。

(2) 氨基酸代谢:多数寄生虫能利用外源性(宿主来源)和内源性(自身分解)蛋白质、氨基酸、葡萄糖及脂肪酸,合成自身需要的氨基酸、肽类、胺类及蛋白质。有的原虫,如罗得西亚锥虫,可以从糖代谢的中间产物之一,即磷酸烯醇丙酮酸,合成多种氨基酸。而蠕虫是以主动吸收的方式从宿主获得氨基酸。

(3) 寄生虫的物质代谢通过两种不同水平进行调节:① 细胞水平的调节,即变构调节;② 环境和遗传方面的调节,即对寄生虫生活史过程中代谢变化的调节。这些代谢调节的基础是将输入的能量分配到寄生虫生长、运动、繁殖和渗透压调节等不同过程。

研究寄生虫的代谢,特别是研究与人体代谢的差异及相互关系,有助于研制新的抗寄生虫药物及阐明其作用机制。

第五节　寄生虫的生殖

在寄生虫生活史中具有无性生殖和有性生殖交替进行的现象,这也是寄生虫与其他微生物及动物、植物不同之处。

一、无性生殖

寄生虫无性生殖(asexual reproduction)包括二分裂(binary fission)、多分裂(multiple fission)、出芽生殖和多胚生殖(polyembryony)。二分裂、多分裂和出芽生殖见于原虫,如杜氏利什曼原虫、溶组织内阿米巴和阴道毛滴虫行二分裂生殖,疟原虫在人体红细胞内的裂体增殖(schizogony)为多分裂,疟原虫在蚊体内的孢子增殖(sporogony)和刚地弓形虫滋养体的内二芽殖(endodygony)为出芽生殖。多胚生殖又称蚴体增殖,是某些寄生虫幼虫的生殖方式,主要见于吸虫和绦虫,如日本血吸虫在中间宿主钉螺体内的发育可有两代胞蚴,通过胞蚴的无性发育,一个毛蚴可产生数百万条尾蚴;又如细粒棘球绦虫(*Echinococcus granulosus*)的一个棘球蚴在其自身体内能够发育成数百万个原头蚴(protoscolex),当它们被犬吞食后,每个原头蚴即可发育成一条成虫。

二、有性生殖

有性生殖(sexual reproduction)是寄生虫的重要生殖方式。在原虫,有接合生殖和配子生殖两种形式,接合生殖(conjugation)见于结肠小袋纤毛虫,配子生殖(gametogony)见于疟原虫和刚地弓形虫等。在蠕虫,除血吸虫外大多数吸虫为雌雄同体,可进行异体或自体受精;绦虫均为雌雄同体,雌性与雄性生殖系统存在于每个节片内,可在同一节片、同一虫体的不同节片或两条虫体间进行受精;绝大多数线虫为雌雄异体,并显示不同程度的性别差异,但也存在少数雌雄同体和营孤雌生殖的种类;棘头动物门是雌雄异体,并有明显的两性差别。

第六节　寄生虫的分类及命名

一、寄生虫的分类

寄生虫分类的目的是为了认识虫种和各虫种、各类群之间的亲缘关系,追溯各种寄生虫的演化线索,从而进一步认识寄生虫与宿主之间,特别是与人之间的相互关系。

生物学分类的阶元依次为界、门、纲、目、科、属、种,亚门、亚目、亚科及总门、总目、总科是中间阶元,有些种下还有亚种、变种、株。种上分类强调时间关系,种下分类强调空间关系。

按照动物分类系统,寄生虫主要隶属于动物界(Kingdom animal)中原生动物亚界的 3 个门,即肉足鞭毛门(Phylum Sarcomastigophora)、顶复门(Phylum Apicomplexa)和纤毛门(Phylum Ciliophora),以及无脊椎动物的 4 个门类,即扁形动物门(Phylum Platyhelminthes)、线形动物门(Phylum Nemathelminthes)、棘头动物门(Phylum Acanthocephala)和节肢动物门(Phylum Arthropoda)。在医学上,习惯将原生动物称为原虫,扁形动物、线形动物和棘头动物统称为蠕虫,与医学有关的节肢动物也称为医学昆虫。当然,寄生虫的分类系统,目前仍有不同看法,随着分类手段的不断丰富和完善,寄生虫的分类会逐步清晰和统一。

二、寄生虫的命名

依据国际动物命名法,寄生虫的命名需遵循动物命名的二名制(binomial system)原则,即学名(scientific name)由属名和种名组成,用拉丁文或拉丁化的文字表示,属名(genus name)在前,第一个字母需大写,种名(species)在后,若有亚种名,则放在种名之后。种名或亚种名之后依次为命名者的姓和命名的年份。例如,似蚓蛔线虫(*Ascaris lumbricoides* Linnaeus, 1758),表明该虫的属名是 *Ascaris*,种名是 *lumbricoides*,由 Linnaeus 于 1758 年命名的。

(李士根)

第二章
寄生虫与宿主的相互关系及寄生虫感染的特点

第一节　寄生虫与宿主的相互关系

寄生虫与宿主的关系包括寄生虫对宿主的损害和宿主对寄生虫的排斥两个方面。寄生虫在宿主体内的移行、定居、发育和繁殖,均可对宿主造成损害;寄生虫感染宿主后,宿主会依靠自身免疫系统攻击杀灭寄生虫,减少寄生虫对宿主的损害,同时很多寄生虫可以逃避宿主的免疫攻击而继续生存,另一方面宿主对寄生虫的免疫应答也可产生不利于宿主的免疫病理损害。

一、寄生虫对宿主的损害

寄生虫对宿主的损害主要表现在 3 个方面。

(一) 掠夺营养

无论是寄生于腔道、组织、细胞还是体表的寄生虫,均以宿主消化或半消化的食物、体液或细胞为营养来源。例如,蛔虫在小肠寄生,夺取大量营养,并影响肠道吸收功能;钩虫附着于肠壁吸血,使宿主丧失蛋白质和铁质,造成贫血;阔节裂头绦虫(*Diphyllobothrium latum*)寄生于消化道选择性地摄取维生素 B_{12},导致部分患者产生巨幼细胞性贫血。

(二) 机械性损伤

机械性损伤是指寄生虫在入侵、移行和定居过程中,对宿主局部组织器官的损伤。例如,钩虫的丝状蚴和血吸虫的尾蚴侵入人体皮肤时,造成局部皮肤组织的破坏;蛔虫幼虫在肺内移行时,穿破肺泡壁毛细血管可引起出血;肺吸虫童虫在宿主体内移行可引起肝、肺等多个器官损伤;布氏姜片吸虫依靠强而有力的吸盘吸附在肠壁上,可造成肠壁损伤;细粒棘球绦虫在宿主体内形成的棘球蚴可破坏寄生的器官,还可压迫邻近组织;蛔虫在肠道内相互缠绕堵塞肠腔,可引起肠梗阻。

(三) 毒性与免疫损伤

寄生虫的排泄物、分泌物,虫体、虫卵死亡的崩解物,蠕虫的蜕皮液等对宿主均有毒性作用,可能引起组织损害或免疫病理反应。例如,华支睾吸虫的分泌物、代谢产物可引起胆管上皮增生,附近肝实质萎缩,胆管局限性扩张、管壁增厚,以致上皮瘤样增生;血吸虫虫卵内毛蚴分泌物致周围组织形成虫卵肉芽肿,对宿主造成免疫病理损害;细粒棘球蚴的囊液若大量溢出,可致严重的过敏性休克;溶组织内阿米巴滋养体分泌的蛋白水解酶能够破坏局部组织,引起宿主肠壁溃疡或肝脓肿等损害。

二、寄生虫感染的免疫

寄生虫对人体来说是外源性物质,具有抗原性,感染后可诱导机体产生免疫应答,发生一系列细胞和分子改变。

(一) 寄生虫抗原

寄生虫结构和生活史的复杂性决定了寄生虫抗原的复杂性。寄生虫抗原按虫体结构来源可分为表膜抗原、分泌-排泄抗原、体抗原及卵抗原等;按发育阶段可分为不同时期抗原;按化学成分可分为蛋白、多糖、糖蛋白、糖脂抗原;按功能可分为保护性抗原、致病性抗原和诊断性抗原等。上述抗原中,虫体表膜抗原和分泌-排泄抗原可与宿主直接接触,诱发宿主产生保护性免疫应答及引起免疫病理反应,同时又可作为免疫诊断的检测对象,所以这类抗原在寄生虫感染免疫中备受重视。

（二）宿主对寄生虫的免疫应答

1. 免疫应答的类型

（1）固有免疫(innate immunity):受遗传控制,具有相对的稳定性,对各种寄生虫感染均具有一定的抵抗作用,但没有特异性,又称天然免疫(innate immunity)或非特异性免疫(non-specific immunity)。它包括皮肤、黏膜、胎盘等的屏障作用,吞噬细胞、嗜酸性粒细胞、自然杀伤淋巴细胞的免疫作用,一些体液因素(如胃酸、补体等)对入侵虫体发挥的杀灭作用等。例如,从皮肤侵入的血吸虫尾蚴或钩虫丝状蚴,有一部分会在皮肤被杀死;蛔虫在肠道中孵出的幼虫,在进入黏膜时有一部分被杀死。

（2）适应性免疫(adaptive immunity):是由特定抗原诱发,并针对该抗原发生效应的免疫应答,又称特异性免疫(specific immunity)或获得性免疫(acquired immunity),是通过许多不同类型的细胞和分子相互协调发挥作用的。适应性免疫还具有"免疫记忆"(immunologic memory)的功能,对再次感染将产生更为强烈的免疫应答。另外,所有正常免疫应答在寄生虫抗原刺激后随着时间推移其反应强度会逐渐减弱,这一现象称为"自我限制"(self-limitation)。这是由于抗原诱导的免疫应答可导致抗原的消除,随着抗原的逐步消除,淋巴细胞活化条件逐步丧失,和(或)免疫调控的逐步增强,使得免疫应答水平相应减弱。但当有些寄生虫不能有效地被清除时,则可导致免疫应答产生病理性结果。

2. 免疫应答的过程　宿主对寄生虫的免疫应答(immune response)虽与对其他病原生物的免疫应答相似,但更复杂。这一过程是在遗传基因的调控下,由多种免疫细胞和免疫分子的参与而发生的,包括抗原识别,免疫细胞的活化、增殖和分化,免疫效应3个阶段,这3个阶段实际上是一个不可分割的连续过程。

（1）抗原识别:巨噬细胞、树突状细胞、B细胞等抗原呈递细胞(antigen-presenting cell,APC)可以多种方式摄取寄生虫抗原,其蛋白抗原在APC内经过加工后的肽段与主要组织相容性复合体(major histocompatibility complex,MHC)分子连接形成多肽-MHC复合物,共同表达在APC表面,被T细胞识别并结合,从而将抗原信息传递给T细胞。近年的研究证实,T淋巴细胞只能识别多肽,因此其免疫应答只能被蛋白性抗原诱导。

B细胞识别的抗原主要是T细胞依赖性(T-dependent,TD)抗原和T细胞不依赖性(T-independent,TI)抗原,B细胞对TD抗原的应答需要辅助性T细胞(helper T cell,Th)的辅助。B细胞识别的抗原既有蛋白类抗原,又有非蛋白类抗原,并且B细胞识别抗原无MHC限制性。寄生虫非蛋白类抗原,如多糖、糖脂和核酸等,不能以抗原肽-MHC分子形式呈递T细胞,但有些可与B细胞表面上的膜免疫球蛋白(Ig)发生最大程度的交联,引起无需T细胞辅助的B细胞活化,从而直接产生体液免疫效应。由于许多寄生虫抗原为多糖,因此体液免疫是对抗外源性寄生虫感染的重要抵御力量。

（2）免疫细胞的活化、增殖和分化:T细胞、B细胞特异性识别并结合抗原,产生其活化的第一信号;T细胞、B细胞与各种协同刺激分子间的相互作用,产生其活化的第二信号。在以上两种活化信号的作用下,T细胞和B细胞活化、增殖,并分化成效应细胞。T细胞增殖分化为淋巴母细胞,最终成为致敏T细胞,B细胞增殖分化为浆细胞,合成和分泌抗体,并有部分T细胞和B细胞分化为长寿命的记忆细胞。同时,活化的APC和T细胞产生多种细胞因子,通过自分泌、旁分泌作用参与淋巴细胞的增殖和分化,进一步促进形成效应T细胞或浆细胞,并分泌各种免疫效应分子——细胞因子及抗体等。

（3）免疫效应:在宿主对寄生虫感染的免疫应答的效应阶段,免疫效应细胞和效应分子共同发挥作用,主要包括 T 细胞介导的细胞免疫和 B 细胞介导的体液免疫。宿主对寄生虫感染的免疫应答机制十分复杂,不同的寄生虫感染,可诱导不同的免疫细胞参与免疫应答,即使在同一寄生虫感染的不同阶段,优势免疫效应机制也可不同。

1) 体液免疫:寄生虫感染诱导宿主免疫系统产生各种抗体,抗体在寄生虫感染中的主要生物学功能如下:① 分泌型抗体(如 IgA),可与寄生虫表膜抗原结合,从而阻止寄生虫自黏膜入侵。② 抗体通过与寄生虫抗原的结合而阻止其抗原与相应受体结合,使寄生虫丧失入侵宿主细胞的能力,如针对疟原虫子孢子和裂殖子的抗体能分别阻断其入侵宿主肝细胞和红细胞。③ 抗体与相应的寄生虫抗原结合后,在补体参与下破坏寄生虫虫体,宿主的免疫系统对疟原虫子孢子、锥虫和肠道寄生虫的杀伤作用就是这种方式。④ 抗体与相应的寄生虫抗原结合后,通过其 Fc 段与巨噬细胞、嗜酸性粒细胞、自然杀伤细胞(NK 细胞)或中性粒细胞表面的 Fc 受体结合,诱生抗体依赖性细胞介导的细胞毒作用(antibody-dependent cell-mediated cytotoxicity,ADCC),宿主免疫系统对克氏锥虫、旋毛虫、血吸虫和丝虫的杀伤作用就是这种方式。ADCC 可能是杀伤蠕虫的主要方式。⑤ 抗体诱导单核细胞分泌可溶性生物活性物质直接抑制或杀伤寄生虫,即抗体依赖的细胞抑制作用(antibody-dependent cellular inhibition,ADCI)。⑥ IgE 介导的 Ⅰ 型超敏反应可诱导肥大细胞和嗜碱性粒细胞脱颗粒及释放炎症介质,局部的炎症反应有利于腔道蠕虫的排出。⑦ 抗体可直接干扰寄生虫的营养。⑧ 母体 IgG 通过胎盘进入胎儿的血液循环,分泌型 IgA 分泌至乳汁中可对寄生虫抗原起中和作用。

2) 细胞免疫:近年来研究证实,在原虫和蠕虫感染的免疫中,细胞免疫应答起重要作用。① 抗原特异性 T 细胞在细胞免疫反应中,可直接发挥效应功能,如细胞毒性 T 细胞(cytotoxic T cell,CTL 或 Tc)可特异性直接杀伤靶细胞。② 抗原活化的 T 细胞可通过分泌细胞因子进一步作用于其他细胞群体,如肿瘤坏死因子(tumor necrosis factor,TNF)和白三烯(leukotriene,LT)可活化中性粒细胞和血管内皮细胞,白细胞介素 5(IL-5)活化嗜酸性粒细胞,IFN-γ 活化单核巨噬细胞,IL-2 活化 NK 细胞。通过细胞因子,T 细胞刺激和集中非特异性效应细胞的功能与活性,从而将这些细胞转化成特异性免疫因素。例如,巨噬细胞和嗜酸性粒细胞在寄生虫感染的免疫中发挥重要作用。活化的巨噬细胞可吞噬寄生虫感染的靶细胞或游离的原虫,通过细胞内溶酶体蛋白酶的溶解杀伤虫体,此为细胞内杀伤(intracellular killing);也可释放生物活性介质,如过氧化物离子(活性氧),通过脂质过氧化物及释放 NO 产生毒性反应,破坏寄生虫线粒体,从而杀伤虫体,此为细胞外杀伤(extracellular killing);巨噬细胞还具有 IgM、IgG 抗体的 Fc 受体,通过 ADCC 机制发挥细胞外杀伤虫体作用;巨噬细胞还可释放 TNF 和转化生长因子 TGF-β,参与细胞免疫及免疫病理反应。活化的嗜酸性粒细胞在蠕虫感染的免疫中,通过 IgE 和 IgA 的介导,经 ADCC 导致细胞脱颗粒,释放碱性蛋白等杀伤蠕虫。

在寄生虫感染的免疫应答中,辅助性 T 细胞(helper T cell,Th)起到关键作用。宿主体内主要存在 3 类 T 细胞功能群,即 Th1、Th2 和 Th17。Th1 细胞通过分泌 IL-2、IFN-γ 和 TGF-β 促进细胞免疫;而 Th2 细胞通过分泌 IL-4、IL-5、IL-6、IL-10 及 IL-13 促进体液免疫;Th17 细胞通过分泌 IL-17 来调节免疫应答。一般说来,细胞免疫对消除存活在细胞内的寄生虫有重要作用,体液免疫在抗细胞外寄生虫的感染中起着重要作用。

(三) 寄生虫对宿主的免疫逃避

在寄生虫与宿主长期相互适应的过程中,很多寄生虫侵入免疫功能正常的宿主体内后,能够逃避宿主的免疫攻击而继续生存、发育和繁殖,这种现象称为免疫逃避(immune evasion)。目前,寄生虫免疫逃避的机制尚未完全明确,已知有 3 个方面。

1. 寄生部位的隔离　寄生在细胞、组织和腔道中的寄生虫,特有的生理屏障可使之与免疫系统隔离。有些细胞内的寄生虫,宿主的抗体难以对其发挥中和作用和调理作用,如寄生在吞噬细胞中的利什曼原虫和弓形虫,可在细胞内形成纳虫空泡(parasitophorous vacuole),借以逃避宿主细胞内溶酶体酶的杀伤作用;有些组织内寄生虫可形成囊壁保护层,如猪囊尾蚴、旋毛虫幼虫囊包;腔道内寄生虫,由于分泌型的 IgA 杀伤能力有限，又难以与其他循环抗体和免疫效应细胞接触，也能在一定程度上逃避宿主的免疫攻击，如肠道蠕虫、原虫和阴道毛滴虫，而且钩虫在肠道每 4～6 小时就变换一次寄生部位能躲避局部的免疫效应。

2. 表面抗原的改变

（1）抗原变异：寄生虫的不同发育阶段或同一发育阶段，都可发生表面抗原的改变，如布氏锥虫体表的糖蛋白抗原可不断更新，且更新的速度快于宿主产生新抗体的速度，造成虫体抗原的更新与宿主特异性抗体的产生出现时间差，从而逃避宿主特异性抗体对它的作用。

（2）分子模拟与伪装：有些寄生虫体表能表达与宿主相似的抗原分子，称为分子模拟（molecular mimicry），如曼氏血吸虫表皮可产生模拟宿主抗原结构的 α_2 巨球蛋白。有些寄生虫能将宿主的成分结合在体表，形成抗原伪装（antigen disguise），如曼氏血吸虫肺期童虫表面能结合宿主的抗原伪装自身，从而阻碍了宿主免疫系统对其异源性抗原的识别。

（3）抗原脱落：线虫表皮处于不断脱落与更新状态，从而干扰 ADCC 或补体介导的细胞毒作用。

3. 抑制宿主的免疫应答

（1）封闭抗体的产生：某些寄生虫抗原诱导宿主产生的抗体结合在虫体表面，不但不具有杀虫作用，反而可阻断有杀虫作用的抗体与之结合，这类抗体称为封闭抗体（blocking antibody），如曼氏血吸虫、丝虫和旋毛虫感染者体内存在封闭抗体。

（2）特异性 B 细胞克隆的耗竭：一些寄生虫感染可诱发宿主产生高免疫球蛋白血症，提示多克隆 B 细胞激活，产生了大量抗体，但无明显保护作用。至感染晚期，由于多克隆 B 细胞的激活导致了能与抗原反应的特异性 B 细胞的耗竭，虽有抗原刺激，也不能分泌特异性抗体。

（3）调节性 T 细胞（Treg）的激活：Treg 的激活可抑制其他免疫细胞的活化和增殖，起免疫负调节作用，如血吸虫感染宿主后，特异性血吸虫抗原诱导 Treg 激活，从而产生免疫抑制。

（4）虫源性淋巴细胞毒性作用：寄生虫的分泌、排泄物中某些成分具有直接的淋巴细胞毒性作用或可抑制淋巴细胞激活，如肝片形吸虫的分泌、排泄物可凝集淋巴细胞，克氏锥虫分泌、排泄物中的 30 kDa 和 100 kDa 蛋白质可抑制宿主外周血淋巴细胞增殖和 IL - 2 的表达。

（5）诱导宿主免疫细胞凋亡：如弓形虫下调宿主巨噬细胞热休克蛋白 65（HSP65）的表达，以促进巨噬细胞的凋亡从而达到免疫逃避的目的。

（6）产生破坏抗体或补体的物质：如克氏锥虫和华支睾吸虫能分泌蛋白酶降解吸附于虫体表面的抗体，链状带绦虫能分泌一种"带绦虫素"（taeniaestatin），使补体失去活性。

（四）寄生虫感染免疫的结果

寄生虫感染免疫的结果有两种，一种是对宿主具有不同程度保护作用的保护性免疫，一种是导致宿主免疫病理损害，这两种结果常在同一宿主体内同时存在。

1. 保护性免疫　由于寄生虫种类和宿主与寄生虫之间的相互关系不同，会产生不同程度的保护性免疫。

（1）消除性免疫（sterilizing immunity）：宿主对寄生虫产生的保护性免疫应答既能清除体内已有的寄生虫，又能对同种寄生虫的再感染具有完全的抵抗力，称为消除性免疫。例如，热带利什曼原虫引起的皮肤利什曼病，患者产生的免疫力能完全清除体内的原虫而痊愈，并能对再感染具有持久而稳固的抵抗力。这是寄生虫感染中很少见的一种免疫应答结果。

（2）非消除性免疫（non-sterilizing immunity）：寄生虫感染后诱导宿主产生的免疫力不能完全清除体内已有的寄生虫，维持在低虫荷水平，并对再感染具有一定的免疫力，称为非消除性免疫。如果用药物完全驱虫后，宿主的免疫力也随之消失。非消除性免疫包括带虫免疫（premunition）和伴随免疫（concomitant immunity）。

1）带虫免疫：某些原虫（如疟原虫、弓形虫、锥虫）感染诱导的免疫应答，可使宿主体内寄生虫数量减少,增殖变慢,维持低水平虫荷,导致临床痊愈,并对重复感染具有一定的抵抗力,这种免疫现象称为带虫免疫。

2)伴随免疫:某些蠕虫感染诱导宿主产生的免疫力,对体内已寄生的成虫无杀伤效应,但对同种蠕虫幼虫的再感染具有抵抗能力,这种免疫现象称为伴随免疫。例如,日本血吸虫感染诱导宿主产生的免疫力能杀伤再感染侵入的童虫,但对体内原有的成虫无免疫效应,这可能是因为成虫体表具有宿主的成分,能逃避宿主的免疫攻击,而童虫不具备上述特征,加之童虫与成虫具有共同抗原,因而成虫诱导的宿主免疫力可作用于童虫。

非消除性免疫是寄生虫感染中非常普遍存在的免疫现象,这是导致寄生虫感染呈慢性过程的重要因素。

2. 免疫病理损害

(1)免疫应答本身的致病作用:免疫应答本身也可致病,如疟原虫、非洲锥虫和杜氏利什曼原虫所导致的淋巴结增大、肝脾大、丝虫性象皮肿等。

(2)超敏反应:为免疫应答的超常形式,可引起炎症反应和组织损伤,一般分为四型:速发型超敏反应(Ⅰ型)、细胞毒型超敏反应(Ⅱ型)、免疫复合物型超敏反应(Ⅲ型)、迟发型超敏反应(Ⅳ型)。Ⅰ、Ⅱ、Ⅲ型由抗体介导,Ⅳ型主要由 T 细胞和巨噬细胞介导。各型反应可见于不同的寄生虫病,有的寄生虫病可同时存在多种类型的超敏反应,如血吸虫病,可引起Ⅰ、Ⅲ、Ⅳ型超敏反应。

(3)自身免疫性损害:某些寄生虫(如锥虫、疟原虫)感染后会引起多克隆激活,产生抗红细胞抗体、抗淋巴细胞抗体、抗 DNA 抗体等自身抗体导致对宿主的损害;锥虫感染后产生的抗体和细胞毒性 T 细胞可与宿主自身抗原发生交叉反应,致使宿主发生慢性心肌病变、食管扩张及巨结肠。

(4)细胞因子过度产生所致损害:有些寄生虫感染后会导致宿主过度产生细胞因子,也可有致病作用,如疟原虫所致的发热、贫血、腹泻和肺部病变等类似于内毒素样的症状,可能与过度产生的 TNF - α 有关。

(5)非特异性的免疫抑制:许多寄生虫(如锥虫、弓形虫、血吸虫和某些肠道蠕虫等)感染宿主后,宿主对细菌、病毒等的免疫应答会受到非特异性抑制,从而容易合并感染。

三、宿主与寄生虫相互作用的结局

宿主与寄生虫相互作用的结局可因宿主的遗传素质,免疫功能及营养状态,寄生虫的种类、数量,以及寄生虫对宿主免疫逃避的能力等因素而不同,一般可归纳为 3 类。

(1)宿主将体内寄生虫全部清除,并获得抵御再感染的能力,但寄生虫感染中这种情况很少见。

(2)宿主清除体内部分寄生虫或未能清除体内寄生虫,但对再感染产生部分抵御能力,宿主与寄生虫之间可以维持长期的相互适应关系。寄生虫感染中这种情况最多见。

(3)宿主不能有效控制寄生虫,寄生虫在宿主体内发育,甚至大量繁殖,引起寄生虫病,严重者可以致使宿主死亡。许多机会性致病原虫感染属于此类。

总之,寄生虫与宿主的相互关系非常复杂,各种因素综合作用,任何一个因素既不能视为孤立的,也不宜过分强调,了解寄生虫与宿主的相互关系是认识寄生虫病发生发展规律的基础,也是制定寄生虫病防治措施的重要依据。

寄生虫是"坏虫"还是"好虫"?

第二节　寄生虫感染的特点

寄生虫感染(parasitic infection)是指寄生虫侵入人体并能在人体内继续存活、发育或繁殖的现象。人体感染寄生虫后,出现明显的临床表现,这种寄生虫感染称为寄生虫病(parasitosis)。

寄生虫的生活史与寄生虫的感染、致病和寄生虫病的诊断及传播等均密切相关。寄生虫的生活史比较复杂,往往有多个发育阶段。其中,对人具有感染性的阶段称为感染阶段或感染期(infective stage),寄生虫生活史中能够使人体组织产生病理损伤并出现相应临床症状或体征的阶段称为致病阶段或致病期(pathogenic stage),寄生虫生活史中与确诊寄生虫病有关的阶段称为诊断阶段或诊断期(diagnostic stage),寄生虫生活史中与寄生虫病传播有关的阶段称为传播阶段或传播期(transmissible stage)。

鉴于寄生虫与宿主的相互关系,寄生虫感染具有以下特点。

一、带虫者

在大多数情况下,人体感染寄生虫后并不出现明显的临床症状和体征,但能传播病原体,成为寄生虫病的重要传染源,这些感染者称为带虫者(carrier)。带虫者在寄生虫的流行病学方面具有重要意义。

二、慢性感染

慢性感染(chronic infection)是寄生虫感染的另一重要特点。通常人体感染寄生虫后没有明显的临床症状和体征,未经治疗,或在临床上出现一些症状后,治疗不彻底,未能清除体内所有寄生虫,而逐渐转入慢性持续感染。寄生虫在人体内可生存相当长的一段时期,这与人体对绝大多数寄生虫感染产生非消除性免疫有关。在慢性感染期,人体往往同时伴有组织损伤和修复,如血吸虫病流行区大多数患者为慢性感染,这些患者体内既有虫卵肉芽肿,也伴有组织纤维化。慢性感染与带虫者相似,在寄生虫的流行病学上具有重要意义。

三、隐性感染

隐性感染(latent infection)是指人体感染寄生虫后,既没有明显的临床表现,又不易用常规方法检出寄生虫的一种寄生现象。但是,当机体免疫力下降或免疫功能不全时,体内隐性感染的寄生虫的增殖力和致病力大大增强,患者出现明显的临床症状和体征,严重者可导致死亡。例如,蠕虫中的粪类圆线虫和原虫中的刚地弓形虫、隐孢子虫等机会性致病寄生虫。

四、多寄生现象

多寄生现象(polyparasitism)是指人体同时感染两种或两种以上寄生虫的现象,又称多重感染。该现象在寄生虫感染中很常见,可发生在人体相同或不同器官组织中。不同虫种生活在同一宿主体内可能会相互促进或相互抑制,增加或减少它们的致病作用,从而影响临床表现。例如,微小膜壳绦虫寄生时有利于蓝氏贾第鞭毛虫的生存,而蛔虫和钩虫同时存在时对蓝氏贾第鞭毛虫起抑制作用。

五、异位寄生

异位寄生(ectopic parasitism)是指有些寄生虫在常见的寄生部位以外的组织或器官内寄生的现象,常可引起异位损害(ectopic lesion)。例如,蠕形住肠线虫通常寄生于消化道,但还可寄生于泌尿生殖道、腹腔和盆腔等部位;卫氏并殖吸虫通常寄生在肺部,但有时也可侵入脑等器官或组织;又如日本血吸虫虫卵通常情况下沉积在肝和结肠壁,但也可出现在脑组织或肺部引起异位损害。了解异位寄生现象有利于临床寄生虫病的诊断和鉴别诊断。

六、幼虫移行症

某些蠕虫的幼虫侵入非适宜宿主后,不能发育为成虫,而以幼虫状态在体内长期存活并移行,造成局部或全身性病变,称为幼虫移行症(larva migrans),如犬弓首线虫(*Toxocara canis*)是犬肠道内常见的寄生虫，如果人误食其感染性虫卵，由于人不是犬弓首线虫的适宜宿主，幼虫不能发育为成虫，而在体内移行，侵犯相关组织器官，造成严重损害。幼虫移行症的特征是在组织器官受损的同时，常伴有嗜酸性粒细胞增多、高丙种球蛋白血症及 IgE 水平升高等。根据幼虫侵犯的部位不同，幼虫移行症可分为以下两种类型。

1. 内脏幼虫移行症（visceral larva migrans）　是指幼虫在脏器内移行窜扰，引起组织器官损害及临床症状，如猪蛔虫（*Ascaris suum*）、广州管圆线虫（*Angiostrongylus cantonensis*）、肝毛细线虫（*Capillaria hepatica*）和曼氏迭宫绦虫（*Spirometra mansoni*）裂头蚴是常见的引起内脏幼虫移行症的病原体。

2. 皮肤幼虫移行症（cutaneous larva migrans）　是以皮肤损害为主。若幼虫在浅部皮肤内移行，则引起丘疹、疱疹和水肿；若幼虫在皮肤深部移行，则引起游走性结节或包块。例如，巴西钩口线虫（*A. braziliense*）和犬钩虫（*A. caninum*）引起的匐行疹（creepingeruption），禽类的血吸虫引起人的尾蚴性皮炎，斯氏并殖吸虫（*Paragonimus skrjabini*）童虫引起的游走性皮下结节或包块。

有的寄生虫既可引起内脏幼虫移行症又可引起皮肤幼虫移行症，对人体危害较大，应引起足够的重视，如上述曼氏迭宫绦虫和斯氏并殖吸虫。

七、嗜酸性粒细胞增多与 IgE 水平升高

许多寄生虫，特别是蠕虫感染，均伴有外周血及局部组织内嗜酸性粒细胞增多，其中以组织、血液内的寄生虫为明显，如日本血吸虫、卫氏并殖吸虫、丝虫、旋毛虫及内脏幼虫移行症的寄生虫，可作为蠕虫感染血常规变化的重要指标。蠕虫感染引起嗜酸性粒细胞增多的机制主要是寄生虫长期与宿主组织接触，虫源性嗜酸性粒细胞趋化因子、肥大细胞脱颗粒释放的趋化因子、致敏 T 细胞释放的激活因子和补体裂解片段等所致。嗜酸性粒细胞常作为一种效应细胞与特异性抗体和其他非特异性成分一起杀伤侵入的寄生虫，并参与肉芽肿的形成以局限来自寄生虫的毒性物质。

IgE 水平升高是蠕虫感染的另一特征，是由于虫体的变应原（allergen）刺激 B 淋巴细胞产生的。一般来说，经皮肤黏膜进入的活虫更能有效地诱导 IgE 产生。一方面，在寄生虫感染的保护性免疫中，IgE 发挥重要作用，如肠道排虫和 IgE 介导的巨噬细胞及嗜酸性粒细胞的杀虫作用；另一方面，IgE 参与速发型超敏反应，如蛔虫性哮喘、荨麻疹等。

（陈盛霞）

第三章
寄生虫的危害与我国寄生虫病的现状

第一节 寄生虫的危害

寄生虫对人体的危害,主要包括作为病原体导致疾病和作为媒介传播疾病两方面,由此严重影响人类健康和社会经济发展。

一、寄生虫对人类健康的影响

在世界范围内,寄生虫所引起的疾病一直是普遍存在的公共卫生问题。联合国开发计划署/世界银行/世界卫生组织联合倡议的热带病特别规划(UNDP/World bank/WHO Special Program for Research and Training in Tropical Diseases,TDR)2000 年要求重点防治的热带病有疟疾(malaria)、血吸虫病(schistosomiasis)、淋巴丝虫病(lymphatic filariasis)、盘尾丝虫病(onchocerciasis)、利什曼病(leishmaniasis)、非洲锥虫病(trypanosomiasis)、美洲锥虫病(chagas disease)、麻风病(leprosy)、结核病(tuberculosis)和登革热病(dengue)。在这 10 种主要热带病中,除麻风病、结核病和登革热病外,其余 7 种均是寄生虫病,而且除血吸虫病、麻风病和结核病外,有 7 种为虫媒传播的疾病,就是说有 8 种热带病由寄生虫作为病原体和(或)传播媒介。

2022 年世界疟疾报告显示,2021 年全球 84 个国家和地区有疟疾流行,新增疟疾病例 2.47 亿,死亡 61.9 万例,95%的疟疾新增病例和 96%的疟疾死亡病例发生在非洲;血吸虫病主要流行于热带和亚热带的 78 个国家和地区,全世界约 2.4 亿人感染血吸虫,受威胁人口数 7.79 亿;2021 年,淋巴丝虫病流行于全世界 44 个国家,受威胁人口数约 8.82 亿,致残人数高达 4000 万人;盘尾丝虫病主要流行在非洲的 31 个国家;利什曼病至少在全世界的 97 个国家和地区流行,每年有 70 万~100 万新发病例和 2 万~3 万死亡病例;非洲锥虫病流行于非洲的 29 个国家,受威胁人口数 0.7 亿;美洲锥虫病主要流行于中美洲和南美洲,但近年来其威胁已延伸到美国,全世界估计有 600 万~700 万人罹患美洲锥虫病。此外,肠道寄生虫感染也十分严重,特别在亚洲、非洲、拉丁美洲的农业地区,估计全球有超过 10 亿人感染蛔虫,7.4 亿人感染钩虫,7.95 亿人感染鞭虫。

新现和再现寄生虫病也已成为重要的公共卫生问题,其危害也不容忽视。新现寄生虫病(neoemerging parasitic diseases)是指新识别的和未确知的寄生虫病,而再现寄生虫病(reemerging parasitic diseases)是指一些早已被人们所知,发病率已降至很低,不再被视为公共卫生问题,但现在又重新流行的寄生虫病。据 WHO 报道,自 1975 年以来已发现数种新的寄生虫病,其病原体主要有微小隐孢子虫(*Cryptosporidium parvum*)、比氏肠胞微孢子虫(*Enterocytozoon bieneusi*)、卡耶塔环孢子虫(*Cyclospora cayetanensis*)、海伦脑炎微孢子虫(*Encephalitozoon hellem*)、巴贝西虫新种(New species of *Babesia*)、兔脑炎微孢子虫(*Encephalitozoon cuniculi*)、徐氏拟裸茎吸虫(*Gymnophalloides seoi*)、台湾棘带吸虫(*Centrocestus formosanus*)、钩棘单睾吸虫(*Haplorchis pumilio*)、福建棘隙吸虫(*Echinochasmus fujianensis*)、喉兽比翼线虫(*Mammomonogamus laryngeus*)

等。我国福建发现的东方次睾吸虫（*Metorchis orientalis*）和埃及棘口吸虫（*Echinostoma aegyptica*）为国内外人体感染首次报告，广西发现的扁棘单睾吸虫为国内人体感染首次报告。目前再现的寄生虫病主要有疟疾、血吸虫病、囊尾蚴病、棘阿米巴病、内脏利什曼病、弓形虫病、贾第虫病、包虫病、并殖吸虫病、旋毛虫病、广州管圆线虫病等。再现的寄生虫病大多发生在原流行区，但也有发生在原来的"非疫区"。

在经济发达国家，寄生虫病的流行虽然不像在经济落后的发展中国家那么严重，但仍然也是一个重要的公共卫生问题。例如，阴道毛滴虫的感染人数，美国为 250 万，英国 100 万；贾第虫病在美国、英国、加拿大等国家也有流行；在经济发达国家人们有饮生水的习惯，隐孢子虫污染供水系统，造成隐孢子虫病暴发流行，在美国、英国、加拿大等国家均有报道；日本因有食生鱼片的习惯，异尖线虫感染比较常见；艾滋病患者在发达国家较多，弓形虫、隐孢子虫、贾第虫等机会性致病寄生虫已成为艾滋病患者死亡的主要原因；因器官移植而长期使用免疫抑制剂或癌症化疗患者，也会促发机会性致病寄生虫的感染。

二、寄生虫对社会经济发展的影响

寄生虫不仅影响人类的健康和生活质量，而且会给社会经济发展带来巨大的损失。例如，非洲国家因疟疾造成的经济损失占国民生产总值的 1‰～5‰；又如因血吸虫病使劳动者丧失部分或全部动力而造成的损失，据 Wright 估计每年全球（不含中国）为 6.42 亿美元；晚期丝虫病患者由于残疾或畸形，心理和社会活动甚至就业均会受到影响；弓形虫感染影响优生优育及人口素质，我国妇女每年可能生育 8 万～10 万名先天性弓形虫病患儿，美国每年有近 3300 名新生儿感染弓形虫病，约需医疗费用 2200 多万美元。这无疑会严重阻碍社会经济的发展。

由于许多寄生虫病是人兽共患病，如包虫病、囊虫病、旋毛虫病、弓形虫病、肉孢子虫病、贾第虫病等，寄生虫也使畜牧业遭受重大损失。有资料表明，仅我国因猪感染囊虫病、绵羊感染包虫病，每年经济损失就达数亿美元。许多人兽共患寄生虫病在世界范围内给畜牧业带来巨大的经济损失。

三、寄生虫病与社会经济的相互关系

寄生虫病专家 Rogers 总结 100 年(1886—1986)寄生虫学进展的报告认为，控制寄生虫病最有效的方法，不是药物和专业卫生服务，而是良好的社会经济状况，积极的公共健康教育，适宜的卫生政策和必要的卫生设施。其中最根本的条件是社会经济状况，这与寄生虫病被称为"贫穷病"相一致。如全世界疟疾患者的 90% 分布于非洲撒哈拉沙漠周边地区，血吸虫病患者的 85% 分布于非洲；寄生虫病反过来会阻碍社会经济的发展，经济落后又造成对文化卫生、健康教育、卫生设施等与疾病控制有关的资金投入不足，导致寄生虫病的进一步发生和流行。两者互为因果，形成"贫致病，病致贫"的恶性循环。

政府为了控制寄生虫病，必须投入大笔资金和人力、物力，因此会加重政府的财政负担，影响国家建设进程。特别是在寄生虫病大流行时，会打乱正常次序，成为社会的不稳定因素。总之，寄生虫对人类的危害是严重而深远的。

第二节　我国寄生虫病的现状

我国大部分地区处于温带和亚热带地区，动物区系分属于古北界和东洋界，动物群类极为丰富，寄生虫种类也繁多。已发现的人体寄生虫多达 239 种。

由于社会和经济的原因，我国曾是寄生虫病严重流行的国家之一。新中国成立初期，严重危害我国人民身体健康的"五大寄生虫病"，即疟疾、血吸虫病、黑热病、丝虫病、钩虫病。其流行情况是：疟疾

年发病人数 3000 万,血吸虫病患者 1000 万,黑热病患者 53 万,丝虫病患者 3000 万,钩虫感染者估计超过 2 亿。经过半个多世纪的不懈努力,我国在控制寄生虫病流行方面取得了显著的成就,疟疾自2017 年已无本土原发感染病例,血吸虫病的疫情已降至历史最低水平,黑热病在 1958 年已基本消灭,丝虫病于 1994 年达到基本消灭标准,并于 2006 年在全国范围内实现了阻断丝虫病传播的目标,钩虫感染者降至 1697 万(2014—2015)。尽管上述寄生虫病的防治在我国已取得了巨大的成绩,但形势不容乐观,今后的寄生虫病防治任务仍然十分艰巨。

1. "五大寄生虫病"疫情仍不稳定 疟疾虽已在中国消除,由于疟原虫抗药株的存在,传疟媒介的大量存在及其抗药性的出现,以及周边国家疟疾的传入,给疟疾的防治增添了新的难度;血吸虫病的流行,现在主要局限于水位难以控制的湖沼地区和大山区,此类地区由于防治难度较大,再感染难以控制,即使在已经达到血吸虫病传播阻断的地区,也可因动物宿主的存在和人、畜的频繁流动而引起疫情复燃;黑热病尽管已基本消灭达 60 余年,但每年仍有新发病例,自然疫源地的分布和保虫宿主仍待查清,其防治策略也有待完善;丝虫病尽管已实现了阻断传播的目标,但由于传播媒介的广泛大量存在,后期的监测任务仍然十分艰巨;钩虫病根据 2014—2015 年调查,全国钩虫加权感染率为2.62%,形势也不容乐观。

2. 土源性线虫感染率仍较高 据 2014—2015 年全国人体重要寄生虫感染调查,土源性线虫加权感染率为 4.49%,据此推算全国土源性线虫感染人数约为 2912 万。尽管 2014—2015 年土源性线虫感染率比 2001—2004 年的全国调查结果显著降低,但这仅相当于 1992 年韩国的土源性线虫感染水平,与我国当前社会经济发展水平极不适应。

3. 食源性寄生虫病(food-borne parasitosis)明显增多 食源性寄生虫病是指由于吃了本身含有(非外来污染)寄生虫感染阶段的食物而感染的一类寄生虫病。近年来,随着人们生活条件的不断改善,食品及食用方式多样化,加上市场开放而食品卫生管理滞后以及人们不良的饮食习惯,食源性寄生虫病的发病率明显上升,其患病人数超过了疟疾、血吸虫病。由于生食或半生食猪肉、鱼和蟹等引起的其他食源性寄生虫病,如旋毛虫病、囊尾蚴病、弓形虫病、并殖吸虫病等发病率在局部地区仍然较高。2006 年在北京由于进食凉拌福寿螺肉,发生的广州管圆线虫病暴发成为北京市的重大突发公共卫生事件。据报道,有关这类事件在其他各地亦时有发生。所以,食源性寄生虫病已成为影响我国食品安全和人民健康的主要因素之一。

4. 棘球蚴病在西部地区流行仍较严重 随着我国棘球蚴病防治规划的逐步完善,棘球蚴病防治工作取得了一定的成效,但局部地区感染率居高不下,传播风险较高。病例主要分布在四川、青海、西藏、新疆和甘肃等省(区)的牧区和半农半牧区。

5. 人兽共患寄生虫病增加 随着人们生活水平的提高,饲养宠物的人越来越多,而且饲养宠物的种类和数量也越来越多,将使人感染犬弓首线虫、猫弓首线虫的病例增加,弓形虫病、犬复孔绦虫病等亦将增加;随着资源开发(如地质勘探、森林砍伐、旅游区开发)、探险等,人类活动范围逐渐扩大,会使原本在野生动物间自然传播的寄生虫从自然界进入人群,并可能在感染者尚未察觉或尚无临床表现之前带回人群住地,如我国西北部荒漠地区的自然疫源性黑热病等。

6. 机会性致病寄生虫病的发病率上升 随着艾滋病、肿瘤、器官移植等患者的增加,一些机会性致病寄生虫病,如弓形虫病、隐孢子虫病、粪类圆线虫病等的发病率增加。

7. 输入性寄生虫病增多 随着国际交往的日益频繁,不仅寄生虫感染者的入境增多,而且一些可作为寄生虫中间宿主或转续宿主的动物入境亦增多。例如,2016 年,全国境外输入疟疾病例 3184 例,占全年疟疾病例报告总数的 99.84%,并且全国 31 个省、自治区、直辖市均有输入病例报告,主要为境外感染的归国劳务、旅游人员;2006 年,云南普洱 49 人在老挝访问期间感染旋毛虫病;1998 年,辽宁丹东 623 名居民因食用贩自朝鲜的河蟹而感染并殖吸虫病。此外,还输入一些原本在国外流行的寄生虫病,如罗阿丝虫病、曼氏血吸虫病、埃及血吸虫病、非洲锥虫病等。

　　根据目前我国寄生虫病的流行现状、趋势及危害程度，我国已将血吸虫病、疟疾、包虫病、黑热病、土源性寄生虫病、食源性寄生虫病及新发现的寄生虫病纳入《健康中国 2020 战略规划——寄生虫病防治优先领域》，对这些寄生虫病将优先重点防治。

（陈盛霞）

第四章
寄生虫病的流行与防治原则

寄生虫只有完成生活史,才能维持其种属的延续,而完成生活史的过程就是从寄居的宿主传播到新宿主的过程。因此,寄生虫病的传播必须具备传染源(source of infection)、传播途径(route of transmission)和易感人群(susceptible population)3个基本条件,通常称为寄生虫病流行的3个环节。当这3个环节在某一地区同时存在并相互联系时,就会构成寄生虫病的流行。

宿主和寄生虫与外界环境是不可分割的统一体。因此,寄生虫病的流行不仅受生物因素的影响,而且也受自然因素和社会因素的影响,并表现为地方性、季节性和自然疫源性的特点,在人群分布中可有年龄、性别、职业及民族等的差别。

有效控制和消灭寄生虫病,必须在了解寄生虫病流行规律的基础上,制定针对性的防治措施,切断寄生虫病流行的基本环节。

第一节　寄生虫病流行的环节

一、传染源

寄生虫病的传染源是指感染了寄生虫的人和动物,包括患者、带虫者和保虫宿主,并且其体内的寄生虫在生活史的某一发育阶段可以直接或间接进入另一宿主体内继续发育。例如,滴虫性阴道炎患者阴道内的滋养体通过性交可直接进入另一宿主体内继续发育;感染了日本血吸虫的人或牛随粪便排出的虫卵,经在水中和钉螺体内发育后,进入另一宿主体内继续发育。

二、传播途径

传播途径是指寄生虫从传染源宿主排出,在外界或动物体内生存、发育或繁殖为感染阶段,借助某些途径,进入易感宿主的全过程。不同的寄生虫病可有不同的传播途径,寄生虫病常见的传播途径有以下几种。

1. 经水传播　某些寄生虫的感染阶段(虫卵、包囊、卵囊或幼虫等)污染了水源,人可因饮水或接触疫水而感染。例如,饮用被溶组织内阿米巴成熟包囊、链状带绦虫卵污染的水可分别感染溶组织内阿米巴和链状带绦虫囊尾蚴,接触含血吸虫尾蚴的疫水可感染血吸虫。

2. 经食物传播　食入感染期寄生虫污染的食物,或生食、半生食含有感染期寄生虫的动物肉而感染相应的寄生虫。例如,食入似蚓蛔线虫感染期虫卵、链状带绦虫卵污染的食物可分别感染似蚓蛔线虫和链状带绦虫囊尾蚴;生食或半生食含华支睾吸虫囊蚴的淡水鱼可感染华支睾吸虫;生食或半生食含囊尾蚴的猪肉可感染链状带绦虫;生食或半生食含刚地弓形虫包囊的动物肉可感染刚地弓形虫。

3. 经土壤传播　主要是指土源性蠕虫的虫卵在土壤中发育为感染期虫卵或感染期幼虫,人经接触土壤而感染。例如,蛔虫、鞭虫虫卵在土壤中发育为感染期卵,经污染的手、食物或饮水而感染;钩虫卵在土壤中发育为感染期幼虫,经皮肤接触土壤而感染。另外,链状带绦虫卵、溶组织内阿米巴成熟包囊、刚地弓形虫卵囊等随土壤污染的食物或饮水可感染人体。

4. 经空气传播　有的寄生虫的感染期卵可借助空气传播,如蛲虫卵可飘浮在空气中,并可随呼吸进入人体而引起感染。

5. 经节肢动物传播　某些寄生虫必须在节肢动物体内才能发育到感染阶段。例如,蚊传播疟疾和丝虫病、白蛉传播黑热病等;似蚓蛔线虫感染期虫卵、溶组织内阿米巴成熟包囊、刚地弓形虫卵囊等也可经蝇、蟑螂等节肢动物的机械性携带而传播。

6. 经人际接触传播　有些寄生虫可通过人际之间的直接或间接接触而传播,如阴道毛滴虫可通过性接触而传播,疥螨、蠕形螨可由直接接触患者皮肤而传播,也可通过接触上述三种寄生虫污染的衣物等用具而感染。

7. 经乳汁传播　哺乳期妇女感染某些寄生虫时,可通过乳汁传播婴幼儿,如钩虫、弓形虫等。

感染期寄生虫进入人体的途径称为感染途径(route of infection)。常见的感染途径有:①经口感染,最常见,如蛔虫、鞭虫、蛲虫、肝吸虫、猪带绦虫、溶组织内阿米巴、蓝氏贾第鞭毛虫等;②经皮肤感染,如钩虫、血吸虫、疥螨、蠕形螨等可直接经皮肤侵入人体,疟原虫、利什曼原虫、丝虫等可经媒介节肢动物叮咬皮肤侵入人体;③经胎盘感染,如钩虫、弓形虫、疟原虫等;④经呼吸道感染,如蛲虫、棘阿米巴等;⑤自身感染,如微小膜壳绦虫、猪带绦虫、隐孢子虫等;⑥性接触感染,如阴道毛滴虫;⑦经输血感染,如疟原虫等;⑧经器官移植感染,如弓形虫、疟原虫等。

三、易感人群

易感人群是指对某种寄生虫缺乏免疫力或免疫力低下而处于易感状态的人群。一般而言,人体对多种寄生虫均缺乏先天的特异性免疫力,感染寄生虫后可产生一定的特异性免疫力,但当其体内的寄生虫被清除后,这种免疫力也会逐渐消失,重新处于易感状态。例如,儿童、老年人等免疫力低下者及免疫缺陷者易感性强,非流行区的人较流行区的人易感性强。

第二节　影响寄生虫病流行的因素

一、生物因素

寄生虫病流行的生物学基础是必须具备传染源、传播途径和易感人群3个基本环节,有些寄生虫在传播过程中还需要在中间宿主或节肢动物体内发育,这些中间宿主或节肢动物的存在与否,决定了这些寄生虫病能否流行。例如,日本血吸虫的中间宿主钉螺在我国的地理分布不超过北纬33.7°,因此我国北方地区无日本血吸虫病的流行;疟疾的流行与其传播媒介蚊的地理分布和活动季节相一致。

二、自然因素

自然因素包括温度、湿度、雨量、光照等气候因素和地理环境,通过对流行过程中3个环节的影响而发挥作用,特别是对传播途径的影响很大。气候因素直接影响寄生虫在外界和中间宿主(包括传播媒介)体内的生存和发育,如温暖潮湿的环境有利于土壤中蠕虫卵和幼虫的发育,也有利于蚊的孳生、吸血和疟原虫等在蚊体内的发育,均有利于这些寄生虫病的传播流行;地理环境会影响中间宿主的孳生与分布,如卫氏并殖吸虫的中间宿主溪蟹和蝲蛄只适于生长在山区小溪,因此卫氏并殖吸虫病常发生在山区、丘陵流行地区;自然因素(如气温等)影响寄生虫的侵袭力和人群的活动,如适宜的温度会增强血吸虫尾蚴对人体的感染力,还增加人群接触疫水的机会,因而有利于血吸虫病的流行。

三、社会因素

社会因素包括社会制度、经济状况、科学水平、文化教育、卫生水平、人口素质、生产方式、饮食习惯、风俗习惯、宗教信仰等。落后的经济文化必然伴有落后的生产和生活方式，以及不良的卫生习惯和卫生环境，因而造成许多寄生虫病的流行，反之亦然。

社会因素、自然因素和生物因素三者常相互作用，共同影响寄生虫病的流行，但由于自然因素和生物因素一般是相对稳定的，而社会因素往往是可变的，尤其随着政治经济状况的变动，并可在一定程度上影响着自然因素和生物因素。因此，社会因素是影响寄生虫病流行至关重要的因素，对控制寄生虫病的流行起到关键作用。

第三节　寄生虫病流行的特点

一、地方性

某种寄生虫病在某一地区发病率（或感染率）较高或只在该地区流行，这种特征称为地方性。寄生虫病之所以呈现明显的地方性流行的特征，主要与下列因素有关：① 生物种类及分布，中间宿主或媒介节肢动物的种类和地理分布影响寄生虫病的流行，如日本血吸虫病在我国的流行区与其中间宿主钉螺的地理分布一致；黑热病在我国流行于长江以北地区，与其媒介白蛉的分布在长江以北地区有密切关系。② 气候因素，温暖潮湿的环境适于多种寄生虫的生存和发育，有利于其传播，如钩虫病在我国淮河及黄河以南地区广泛流行，但在气候干寒的西北地带则很少流行。③ 生产方式和生活习惯，人群的生产方式和生活习惯与寄生虫病的流行密切相关，如包虫病主要流行于我国西北畜牧地区，与当地的生产环境和生产方式有关；猪带绦虫病多流行于习惯生食或半生食猪肉的地区。

二、季节性

由于温度、湿度、雨量、光照等气候条件会对寄生虫及其中间宿主和媒介节肢动物以及人群的生产和生活均会产生影响，因此寄生虫病的流行往往呈现出明显的季节性。例如，温暖、潮湿的土壤有利于钩虫卵及钩蚴的发育，因此钩虫感染多见于春、夏季节；黄淮平原疟疾的传播和感染季节与其传播媒介中华按蚊出现的季节一致；急性血吸虫病往往发生在夏季，与人们农田生产或下水活动接触疫水有关。

三、自然疫源性

在脊椎动物和人之间自然传播的寄生虫病，称为人兽共患寄生虫病（parasitic zoonoses），又称动物源性寄生虫病。在原始森林或荒漠地区，人兽共患寄生虫病可在脊椎动物之间相互传播，无须人的参与，当人进入该地区后，脊椎动物体内的寄生虫可通过一定的途径传播给人，这种地区称为自然疫源地。例如，细粒棘球绦虫、并殖吸虫、旋毛形线虫、杜氏利什曼原虫等均可能有自然疫源地。这类无须人的参与而存在于自然界的人兽共患寄生虫病称为自然疫源性寄生虫病，具有明显的自然疫源性。

寄生虫病的这种自然疫源性不仅反映了寄生于人类的寄生虫绝大多数是由动物寄生虫传播而来的，同时也说明某些寄生虫病在流行病学和防治方面的复杂性。当涉及野外活动，如地质勘探、修筑铁路和开发新的旅游区时，应事先了解当地寄生虫病的自然疫源性，以利于做好预防工作。此外，自然保护区的建立，亦可能形成新的自然疫源地。

第四节　寄生虫病的防治原则

寄生虫病防治的基本原则是控制寄生虫病流行的 3 个环节，即采取控制传染源、切断传播途径和保护易感人群的综合性防治措施，并根据各地区和各种寄生虫病的具体情况制订相应的防治方案。

一、控制传染源

在寄生虫病传播过程中,传染源是主要环节,应采取以下措施进行控制。

1. 治疗患者和带虫者　主要是药物治疗,部分患者需手术治疗。在流行区应采取普查、普治,以降低人群的感染率。

2. 查治和处理保虫宿主　消除动物传染源,对有价值的动物应定期驱虫治疗,对无价值又有害的感染动物(如鼠)应加以消灭。

3. 加强寄生虫病监测　在非流行区,监测和控制来自流行区的流动人口及重要的保虫宿主,及时发现传染源,以防止传染源的输入和扩散。

二、切断传播途径

不同寄生虫病的传播途径不尽相同,应采取不同的措施切断其传播途径。

1. 加强粪便和水源管理　对随粪便排出传播阶段或感染阶段的寄生虫,应对粪便进行无害化处理,防止粪便污染食物、水源和环境。搞好环境卫生,注意个人卫生和饮食卫生。例如,似蚓蛔线虫、华支睾吸虫、猪带绦虫、溶组织内阿米巴等。

2. 控制和消灭中间宿主及传播媒介　可采取改造环境和药物灭除的办法,如钉螺、蚊、蝇等。

3. 改变不良的饮食习惯　对食源性寄生虫病,要做好猪、牛等动物肉和淡水鱼、虾、蟹等的食品卫生管理,改变不良的饮食习惯(生食、半生食)是关键的预防措施。

三、保护易感人群

人类对各种人体寄生虫大多缺乏先天的特异性免疫力,表现出易感性和重复感染性,因此对人群采取必要的保护措施是防止寄生虫感染的重要手段。

1. 开展卫生宣传教育　积极开展预防寄生虫病的宣传教育工作,普及防治寄生虫病的基本知识,提高群众的自我保护意识,这是预防寄生虫病最经济、最有效的措施。

2. 建立良好的卫生习惯　建立良好的卫生行为和饮食习惯是预防最常见的经口感染寄生虫病(如食源性寄生虫病)的主要措施。

3. 加强集体和个体防护

(1) 改进生产方式和生产条件,减少直接接触疫土和疫水的机会。

(2) 对某些寄生虫病(如疟疾)可采用预防服药的办法进行预防。

(3) 必要时可在皮肤上涂抹驱避剂或防护药,以防止媒介节肢动物叮咬或血吸虫尾蚴及钩虫丝状蚴侵入。

(4) 积极研制疫苗(如疟疾疫苗、血吸虫疫苗、弓形虫疫苗),是预防危害严重的寄生虫病流行的重要方向。

寄生虫病防治工作,必须动员广大群众乃至全社会积极参与,让广大群众和各级领导深刻认识寄生虫病对人民健康和社会经济发展的严重危害,提高群众的自我保健意识,使各级领导将寄生虫病的防治工作纳入当地政府的工作任务之中,形成群防群控的工作局面,这样才能提高寄生虫病的防治效果。

随着全球一体化进程的提速,全健康(One health)理念应运而生,其目的是可持续性地平衡和优化人类、动物和环境的健康,强调从"人类-动物-环境"健康的整体视角,通过多机构、跨学科、跨地域的协同合作,解决复杂健康问题。这将有助于在寄生虫病的监测、诊断、治疗和预防等关键技术上有所创新和突破,更加有效地防治寄生虫病。

(李士根)

第二篇

医学蠕虫学

蠕虫(helminth)是自然界中一类低等的多细胞无脊椎动物,靠其肌肉收缩而做蠕形运动。在动物分类学史上,蠕虫曾被认为是具有特殊性的,独立的一类动物。随着分类学的不断发展,人们逐渐发现,所谓蠕虫实际上包括环节动物门(Phylum Annelida)、扁形动物门(Phylum Platyhelminthes)、线形动物门(Phylum Nemathelminthes)和棘头动物门(Phylum Acanthocephala)中的各种动物。目前,蠕虫这个名称在分类学上已无意义,只是习惯上仍在沿用这个词来笼统地称呼这几类动物。蠕虫在自然界中种类繁多,广泛分布在自然界水和土壤中,大多数营自生生活,少数在人、动物和植物的体内或体表营寄生生活。寄生于人体并能导致人体疾病的蠕虫称为医学蠕虫(medical helminth)。蠕虫的成虫或幼虫可寄生在人体器官、组织或细胞内,由蠕虫感染所导致的疾病称为蠕虫病(helminthiasis)。

蠕虫的基本生长过程包括虫卵、幼虫和成虫3个发育阶段。其生活史根据是否需要中间宿主分为两种类型。①土源性蠕虫(geohelminth):这类蠕虫完成生活史不需中间宿主,虫卵或幼虫在外界发育到感染阶段后感染人,大部分线虫属于此类;②生物源性蠕虫(biohelminth):这类蠕虫完成生活史需要中间宿主,幼虫必须在中间宿主体内发育到感染阶段后再感染人体,寄生于人体的所有吸虫、棘头虫、大部分绦虫和少数线虫属于此类。

医学上常见的蠕虫主要分属于扁形动物门、线形动物门及棘头动物门。环节动物门中与医学有关的蛭纲中的某些虫种(如水蛭)也可包括在医学蠕虫的范围内。

第五章
线虫概论

线虫(nematode)隶属于线形动物门,是一类原体腔无脊椎动物,因虫体呈圆柱形或细线形而得名。线虫种类繁多,已描述的就有 2 万余种,广泛分布在自然界水和土壤中,大多数营自生生活,少数寄生于动物和植物体内或体表,营寄生生活,还有极少数既可营自生生活又可营寄生生活。可寄生人体并导致疾病的线虫有 60 余种,我国有记录的有 35 种,寄生于人体的常见线虫约有 10 余种。

【形态】

1. 成虫　虫体呈圆柱形或线状,两侧对称,体表光滑不分节。头端一般较钝圆,尾端逐渐变细。除个别虫种外均为雌雄异体,雌虫大于雄虫,雌虫尾端尖直,雄虫尾端多向腹面卷曲或膨大成伞状。各种线虫大小差异很大,小的不足 1 cm,如旋毛形线虫;大的可达 1 m 以上,如麦地那龙线虫。

(1) 体壁:自外向内由角皮层、皮下层和纵肌层三部分组成(图 5-1)。

1) 角皮层:无细胞结构,由皮下层分泌物形成,含蛋白质、碳水化合物及少量的类脂成分。质地柔韧具有弹性,覆盖于体表及口孔、肛孔、排泄孔和阴道等部位,具有保护虫体的作用。角皮层可形成虫体的多种皮饰和结构,如皮纹、皮嵴、皮刺、乳突、翼、唇瓣、交合伞等。这些结构除分别与虫体的感觉、运动、附着、交配等生理活动有关外,同时还是虫种鉴定的重要依据。

2) 皮下层:为原生质层,由合胞体组成,无细胞界线,内含丰富的糖原颗粒、内质网、线粒体及酯酶、磷酸酶等。此层在虫体的背、腹及两侧面的中央向内增厚、突出,因而形成四条纵索,分别称为背索、腹索和侧索。背索和腹索较小,其内有纵行的神经干通过;两条侧索较粗大,有排泄管通过。两索之间部分称为索间区。

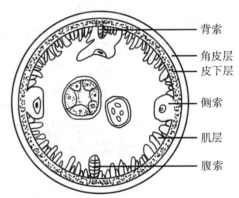

背索
角皮层
皮下层
侧索
肌层
腹索

图 5-1　线虫体壁示意图

3) 纵肌层:在皮下层内,由单一纵行排列的肌细胞构成。肌细胞由可收缩的纤维和不可收缩的细胞体构成。纤维含肌球蛋白和肌动蛋白,连接皮下层,其协同作用使肌肉收缩和松弛;细胞体含胞核、线粒体、内质网、糖原和脂类,发达并突入原体腔。肌细胞被纵索分为 4 个区。根据肌细胞的大小、数目及排列方式,可分为 3 种肌型,即多肌型(polymyarian type)、少肌型(meromyarian type)和细肌型(holomyarian type)(图 5-2)。多肌型的肌细胞多,胞体突入原体腔明显,如蛔虫;少肌型在每个索间区只有 2~5 个大肌细胞,如蛲虫、钩虫;细肌型肌细胞细而密,体积较小,胞体不明显,如鞭虫。

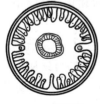
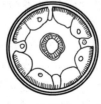
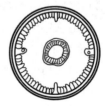

多肌型　　　　少肌型　　　　细肌型

图 5-2　线虫肌型

（2）原体腔：线虫的体壁与内部器官间无体腔膜，故称原体腔（protocoele）或假体腔（pseudocoele）。原体腔内充满液体，是组织间交换营养物质、氧和代谢产物的介质，消化道及生殖器官浸浴其中。由于原体腔内的液体处于封闭状态之中，因此具有流动静压的特点，能将肌肉收缩产生的压力向各个方向传递，从而对虫体的运动、摄食、排泄和体态的维持等均有重要意义。

（3）消化系统：包括消化管和腺体。消化管由口孔、口腔、咽管、中肠、直肠和肛门组成（图5-3）。口孔位于头部顶端，常有唇瓣围绕。不同虫种口腔的大小和形状变化很大，有的变大形成口囊（buccal capsule），其内有齿状或矛状结构，为重要的分类特征之一。咽管又称食管或食道，呈圆柱状，下段常膨大，或形成咽管球。咽管为一肌性泵，呈唧筒样嗫取食物。咽管壁肌肉内有咽管腺，腺体分泌物中含有多种酶类有助于消化食物。肠壁由单层柱状上皮细胞构成，含丰富的线粒体、内质网、核蛋白体等，具有吸收和运输营养物质的功能。肛门在虫体末端腹面，雌虫肛门与生殖孔分开，雄虫的射精管与直肠末端汇合，形成泄殖腔，通向体外。大多数线虫具有完全消化道，仅索虫（Mermithids）和少数丝虫的肛门已萎缩。

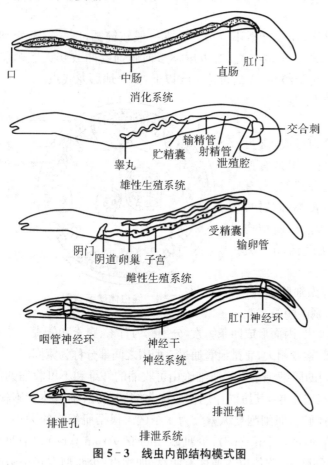

图5-3　线虫内部结构模式图

（4）生殖系统：为细长、弯曲的管状结构。雌性生殖系统多为双管型，有两套卵巢、输卵管、受精囊、子宫，两个子宫末端合并形成阴道，开口于虫体腹面的阴门。雄性生殖系统为单管型，由睾丸、贮精囊、输精管、射精管组成，通入泄殖腔，泄殖腔背面多伸出1～2根交合刺，有的虫种还具有交合伞，交合刺和交合伞作为交配附器，在交配时起固着作用（图5-3），其形态在虫体的分类上有重要意义。

（5）排泄系统：有管型和腺型两种。营自生生活和寄生生活的无尾感器纲虫种为腺型；有尾感器纲虫种为管型。管型的基本结构为：两条长排泄管位于虫体两侧皮下层侧索内，纵贯虫体；有横管相连，因虫种而异形成H形或U形结构；横管中央有一小管，经位于虫体近咽管附近腹面的排泄孔通向体外（图5-3）。

（6）神经系统：咽部神经环是线虫神经系统的中枢，向前发出3对神经干，支配口周的感觉器官，向后发出背、腹及两侧共3～4对神经干，包埋于皮下层或纵索中，控制虫体的运动和感觉（图5-3）。虫体的主要感觉器官是位于头部和尾部的乳突（papilla）、头感器和尾感器，可对机械的和化学的刺激产生反应，并能调节腺体分泌。无尾感器纲的虫种缺尾感器。

2. 虫卵　在光学显微镜下一般为卵圆形，无卵盖，卵壳多为淡黄色、棕色或无色。卵壳主要由3层组成，外层薄，称为受精膜（fertilization membrane）或卵黄膜，来源于受精母细胞的卵膜；中层较厚，称为壳质层（chitin layer）或壳质蛋白层，有一定硬度，能抵抗外界压力；内层较薄，称为脂层或蛔苷层（ascaroside layer），具有调节渗透的重要功能，对于保存虫卵水分，防止虫卵过快干燥死亡有一定作用，同时可以阻止环境中的化学物质对虫卵产生毒害作用。内、外层在光镜下一般不易区分。有的虫卵外面附有一层蛋白质膜,为雌虫子宫壁的分泌物,有防止虫卵干燥的功能。卵内有的含有未分裂卵细胞,如蛔虫卵;有的卵细胞正在分裂中,如钩虫卵;有的含有胚胎,如蛲虫卵;有的在产出前已形成幼虫,如旋毛虫、丝虫等。

【生活史】

线虫的基本发育过程有卵、幼虫、成虫 3 个阶段。幼虫发育的主要特征是蜕皮,一般经过 4 次蜕皮后发育为成虫。常见的人体线虫的生活史可分为两大类。

1. 直接发育型　虫体在发育过程中不需要中间宿主,虫卵在外界发育为感染阶段后,直接感染人体,具直接发育型生活史的线虫为土源性线虫。肠道寄生的线虫生活史多属这一类型,如蛔虫、鞭虫、蛲虫、钩虫等。

2. 间接发育型　虫体在发育过程中需要中间宿主,幼虫需先在中间宿主体内发育为感染期幼虫后再感染人,具间接发育型生活史的线虫为生物源性线虫。在组织内寄生的线虫多属于这一类型,如丝虫、旋毛虫、美丽筒线虫等。

【生理】

1. 虫卵孵化与幼虫蜕皮　有些线虫卵,在适宜的温度、湿度和氧分压条件下,能在外界发育成熟并孵化。在幼虫的运动及其所分泌的酶的作用下,卵壳的脂层受到破坏,失去防水能力,导致水分渗入,使卵壳破裂、幼虫孵出。有的虫卵则是在外界发育至含幼虫的感染期卵,被宿主吞食后,在肠道内特殊的温度、pH、二氧化碳、氧化电位等条件刺激下,卵内幼虫分泌含多种酶类的孵化液,作用于卵壳,使幼虫得以孵出。

幼虫在人体内的发育是在不断移行的过程中完成的,蜕皮(molt)是线虫幼虫发育的最大特征。蜕皮时,皮下层组织增厚,分泌物逐渐形成新角皮,旧角皮在幼虫分泌的蜕皮液作用下溶解,最终破裂脱掉。

2. 营养　线虫成虫依其寄生部位的不同,取食方式和营养物来源也不同,可以肠内容物、血液、体液及组织液等为食。获取能量的途径主要是通过糖代谢。

3. 代谢　线虫一般通过三羧酸循环进行糖的有氧代谢而获取能量,当氧充分时,线虫可通过体壁渗透从寄生环境中获得氧,有些线虫可以从宿主血液中吸取氧,此外许多线虫体内具有与氧有高亲和力的血红蛋白,用来贮氧,以供虫体缺氧时使用,当处于低氧环境时,多通过糖的无氧代谢获得较多能量;线虫脂肪代谢是需氧的,氧充足时脂肪酸可以氧化释放能量,缺氧时脂代谢变缓慢或停止,游离的脂肪酸可形成甘油三酯;在线虫生长、产卵等过程中,需要大量蛋白质,但蛋白质沉积在卵母细胞内,成为卵壳的结构成分,不是能量的主要来源。氨基酸及蛋白质的主要代谢产物是氨,氨对虫体是有害的,游离氨的排出主要是通过体表扩散,而离子状态氨则是通过虫体肠道排出。

【致病】

线虫对人体的危害程度与虫体的种类、数量(或称虫荷,parasitic burden)、发育阶段、寄生部位以及宿主的营养和免疫状态等因素有关。通常组织内寄生线虫对人体的危害较肠道线虫严重。

幼虫所致的损害主要为侵入宿主并在宿主体内移行过程中,造成的相应组织器官损伤或其代谢产物引起的超敏反应。例如,钩虫的感染期幼虫经皮肤进入人体可引起皮炎,其幼虫在移经肺时,可引起肺损害或钩虫性哮喘。而一些寄生于食肉哺乳动物的线虫幼虫侵入人体后,由于人为非适宜宿主,这些幼虫可引起人体皮肤或内脏幼虫移行症。成虫在人体寄生过程中,因掠夺营养、机械和化学性损伤及免疫病理反应等,可导致宿主营养不良、组织损伤、出血、超敏反应等病变。

【分类】

目前,关于线虫在动物界中的分类地位意见尚未统一。20 世纪 80 年代以前,线虫分类多是基于形态-生态分类的,当时将线虫作为线形动物门的一个纲,即线虫纲(Class Nematoda),然后根据Chitwood(1950)的分类将其设为一个独立的门,即线虫门(Phylum Nematode)。目前后一种观点已被广泛接受,但是线虫门以下高级阶元的划分至今尚无统一意见。近年来,根据线虫形态-生态-基因分类的研究,认为人体寄生线虫属于线虫门(Phylum Nematode)的小杆纲(Class Rhabditea)和无尾感器纲(Class Aphasmidea)。除鞭尾目和膨结目属无尾感器纲外,其余人体寄生线虫均属于小杆纲(表5-1)。

表5-1 人体常见寄生线虫分类

纲	目	科	属	种
尾感器纲 Rhabditea				
	小杆目 Rhabditida	类圆科 Strongyloididae	类圆线虫属 *Strongyloides*	粪类圆线虫 *S. stercoralis*
		小杆科 Rhabditidae	同小杆线虫属 *Rhabditella*	艾氏小杆线虫 *R. axei*
	圆线目 Strongylida	钩口科 Ancylostomatidae	钩口线虫属 *Ancylostoma*	十二指肠钩口线虫 *A. duodenale*
				犬钩口线虫 *A. caninum*
				锡兰钩口线虫 *A. ceylanicum*
				巴西钩口线虫 *A. braziliense*
			板口线虫属 *Necator*	美洲板口线虫 *N. americanus*
		毛圆科 Trichostrongylidae	毛圆线虫属 *Trichostrongylus*	东方毛圆线虫 *T. orientalis*
		管圆科 Angiostrongylidae	管圆线虫属 *Angiostrongylus*	广州管圆线虫 *A. cantonensis*
		比翼线虫科 Syngamidae	兽比翼线虫属 *Mammomonogamus*	喉兽比翼线虫 *M. laryngeus*
	蛔目 Ascaridida	蛔科 Ascarididae	蛔线虫属 *Ascaris*	似蚓蛔线虫 *A. lumbricoides*
			弓首线虫属 *Toxocara*	犬弓首线虫 *T. canis*
				猫弓首线虫 *T. cati*
		异尖科 Anisakidae	异尖属 *Anisakis*	异尖线虫 *Anisakis sp.*
	尖尾目 Oxyurida	尖尾科 Oxyuridae	住肠线虫属 *Enterobius*	蠕形住肠线虫 *E. vermicularis*
	旋尾目 Spirurida	颚口科 Gnathostomatidae	颚口线虫属 *Gnathostoma*	棘颚口线虫 *G. spinigerum*

纲	目	科	属	种
		筒线科 Gongylonematidae	筒线虫属 *Gongylonema*	美丽筒线虫 *G. pulchrum*
		吸吮科 Thelaziidae	吸吮线虫属 *Thelazia*	结膜吸吮线虫 *T. callipaeda*
		龙线科 Drancunculidae	龙线属 *Drancunculus*	麦地那龙线虫 *D. medinensis*
		盘尾科 Onchocercidae	吴策线虫属 *Wuchereria*	班氏吴策线虫 *W. bancrofti*
			布鲁线虫属 *Brugia*	马来布鲁线虫 *B. malayi*
			罗阿线虫属 *Loa*	罗阿罗阿线虫 *L. loa*
			盘尾线虫属 *Onchocerca*	旋盘尾线虫 *O. volvulus*
无尾感器纲 Aphasmidea				
	鞭尾目 Trichurida	毛形科 Trichinellidae	旋毛形线虫属 *Trichinella*	旋毛形线虫 *T. spiralis*
		鞭虫科 Trichuridae	鞭虫属 *Trichuris*	毛首鞭形线虫 *T. trichiura*
		毛细科 Capilliariidae	毛细线虫属 *Capillaria*	肝毛细线虫 *C. hepatica*
	膨结目 Dioctophymida	膨结科 Dioctophymatidae	膨结线虫属 *Dioctophyma*	肾膨结线虫 *D. renale*

（全 芯）

第六章
消化道线虫

消化道线虫是指主要以成虫阶段寄生于人体胃肠道并可引起消化道症状的线虫,分布广泛,种类较多,人群普遍易感。其中重要的有似蚓蛔线虫、毛首鞭形线虫、蠕形住肠线虫、钩虫、粪类圆线虫等。消化道线虫生活史多为直接发育型(美丽筒线虫和异尖线虫为间接发育型),人主要经口感染,少数经皮肤感染。有些消化道线虫还可以寄生于人体其他部位,如蠕形住肠线虫还可以异位寄生于泌尿生殖道、腹腔和盆腔等部位,导致相应的组织器官损伤。

第一节　似蚓蛔线虫

似蚓蛔线虫(*Ascaris lumbricoides* Linnaeus,1758)又称人蛔虫,简称蛔虫(round worm),是人体最常见的寄生线虫之一。成虫寄生于小肠,可引起蛔虫病(ascariasis)。蛔虫在历史上很早被认识,我国《黄帝内经》中已有关于蛔虫的记载,称为"蛟蛕",后人又称之为"蚘虫"。蛔虫呈世界性分布,估计全球感染人数高达12.7亿,是一种感染率高、并发症较多的土源性线虫。除似蚓蛔线虫外,猪蛔虫(*Ascaris suum*)、犬弓首线虫(*Toxocara canis*,简称犬蛔虫)和猫弓首线虫(*Toxocara cati*,简称猫蛔虫)的幼虫偶然侵入人体,可引起内脏幼虫移行症。

【形态】

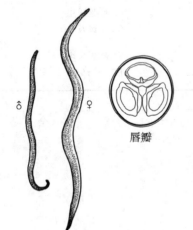

图 6-1　似蚓蛔线虫成虫及唇瓣

1. 成虫　呈长圆柱形,形似蚯蚓,头尾两端逐渐变细,头端较尾端粗钝。活时呈淡红色,死后呈灰白色。体表有纤细的横纹,两侧缘有明显的白色侧线。口孔位于虫体顶端,有三片呈"品"字形排列的唇瓣围绕:一片在正背侧,宽椭圆形,较大;两片在偏腹侧,卵圆形,略小(图 6-1)。唇瓣内缘靠近口孔有一列锯齿形的细齿,侧缘各有一对感觉乳突。雌虫长 20~35 cm,最长可达 49 cm,最宽处直径为 3~6 mm,尾端钝直,消化道开口于尾端肛门处。生殖系统为双管型,阴门位于虫体前 1/3 处的腹面。雄虫长 15~31 cm,最宽处直径为 2~4 mm,尾端向腹面卷曲,消化道开口于泄殖腔。生殖系统为单管型,射精管通入泄殖腔,射精管后端背面有一对象牙状的交合刺,泄殖腔前后有许多乳突。

2. 虫卵　有受精卵和未受精卵两种。受精卵呈宽椭圆形,大小为(45~75)μm×(35~50)μm。卵壳厚而无色,由外向内分为受精膜、壳质层、蛔甙层 3 层结构,光镜下仅可见厚而均匀的壳质层,其余两层极薄,在光镜下难以区分。卵壳外常有一层凹凸不平的蛋白质膜,因被胆汁染色,使虫卵呈棕黄色。卵内含一大而圆的卵细胞,卵细胞与卵壳两端常见新月形空隙。未受精卵呈长椭圆形,大小为(88~94)μm×(39~44)μm,卵壳与蛋白质膜均较薄,无蛔甙层,卵内含许多大小不等的屈光颗粒。受精卵及未受精卵的蛋白质膜均可脱落,成为无色透明的脱蛋白质膜卵(图 6-2)。

【生活史】

蛔虫为土源性线虫,生活史不需要中间宿主,可分为虫卵在外界土壤中发育及虫体在人体内移

彩图　蛔虫卵

行、发育两个阶段。

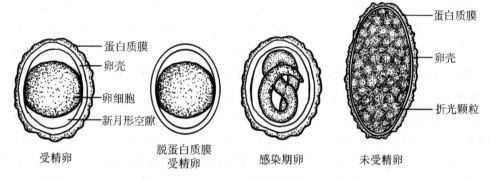

图 6 - 2 似蚓蛔线虫卵

成虫寄生于小肠,主要在空肠,以肠腔内食糜为食。雌、雄虫交配后雌虫产卵,每条雌虫每日平均排卵量约 24 万个,卵随粪便排出体外。受精卵在荫蔽、潮湿、氧气充足和适宜温度(21～30 ℃)下,约经 2 周,其内的卵细胞发育成第一期幼虫,再经 1 周,卵内幼虫第 1 次蜕皮后发育为第二期幼虫,此时的虫卵为感染期卵,对宿主具有感染性。

感染期卵被人误食后,在小肠内孵化,卵内幼虫可分泌孵化液(含有酯酶、壳质酶及蛋白酶),消化卵壳后逸出。孵出的幼虫侵入小肠黏膜和黏膜下层,钻入肠壁小静脉或淋巴管,经静脉入肝,再经右心到肺,穿破肺毛细血管进入肺泡,在此进行第 2 次和第 3 次蜕皮后,成为第四期幼虫。然后,再沿支气管、气管逆行至咽,被宿主吞咽,经食管、胃到小肠,在小肠内进行第 4 次蜕皮后成为童虫,再经数周发育为成虫(图 6 - 3)。自感染期虫卵进入人体到雌虫开始产卵需 60～75 日。成虫寿命约为 1 年。宿主体内寄生的成虫数目一般为一至数十条,我国曾有 1 例报告尸检时检获成虫 1978 条。

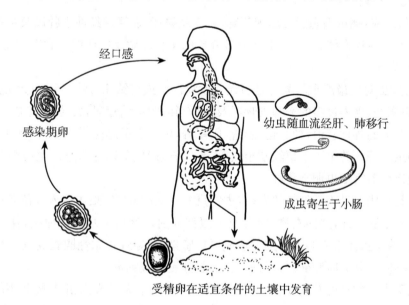

图 6 - 3 似蚓蛔线虫生活史

【致病】

蛔虫的幼虫在人体内移行,以及成虫在小肠内寄生可导致不同的病理变化与临床表现。症状的轻重会随寄生虫体的数量多少而不同,虫数少时可能没有症状或症状不明显,虫数多时症状及病变则较为严重。

1. 幼虫致病　蛔虫的幼虫侵入肠黏膜,经肝、肺移行,蜕皮发育,并释出免疫原性物质。它对人体的损害主要为局部的机械性损害和其释出的抗原物质所引起的局部及全身的超敏反应。病变处可见出血、炎性渗出及嗜酸性粒细胞与中性粒细胞浸润,尤其以肺部组织病变最为明显,引起蛔虫性支气管肺炎、支气管哮喘和嗜酸性粒细胞增多症。临床表现主要为肺部症状伴有全身反应,患者出现体温升高、咳嗽、胸痛、胸闷、哮喘、荨麻疹,血液中嗜酸性粒细胞增高,严重者有咳黏液痰或血痰及畏寒、高热,甚至呼吸困难等临床症状。肺部听诊有干啰音、捻发音,部分患者肺部 X 线检查,可见浸润性病变,病灶常有游走现象,肺纹理增粗,有点状、絮状或片状阴影。这种单纯的肺部炎性细胞浸润及血中嗜酸性粒细胞增多的表现,又称肺蛔虫症。潜伏期一般为 1~9 日,在发病后 1~2 周可自愈。当感染严重时,幼虫也可侵入甲状腺、脾、脑、肾等器官,引起异位损害,也可通过胎盘引起胎儿体内寄生。

2. 成虫致病　蛔虫对人体的致病作用主要由成虫引起,成虫的危害包括机械性损伤、夺取营养、毒素作用和并发症。

（1）损伤肠黏膜:成虫寄生在小肠,由于唇齿的机械性作用可损伤宿主的肠黏膜,主要是空肠黏膜;同时,虫体代谢产物产生的化学性刺激也可损伤局部肠黏膜,引起平滑肌的痉挛和缺血。蛔虫患者的钡餐 X 线平片显示,在蛔虫附近或稍远处小肠黏膜皱襞变粗。对营养不良儿童感染者的小肠黏膜活组织检查,发现肠绒毛变短变宽、隐窝延长,驱虫治疗后恢复正常。患者常有畏食、恶心、呕吐、间歇性脐周痛等症状,有时出现腹泻,可伴有黏液和血液。这与肠黏膜损伤和肠壁炎症影响正常蠕动有关。

（2）夺取营养:由于蛔虫以人体肠腔内半消化物为食,同时损伤肠黏膜,造成食物的消化和吸收障碍,常可引起营养不良。有实验表明,蛔虫可影响儿童对蛋白质、脂肪、碳水化合物及维生素 A、维生素 B_2、维生素 C 的吸收。在蛔虫感染严重的地区,常伴有恶性营养不良症,导致儿童的生长发育及智力出现障碍或明显下降。蛔虫感染以后是否出现营养不良,与当地居民的食物组成成分及感染程度的轻重关系密切。

（3）引起超敏反应:蛔虫病患者可出现荨麻疹、皮肤瘙痒、血管神经性水肿以及结膜炎等症状。这可能是由于蛔虫变应原被人体吸收后,引起 IgE 介导的 I 型超敏反应所致。感染严重者可发生抽搐、惊厥、昏迷等神经症状。

（4）并发症:成虫对人最严重的危害是引起并发症。蛔虫有钻孔习性,当寄生环境发生变化时,如人体发热、胃肠道病变、食入过多的辛辣食物以及不适当的驱虫治疗时,常可刺激虫体活动力增强,容易钻入开口于肠壁上的各种管道,如胆道、胰管、阑尾等,可分别引起胆道蛔虫症、蛔虫性胰腺炎、蛔虫性阑尾炎及肝蛔虫病等。甚至可上窜经咽至气管、支气管,造成阻塞性窒息。也可引起尿道和生殖器官蛔虫病或其他组织器官蛔虫卵肉芽肿。

胆道蛔虫症是临床上最为常见的并发症,占常见并发症的 64%,虫体侵入部位多在胆总管。其主要症状是突发性右上腹绞痛,并向右肩、背部及下腹部放射。疼痛呈间歇性加剧,伴有恶心、呕吐等。如果诊治不及时,由于虫体带入胆管的细菌造成严重感染,可导致化脓性胆管炎、胆囊炎等;如果深入肝部,可发生肝脓肿,脓肿向腹腔破裂,可进一步引起弥漫性腹膜炎。

蛔虫性肠梗阻也是常见的并发症之一,梗阻的原因是由于大量成虫扭结成团,堵塞肠管,或者蛔虫寄生部位肠段的正常蠕动发生障碍所致,阻塞部位多发生在回肠。临床表现为脐周或右下腹突发间歇性疼痛,并有呕吐、腹胀等,在患者腹部可触及条索状移动团块。蛔虫性肠梗阻进一步发展为绞窄性肠梗阻、肠扭转、肠套叠和肠坏死。蛔虫也可穿过肠壁引起肠穿孔和急性腹膜炎,从而导致患者死亡,病死率可达 15%。严重的蛔虫病并发症多见于重度感染的儿童。

蛔虫性阑尾炎的临床表现

【诊断】

1. 病原学检查　自患者粪便中检出虫卵或成虫可作为确诊的主要依据。

（1）虫卵的检查：由于蛔虫产卵量大，常用的方法为直接涂片法，一张涂片的检出率为 80%，三片检出率达 95%。对直接涂片阴性者，也可采用饱和盐水浮聚法、自然沉淀法，以提高检出率。饱和盐水浮聚法对受精蛔虫卵较好，对未受精卵效果较差。必要时可改用改良加藤法，既可定性，又可定量，且操作简单、方便。

（2）成虫的检查：粪便或呕吐物中排出的蛔虫，可根据排出虫体的形态进行鉴别。仅有雄虫寄生（占蛔虫感染的 3.4%～5%）或虫体尚未发育成熟时，粪便中查不到虫卵，而临床表现疑似蛔虫病的患者，可进行试验性驱虫。

（3）痰中查蛔蚴：对疑为肺蛔虫症者，可从痰中检查幼虫进行诊断，但检出率较低。

2. 影像学诊断　超声检查或胃肠 X 线钡餐检查可有特定的影像表现，作为诊断参考。

【流行】

蛔虫呈世界性分布，尤其在温暖、潮湿和卫生条件差的地区（如非洲、亚洲和拉丁美洲），人群感染较普遍。非洲、亚洲人群蛔虫感染率约为 40%，拉丁美洲约为 32%。蛔虫感染率，农村高于城市，儿童高于成人。据估计，全世界约有 12.7 亿蛔虫感染者。2001—2004 年，我国对 356629 人进行了人体重要的寄生虫现状调查，其中蛔虫感染率为 12.72%，感染人数约为 8593 万人。2019 年对全国 31 个省（自治区、直辖市）414 个土源性线虫病国家监测点（县）424766 人进行调查显示蛔虫的感染率为 0.36%。

蛔虫病患者和带虫者为蛔虫感染的传染源。蛔虫分布广泛、在人群中感染率高的原因主要有以下几方面：①生活史简单，蛔虫卵在外界环境中无需中间宿主直接发育为感染期卵。②蛔虫产卵量大，一条雌蛔虫一昼夜排出的虫卵约 24 万个。③虫卵对外界环境抵抗力强，虫卵对外界理化等不良因素有较强的抵抗力，在荫蔽的土壤中或蔬菜上，一般可存活数月至一年，食醋、酱油或腌菜、泡菜的盐水都不能将虫卵杀死，由于卵壳蛔甙层的保护作用，蛔虫卵对一些化学品具有抵抗力，如 10% 的硫酸、盐酸、硝酸或磷酸溶液均不能影响虫卵内幼虫的发育，而对于能溶解或透过蛔甙层的有机溶剂或气体，如氯仿、乙醚、乙醇和苯等有机溶剂，以及氨、溴甲烷和一氧化碳等气体则很敏感。虫卵发育最适宜温度为 24℃（12～36℃），−10～39℃能存活几个月，60～65℃水中 5 分钟后死亡，−20℃环境也很快死亡。相对湿度 50% 以下的环境中只能生存数日。④粪便管理不严格，使用未经无害化处理的人粪施肥，或儿童随地大便是造成蛔虫卵污染土壤、蔬菜或地面的主要方式。鸡、犬、蝇类的机械性携带也对蛔虫卵的散播起一定作用。⑤个人卫生习惯不良，人因接触被虫卵污染的泥土、蔬菜，经口吞入附在手指上的感染虫卵，或者食用被虫卵污染的生菜、泡菜和瓜果等而受到感染。国内曾有人群因生食带有感染期卵的甘薯后，在一个地区引起暴发性蛔虫性哮喘的报道。此外，还与当地经济条件、生产方式、生活水平、文化水平以及卫生习惯等社会因素密切相关。尤其是在生活水平低、环境卫生差和个人卫生习惯不良地区的人群中蛔虫感染率最高。

【防治】

防治蛔虫感染应采取综合措施，包括查治患者及带虫者、管理粪便和通过卫生宣传教育来预防感染。

目前常用的驱虫药有阿苯达唑（albendazole）、甲苯咪唑（mebendazole）或伊维菌素（ivermectin）。群体驱虫时间宜在感染高峰期之后的秋、冬季节。由虫体引起的急腹症等并发症，应及时抢救治疗。

管理粪便的有效方法是建立无害化粪池，通过厌氧发酵和粪水中游离氨的作用，可杀灭虫卵。开展卫生教育的重点在儿童，通过纠正不良的生活习惯和行为，防止食入蛔虫卵，减少感染机会。消灭苍蝇和蟑螂也是防止蛔虫卵污染食物和水源的重要措施。

第二节　毛首鞭形线虫

毛首鞭形线虫（*Trichuris trichiura* Linnaeus，1771）简称鞭虫（whipworm）。呈世界性分布，是人

体常见的线虫之一,成虫寄生于人体盲肠,可引起鞭虫病(trichuriasis)。

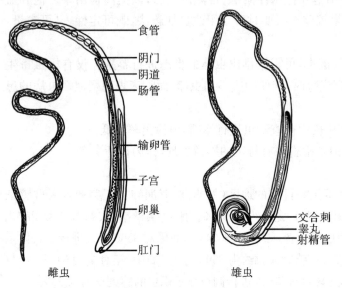

彩图 鞭虫卵

图 6-4 毛首鞭形线虫成虫

【形态】

1. 成虫 乳白色,虫体前 3/5 细长,后 2/5 较粗,因外形似马鞭,故称鞭虫。毛首鞭形线虫口腔极小,具有一尖刀状口矛,可从口腔伸出。咽管细长,占据虫体整个细长部分,其外由串珠状排列的杆细胞组成的杆细胞体包绕,杆细胞的分泌物可能具有消化宿主细胞的酶。雌虫长 35~50 mm,尾端钝圆而直。雄虫长 30~45 mm,尾端向腹面卷曲,交合刺 1 根,具交合刺鞘。雌、雄虫生殖器官均为单管型(图 6-4)。

2. 虫卵 呈纺锤形,黄褐色,大小为(50~54)μm×(22~23)μm。卵壳较厚,由内至外分别为脂层、壳质层、卵黄膜。卵壳两端各具一透明塞状突起,称为透明栓,又称盖塞。虫卵自人体排出时,内含 1 个未分裂的卵细胞(图 6-5)。

【生活史】

毛首鞭形线虫生活史简单,人是唯一的宿主。成虫寄生在盲肠,数量多时也可在结肠、直肠,甚至回肠下段寄生。虫体前端钻入肠壁,以血液和组织液为营养。雌、雄虫交配后,雌虫每日产卵 5000~20000 个,产出的虫卵随粪便排出体外。在外界适宜的温度(26~30 ℃)和湿度下,经 3~5 周发育为感染期卵。人食入被感染期卵污染的食物或水而感染。在小肠内虫卵内幼虫活动加

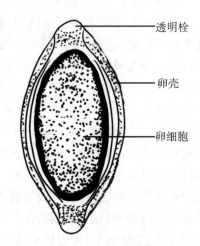

图 6-5 毛首鞭形线虫卵

剧,分泌壳质酶,使透明栓降解及破坏,用其口矛刺破脂层,自卵壳一端的透明栓处逸出,从肠腺隐窝处钻入肠黏膜,摄取营养,约经 10 日回到肠腔,移行至盲肠发育为成虫(图 6-6)。自感染期卵经口感染至雌虫产卵需 1~3 个月。成虫寿命一般为 3~5 年。

【致病】

成虫以细长的前端钻入肠黏

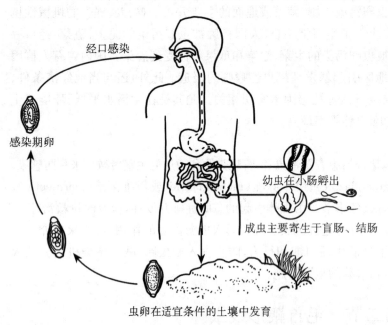

图 6-6 毛首鞭形线虫生活史

膜、黏膜下层甚至肌层吸取组织液、血液。由于虫体的机械性损伤和分泌物的刺激,可致肠壁组织充血、水肿或出血等慢性炎症反应,也可引起细胞增生,肠壁组织增厚,形成肉芽肿病变。轻度感染多无明显症状,只在粪便检查时发现虫卵。重度感染者有食欲缺乏、头晕、消瘦、腹痛、慢性腹泻及贫血。严重的鞭虫感染可出现并发症,引起消化道出血(大便隐血或便血)、阑尾炎、肠梗阻、肠套叠等。儿童重度感染直肠受累,可出现黏膜水肿、出血,并常因腹泻、直肠套叠而导致直肠脱垂,并能引起发育迟缓、营养不良。少数患者可出现全身症状,如荨麻疹、嗜酸性粒细胞增多、四肢水肿等。

【诊断】

粪便检查出虫卵为鞭虫病的确诊依据。采用直接涂片法、改良加藤法、沉淀集卵法或饱和盐水浮聚法查找虫卵。因成虫产卵量少、虫卵小,容易漏检,应反复检查。粪便浓集法的检出率比直接涂片法高。

【流行与防治】

鞭虫的分布及流行基本与蛔虫相似,往往与蛔虫感染并存,但感染率低于蛔虫。全球分布多见于热带、亚热带地区的发展中国家,感染人数约为 6.04 亿。2001—2004 年调查显示,我国鞭虫感染率为4.63%,感染者有 2900 多万人。2019 年对全国 31 个省(自治区、直辖市)414 个土源性线虫病国家监测点(县)424766 人进行调查显示鞭虫的感染率为 0.27%。南方高于北方,农村高于城市,儿童高于成年人。

人是唯一的传染源,但也有从猴、狐猴和猪体内检查到虫卵的报告。鞭虫卵对外界的抵抗力较强,在温暖(22～23 ℃)、潮湿、荫蔽和氧气充分的土壤环境中可保持感染力数月至数年,但对低温、干燥的抵抗力不及蛔虫卵强,52 ℃ 3 分钟全部死亡,−9～−12 ℃ 下大部分死亡,因此在我国,温湿的南方地区的人群感染率明显高于干燥、寒冷的北方。

毛首鞭形线虫病的预防要采取综合防治措施:注意个人卫生和饮食卫生,加强粪便管理,注意保护水源和环境卫生,患者和带虫者定期驱虫。甲苯咪唑和阿苯达唑对治疗鞭虫感染效果较好。

第三节　蠕形住肠线虫

蠕形住肠线虫(*Enterobius vermicularis* Linnaeus,1758)又称蛲虫(pinworm)。成虫寄生于人体肠道的回盲部,可引起蛲虫病(enterobiasis)。蛲虫分布遍及全世界,多见于儿童感染。

【形态】

1. 成虫　虫体细小,乳白色,线头状。头端角皮膨大形成头翼(cephalic alae),角皮上具细横纹。口孔位于头部顶端,周围有 3 个小唇瓣。咽管末端膨大呈球形,称为咽管球(pharyngeal bulb)。雌虫大小为(8～13)mm×(0.3～0.5)mm,虫体中部膨大,尾端长而尖细,呈纺锤形或短线头状,生殖系统为双管型,孕虫子宫内部充满虫卵,阴门位于虫体前、中 1/3 交界处的腹面,肛门位于虫体中、后 1/3 交界处腹面。雄虫较小,大小为(2～5)mm×(0.1～0.2)mm,尾端向腹面卷曲,有尾翼及数对乳突,末端具交合刺 1 根,生殖系统为单管型(图 6-7)。

2. 虫卵　呈不对称椭圆形,一侧较平,一侧稍凸,大小为(50～60)μm×(20～30)μm,在扫描电镜下,较凸的一侧有 2 条纵行的嵴,立体构型为不完全对称的长椭球形。卵壳厚,无色透明,分为 3 层,由外到内为光滑

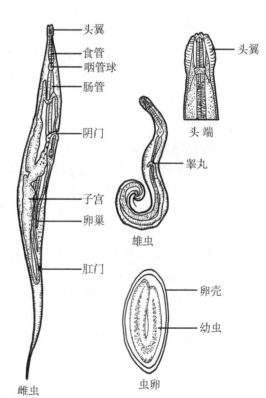

图 6-7　蠕形住肠线虫成虫与虫卵

传统医学"蛲虫病"名考

彩图　蛲虫卵

的蛋白质膜、壳质层及脂层。虫卵排出时,卵内已含一卷曲的蝌蚪期胚胎,在外界与空气接触后,很快发育为幼虫(图6-7)。电镜观察见虫卵的一端有一粗糙小区,孵化时幼虫由此逸出。

【生活史】

成虫寄生于人体的盲肠、结肠和回肠下段,有时也可到达小肠上段,甚至胃和食管。虫体可游离于肠腔或借助虫体前端的头翼、唇瓣和咽管球的收缩而吸附在肠壁黏膜上。以肠内容物、组织液或血液为食。雌、雄虫交配后,雄虫很快死亡被排出体外;雌虫子宫内充满虫卵,脱离肠壁,随肠内容物移行至直肠,在肠内温度和低氧环境中一般不排卵或仅产很少虫卵。当宿主入睡后,肛门括约肌松弛,雌虫移行至肛门外,受温度、湿度改变及空气刺激,雌虫在肛门外皱褶处产卵。雌虫产卵后多干枯死亡,少数可逆行返回肠腔,偶可移行进入女性阴道、子宫、输卵管、尿道、腹腔和盆腔等部位导致异位寄生。每条雌虫产卵量4600~16000个。

黏附在肛门周围皮肤上的虫卵,在温度(34~36℃)、湿度(90%~100%)适宜及氧气充足的条件下,虫卵内的蝌蚪期胚胎约经6小时发育为幼虫,并蜕皮1次,成为感染期虫卵。雌虫在肛周的蠕动刺激,使患儿肛门周围发痒,当用手搔痒时,感染期卵污染手指,经肛门-手-口方式形成自身感染。感染期虫卵也可散落在衣裤、被褥、玩具、食物上,经口或经空气吸入等方式使他人感染。虫卵被吞食后,在小肠内孵出幼虫,幼虫沿小肠下行,途中蜕皮2次,行至结肠,再蜕皮1次发育为成虫(图6-8)。吞入感染期虫卵至发育为成虫产卵需2~6周。雌虫寿命一般为2~4周,很少超过2个月,最长者可达101日。但儿童往往通过反复感染,可使蛲虫病持续若干年。

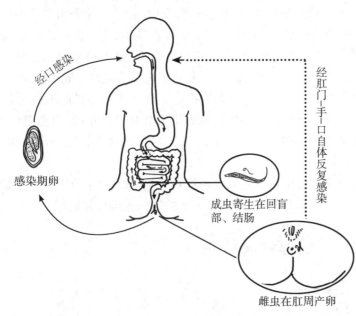

图6-8 蠕形住肠线虫生活史

【致病】

人体蛲虫感染可因感染程度以及机体状态的差异而出现不同的临床表现。

1. 机械性刺激 蛲虫雌虫在肛周爬行、产卵刺激肛门及会阴部皮肤,引起皮肤瘙痒,是蛲虫病的主要症状。搔抓时抓破皮肤,常可引起继发感染。患者常有烦躁不安、失眠、食欲减退、消瘦、夜惊、夜间磨牙等症状。婴幼儿患者常表现为夜间反复哭闹,睡不安宁。长期反复感染,会影响儿童的身心健康。

2. 损伤肠黏膜 成虫在消化道内寄生,借助头翼、口腔附着于局部肠壁黏膜上,可致肠黏膜轻度损伤,出现慢性炎症及消化功能紊乱。轻度感染时,由此产生的消化道症状一般不明显,重度感染可引起营养不良和代谢紊乱。雌虫偶尔穿入肠壁深层寄生,形成以虫体或虫卵为中心的肉芽肿。

3. 异位寄生 蛲虫虽不是组织内寄生虫,但有异位寄生现象,涉及部位相当广泛,引起相应组织器官慢性炎症反应,或以虫体或虫卵为中心的肉芽肿,常被误诊为肿瘤或结核病等。

(1)蛲虫性阑尾炎:成虫寄生在回盲部,容易钻入阑尾引起炎症。蛲虫性阑尾炎的特点为腹痛部位不确定,多呈慢性过程。如果早期驱虫治疗,可免于阑尾切除。

(2)蛲虫性泌尿生殖系统炎症:女性多见,雌虫经阴道、子宫颈逆行进入子宫、输卵管,可引起外阴炎、阴道炎、宫颈炎、子宫内膜炎或输卵管炎等。曾有蛲虫卵侵入子宫内膜导致不孕症甚至并发输卵管穿孔的报告。蛲虫可经患者的生殖道进而侵入腹腔和盆腔,在这些部位形成肉芽肿。

蛲虫侵入尿道、膀胱可引起尿路感染,出现尿频、尿急、尿痛等症状。蛲虫寄生可致遗尿症,这可能与蛲虫夜间在肛周产卵,刺激会阴部皮肤或侵入尿道口所致。虫体偶尔也可侵入男性的尿道、前列腺。

此外,还有蛲虫感染引起肝、脾及肺部等异位损害的报道。

【诊断】

因蛲虫一般不在人体肠道内产卵,所以粪便检查虫卵的阳性率极低。根据雌虫在肛周产卵的特点,检查虫卵应在肛门周围皮肤上取材。时间最好在清晨排便前进行。常用的方法有棉签拭子法和透明胶纸法,透明胶纸法的效果较好,1 次检出率为 50% 左右,3 次检出率达 90%,5 次检出率高达 99%。此外在患儿入睡 1～3 小时后,查看肛周附近有无爬出的成虫,根据虫体形态特点可作为确诊依据。

【流行】

蛲虫感染呈世界性分布,据估计全世界蛲虫感染者不低于 5 亿人,其感染率与国家或地区的发达程度无密切联系,即使在发达国家蛲虫也较常见,如美国的蛲虫病是最常见的蠕虫病,估计感染人数为 4200 万。蛲虫感染率一般是城市高于农村,儿童高于成人。我国人群感染也较普遍,2001 年 6 月至 2004 年底,在全国进行的第二次人体重要寄生虫病现状调查结果显示,12 岁以下儿童蛲虫感染率为 10.28%。2014—2015 年全国人体重点寄生虫病现状调查结果显示蛲虫加权感染率为 0.33%,其中以 5～9 岁儿童感染率为最高。感染者一般约有数十条虫体寄生,重度感染者可多达数千条。

任何年龄人群均可感染蛲虫,但以儿童感染率较高,其原因与儿童不良的生活习惯及生活环境密切相关,在幼儿园、学校等集体机构中儿童接触频繁,感染机会增多,并可通过患儿传播给家庭成员,因而蛲虫感染具有儿童集体机构聚集性和家庭聚集性的分布特点。

由于蛲虫生活史简单,虫卵发育迅速,感染期卵抵抗力强等因素,构成了蛲虫病的广泛流行。人是唯一的传染源。其传播方式主要有:① 肛门-手-口直接感染,由于蛲虫生活史不需要中间宿主,虫体不必经过人体之外的环境发育,再加上感染期卵对外界抵抗力强,在患者指甲垢内或皮肤上可存活10 日,因而吸吮手指或用不洁的手取食,均可将虫卵带入口中,造成患者自身重复感染。② 接触感染和吸入感染,手指污染虫卵后,再接触其他物品或与他人手与手接触,会造成感染在人群中扩散,是造成幼儿园、托儿所、学校等集体环境中儿童感染率高的原因;肛门周围的虫卵,特别是雌虫破裂后所散播的大量虫卵,会污染患者的衣裤、被褥和室内家具及地面,再加上蛲虫卵比重较轻,可随尘埃在空中飞扬,在室内湿度较高的条件下,可存活 3 周左右,因而接触附着在污染物上的虫卵或吸入附在尘埃上的虫卵也是集体机构和家庭传播蛲虫病的重要方式。③ 逆行感染,有学者提出,蛲虫卵可在肛门附近孵化,孵出的幼虫可经肛门逆行进入肠内发育为成虫并产卵,称为逆行感染。

【防治】

因为蛲虫生活史简单、易传播,但成虫寿命较短,对驱虫药物较敏感,因此蛲虫病具有难防易治的特点。根据本病传播和流行的特点,应采取主要针对传染源和切断传播途径的综合性防治措施,以防止自身重复感染和相互感染。

加强卫生宣传教育工作,普及蛲虫病的防治知识。改善托儿所、幼儿园等儿童聚集场所的环境卫生,以减少相互感染机会。地面应定期吸尘及消毒杀卵,儿童经常接触的玩具、桌椅等,可用 0.5% 碘液涂擦 5 分钟以上,或用 0.05% 碘液浸泡 1 小时,即可杀死虫卵。教育儿童养成不吸吮手指,勤剪指甲,饭前、便后洗手的良好个人卫生习惯;夜间睡眠不穿开裆裤,避免用手搔抓肛门;定期烫洗衣裤、被褥,以防止自身反复感染。

对蛲虫病流行区,应有计划地对儿童集居地成员进行普查普治,以彻底消灭传染源。常用的治疗药物有阿苯达唑、甲苯咪唑、噻嘧啶等,婴幼儿可遵医嘱用量酌情减量。若将几种药物合用效果更好,并能减少不良反应。用蛲虫膏或 2% 白降汞软膏涂于肛周,有止痒与杀虫作用。

第四节 十二指肠钩口线虫和美洲板口线虫

钩虫(hookworm)是钩口科线虫的统称,至少包括 17 属,约 100 种,其中属于人兽共患的钩虫有 9 种。国内已报道的有 7 属,其中绝大多数寄生于猫、犬、猪、牛、羊等哺乳动物。寄生人体的钩虫主要有两种:十二指肠钩口线虫(*Ancylostoma duodenale* Dubini,1843),简称十二指肠钩虫;美洲板口线虫(*Necator americanus* Stiles,1902),简称美洲钩虫。偶尔可寄生人体的其他钩虫有锡兰钩口线虫(*Ancylostoma ceylanicum* Loose,1911)、犬钩口线虫(*Ancylostoma caninum* Ercolani,1859)和马来钩口线虫(*Ancylostoma malayanum* Alessandrini,1905)等。巴西钩口线虫(*Ancylostoma braziliense* Gomez de Faria,1910)的幼虫也可感染人体,但一般不能发育为成虫,仅引起皮肤幼虫移行症。钩虫的成虫寄生在小肠中,引起钩虫病(hookworm disease),是我国严重危害人体健康的寄生虫病之一。

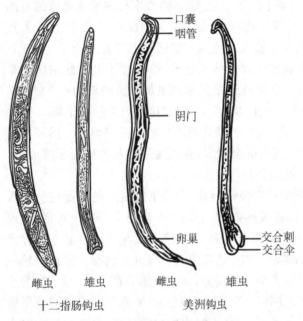

雌虫　雄虫　　　雌虫　　　　雄虫
十二指肠钩虫　　　　美洲钩虫

图 6-9　两种人体钩虫成虫

【形态】

1. 成虫　虫体细长,约 1 cm,活时为肉红色,死后呈灰白色,虫体前端较细,向背面仰曲,形成颈弯。雌雄异体。雌虫较雄虫略微粗长,尾端尖细;雄虫较细小,尾端角皮扩张形成交合伞(图 6-9)。

虫体顶端有一发达的口囊,由坚韧的角质构成。口囊的上缘为腹面、下缘为背面。十二指肠钩虫的口囊呈扁卵圆形,其腹侧缘有 2 对钩齿,外齿一般较内齿略大;美洲钩虫口囊近圆形,其腹侧缘有 1 对板齿(图 6-10)。咽管长度约为体长的 1/6,其后端略膨大,咽管壁肌肉发达,肌细胞交替收缩与松弛,有利于吸取血液并挤入肠道。肠管内壁有微细绒毛,有利于氧气和营养物质的吸收和扩散。

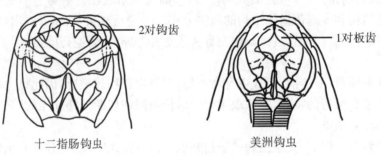

十二指肠钩虫　　　　　　　　美洲钩虫

图 6-10　两种人体钩虫口囊

虫体内有 3 种单细胞腺体:①头腺 1 对,位于虫体前端两侧,开口于口囊两侧的头感器孔,头腺能合成并分泌抗凝素(anticoagulants)及乙酰胆碱酯酶(cholinesterase),以阻止宿主肠壁伤口的血液凝固;②咽腺 3 个,位于咽管壁内,其主要分泌物为乙酰胆碱酯酶、蛋白酶及胶原酶,乙酰胆碱酯酶可破坏乙酰胆碱,从而影响神经介质的传递作用,降低宿主肠壁的蠕动,有利于虫体的附着;③排泄腺 1 对,呈囊状,游离于原体腔的亚腹侧,由虫体前端可达虫体中后 1/3 交界处,腺体与排泄横管相连,开口于虫体前端腹侧的排泄孔,分泌物主要为蛋白酶,能抑制宿主血液凝固。

雄虫生殖系统为单管型,由睾丸、贮精囊和射精管组成。雄虫末端角皮膨大,延伸形成膜质交合伞。交合伞由2个侧叶和1个背叶组成,其内有若干肌性指状辐肋,依其部位分别称为背辐肋、侧辐肋和腹辐肋。背辐肋的分支特点是鉴定虫种的重要依据之一。交合伞内还有两根从泄殖腔伸出的细长可收缩的交合刺(图6-11)。雌虫末端呈圆锥形,有的虫种末端具有一微细透明的尾刺。生殖系统为双管型,阴门开口于虫体腹面,其位置也可作为鉴别虫种的依据。十二指肠钩虫与美洲钩虫成虫的形态鉴别要点见表6-1。

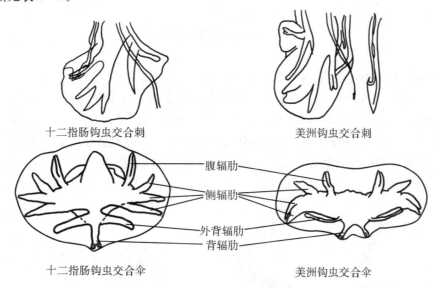

图 6‑11　两种人体钩虫交合伞与交合刺

表6-1　两种寄生人体钩虫成虫的形态鉴别要点

鉴别要点	十二指肠钩虫	美洲钩虫
大小(mm)	♀　(10～13)×0.6	♀　(9～11)×0.4
	♂　(8～11)×(0.4～0.5)	♂　(7～9)×0.3
体形	头端与尾端均向背面弯曲,呈"C"形	头端向背面弯曲,尾端向腹面弯曲,呈"S"形
口囊	腹侧前缘有2对钩齿	腹侧前缘有1对板齿
交合伞形状	撑开时略呈圆形	撑开时呈扁圆形
背辐肋分支	远端分2支,每支再分3小支	基部分2支,每支再分2小支
交合刺	刺呈长鬃状,末端分开	一刺末端呈钩状,包于另一刺的凹槽中
阴门	体中部略后	体中部略前
尾刺	有	无

2. **虫卵**　椭圆形,大小为(56～76) μm×(36～40) μm。卵壳薄,无色透明,卵内含卵细胞,卵细胞分裂快,新鲜粪便中的卵内细胞数多为2～4个,卵壳与卵细胞间有明显的空隙。患者便秘或粪便放置过久,卵内细胞可分裂为桑葚期或发育为幼虫(图6-12)。两种钩虫卵极相似,不易区别。

3. **幼虫**　分为杆状蚴(rhabditiform larva)和丝状蚴(filariform larva)。杆状蚴有两期,自卵内刚孵出的幼虫称为第一期杆状蚴,为自由生活期幼虫,体壁透明,前端钝圆,后端尖细。口腔细长,有口孔,咽管前段较粗,中段细,后段则膨大呈球状。大小为0.23 mm×0.017 mm。第一期杆状蚴经蜕皮后发育为第二期杆状蚴,大小约为0.4 mm×0.029 mm。再进行一次蜕皮即发育为丝状蚴。丝状蚴体

彩图　钩虫卵

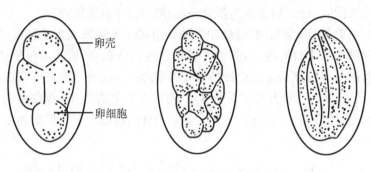

图6-12　各发育时期钩虫卵

表覆有鞘膜,为第二期杆状蚴蜕皮时残留的旧角皮,对虫体有保护作用;大小为(0.5～0.7)mm×0.025 mm。口腔封闭,在与咽管连接处的腔壁背面和腹面各有1个角质矛状结构,称为口矛或咽管矛。口矛既有助于虫体的穿刺作用,其形态也有助于丝状蚴虫种的鉴定(图6-13)。丝状蚴的咽管细长,约为虫体的1/5。由于两种钩虫的分布、致病力及对驱虫药物的敏感性均有差异,因此鉴别钩蚴在钩虫流行病学、生态学及防治方面都有实际意义。两种钩虫丝状蚴的鉴别要点见表6-2。

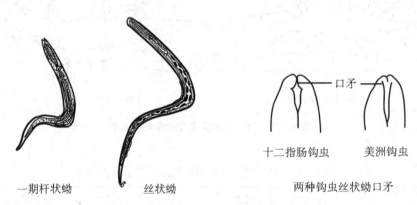

图6-13　钩虫幼虫

表6-2　两种人体钩虫丝状蚴形态鉴别要点

鉴别要点	十二指肠钩虫	美洲钩虫
外形	细长,圆柱状,头端略扁平,尾端较钝	较粗短,纺锤形,头端略圆,尾端较尖
膜横纹	不明显	明显
口矛	透明如丝状,背矛粗,二矛间距宽	黑色杆状,前端分叉,二矛粗细相等,间距窄
肠管	肠宽为体宽1/2,肠细胞颗粒丰富	肠宽为体宽的3/5,肠细胞颗粒少

【生活史】

　　两种钩虫生活史基本相似(图6-14),成虫寄生于人体小肠上段,用口囊内的钩齿或板齿咬附肠黏膜,并以宿主血液、淋巴液及脱落的肠上皮细胞等为食。雌、雄虫交配后,雌虫产卵,卵随粪便排出体外。虫卵在潮湿(相对湿度60%～80%)、温暖(25～30℃)、荫蔽、氧气充分、肥沃的土壤中,卵内细胞很快分裂,24小时内孵出第一期杆状蚴。此期幼虫以土壤中的细菌及有机物为食,生长很快,在48小时内第1次蜕皮,发育为第二期杆状蚴。虫体继续增长,并可将摄取的食物贮存于肠细胞内,再经5～6日,虫体口腔封闭,停止摄食,咽管变长,进行第2次蜕皮,成长为丝状蚴,具有感染宿主的能力,又称感染期蚴。丝状蚴主要生存于1～6 cm深的表层土壤内,只有当其为土粒上的薄层水膜围绕时才可生存,并常呈聚集性活动,并且十分活跃,可借助覆盖体表水膜的表面张力,沿地面植物向上移行最高可达 22 cm。在适宜的土壤中,丝状蚴可存活 15 周左右。感染期蚴在土壤中存活的时间与环境条件有关,其中与温度关系尤为密切。温度过高,幼虫活动增强,营养消耗多,并由于感染期蚴口孔封闭不能进食,随着体内营养大量消耗其感染能力逐渐下降甚至死亡;但温度过低,幼虫呈僵直状态,存活时间也很难长久。45 ℃时,只能存活 50 分钟;−10～−12 ℃时,存活时

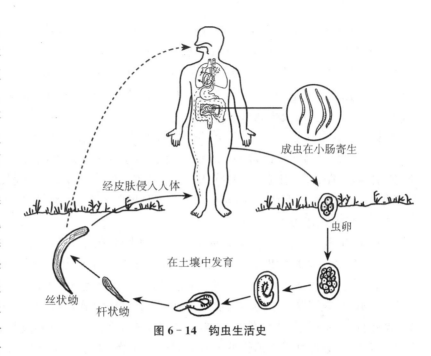

成虫在小肠寄生

经皮肤侵入人体

虫卵

在土壤中发育

丝状蚴

杆状蚴

图6-14　钩虫生活史

间不超过 4 小时。干燥和直射的阳光也不利于幼虫的生存。在干燥土壤中,如美洲钩虫丝状蚴只能存活 9 日,十二指肠钩虫丝状蚴只能存活 20 日;在阳光曝晒下,仅 2 个小时即死亡。

　　丝状蚴具有向湿性、向温性与向触性。当人与土壤接触时,虫体向皮肤所接触的温暖地面移行,当接触到人的皮肤并受到体温的刺激后,活动力增强,依靠机械性穿刺和咽管腺分泌的胶原酶的作用,从皮肤薄嫩处,经毛囊、汗腺口或破损皮肤侵入人体。时间需 30 分钟至 1 小时。丝状蚴侵入皮肤后,在局部停留约 24 小时,然后进入小静脉或淋巴管,随血流经右心到肺,穿过肺微血管进入肺泡,再随支气管、气管上皮细胞的纤毛摆动,向上移行至咽,随吞咽动作被吞食,经食管、胃到达小肠。幼虫在小肠内迅速发育,经 2 次蜕皮发育为成虫。自丝状蚴经皮肤感染至成虫产卵,一般需 5～7 周。十二指肠钩虫日平均产卵量为 10 000～30 000 个,美洲钩虫为 5000～10 000 个。成虫寿命一般为 3 年左右。也有十二指肠钩虫存活 7 年,美洲钩虫存活 15 年的报道。

　　钩虫丝状蚴主要经皮肤感染,也可经口感染,感染期蚴如被人吞食,少数未被胃酸杀死的幼虫也可直接在肠腔内发育成熟。而自口腔和食管黏膜侵入血管的幼虫,仍沿上述途径,再到达肠腔发育为成虫。此外,孕妇感染钩虫后,钩蚴在体内移行的过程中可以通过胎盘侵入胎儿,还有在产妇乳汁中查见活的美洲钩虫丝状蚴的报道,因此也可经胎盘或母乳感染。

　　研究证明十二指肠钩虫感染后,部分幼虫在进入小肠前,可滞留于某些组织中长达 253 日,暂停发育,当受到某些刺激后,虫体才陆续进入小肠发育为成虫,这种现象称为幼虫的迁延移行(persisting migrans)。幼虫的这种迁延移行现象原因目前尚不清楚。

　　除人体外,十二指肠钩虫偶尔可寄生于猪、狮、虎、犬、灵猫及猴等动物,美洲钩虫也可寄生于猩猩、猴及犀牛等动物,这些动物可作为钩虫的转续宿主。有报道用十二指肠钩虫丝状蚴感染小牛、小羊、猪、兔后在肌肉中均能查到活的幼虫。人若生食这些转续宿主的肉类,也可能导致钩虫感染。

　　【致病】

　　人体感染钩虫后是否出现临床症状,除与侵入的钩蚴及寄生的成虫数量有关外,也与人体的营养状况和免疫力有密切关系。两种钩虫的致病作用相似,幼虫侵入、移行及成虫在小肠定居均可对人体造成损害,但以成虫在小肠寄生阶段对人体的危害最严重。与美洲钩虫相比,十二指肠钩蚴引起皮炎者较多,成虫导致的贫血也较严重,同时还是引起婴儿钩虫病的主要虫种,因此十二指肠钩虫对人的危害比美洲钩虫大。

1. 幼虫致病作用 主要是丝状蚴侵入皮肤和幼虫在体内移行对宿主造成的损害。

（1）钩蚴性皮炎：丝状蚴钻入皮肤后，数分钟至1小时内，即可在宿主接触土壤部位，如手指、足趾间以及手背、足背、踝部、手腕等处，局部皮肤出现针刺、烧灼和发痒感，继而出现充血斑点或丘疹。1～2日内呈现出红肿、水泡，奇痒难忍。抓破后可流出黄色液体，继发细菌感染形成脓疱，最后结痂、脱皮自愈。钩蚴性皮炎在钩虫流行区称为"粪毒"或"着土痒"等，在国外称为"地痒疹（ground itch）"。本病常见于春夏之交，病程2～3周，继发感染时病程可达1～2个月。

（2）呼吸系统病变：钩蚴移行至肺时，穿破微血管进入肺泡，引起局部出血及炎症病变。患者出现咳嗽、血痰，常伴畏寒、发热等全身症状。严重者可出现持续干咳和哮喘及一过性肺炎。此外，外周血嗜酸性粒细胞明显增多。症状常在钩蚴感染后3～5日出现，一般持续数日至10余日，长者可达1～2个月。

2. 成虫致病作用

（1）消化道症状：钩虫以钩齿或板齿咬附在肠黏膜上，可造成散在性出血及小溃疡（大小为3～5 mm），有时可形成片状出血性瘀斑，其病变可至黏膜下层甚至肌层，病变部位有嗜酸性粒细胞及淋巴细胞浸润。患者早期表现为上腹部不适及隐痛，食欲亢进，但觉乏力，进而可出现消化道功能紊乱，如恶心、呕吐、腹泻等。后期常因贫血，胃酸降低而致食欲减退、便秘、体重减轻等。钩虫病引起的腹泻呈黏液样或水样便，腹痛特点是持续性、弥漫性，多位于上腹部及脐周，每日常伴有2～3次痉挛性加剧。重度感染者可引起消化道出血或偶尔大出血，大便隐血可呈阳性，甚至可见黑便或柏油样便、血便和血水便，出血时间迁延不断而导致贫血严重。钩虫病所致消化道出血常被误诊为消化性溃疡、痢疾、食管胃底静脉曲张破裂等，应引起高度重视。

（2）贫血：是钩虫病引起的主要危害。钩虫以其钩齿或板齿及口囊咬附肠壁，摄取血液，使患者长期处于慢性失血状态，铁和蛋白质不断耗损，并由于患者营养不良，不能得到有效补充，而造成血红蛋白的合成速度较红细胞新生速度慢，使红细胞体积变小、色泽变浅，故而呈低色素小细胞性贫血。轻度患者表现为头晕、乏力、心悸等。中度患者表现皮肤黏膜苍白，下肢轻度水肿，明显气急、心悸、四肢乏力、耳鸣、眼花、头晕、心律增快等。重度患者上述症状加重，并可出现贫血性心脏病症状，劳动能力丧失等，此类患者目前已较少见。妇女则可引起停经、流产等。

钩虫造成患者慢性失血的原因包括：① 虫体吸血后血液迅速经消化道排出，形成"唧筒"样作用；② 钩虫吸血时不断分泌抗凝素，致使咬附部位黏膜伤口渗出血液，其渗血量与虫体吸血量大致相当；③ 虫体有更换咬附部位的习性，致使伤口增加，原伤口在凝血前仍可继续渗出少量血液；④ 虫体以其钩齿或板齿咬附肠壁，损伤小血管，也可引起血液的流失。应用放射性核素^{51}Cr等标记红细胞或蛋白质，测得每条钩虫每日所致的失血量，美洲钩虫为0.02～0.10 ml；十二指肠钩虫可能因虫体较大、口齿的结构等原因，其所致失血量是美洲钩虫的6～7倍。此外，钩虫对肠黏膜的损伤，影响营养物质吸收，可加重贫血程度。

（3）异嗜症（allotriophagy）：少数患者表现喜食生米、生豆，甚至食泥土、碎纸、破布等异常嗜好，此种现象称为"异嗜症"。有人报道260例钩虫感染者中有症状的136人，其中有异嗜症者3人占2.2%（3/136）。异嗜症发生的原因不明，可能与铁的耗损有关，给患者补充铁剂后，症状常可自行消失。

（4）婴幼儿钩虫病：多由十二指肠钩虫引起。患儿临床表现为急性便血性腹泻，大便呈黑色或柏油样，面色苍白，消化功能紊乱，发热，精神萎靡，肺偶可闻及啰音，心尖区有明显收缩期杂音，肝脾大，贫血多较严重，血红蛋白低于50 g/L，生长发育迟缓等。国内报道的438个婴儿钩虫病例中，发病年龄多在5～12个月，其中有25例为出生后26日以内发病的新生儿钩虫病，包括出生后即发病1例，患儿就诊时粪便均查到钩虫卵，再加上患儿母亲在妊娠期有钩虫感染史，故可认为这25例患者为先天性感染，即经胎盘感染。婴儿钩虫病预后差，病死率为3.6%～6.0%。

此外，钩虫感染早期或急性期的患者，周围血中嗜酸性粒细胞常达15%以上，最高可达86%，称为嗜酸性粒细胞增多症（eosinophilia）。随着病程的延长和病情的加重，嗜酸性粒细胞百分率有下降的趋势。

【诊断】

1. 病原学检查　粪便中检出虫卵,或经钩蚴培养法检出幼虫是确诊钩虫病的依据。常用的方法有以下 4 种。

（1）直接涂片法:简便易行,适用于感染率较高的地区,但对于轻度感染易漏诊,反复检查可提高检出率。

（2）饱和盐水浮聚法:操作简单,是诊断钩虫感染最常用的方法,检出率较直接涂片法提高 5～6 倍。其原理是因为钩虫卵比重(1.045～1.060)较饱和盐水比重(1.20)小,虫卵易浮聚于饱和盐水表面。在大规模普查时,可用 15% 或 20% 盐水,其检查效果与饱和盐水浮聚法相同。

（3）改良加藤法:采用定量板-甘油孔雀绿玻璃纸透明计数虫卵的方法,简单易行,能定量检测感染度,也可用于药物疗效考核及流行病学调查。值得注意的是,因为钩虫卵的卵壳极薄,容易因透明过度而漏检,故需在制片后 0.5～1.0 小时内即行检查。

此法是目前世界卫生组织推荐应用于蠕虫卵检查和虫卵计数的方法。钩虫感染度分为 3 级:① 轻度感染,每克粪便内虫卵数(number of eggs per gram,EPG)1～2000;② 中度感染,EPG 2001～4000;③ 重度感染,EPG>4000。

（4）钩蚴培养法:检出率与饱和盐水浮聚法相似,此法在光镜下可观察幼虫形态并鉴别虫种,但需时较长,培养 5～6 日才有结果,可用于流行病学调查。

在钩虫流行区,患者如有咳嗽、哮喘等症状,可做痰液检查,如查出钩蚴也可作为确诊依据。

2. 免疫学检查　多用于钩虫产卵前,结合病史进行早期诊断。常用的方法有皮内试验(intradermal test,IDT)、间接免疫荧光抗体试验(indirect immunofluorescent antibody test,IFAT)、酶联免疫吸附试验(enzyme-linked immunosorbent assay,ELISA)等。皮内试验敏感性高,但易出现假阳性。后两种方法特异性较低,故一般较少应用于临床。

【流行】

钩虫病是世界上分布极为广泛的寄生虫病,在欧洲、美洲、非洲、亚洲和大洋洲均有流行,全球钩虫感染人数约为 4.5 亿。其分布与经济发展水平、人们的生产和生活习惯及自然因素密切相关,多见于热带和亚热带地区。在我国,除少数西北地区外,各省均有流行。一般南方感染高于北方,淮河及黄河以南的广大地区钩虫病流行较为严重,南方以美洲钩虫为主,北方则以十二指肠钩虫占优势,大部分地区为两种钩虫混合感染。据 2001—2004 年全国人体寄生虫分布调查,我国钩虫感染率为 6.12%,感染人数约为 3930 万。2019 年对全国 31 个省(自治区、直辖市)414 个土源性线虫病国家监测点(县)424766 人进行调查显示钩虫的感染率为 0.84%,其中以四川的感染率 5.91% 为最高。

患者和带虫者是钩虫病的传染源,虫卵随粪便排出体外,通过施肥、随地大便等方式污染土壤。人们与疫土接触而感染,如在施过新鲜粪便的蔬菜、红薯、玉米、棉花地及桑田间作套种,特别在雨后初晴或久晴初雨之后,手、足有较多的机会直接接触土壤中的钩蚴,极易受到感染。在矿井下的特殊环境,由于温度高、湿度大,空气流通不畅,阳光不能射入以及卫生条件差等原因,也有利于钩虫的传播。

在我国婴儿钩虫病报道并非少见,其症状较成人出现早、病情较重,常因贻误诊治而造成严重后果。其感染途径除经胎盘和母乳感染外,母亲在田间劳动时,将婴儿放在染有钩蚴土壤上,或尿布晾在被钩蚴污染的地面上,且未经晾干即使用,可使婴儿感染,我国北方农村,婴儿常可通过用沙袋代替尿布或睡沙袋、麦秸而受感染。

钩虫卵及钩蚴在外界的发育需要适宜的温度、湿度及土壤条件,因而感染季节各地也有所不同。在我国南部,如广东省,气候温暖、雨量充足,故感染季节较长,几乎全年均有感染机会。国内大部分地区以 5～8 月为感染高峰,9 月下降。

【防治】

要达到控制和阻断钩虫病的传播,需采取综合性防治措施,主要包括治疗患者和带虫者、加强粪便管理及无害化处理和加强个人防护等措施。不随地大便，不用新鲜粪便施肥，提倡用沼气池、"三坑"式沉淀密封粪池或堆肥法处理粪便，杀死虫卵后施用。个人防护包括改良耕作方法，尽量减少手、足直接与泥土接触，不赤足下地作业等。在手足等皮肤暴露处涂抹1.5%左旋咪唑硼酸乙醇溶液或15%噻苯咪唑软膏等，可显著减少感染机会。

在流行区进行普查普治，是预防钩虫病的重要环节。常用的驱虫药物有阿苯达唑和甲苯咪唑。此外，三苯双脒(tribendimidine)、噻嘧啶(pyrantelum)及伊维菌素(ivermectin)也均具有较好的驱虫效果，但噻嘧啶对美洲钩虫的效果较差。两种药物共服疗法常有提高疗效的作用，如赛特斯片剂(每片含阿苯达唑67 mg、双羟萘酸嘧啶250 mg)治疗钩虫患者排虫快、不良反应少而轻微，不需处理可自行缓解。贫血严重的患者需服用铁剂以纠正贫血，补充蛋白质和维生素C等使其恢复体力。

钩蚴钻入皮肤后的24小时内，大部分停留在局部皮下，此时可采用皮肤透热疗法(用53℃热水间歇浸泡患处，每次2秒，间歇8秒，持续25分钟，或用热毛巾敷于皮炎部位，持续10分钟)杀灭皮下幼虫，在皮炎处涂抹左旋咪唑涂剂或15%噻苯咪唑软膏，连用2日，能快速止痒消肿。

（全 芯）

第五节　粪类圆线虫

粪类圆线虫[*Strongyloides stercoralis*(Bavay,1876)Stiles and Hassall,1902]是一种兼性寄生虫。生活史复杂，包括自生世代和寄生世代。在寄生世代中，成虫寄生于人、犬、猫等宿主小肠，幼虫可侵犯肺、脑、肝、肾等组织器官，引起粪类圆线虫病(strongyloidiasis)。如果免疫功能差的宿主感染粪类圆线虫，可引起全身播散性感染，甚至因严重衰竭而死亡，故粪类圆线虫是一种机会性致病寄生虫。

【形态】

1. 自生世代　雌虫大小为1.0 mm×(0.05～0.075)mm，尾端尖细，生殖系统为双管型。成熟成虫子宫内有呈单行排列的各发育期虫卵，阴门位于体腹面中部略后。雄虫大小为0.7 mm×(0.04～0.05)mm，尾端向腹面卷曲，具2根交合刺(图6-15)。

2. 寄生世代　雌虫细长，大小为2.2 mm×(0.03～0.07)mm，尾尖细，末端略呈锥形，虫体半透明，体表具细横纹，口腔短，咽管细长，为体长的1/3～2/5，肛门近末端。生殖系统为双管型，子宫前后排列，各含虫卵8～12个，单行排列。阴门位于距尾端1/3处的腹面(图6-15)。在人体内寄生世代

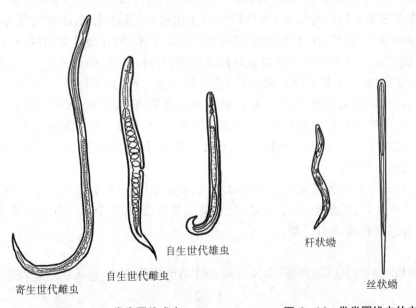

图6-15　粪类圆线成虫　　　　图6-16　粪类圆线虫幼虫

有无雄虫一直未能明确,但在动物体内发现有寄生世代雄虫的报道。

虫卵形似钩虫卵,但较小,为(50~70)μm×(30~40)μm,部分卵内含胚蚴。

杆状蚴头端钝圆,尾部尖细,大小为(0.2~0.25)mm×0.016 mm,具双球型咽管(图 6-16)。

丝状蚴即感染期幼虫,虫体细长,长 0.6~0.7 mm,咽管约为体长的 1/2,尾端分叉,生殖原基位于虫体后部(图 6-16)。粪类圆线虫的丝状蚴与钩虫和东方毛圆线虫的丝状蚴极为相似,应注意鉴别。

【生活史】

粪类圆线虫的生活史复杂,包括在土壤中完成自生世代和在宿主体内完成寄生世代(图 6-17)。

1. 自生世代 外界生活的成虫在温暖、潮湿的土壤中产卵,数小时内虫卵孵出杆状蚴,1~2 日内经 4 次蜕皮后发育为自生世代的成虫。在外界环境条件适宜时,自生世代可多次进行,此过程称为间接发育。当外界环境不利于虫体发育时,从卵内孵出的杆状蚴蜕皮 2 次,发育为丝状蚴。此期幼虫对宿主具有感染性,可经皮肤或黏膜侵入人体,开始寄生世代,此过程称为直接发育。

2. 寄生世代 丝状蚴侵入人体皮肤 24 小时内,经静脉系统、右心至肺,穿过毛细血管进入肺泡后,少数幼虫偶可因黏液阻塞在支气管内,在肺部和支气管可发育成熟,大部分幼虫沿支气管、气管移动,逆行至咽部,被咽下至消化道,钻入小肠黏膜,蜕皮 2 次,发育为成虫。寄生在小肠的雌虫多埋藏于肠黏膜内,并在此产卵。虫卵发育很快,数小时后即可孵出杆状蚴,并自黏膜内逸出,进入肠腔,随粪便排出体外。自丝状蚴感染人体至杆状蚴排出,至少需要 17 日。被排出的杆状蚴,既可经 2 次蜕皮直接发育为丝状蚴感染人体,也可在外界进行间接发育为自生世代的成虫。

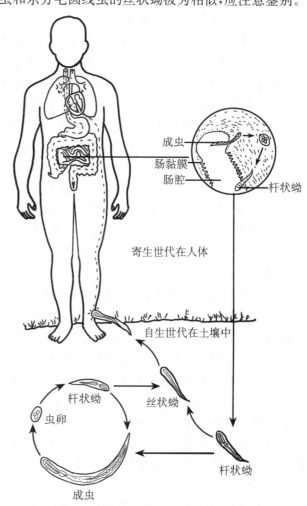

图 6-17 粪类圆线虫生活史

当宿主机体免疫力低下或发生便秘时,寄生于肠道中的杆状蚴可迅速发育为具感染性的丝状蚴,出现自身感染的现象,可有 3 种类型:① 直接体内自身感染(direct endo-autoinfection),杆状蚴孵出后,不出肠黏膜即进入血液循环进行发育;② 间接体内自身感染(indirect endo-autoinfection),杆状蚴自肠黏膜内钻出,蜕皮 2 次成为丝状蚴,经小肠下段黏膜或经结肠黏膜侵入血液循环;③ 体外自身感染(exo-autoinfection),丝状蚴随粪便排出,自肛门周围皮肤侵入。

随感染者的粪便排出的一般为杆状蚴,但严重腹泻的患者也能随粪便排出含胚胎的虫卵。雌虫在肺部寄生时,虫卵发育为丝状蚴后可随痰液排出。有的虫体偶寄生在泌尿生殖道,患者尿中可排出杆状蚴。

【致病】

粪类圆线虫的致病作用与其感染程度及人体健康状况,特别是与机体免疫功能状态有密切关系。在流行区,人感染粪类圆线虫后可表现出 3 种不同的临床类型:第一类由于有效的免疫应答,轻度感染可被清除,可无临床症状;第二类为慢性自身感染,间歇出现胃肠症状,可长达数十年;第三类是播散性超度感染(disseminated hyperinfection),长期使用免疫抑制剂或艾滋病等免疫功能缺陷疾病患者感染后,幼虫可侵入脑、肝、肺、肾等器官,导致弥漫性的组织损伤,引起腹泻、肺炎、出血、脑膜炎及败血症等,往往因严重衰竭而死亡。

粪类圆线虫在人体内不同的发育阶段或寄生部位可引起不同的临床表现。

1. **皮肤损伤** 丝状蚴侵入皮肤后,可引起小出血点、丘疹、水肿,并伴有刺痛和痒感,甚至可出现移行性线状荨麻疹,常持续数周。由于自身体外感染的原因,病变常反复出现在肛周、腹股沟、臀部、腰背等处皮肤,幼虫在皮肤内移行较快,故引起的荨麻疹蔓延速度也很快,每小时可达 12 cm。荨麻疹出现的部位及快速蔓延的特点,常是粪类圆线虫幼虫在皮肤内移行的重要诊断依据。

2. **肺部症状** 丝状蚴在肺部移行时,穿破毛细血管,引起肺泡出血,细支气管炎性细胞浸润。轻者可表现出过敏性肺炎或哮喘,重度感染者可出现咳嗽、多痰、持续性哮喘,呼吸困难,嗜酸性粒细胞增多等,肺部 X 线检查可见局限性或弥漫性炎症阴影。若成虫在肺中寄生繁殖时,则病情更加重,病程更长。

3. **消化道症状** 成虫寄生在小肠黏膜内并产卵,可引起机械性刺激和毒性作用。轻者表现为以黏膜充血为主的卡他性肠炎,伴有小出血点及溃疡。中度感染者可表现为水肿性肠炎或溃疡性肠炎,肠壁纤维化、增厚,增厚的肠壁内可发现虫体。重度感染可引起肠壁糜烂、消化道出血、肠穿孔等,也可累及胃和结肠。患者主要表现为持续性腹泻、黏液血便、烧灼样腹痛等症状,有的急性病例可出现恶臭、白色泡沫状便。严重者可出现恶心、呕吐、腹胀并伴有发热、水和电解质紊乱,甚至多器官功能障碍综合征和死亡。国内报道有重症粪类圆线虫感染并发消化道大出血和死于以慢性肠梗阻为主要表现的粪类圆线虫病例。

4. **弥漫性粪类圆线虫病** 丝状蚴在自身重度感染者体内,可移行扩散到心、脑、肺、胰腺、卵巢、肾、淋巴结、甲状腺等处引起广泛性的损伤,形成肉芽肿病变,导致弥漫性粪类圆线虫病发生。这种病例常出现在长期使用免疫抑制剂、细胞毒药物或患各种消耗性疾病(如恶性肿瘤、白血病、结核病等),以及先天性免疫缺陷和艾滋病患者中。机体免疫力低下和应用免疫抑制剂是粪类圆线虫重症感染的主要因素。由于大量幼虫在体内移行,可造成多器官严重损害,还可将肠道细菌带入血流,引起败血症,虫体的代谢产物也可引起严重的超敏反应,易致全身衰竭危及生命。迄今为止,由重度粪类圆线虫自身感染致死的报道已有百余例。

寄生的虫体及其分泌的代谢产物,还可引起超敏反应,如过敏性肺炎、过敏性关节炎等;全身中毒症状,如发热、贫血等;神经症状,如烦躁、抑郁、失眠和全身不适等。

【诊断】

粪类圆线虫病由于缺乏特有的临床表现,故常致临床误诊。首先应询问患者有无与泥土的接触史。同时出现有消化道和呼吸系统症状,而用抗生素、抗病毒药物治疗无效的病例,尤其是免疫功能受损者,应考虑患有本病的可能,并进行相关检查,以明确诊断。

1. **病原学诊断** 主要依靠从粪便中查获杆状蚴或丝状蚴为确诊依据。在腹泻患者的粪便中也可检出虫卵。直接涂片法检出率低,沉淀法的检出率可达 75%,贝氏漏斗分离法检出率可高达 98%。观察虫体时,滴加卢戈碘液,可使幼虫显现棕黄色,且虫体的结构特征清晰,便于鉴别。由于患者有间歇性排虫现象,故病原检查应多次反复进行。重症患者的痰液、胃液、十二指肠液、尿液或脑积液、支气管灌洗液中都可检出幼虫,或从胃肠黏膜组织病理切片中查见虫体,也可作为确诊依据。注意收集粪便时勿与土壤接触,以避免自生生活的线虫污染标本。如果在 24 小时粪便中同时查到杆状蚴和丝状蚴,提示该患者可存在自身感染。

2. **免疫学诊断** 采用鼠粪类圆线虫脱脂抗原做 ELISA 检测患者血清中特异性抗体,阳性率可达 94%以上。对轻、中度感染者,具有较好的辅助诊断价值。

【流行与防治】

粪类圆线虫主要分布在热带和亚热带地区,温带和寒带地区呈散发感染。除少数流行区外,感染率一

贝氏(Baermann)
漏斗分离法

般较低,全球有 0.3 亿～1.0 亿人感染。在我国,有 26 个省(市、区)查到粪类圆线虫感染者,全国平均感染率为 0.122%,主要流行于南部地区,以广西、海南感染率较高,在个别山区 20 岁以上的人群感染率高达 88.2%。

人的感染主要是与土壤中的丝状蚴接触所致。粪类圆线虫的流行因素和防治原则与钩虫相似。除应加强粪便与水源管理以及做好个人防护外,更应注意避免发生自身感染,免疫功能低下者或使用激素类药物和免疫抑制剂前,应做粪类圆线虫常规检查,如发现有感染,应及时给予杀虫治疗。此外,因该虫还寄生于犬、猫,对此类动物也应进行检查和治疗。

粪类圆线虫病的治疗药物可选用阿苯达唑或伊维菌素。阿苯达唑 400 mg,每日 2 次,连用 5 日,治愈率可达 90% 以上。伊维菌素每千克体重 0.2 mg 顿服,治愈率为 83%。噻苯达唑的疗效虽好,治愈率达 95% 以上,但不良反应较多,肝、肾功能不好者慎用。噻嘧啶和左旋咪唑也有一定疗效。

第六节　其他消化道线虫

一、东方毛圆线虫

东方毛圆线虫(*Trichostrongylus orientalis* Jimbo,1914)为消化道寄生线虫,主要寄生于绵羊、骆驼、马、牛、驴等动物的胃和小肠,偶可寄生于人体,引起毛圆线虫病(trichostrongyliasis)。

【形态】

1. 成虫　无色透明,虫体纤细,横纹不明显,口腔的角皮层形成不显著口囊,咽管短小,呈圆柱形,占虫体长 1/7～1/6。雄虫大小为(3.8～5.5)mm×(0.072～0.079)mm,尾端具有由左右两叶所组成的交合伞及粗短的交合刺 1 对,交合刺末端具有小钩。雌虫略大于雄虫,大小为(5.5～6.5)mm×0.07 mm,尾端呈锥形,阴门位于虫体后 1/6 处,子宫内有 5～16 个虫卵,产卵能力弱。

2. 虫卵　无色透明,呈长椭圆形,一端较尖,一端稍圆,大小为(80～100)μm×(40～47)μm,卵壳薄,卵膜与卵壳两端间的空隙较明显,新鲜粪便中的虫卵内含10～20 个分裂的胚细胞。东方毛圆线虫卵与钩虫卵相似(图 6-18)。

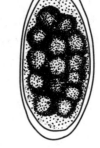

图 6-18　东方毛圆线虫虫卵

【生活史】

东方毛圆线虫生活史属于直接发育型。虫卵随粪便排出体外,在外界环境适宜的土壤中发育,孵出杆状蚴,蜕皮 2 次,发育为感染期幼虫(丝状蚴)。人经口误食被感染期幼虫污染的生菜或饮用含有丝状蚴的水而感染。感染期幼虫进入肠腔,进行第 3 次蜕皮,随后钻入肠黏膜,数日后自黏膜逸出,返回肠腔并在此进行第 4 次蜕皮,虫体以头端插入肠黏膜发育为成虫。丝状蚴也可经皮肤感染人体。

【致病与诊断】

成虫寄生于消化道引起一系列消化道症状,如腹痛、腹泻、食欲减退等。重度感染者可出现贫血及由于虫体代谢产物所引起的毒性反应。血液检查提示嗜酸性粒细胞增多。毛圆线虫病所引起的症状与钩虫病相似,且两者常出现混合感染现象,故临床上难以鉴别为何种虫种所致疾病。

毛圆线虫病确诊依据为粪便中查出虫卵。粪便检查方法常采用饱和盐水浮聚法,也可用钩蚴培养法查丝状蚴。

【流行与防治】

东方毛圆线虫呈世界性分布,主要见于农村和牧区,流行似有一定的地方性。例如,四川潼南县感染率达 50%。我国已有 18 个省(区、市)有本虫的感染,感染率最高的为海南省(0.729%)。除此之外,江西、浙江、云南、青海、福建、贵州六省的感染率均超过了全国 0.026% 的平均感染率。其他偶可寄生于人体的毛圆线虫属还有蛇行毛圆线虫、艾氏毛圆线虫和枪形毛圆线虫,在我国人群中的感染率为 0.033%,以西藏、广东、安徽、湖北等省(市、区)感染率较高。

人体感染东方毛圆线虫主要是因为误食或饮用了被该虫感染阶段丝状蚴污染的食物和水,或者是接触了丝状蚴污染的土壤。带虫者、患者和病畜是此病的传染源。防治原则与钩虫相同,治疗可选用伊维菌素、阿苯达唑等。

二、美丽筒线虫

美丽筒线虫
的历史沿革

美丽筒线虫(*Gongylonema pulchrum* Molin,1857)又称食管蠕虫(gullet worm),主要寄生在哺乳动物(特别是反刍动物)的口腔、食管黏膜和黏膜下层,偶可寄生在人体的口腔、咽喉或食管等的黏膜及黏膜下层,引起美丽筒线虫病(gongylonemiasis)。世界各地自 1850 年后陆续有散发病例,在我国分布于 19 个省(区、市)。

【形态】

1. 成虫　乳白色,虫体细长,体表有纤细横纹。口孔位于虫体前端中央,呈漏斗状,较小,其两侧具有分 3 叶的侧唇,在两侧唇间各有间唇 1 个,分别位于背侧和腹侧,唇外有领环,在领环外的左右各有 1 个头感器。近头端两侧各有颈乳突 1 个,其后有分节呈波浪状的侧翼。虫体前段表皮具明显纵行排列、大小不等、数目不同的花缘状表皮突,在前段排成 4 纵行,延至近侧翼处增为 8 行。口孔连接细长的咽管,咽管向下为食管,食管分为肌质和腺质两段,肌质段和腺质段中间连接处为排泄孔,排泄孔位于虫体的腹面。

雄虫大小为 (21.5~62.0) mm × (0.10~0.36) mm,雌虫大小为 (32~150) mm × (0.2~0.53) mm。寄生在不同宿主体内的虫体大小差异明显,寄生于反刍动物体内的虫体较大,寄生于人体中的虫体稍小,而寄生于鼠类体内的虫体则更小。雄虫尾部有明显的膜状尾翼,尾翼两侧不对称,左侧长于右侧。交合刺 1 对,左刺较细长,右刺较短,形状各异。雌虫尾部呈钝锥状,不对称,略微向腹面弯曲。雌虫生殖系统为双管型,子宫粗大,内部被虫卵充满(图 6-19)。

2. 虫卵　子宫及阴道内均有虫卵存在。虫卵呈椭圆形,无色透明,卵壳较厚,表面光滑,两端钝圆,大小为 (50~70) μm × (25~42) μm,卵壳内部含有 1 条已发育的幼虫(图 6-19)。

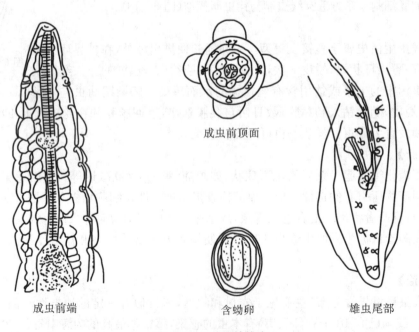

成虫前端　　　　　含蚴卵　　　　　雄虫尾部

成虫前顶面

图 6-19　美丽筒线虫

【生活史】

美丽简线虫成虫可寄生在多种动物体内,如牛、羊、马、骡、驴、骆驼、猪、猴、猿、熊、兔、刺猬、鹿等动物体内。牛、羊、猪为其专性宿主,人偶可成为终宿主。幼虫可寄生在多种甲虫体内,其中与人体感染有关的中间宿主主要有粪甲虫和蜚蠊。

成虫寄生在终宿主的口腔、咽部和食管的黏膜及黏膜下层。虫体在黏膜下可自由移动,头部呈钟摆式活动划破黏膜获取食物。虫体在黏膜下发育成熟后,雌虫产出的虫卵由黏膜破损处进入消化道,并随食物残渣排出体外。如果被中间宿主粪甲虫或蜚蠊食入,卵内幼虫在食管内孵出,穿过消化道进入血体腔,在此期间蜕皮两次,发育为第三期幼虫。第三期幼虫在血体腔内成囊,发育为感染期幼虫。终宿主误食含有成囊幼虫的粪甲虫或饮入含有感染期幼虫的水而感染,幼虫脱囊而出,移行到食管和胃连接处,钻入到黏膜下,经两次蜕皮后发育成熟。成虫寄生部位不固定,可自由更换位置。成虫在人体内可存活1年左右,最长者可达10年。

【致病与诊断】

成虫对人体的致病主要是由于虫体可自由移行及寄生时对局部刺激所导致。成虫寄生在终宿主的口腔(上唇、下唇、舌下、舌下系带、颊部、牙龈、硬腭、软腭及扁桃体等处)、咽喉及食管黏膜下等多处,寄生部位的黏膜上可出现小白泡及乳白色的线性隆起。患者可出现轻重不一的症状,如刺痒、微痛、食欲不佳、舌颊麻木、虫体蠕动感,有的患者甚至出现声音嘶哑,吞咽困难。也可出现神经过敏、精神不安、噩梦及失眠等症状。对于嗜酸性粒细胞增多的患者,将虫体取出后嗜酸性粒细胞即可明显下降,症状减轻。

因成虫在人体内一般不产卵,故患者的粪便及唾液中找不到虫卵,检查虫卵无诊断意义。初步诊断应询问病史及口腔、咽喉症状,有无虫体蠕动感或刺激症状,检查口腔内有无小疱或隆起的可移动的白线,若有可挑破黏膜取出虫体进行镜检做虫种鉴定确诊。

【流行】

美丽简线虫宿主范围广泛,动物感染呈世界性分布。我国自1955年首次报道以来,已有病例100多例,呈散在分布,山东报告病例最多,其次为山西,其余地区均为局部散发流行。感染者以青壮年为主,最小感染者6岁,最大感染者62岁。美丽简线虫感染与年龄、性别无明显关系,主要取决于饮食、饮水习惯。有些患者因喜食烤或炒螳螂、蝗虫、蝈蝈等而感染。

【防治】

美丽简线虫病的预防措施为进行宣传教育,禁食蜚蠊等有关昆虫;注意个人卫生、饮食卫生及环境卫生,不饮生水,不食被昆虫污染的食物。

本病主要采取的疗法为在寄生部位涂抹麻醉剂,然后挑破寄生部位的黏膜取出虫体,虫体取出后局部涂以甲紫或用消毒液漱口,症状即可消失。

三、异尖线虫

异尖线虫(*Anisakis*)为海生哺乳类的蛔虫,属蛔目异尖科。成虫寄生于海洋哺乳类动物或鳍足类动物消化道内,如鲸、海豚、海狮、海豹、海狗等,幼虫寄生在某些海洋鱼类动物体内。人可因吃生或半生的含有异尖线虫幼虫的鱼肉而感染,引起异尖线虫病(anisakiasis)。异尖线虫已发现有30个属,寄生于人体引起异尖线虫病的虫种主要有5个属,即异尖线虫属、海豹线虫属、钻线虫属、对盲囊线虫属和鮪蛔线虫属。我国报道的主要有异尖线虫属和鮪蛔线虫属的虫种。

【形态】

寄生于人体的异尖线虫均为第三期幼虫。幼虫呈纺锤形,头部较尾部尖细,虫体无色微透明,胃部为白色。虫体长12.5~30 mm,中肠部体宽为430~550 μm。头部为融合的唇块,腹侧有一明显的钻齿,钻齿向后二亚腹唇之间为排泄管开口。表皮由3层组成,无侧翼,体壁肌层较厚。食管与肠管由胃室相连。肠管肥厚，由发达的圆柱状上皮构成。肠管的横断面内可见有呈"Y"形的结构。

【生活史】

异尖线虫成虫寄生在海栖类动物胃内，尖细的头部钻入宿主的胃壁，雌虫产出的虫卵随宿主粪便进入到海水中，在约 10 ℃的温度下，卵内发育成第一期幼虫，蜕皮 1 次发育为第二期幼虫。从卵中孵出的第二期幼虫在海水中自由游动，当遇到第一中间宿主甲壳纲动物时被其吞食，在其消化道内发育，在血体腔内经蜕皮发育为第三期幼虫。当鱼类或软体动物吞食了含有第三期幼虫的甲壳纲动物后，其穿过宿主的消化道到达腹腔，并在腹腔内上下移行，到达肠系膜、肝、胰腺及肌肉中，在这些脏器表面形成白色半透明或不透明的囊包，或者呈游离状态寄生于腹腔或脏器表面。当含有第三期幼虫的甲壳纲动物及吞食了含有第三期幼虫的甲壳纲动物的鱼类或软体动物被海栖哺乳动物捕食后，第三期幼虫在终宿主体内发育为成虫。人并非为异尖线虫的适宜宿主，但幼虫可寄生于人体消化道各部位，且以胃肠壁为主。当人食入含活幼虫的海鱼或海产软体动物时可引起异尖线虫病。

【致病】

异尖线虫幼虫进入人体后，可寄生在消化道的各个部位，但以寄生在胃部为主。患者临床表现根据幼虫钻入位置不同而异，一般在食入海鱼 2～20 小时内发病，有些患者因幼虫钻入胃或小肠壁突发上腹部剧痛，并伴有恶心、呕吐等症状，临床表现极像急腹症，常致误诊。如果幼虫钻入其他脏器，临床上还易与消化性溃疡、胆囊炎、阑尾炎、肠梗阻或其他一些疾病混淆，应注意鉴别。经纤维胃镜检查可见胃黏膜水肿、出血、糜烂、溃疡，晚期患者可见胃肠壁上有肿瘤样物，病理检查为以黏膜下层为中心的伴有大量嗜酸性粒细胞浸润的脓肿或肿瘤样物，肿物内可见虫体的碎片、角皮或肠管等物质。虫体的代谢产物可引起机体发生强烈的超敏反应。根据幼虫寄生的部位和致病表现不同可将异尖线虫病分为胃异尖线虫病、肠异尖线虫病、食管异尖线虫病、消化道外异尖线虫病和异尖线虫过敏及超敏反应。幼虫在体内各脏器移行，还可引起内脏幼虫移行症。

【诊断】

异尖线虫病的诊断首先需结合胃肠道症状及生食海鱼史，经胃镜检查查出幼虫即可确诊。对于肠外异尖线虫病需做组织检查发现虫体才可确诊。辅助检查可选用 X 线钡剂检查、纤维内镜检查及血清免疫学检查。X 线钡剂检查对于内镜难以查到的肠异尖线虫效果较好；纤维内镜检查的优点是可以同时取出虫体，确诊的同时即达到治疗的目的；血清免疫学检查对肠异尖线虫病和消化道外异尖线虫病具有诊断意义，用体外培养的幼虫分泌物、排泄物作抗原检测患者血清中特异性抗体也是本病一种重要的辅助诊断方法。

【流行与防治】

异尖线虫的中间宿主和终宿主广泛存在，已有本病报道的有日本、英国、荷兰、德国以及太平洋地区，这些地区的居民因喜食生鱼而导致感染。从目前的发病率来看异尖线虫病有蔓延全球的趋势，我国暂未有病例报道。在沿海的鱼类调查结果显示，鲐鱼、小黄鱼、带鱼等小型鱼体内异尖线虫幼虫的感染率高达 100%，从东海和黄海查得的鱼种和软体动物的幼虫感染率达 84%，被异尖线虫感染的鱼类众多，且我国不少地区居民有喜食生鱼的习惯，应该提前做好防治措施。此外，国外有调查发现淡水鱼中也有异尖线虫的寄生，因此人体感染异尖线虫的机会也在逐步增加。

目前尚无治疗本病的特效药，故本病预防重于治疗，最好的预防方法是做好宣传教育不食生鱼。异尖线虫幼虫对酸抵抗力强，可在胃内活动窜扰，但其对热和低温抵抗力差，可采取冷冻处理（−20 ℃，24 小时）或高温加热预防此病。对于胃肠道异尖线虫病可用纤维胃镜检查并取出虫体。

（王 爽）

第七章
脉管与组织线虫

脉管与组织线虫是指其主要致病阶段（成虫或幼虫）寄生于人体脉管或其他组织器官，危害人体健康的线虫，主要有班氏吴策线虫、马来布鲁线虫、旋盘尾线虫、旋毛形线虫、广州管圆线虫、结膜吸吮线虫、肾膨结线虫、麦地那龙线虫、棘颚口线虫等。其中，旋毛形线虫成虫和幼虫可分别寄生于人体的肠道和肌肉组织，但以幼虫寄生在肌肉组织中为主要致病阶段，广州管圆线虫和棘颚口线虫的适宜宿主不是人，以其幼虫寄生在人体不同组织中而致病，其他均可以成虫寄生于人体淋巴系统或其他组织器官而致病。常见的脉管与组织线虫生活史多为间接发育型，主要经皮肤或口感染人体。

第一节　丝　虫

丝虫(filaria)是由吸血节肢动物为媒介传播的寄生性线虫。成虫寄生于人体及其他脊椎动物的淋巴系统、皮下组织及体腔等处。雌虫以卵胎生方式产生带鞘或不带鞘的幼虫。

目前已知可寄生于人体的丝虫有 8 种，即班氏吴策线虫[*Wuchereria bancrofti* (Cobbold,1877) Seurat,1921]（班氏丝虫）、马来布鲁线虫[*Brugia malayi* (Brug,1927) Buckley,1958]（马来丝虫）、帝汶布鲁线虫[*Brugia timori* (David and Edeson,1964) Partono et al,1977]（帝汶丝虫）、旋盘尾线虫[*Onchocerca volvulus* (Leuckart,1893) Railliet and Henry,1910]（盘尾丝虫）、罗阿罗阿线虫[*Loa loa* (Cobbold,1864) Castellani and Chalmers, 1913]（罗阿丝虫）、链尾唇棘线虫[*Dipetalonema streptocerca* (Macfie and Corson, 1922) Peeland chardone, 1946]（链尾丝虫）、常现唇棘线虫[*Dipetalonema perstans* (Manson,1891) Orihel and Eberhard,1982]（常现丝虫）和奥氏曼森线虫[*Mansonella ozzardi* (Manson,1892) Fanst, 1929]（奥氏丝虫）。人体寄生丝虫的种类、寄生部位、传播媒介、致病性及地理分布见表 7－1。

表 7－1　人体寄生丝虫的种类、寄生部位、传播媒介、致病性及地理分布

虫　种	寄生部位	传播媒介	致病性	地理分布
班氏丝虫	淋巴系统	蚊	淋巴结炎、淋巴管炎、鞘膜积液、乳糜尿、象皮肿	世界性，北纬 40°至南纬 28°
马来丝虫	淋巴系统	蚊	淋巴结炎、淋巴管炎、象皮肿	亚洲东部和东南部
帝汶丝虫	淋巴系统	蚊	淋巴结炎、淋巴管炎、象皮肿	帝汶岛和小巽他群岛
盘尾丝虫	皮下组织	蚋	皮肤结节，失明	非洲、中美和南美
罗阿丝虫	皮下组织	斑虻	皮肤肿块	西非和中非
链尾丝虫	皮下组织	库蠓	常无致病性	西非和中非
常现丝虫	胸腔、腹腔	库蠓	无明显致病性	非洲、中美和南美
奥氏丝虫	腹腔	库蠓	无明显致病性	中美和南美

一、班氏吴策线虫和马来布鲁线虫

目前常见 8 种寄生丝虫中,我国仅见 2 种,即班氏吴策线虫(*Wuchereria bancrofti*)和马来布鲁线虫(*Brugia malayi*),蚊为传播媒介。两种丝虫成虫均寄生于人体淋巴系统引起淋巴丝虫病(lymphatic filariasis)。淋巴丝虫病为我国五大寄生虫病之一,世界十大热带病之一。

【形态】

1. 成虫　两种丝虫成虫形态相似,虫体乳白色,体表光滑,细长如丝线。班氏丝虫雌虫平均大小为 86.1 mm×0.245 mm,雄虫平均大小为 37.6 mm×0.126 mm;马来丝虫雌虫平均大小为 56.1 mm×0.191 mm,雄虫平均大小为 24.0 mm×0.092 mm。虫体头端略膨大,呈球形或椭球形,口在头顶正中,口小,无口囊,口周围有两圈乳突。雄虫尾端向腹面卷曲 0.5～3 圈,生殖系统为单管型,泄殖腔周围有数对乳突,从中伸出长短交合刺各 1 根。雌虫尾端钝圆,略向腹面弯曲,生殖系统为双管型,阴门靠近头端的腹面,卵巢位于虫体后部。子宫粗大,其子宫近卵巢段含大量卵细胞,向前逐渐发育成为不同程度的虫卵,成熟虫卵壳薄而透明,内含卷曲的幼虫。虫卵在向阴门移动的过程中,幼虫伸直,卵壳随之延展成为鞘膜被于幼虫体表,此幼虫称为微丝蚴。

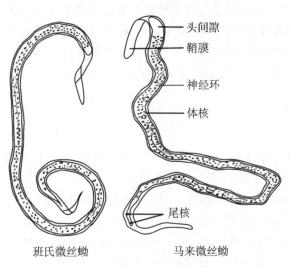

图 7-1　班氏微丝蚴和马来微丝蚴

2. 微丝蚴(microfilaria)　虫体细长,头端钝圆,尾端尖细,外被有鞘膜。体内有很多圆形或椭圆形的体核,头端无核区为头间隙,在虫体前端 1/5 处的无核区为神经环,尾逐渐变细,近尾端腹侧有肛孔,尾端有无尾核因种而异(图 7-1)。两种微丝蚴形态结构略有不同,其鉴别要点见表 7-2。

表 7-2　班氏微丝蚴和马来微丝蚴形态鉴别

	班氏微丝蚴	马来微丝蚴
大小/μm	(244～296)×(5.3～7.0)	(177～230)×(5.0～6.0)
体态	柔和、弯曲自然、无小弯	僵直、大弯中有小弯
头间隙(长:宽)	较短(1:1或 1:2)	较长(2:1)
体核	圆形或椭圆形、大小一致排列均匀,清晰可数	形态不规则,大小不等,排列紊乱,不易分清
尾核	无	有两个尾核,前后排列

3. 丝状蚴(filariform larva)　即感染期幼虫,虫体细长,活动力强。班氏丝虫丝状蚴平均体长 1.617 mm,马来丝虫丝状蚴平均体长 1.304 mm。

【生活史】

班氏丝虫和马来丝虫的生活史过程基本相似,完成生活史均需要经过幼虫在蚊体内(中间宿主)和成虫在人体内(终宿主)两个阶段的发育(图 7-2)。

1. 在蚊体内的发育　当雌性蚊虫叮咬带有微丝蚴的患者时,微丝蚴随血液吸入蚊胃,经 1～7 小时,脱去鞘膜,穿过胃壁经血腔侵入胸肌。在胸肌内经 2～4 日,虫体缩短变粗,形似腊肠,故称腊肠蚴(sausage stage larva)。其后虫体内部组织分化,变为细长,其间蜕皮 2 次,发育为丝状蚴。丝状蚴很快离开胸肌,进入蚊血腔,其中多数到达蚊下唇。当蚊再次叮人吸血时,丝状蚴自蚊下唇逸出,经吸血伤口或正常皮肤侵入人体。

在蚊体寄生阶段,幼虫仅进行发育并无增殖。微丝蚴侵入蚊体后,很多在胃内即可被消灭,有的可随蚊的排泄物排出,最后能形成感染期幼虫而到达蚊下唇者为数不多。微丝蚴对蚊体也有一定损害,如机械损害、吸取营养等。当患者血液中微丝蚴密度较高时,可使受染的蚊虫死亡。故有学者认为微丝蚴在血液中的密度须达到 15 条/20 μl 以上时才能使蚊受染,多于 100 条/20 μl 时常可致蚊死亡。

微丝蚴在蚊体内发育所需的时间,与温度和湿度有关。最适合的温度为 20～30 ℃,相对湿度为 75%～90%。在此温度、湿度条件下,班氏微丝蚴在易感蚊体内需 10～14 日发育成感染期丝状蚴,马来微丝蚴则需 6～6.5 日。温度高于 35 ℃ 或低于 10 ℃,则不利于丝虫幼虫在蚊体内的发育。感染期丝状蚴入侵人体时,也需较高的温度和湿度。

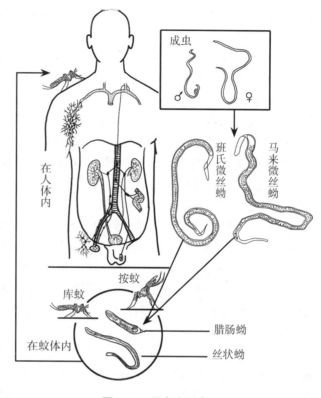

图 7-2 丝虫生活史

2. 在人体内的发育 感染期幼虫进入人体后的具体移行途径,至今尚未完全清楚。一般认为,幼虫可迅速侵入附近的淋巴管,再移行至大淋巴管及淋巴结,并在此完成 2 次蜕皮后发育为成虫。丝虫成虫常相互缠绕定居于淋巴组织内,以淋巴液为食,成熟交配后,雌虫产出微丝蚴,微丝蚴可停留在淋巴系统内,但大多随淋巴液经胸导管进入血液循环。自感染期幼虫侵入人体至成熟产出微丝蚴所需的时间,过去认为班氏丝虫需 1 年,但检查患者淋巴结组织时,发现于感染后 3 个月即可查到成虫。根据我国学者用马来丝虫丝状蚴人工感染长爪沙鼠的观察,雌虫于接种后 57 日发育成熟,63 日即在鼠腹腔液中查见微丝蚴。

两种微丝蚴在人体外周血液中的出现一般为夜多昼少。它们白天滞留在肺毛细血管中,夜晚则出现于外周血液,这种现象称为夜现周期性(nocturnal periodicity)。两种微丝蚴在外周血液中出现的高峰时间也略有不同,班氏微丝蚴为夜间 22:00 至次晨 2:00,马来微丝蚴为夜间 20:00 至次晨 4:00。世界性流行的丝虫大多具有明显的夜现周期性,但少数地区其周期性可不明显,有些地区的患者无论昼夜均可查到微丝蚴,未见明显高峰。按微丝蚴出现情况可将丝虫分为周期型、亚周期型及无周期型。夜现周期性虽早被发现,但其机制至今尚未完全阐明。

人是班氏丝虫唯一的终宿主。马来丝虫除寄生于人体外,还能在多种脊椎动物体内发育成熟。在国外,能自然感染亚周期型马来丝虫的动物,有长尾猴、黑叶猴、群叶猴和叶猴,以及家猫、豹猫、野猫、狸猫、麝猫、穿山甲等,其中叶猴感染率可达 70%。它们所引起的森林动物丝虫病,为重要的动物源性寄生虫病,可发生动物至人的传播。实验证明,周期型马来丝虫可在人与恒河猴间相互感染,在恒河猴与长爪沙鼠间也可相互感染,提示我国似乎也存在动物传染源的可能性。

两种丝虫成虫寄生于人体淋巴系统的部位有所不同,马来丝虫多寄生于人体上、下肢浅部淋巴系统,以下肢为多见。班氏丝虫除寄生于人体浅部淋巴系统外,还寄生于深部淋巴系统中,主要见于下肢、腹股沟、精索、盆腔、腹腔、肾盂等处。此外,两种丝虫均可有异位寄生,如眼前房、乳房、肺、脾、心包等处,以班氏丝虫较为多见。微丝蚴除可在外周血液出现外,也有在乳糜尿、乳糜胸腔积液、心包积液和骨髓等处查出的报道。

两种丝虫成虫的寿命一般为 4~10 年,个别可长达 40 年。微丝蚴的寿命一般为 2~3 个月,有学者认为可活 2 年以上。在实验动物体内微丝蚴可活 9 个月以上,在体外 4℃下可活 6 周。

【致病】

丝虫成虫、感染期幼虫、微丝蚴对人体均有不同程度的致病作用,但以成虫为主,尤其是孕雌虫。人体感染丝虫后,其发病机制取决于多种因素,如机体对丝虫抗原性刺激的反应、侵入的虫种和数量、重复感染的次数、虫体的活力、寄生部位和有无继发感染等。

1. 致病机制 淋巴丝虫病的致病过程大致可分为 3 个阶段,即淋巴管肿胀扩张期、淋巴管管壁增生期和淋巴管阻塞期。

(1) 淋巴管肿胀扩张期:淋巴管和淋巴结内的发育期幼虫、丝虫成虫、微丝蚴的代谢产物、蜕皮液及蜕下的外皮、死虫等废物的刺激,可使宿主产生炎性超敏反应。在感染的早期,淋巴管内膜出现肿胀、内皮细胞增生等,这些炎性超敏反应的结果是导致淋巴管的急性扩张。

(2) 淋巴管管壁增生期:伴随着淋巴管内膜的肿胀,内皮细胞的增生和各种炎性细胞的浸润,淋巴管腔内出现炎性淋巴因子及嗜酸性粒细胞积聚而形成嗜酸性脓肿。这时淋巴管壁显著增厚,管腔狭窄,瓣膜功能受损。

(3) 淋巴管阻塞期:随着急性炎症反复发作、死亡的成虫和微丝蚴形成的肉芽肿以及活成虫产生的某些因子与宿主的体液-细胞炎症反应相互作用,使淋巴循环动力学发生严重的病理生理学改变,致使局部淋巴液回流受阻,淋巴液外渗积聚于皮下组织,刺激纤维组织增生,使局部皮肤和皮下组织显著增厚、变粗、变硬、弹性消失,形成淋巴液肿、象皮肿、淋巴腹腔积液、乳糜腹泻和乳糜尿等。

2. 临床表现 丝虫病的潜伏期多为 4~5 个月,也有长达 1 年或更长。丝虫病的临床表现轻重不一,病程可长达数年至数十年,在流行地区可有 50%~75% 为无症状的感染者。马来丝虫主要寄生在浅部淋巴系统,因此四肢淋巴管炎和象皮肿最为明显。班氏丝虫不仅寄生于四肢淋巴管,同时还寄生于深部淋巴系统的泌尿生殖系统,引起精索、附睾、睾丸、阴囊等的炎症和结节。目前尚未证明单纯马来丝虫病患者发生生殖系统的病变。丝虫病的临床表现大致分为以下 4 种类型。

(1) 微丝蚴血症:血液内出现微丝蚴,其密度逐渐增高,达一定水平后常保持相对稳定。此期一般无明显症状,或仅有轻微的淋巴系统炎症。若不给予抗丝虫治疗,此期可持续 10 年之久,甚至终生带虫。

(2) 急性淋巴丝虫病:常有以下 3 种表现。

1) 淋巴管炎、淋巴结炎及丹毒样皮炎:为早期丝虫病患者最常见症状。首次发作最早可见于感染后数周,但多数见于感染数月至 1 年后,并常有周期性反复发作,每月或数月发作一次。淋巴管炎多在夏秋季发作。一般都在受凉、疲劳、下水、气候炎热等引起机体抵抗力降低时发生。丝虫性淋巴管炎的特征为逆行性,发作时可见皮下一条红线离心性地发展,俗称"流火"或"红线"。这可与细菌感染引起的淋巴管炎呈向心性相区别。上下肢均可发生,但以下肢为多见。淋巴结炎好发部位主要是腹股沟和股部淋巴结,腋下和肘部淋巴结受侵较少。当炎症波及皮肤浅表微细淋巴管时,局部皮肤出现弥漫性红肿,表面光亮,有压痛及灼热感,即为丹毒样皮炎,病变部位多见于小腿中下部。

2) 精索炎、附睾炎、睾丸炎:为班氏丝虫病急性期的主要临床表现,常同时发生。患者往往骤然发病、寒战、高热、单侧或双侧腹股沟或阴囊持续性疼痛、阵发性加重,并放射至附近器官和腹部,可被误诊为急腹症。急性发作时,精索粗厚、附睾和睾丸肿大,精索、附睾和睾丸表面出现肿块。病程一般为 3~5 日。随炎症消退,肿块变硬,缩小成黄豆或绿豆大的坚韧结节,结节 1 个至数个,有的精索因此呈串珠样,多数结节内有成虫。

3）丝虫热：在出现局部症状的同时，患者常伴有畏寒发热、头痛、关节酸痛等，即丝虫热。有些患者仅有寒热而无局部症状，如班氏丝虫病患者的腹部、盆腔等深部淋巴结炎和淋巴管发炎，局部症状不明显。

（3）慢性淋巴丝虫病：一般在感染后 10～15 年后才可出现。象皮肿、鞘膜积液和乳糜尿是慢性丝虫病的典型临床表现。

1）象皮肿（elephantiasis）：好发部位依次为肢体（尤以下肢为多见）、外生殖器和乳房。下肢象皮肿又称象皮腿，单侧或双侧，患部肿大，皮肤粗厚、干燥，坚实感加重，汗毛脱落，肤色加深变暗。病情进一步发展可出现瘤状隆起和结节以及疣状赘生物，肿大处出现深沟皱褶，外观呈畸形。

阴囊象皮肿小者如拳头，大者可达数十千克垂至膝以下，患者局部皮肤粗糙，有疣状赘生物，阴茎内陷。巨型阴囊象皮肿患者行走不便，十分痛苦。

2）鞘膜积液（hydrocele）：即睾丸鞘膜积液，是由于精索淋巴管受阻塞，淋巴液等渗入鞘膜腔形成积液，阴囊肿大所致。患者主诉患部坠胀沉重，外观阴囊肿大，个别大如儿头、不对称，皮肤紧张，表面光滑、皱褶消失，肿物卵圆形，囊样，无压痛，同侧睾丸不易触及。

3）乳糜尿（chyluria）：患者因主动脉前淋巴结或肠干淋巴结阻塞，腰干淋巴管压力增高，使从小肠吸收的乳糜液经侧支流入肾淋巴管，再经肾乳头黏膜破损处进入肾盂，从尿中排出。故尿液呈乳白色奶状，有时混有血液而呈粉红色。尿液中含大量蛋白及脂肪，在体外放置后易凝结成胶冻状。沉淀物中有时可查到微丝蚴。乳糜尿常间歇发生，间歇期短仅数日，长至数年，少数患者可长期持续不愈。

（4）隐性丝虫病（occult filariasis）：又称热带肺嗜酸性粒细胞增多症（tropical-pulmonary eosinophilia increasing disease）。在患者外周血中查不到微丝蚴，但可在肺和淋巴结的活检物中查到，约占丝虫患者中的 1%。患者表现为夜间阵发性咳嗽、哮喘、持续性嗜酸性粒细胞增多和 IgE 水平升高，胸部 X 线平片可见中下肺弥漫性粟粒样阴影。其机制主要是宿主对微丝蚴抗原所产生的超敏反应。

【诊断】

1. 病原学诊断 包括微丝蚴和成虫的检查。

（1）血检微丝蚴：由于微丝蚴具有夜现周期性，取血时间以晚上 21：00 至次晨 2：00 为宜。

1）厚血膜法：取末梢血 60 μl（3 大滴）涂成厚片，干后溶血镜检微丝蚴。如经染色可减少遗漏并可鉴别虫种。

2）新鲜血滴法：取末梢血 1 大滴于载玻片上的生理盐水中，加盖片后立即镜检，观察微丝蚴的活动情况。本法适用于教学及卫生宣传活动。

3）浓集法：取静脉血 1～2 ml，经溶血后离心沉淀，取沉渣镜检。此法可提高检出率，但需取静脉血，且过程较复杂。

4）乙胺嗪白日诱出法：白天给被检者口服乙胺嗪 2～6 mg/kg 体重，于服药后 30～60 分钟间采血检查。此法可用于夜间取血不方便者，但对低度感染者易漏诊。

（2）其他体液和尿液检查微丝蚴：微丝蚴也可见于其他各种体液和尿液，故可于鞘膜积液、淋巴液、腹水、乳糜尿和血液等查到微丝蚴。可取上述体液直接涂片染色镜检，或采用离心浓集法、薄膜过滤浓集法等检查。含乳糜的液体可加乙醚使脂肪充分溶解，去除上面的脂肪层，加水稀释后，离心 3～5 分钟，取沉渣镜检。

（3）成虫检查法：

1）直接查虫法：对淋巴系统炎症正在发作的患者，或在治疗后出现淋巴结节的患者，可用注射器从可疑的结节中抽取成虫，或切除可疑结节，在解剖镜下或肉眼下剥离组织检查成虫。取得的虫体，按常规线虫成虫标本制作技术，杀死固定，然后置线虫透明液中，镜检、确定虫种。

2) 病理切片检查:将取下的可疑结节,按常规法制成病理切片镜检。若为丝虫性结节,可见结节中心有成虫,其周围为典型的丝虫性病变。

2. 免疫学诊断　检测血清中的丝虫抗体或抗原,一般用作辅助诊断。

(1) 检测抗体:检验方法很多,如间接免疫荧光抗体试验(IFAT)、免疫酶染色试验(immunoenzyme staining test,IEST)和酶联免疫吸附试验(ELISA)等,其敏感性和特异性均较高。

(2) 检测抗原:用抗丝虫抗原的单克隆抗体 ELISA 和斑点 ELISA 检测丝虫循环抗原,或用免疫色谱技术(immunochromatographic test,ICT)检测班氏丝虫抗原。

另外,应用 PCR - ELISA 技术诊断丝虫病具有敏感性高、特异性强等优点。

【流行】

1. 地理分布　班氏丝虫病呈世界性分布,主要流行于热带和亚热带;马来丝虫病仅分布于亚洲,主要流行于东南亚。根据 2020 年世界卫生组织报告,全球 72 个国家有丝虫病流行,感染人数约为 5.14 亿人,近 14 亿人有感染风险。我国曾是全球丝虫病流行最严重的国家之一,丝虫病被列入我国五大寄生虫病之一,除山东、海南及中国台湾地区仅有班氏丝虫病流行外,其余流行地区两种丝虫病均有。新中国成立以来,经过长期有效的综合防控,2006 年,我国所有丝虫病流行区都已达到消灭丝虫病的标准。2007 年,世界卫生组织审核认可中国消除丝虫病,我国成为全球第一个宣布消除淋巴丝虫病的国家。

2. 流行环节及影响因素

(1) 传染源:血中有微丝蚴的带虫者及患者都是丝虫病的传染源。因此,在基本消灭该病的地区应加强对外来人口的查治,以防止传染源的输入。

(2) 传播媒介:我国传播丝虫病的蚊媒有 10 余种。班氏丝虫的主要传播媒介为淡色库蚊(*Culex pipiens pallens*)和致倦库蚊(*Culex pipiens fatigans*),次要媒介有中华按蚊(*Anopheles sinensis*)。马来丝虫主要媒介为中华按蚊(*Anopheles sinensis*)和嗜人按蚊(*Anopheles lesteri anthropophagus*),东乡伊蚊(*Aedes togoi*)是我国东南沿海地区这两种丝虫的传播媒介之一。

(3) 易感人群:男女老少均可感染。流行区微丝蚴感染高峰多在 21~30 岁。

(4) 影响流行的因素:自然因素主要为温度、湿度、雨量、地理环境等。这些因素既影响蚊虫的孳生、繁殖和吸血活动,也影响丝虫幼虫在蚊体内的发育。丝虫病的感染季节主要为 5~10 月份。

【防治】

自古以来,丝虫病与贫困相伴而生。丝虫病的流行成为我国劳动人民因病致贫的重要原因之一。我国的丝虫病防治经验证明,只要采取适宜的、科学的防治策略,丝虫病是可以在较大范围内控制和消除的。

1. 预防　在丝虫病防治工作中,普查普治患者与防蚊灭蚊是两项主要措施。在已达基本消灭或消灭丝虫病指标的地区,将防治工作重点转入对外来人群的监测管理阶段。丝虫病属于传染病,有在国外流行地区工作史或旅行史,并出现疑似症状者,应考虑本病的诊断。

2. 药物治疗

(1) 乙胺嗪(diethylcarbamazine):又称海群生(hetrazan),为丝虫病治疗首选药物。该药吸收排泄快,毒性低,对丝虫成虫及微丝蚴均有杀灭作用。服药后大量微丝蚴被杀灭,可产生异性蛋白质,表现为发热、寒战、头痛、乏力、恶心、呕吐、肌肉关节疼痛等,反应重时应暂停乙胺嗪。

为了减少乙胺嗪的不良反应,现在防治工作中广泛采用了乙胺嗪药盐,按每人每日平均服用乙胺嗪 50 mg 计,制成浓度为 0.3% 的药盐,食用半年,可使中、低度流行区的微丝蚴阳性率降至 1% 以下,且不良反应轻微。

(2) 呋喃嘧酮(furapyrimidone):为近年来新研制的抗丝虫新药,对微丝蚴与成虫均有杀灭作用,对两种丝虫均有良好效果。对班氏丝虫病的疗效优于乙胺嗪。

我国消除丝虫
病的历史创举

3. 晚期丝虫病患者的治疗　据初步估算,全国尚有晚期丝虫病患者 30 余万,需要进行各种康复治疗。

（1）象皮肿的治疗:巨大的阴囊象皮肿可采用手术切除整形治疗,但下肢象皮肿采取手术切除整形治疗的效果多不理想。

（2）鞘膜积液的治疗:采用鞘膜外翻手术治疗效果良好,必要时进行阴囊皮肤部分切除整形术。

（3）乳糜尿的治疗:目前内科尚无满意的乳糜尿治疗方法。

4. 防蚊灭蚊　见本书第二十四章第二节中的"蚊"。

二、旋盘尾线虫

旋盘尾线虫[*Onchocerca volvulus*(Leuckart,1893)Railliet and Henry,1910],简称盘尾丝虫,寄生在人体皮下组织,引起盘尾丝虫病(onchocerciasis)。因盘尾丝虫病主要流行于河流附近,严重者可致失明,故又称河盲症(river blindness)或瞎眼丝虫病。

【形态】

1. 成虫　呈丝线状,乳白色,半透明,两端渐细而钝圆,其特征为角皮层具明显横纹,外有螺旋状增厚部使横纹更为明显,虫体尾部呈盘旋卷曲。雌虫大小为(33.5～50)mm×(0.27～0.40)mm,雄虫大小为(19～42)mm×(0.13～0.21)mm。

2. 微丝蚴　无鞘膜,头间隙长宽相等,尾端无核处长 10～15 μm,前端略大于尾部,虫体大小为(220～360)μm×(5～9)μm。

【生活史】

盘尾丝虫完成生活史需要两种不同宿主。蚋(*Simulium*,俗称黑蝇)为中间宿主,人为终宿主。

雌雄成虫成对寄生于人体皮下组织的纤维结节内,虫体寿命可达 15 年。估计每条雌虫可产微丝蚴 9～10 年,一生可产微丝蚴数百万条,微丝蚴可存活 1.0～1.5 年。微丝蚴无明显周期性,主要出现在成虫结节附近的结缔组织和皮肤的淋巴管内,也可在眼部或尿液内发现。

当中间宿主雌蚋叮人时,不仅吸食血液而且还吸取皮肤组织液,皮肤中的微丝蚴即随组织液被吸入蚋胃中,幼虫穿过胃壁到达胸肌,约 10 日后发育成感染期幼虫。后移行至蚋的下唇,当蚋再叮人时感染期幼虫进入人体皮肤使人感染。感染期幼虫发育至成虫约需 1 年。

【致病】

盘尾丝虫成虫和微丝蚴对人均有致病作用,尤以微丝蚴为重。

1. 皮肤损害　成虫寄生于皮下组织中的淋巴管汇合处,局部炎症反应引起纤维组织增生形成包围虫体的纤维结节,结节直径为 2～25 mm,或更大些,不痛,质较硬,其内含两条至数条成虫及许多微丝蚴。结节数多为 3～6 个,也有上百个者,可见于身体任何部位。微丝蚴的代谢产物或其死亡后的毒性物质可引起皮肤过敏反应,并可导致严重皮炎。皮疹可发生于面部、颈肩等部位,初剧痒,伴色素沉着,呈现色素沉着区或色素沉着消失区,外观形似豹皮,故又称"豹皮症"。继之皮肤增厚、变色裂口,最后皮肤失去弹性,皱缩如老人。

2. 淋巴结病变　淋巴结可增大坚实而不痛,内含微丝蚴。在非洲某些地区,有的患者出现"悬垂性腹股沟"(hanging groin),这是由于皮肤失去弹性引起腹股沟下垂而形成悬垂的囊,内含增大的纤维化的淋巴结。此外,尚可引起阴囊鞘膜积液、外生殖器象皮肿、疝(特别是股疝)等。

3. 眼部损害　微丝蚴可以从邻近组织进入眼部。虫体的机械性损害,分泌物、代谢物等抗原性物质和毒性物质引起眼部损害,发展较缓慢。早期表现为结膜炎、流泪、畏光等,以后出现点状角膜炎、虹膜炎或虹膜睫状体炎、角膜混浊、瞳孔变形,甚至完全闭锁。裂隙灯检查可在眼前房中发现微丝蚴,眼底检查可发现脉络视网膜炎及视神经萎缩,影响视力,甚至失明(图 7-3),在非洲某些地区,眼受损者在 30%～50%,成年人患"河盲症"者在 5%～20%。

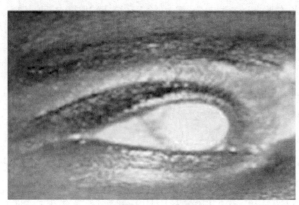

图 7-3 河盲症

微丝蚴偶可在尿中及血液中找到,也可在泌尿生殖道、肺以及肝、脾等器官中发现。微丝蚴有全身栓塞现象,曾发现由微丝蚴直接或间接损坏脑垂体,导致侏儒症的病例。

【诊断】

1. 病原学诊断 流行区有持久性、刺激性的各类型皮疹、皮下结节和眼部病变者即考虑本病的可能。以植皮刀刮取皮肤薄片,滴加生理盐水,覆以盖玻片,数分钟至半小时虫体即离开皮肤碎片,在盐水中活动,这时显微镜下可观察到活动的微丝蚴。也可将浅表皮肤切开,挤出血液和淋巴液做涂片,染色寻找微丝蚴。另外,从患者眼分泌物、尿液、痰液和淋巴结等处查到微丝蚴也可确诊。用裂隙灯、检眼镜直接查见眼前房中的微丝蚴,外科手术摘除皮下结节中查见成虫均可确立诊断。

2. 免疫学诊断 免疫荧光抗体试验(IFA)和酶联免疫吸附试验(ELISA)特异性强,可用于流行病学调查和诊断。采用放射免疫法以 IgM 型单克隆抗体检测患者血清,抗原阳性率可达 80% 左右。应用多聚酶链反应技术诊断盘尾丝虫病远较寻找盘尾丝虫或免疫学方法敏感。

【流行】

盘尾丝虫主要流行于非洲(99% 以上感染者)、拉丁美洲及西亚的也门等 34 个国家。盘尾丝虫病患者是本病的唯一传染源,目前没有发现动物保虫宿主。中间宿主传播媒介广泛滋生于各大河流及支流。据 WHO 2012 年估计,受威胁的有 9000 万人,受感染的有 3700 万人,致盲达 27 万人。我国的归国人员中已发现盘尾丝虫感染者。

【防治】

1. 预防 治疗患者以消灭传染源,并用药物或改变环境以消灭传播媒介蚋。对短期进入疫区者,可涂驱避剂,以防蚋叮咬。

2. 药物治疗

(1) 伊维菌素(ivermectin):本品对成虫无作用,但对微丝蚴和在子宫内正在发育的微丝蚴胚胎有较强作用。一次服药后 1 个月内微丝蚴几乎全部消失,半年以后微丝蚴数量又逐渐上升。因此,在流行区需 6 个月服药 1 次或 1 年 1 次。孕妇、有严重中枢神经系统疾病、5 岁以下儿童或体重小于 15 kg 者、产后 1 周内哺乳妇女禁用。

(2) 乙胺嗪(diethylcarbamazine):本药对成虫无作用,杀微丝蚴效果好,但不良反应大。

(3) 呋喃嘧酮(furapyrimidone):对成虫和微丝蚴均有杀灭作用,但不良反应较大。

三、罗阿罗阿线虫

罗阿罗阿线虫[Loa loa (Cobbold, 1865) Castellani and Chalmers, 1913],简称罗阿丝虫,在非洲被称为"眼虫",引起的疾病称为罗阿丝虫病(loiasis)。

【形态】

1. 成虫 呈白色扭曲线状,头端较纤细。雄虫大小为 (30~34) mm×(0.35~0.43) mm,雄虫尾部向腹面弯曲,具 2 个不等长的尾翼,肛周有乳突 8 对。雌虫大小为 (40~74) mm×0.5 mm,阴门开口于颈部,距前端约 2.5 mm。

2. 微丝蚴 具鞘膜,大小为 (250~300) μm×(6~8) μm,头间隙长宽相等,尾端钝圆,体核分布至尾端,在尾尖处有一较大的核。

【生活史】

罗阿丝虫完成生活史需要两个不同宿主。人为终宿主,中间宿主是斑虻(*Chrysops*),又称非洲红头苍蝇。

成虫寄生在人体背、胸、腋、腹股沟、阴茎、头皮及眼等处的皮下组织,常可周期性地在眼结膜下爬行。雌虫在移行过程中间歇性地产出微丝蚴,微丝蚴白天出现在外周血液中,具昼现周期性(diurnal periodicity)。当中间宿主斑虻在白昼吸血时吸入微丝蚴,在斑虻中肠脱鞘后移行至斑虻腹部脂肪,经2次蜕皮,发育为感染期幼虫。当斑虻再次吸入人血时,感染期幼虫自口器逸出经皮肤创口侵入人体。自感染期幼虫进入人体皮下组织至发育为成虫约需1年。

【致病】

致病阶段主要是成虫。潜伏期约1年,皮肤与眼部的症状与体征可单独或同时出现。

1. 皮肤症状　由于虫体移行及代谢产物刺激引起皮下结缔组织的炎性反应,在局部迅速发展,导致局部皮肤组织肿胀或形成肿块,称为游走性肿块或卡拉巴丝虫性肿块(Calabar swelling),肿块直径为5～10 cm,甚至达20 cm。可伴全身发热,局部剧痛,并且患者皮肤有瘙痒和蚁走感等症状;或呈马蜂蜇刺型游走性水肿,较一般性水肿硬,且有弹性,有时红肿状似丹毒,可发生于原发部位,也可迁延至其他部位,肿块持续2～3日,虫体离去,肿块随之消失。肿块最常发生在腕部和踝部,也可见于前臂、手指间大小鱼肌及大腿、腓肠肌、腰部、腹股沟、阴囊等处。皮下患处可摸到蠕动的条索状虫体。

2. 眼部症状　成虫也常侵犯眼前房,并在结膜下移行,或横过鼻梁,沿鼻梁皮下从眼一侧移行至另一侧,引起严重的眼结膜炎,也可导致球结膜肉芽肿、眼睑水肿及眼球突出,患者常表现出眼部奇痒和肿胀。

3. 心脑血管症状　虫体侵犯心脏时可引起心内膜炎、心肌炎、心包炎。此外,微丝蚴可侵入脑部阻塞脑毛细血管引起中枢神经病变,还可引起末梢神经炎等。

4. 其他　部分患者还可有发热、荨麻疹、嗜酸性粒细胞增多、丝虫性肾病、周围神经损害等表现。

【诊断】

结合病史,在白昼血中检出微丝蚴,或眼部、皮下包块内活检出成虫是确诊罗阿丝虫病的依据。应注意与裂头蚴或盘尾丝虫成虫相鉴别。

【流行】

本病主要流行于非洲的热带雨林及其边缘地区,非洲中部和西部森林地区有300万～1300万人感染,3000万人有感染风险。安哥拉、喀麦隆、刚果(布)、加蓬、赤道几内亚、尼日利亚、刚果民主共和国、南苏丹和乍得等国均有罗阿丝虫病流行。在贝宁、马里、科特迪瓦和卢旺达等非流行地区也出现了传播病例。近年来,随着国际交往频繁,在世界各地均有罗阿丝虫病例报道。我国从非洲回国的援外、务工人员和留学的学生中亦发现有本病患者。

1. 传染源　罗阿丝虫感染者为唯一传染源。

2. 传播途径　主要传播媒介分为斑虻和静斑虻,俗称马蝇或红蝇。有报告称,非洲曼蚊也可能为重要传播媒介。

3. 易感人群　人对罗阿丝虫普遍易感。流行区居民存在不同程度获得性免疫。

【防治】

1. 预防　流行区普查普治以控制传染源。消灭斑虻孳生地,使用杀虫剂杀灭斑虻幼虫。进入流行区应加强个人防护,在皮肤上涂抹驱避剂(如邻苯二甲酸二甲酯)可避免斑虻叮咬,从而避免罗阿丝虫的感染。

2. 治疗　本病治疗与班氏丝虫病基本相同。乙胺嗪(diethylcarbamazine)为治疗罗阿丝虫病的首选药物,对成虫、微丝蚴和感染性幼虫皆有作用,但70%的患者可发生显著或中度超敏反应,包括游走性肿胀、瘙痒、一过性红色丘疹、头痛、关节痛、发热、恶心、呕吐等。呋喃嘧酮、伊维菌素和甲苯咪唑对罗阿丝虫病也有一定疗效。

第二节　旋毛形线虫

旋毛形线虫[*Trichinella spiralis*(Owen,1835)Railliet,1895]，简称旋毛虫，其成虫和幼虫分别寄居于同一宿主的小肠和肌细胞内，引起旋毛虫病(trichinelliasis)，是一种重要的食源性人畜共患寄生虫病。

Peacock(1828)在伦敦进行常规尸检时，首次在人体肌组织中发现旋毛形线虫。Owen(1835)描述了旋毛形线虫幼虫的形态，并命名为 *Trichina spiralis*，后来由 Railliet(1895)改名为 *Trichinella spiralis*。长期以来，人们一直认为旋毛虫属只有 1 个种，即 *T. spiralis*，近年来根据生物学、遗传学、生物化学和分子生物学的研究，已发现旋毛形线虫属有 8 个种，即旋毛虫(*T. spiralis*，T1)、乡土旋毛虫或北方旋毛虫(*T. nativa*，T2)、布氏旋毛虫(*T. britovi*，T3)、伪旋毛虫(*T. pseudospiralis*，T4)、穆氏旋毛虫(*T. murrelli*，T5)、纳氏旋毛虫或南方旋毛虫(*T. nelsoni*，T7)、巴布亚旋毛虫(*T. papuae*，T10)及津巴布韦旋毛虫(*T. zimbabwensis*，T11)，以及 4 个分类地位尚未明确的基因型(genotype)，即 *Trichinella* T6、T8、T9、T12，其中伪旋毛虫、巴布亚旋毛虫及津巴布韦旋毛虫在肌肉不形成囊包。我国大陆已发现 2 种，即旋毛虫和乡土旋毛虫。旋毛虫分布广泛，是引起人体旋毛虫病的主要病种，多数死亡病例是由旋毛虫所致。

【形态】

1. 成虫　虫体微小，乳白色细线状。雌虫大小为(3～4)mm × 0.06 mm，雄虫大小为(1.4～1.6)mm×(0.04～0.05)mm。虫体咽管呈毛细管状，占体长的 1/3～1/2。两性生殖系统均为单管型，雄虫尾端具一对叶状交配附器。雌虫尾部直而钝圆，子宫较长，其中段充满虫卵，后段和近阴门处则含已发育的幼虫。

2. 幼虫　刚产出的幼虫称为新生幼虫(newborn larvae)，大小为 124 μm×6 μm。寄生在宿主骨骼肌细胞内的幼虫长约 1 mm，卷曲于梭形的囊包中，其咽管结构与成虫相似。幼虫囊包大小为(0.25～0.5)mm×(0.21～0.42)mm，其长轴与骨骼肌纤维平行，1 个囊包内通常含 1～2 条幼虫，也可多达 6～7 条。囊壁分为两层，内厚外薄，囊包壁由成肌细胞退变及结缔组织增生形成。

【生活史】

旋毛形线虫成虫寄生于宿主的十二指肠和空肠上段，幼虫则寄生于同一宿主的骨骼肌细胞内，形成幼虫囊包，并对新宿主具有感染性。两者均不需要在外界发育，但必须转换宿主才能继续下一代生活史(图 7-4)。因此，旋毛形线虫寄生的宿主既是终宿主，又是中间宿主。人、猪、野猪、犬、猫、鼠、熊及多种野生动物均可作为本虫的宿主。

人或动物食入含有活幼虫囊包的肉类后，在消化液作用下，数小时内幼虫自囊包逸出，并钻入十二指肠及空肠上段的黏膜中，经 24 小时发育后返回肠腔，在 48 小时内完成 4 次蜕皮发育为成虫。雌雄虫交配后，雄虫大多死亡由肠道排出。受精后雌虫继续长大并深入肠黏膜，有的还可寄生在腹腔和肠系膜淋巴结等处。在感染后 3～4 日，子宫内虫卵发育为幼虫并逐渐移至阴门，第 5～7 日开始产出幼虫。每条雌虫可产幼虫 1500～2000 条，最多可达 10000 条，产蚴期可持续 4～16 周或更长。雌虫寿命一般为 1～2 个月，也有长达 3～4 个月者。

产于肠黏膜内的新生幼虫，侵入局部淋巴管或小静脉，随淋巴和血液循环到达各组织器官，但只有侵入骨骼肌(以膈肌、舌肌、咽喉肌、胸肌及腓肠肌等多见)内的虫体才能进一步发育和长大，约在感染后 26 日，幼虫囊包开始形成，若无进入新宿主的机会，大多在半年左右开始钙化，虫体逐步死亡。但有少数已钙化囊包内的幼虫可活数年，甚至达 30 年之久。

【致病】

旋毛形线虫对人体的主要致病阶段是幼虫,其致病作用与食入幼虫的种类、数量、活力和新生幼虫侵犯部位及人体对旋毛虫的免疫力等因素有关。旋毛虫病的潜伏期一般为 5～15日,平均 10 日,但也有短至数小时,长达 46 日者。旋毛虫病临床表现复杂,轻者无明显症状,或症状不典型,常被误诊。据相关研究,能引起旋毛虫病临床症状的最低感染条数为 70～150条幼虫,若摄入上千或数千个幼虫囊包,则病情严重,如果诊治不及时,可在发病后 3～7 周内死亡。根据虫体侵犯部位和临床表现,旋毛虫的致病过程分为 3 个连续阶段。

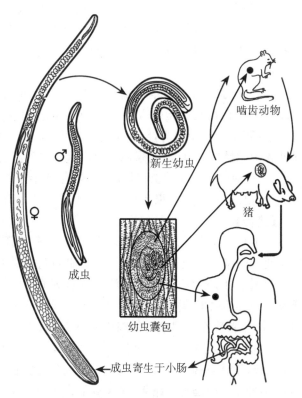

图 7‑4 旋毛形线虫生活史

1. 侵入期(肠道期,约 1 周)   指幼虫在小肠内脱囊并钻入肠黏膜发育为成虫的过程。幼虫和成虫侵入肠黏膜,尤其是成虫以肠绒毛为食,加之虫体的分泌物、排泄物及产出的大量幼虫的刺激,引起十二指肠和空肠广泛炎症,局部充血、水肿和灶性出血。因主要病变在十二指肠和空肠,故在发病第 1 周内患者可出现恶心、呕吐、腹痛、腹泻等消化道症状,同时还可伴有乏力、畏寒及低热等全身症状。除严重感染者外,侵入期症状一般较轻,易被误诊为其他疾病。

2. 幼虫移行期(肌型期,2～3 周)   指新生幼虫侵入肌组织引起血管炎和肌炎的过程。幼虫侵入肌肉时,使肌纤维遭到严重破坏,表现为肌纤维肿胀、排列紊乱、横纹消失、呈网状结构,间质有轻度水肿和不同程度的炎性细胞浸润。重度感染者,幼虫可侵入中枢神经系统引起非化脓性脑膜脑炎和颅内压增高,大脑皮质下可见肉芽肿样结节,脑脊液中偶可查见幼虫。幼虫移行损害肺毛细血管时可导致灶性出血或广泛性肺出血、肺水肿、支气管肺炎、胸膜炎甚至胸腔积液。

持续性高热、荨麻疹、斑丘疹、眼睑和面部水肿、全身性肌痛、嗜酸性粒细胞升高为幼虫移行期的主要临床表现。全身性肌痛以腓肠肌、肱二头肌及肱三头肌最为显著。部分患者伴有咀嚼、吞咽或发音障碍。急性期病情发展快,严重感染的患者常死于中毒性休克、心力衰竭、脑膜炎、肺炎、肺梗死等并发症。

本病死亡率国外为 6%～30%,国内为 3%～10%。若能度过 1～4 周的重症期,预后较好。脑部病变者可恢复或有下半身瘫痪或癫痫等后遗症。

3. 囊包形成期(恢复期,4～16 周)   囊包形成是由于幼虫的刺激,导致宿主肌组织由损伤到修复的结果。随着虫龄的增长,虫体卷曲,幼虫定居的肌细胞逐渐膨大呈梭形,形成幼虫囊包。随着肌肉内幼虫囊包的形成,急性炎症消退,全身症状也随之消失,但肌痛可维持数月之久。

旋毛形线虫的寄生可以诱发宿主产生保护性免疫应答,尤其对再感染有显著的抵抗力。可表现为幼虫发育障碍、抑制成虫的生殖能力及加速虫体的排除等。

【诊断】

1. 病原学检查   查到旋毛形线虫幼虫或梭形囊包即可确诊。从患者肌肉组织中查出旋毛形线虫幼虫或囊包是最准确的诊断方法。轻度感染或病程早期(感染后 10 日内)均不易检获虫体。

一般于发病后 10 日以上从腓肠肌、肱二头肌或三角肌摘取米粒大小的肌肉压片镜检,检出率为 50% 左右。为提高检出率,也可采用人工胃液消化分离法,将肌肉消化后,取沉渣或经过离心后检查有无幼虫。患者如有吃剩的残余肉类,可取小块肌肉压片镜检,查找旋毛形线虫幼虫或囊包,以资佐证。

2. 免疫学检查 为本病辅助诊断的常用方法,主要包括环蚴沉淀试验(CPT)、间接血凝试验 (IHAT)、乳胶凝集试验(LAT)、间接荧光抗体试验(IFAT)、酶联免疫吸附试验(ELISA)及蛋白质印迹技术(Western blot)等,阳性率均达 90% 以上。目前,ELISA 的敏感度最高,且具有经济、简便、特异性和敏感性较高、检测结果稳定等优点,已成为人体旋毛虫病最常用的检测方法。

3. 其他检查 在幼虫移行期,血象检查白细胞总数和嗜酸性粒细胞显著增多。尿液检查可见肌酐减少,出现肌酸尿,以患者感染后第 4 周时最为明显。

【流行】

旋毛虫病呈世界性分布,全球 66 个国家和地区有动物或人体感染旋毛虫报道。旋毛虫病曾在欧洲及北美国家严重流行,近年来通过法律明确规定饲养的生猪必须进行旋毛虫检测,发病率已明显下降。但由于社会制度的变化、经济或战争等原因,旋毛虫病在俄罗斯及东欧国家、墨西哥、智利、阿根廷及泰国等地再度肆虐,目前全世界至少有 1100 万旋毛虫病患者。现已将其列入再现疾病。在我国,1881 年首次在福建厦门猪肉中发现此虫,1964 年在西藏林芝地区首次发现人体旋毛虫病病例。1964~2011 年,云南、四川、河南、广西、北京等 15 个省(自治区、直辖市)先后发生旋毛虫病暴发疫情 600 余起,累计发病人数 38797 例、死亡 336 例,在其他省(自治区、直辖市)亦有散发病例报道。据 2005 年公布的全国普查结果,全国旋毛虫感染率达 3.38%。目前,旋毛虫病主要流行于我国西南(云南、西藏、广西、四川)、中原(湖北、河南)和东北(辽宁、吉林和黑龙江)地区。西南地区是我国旋毛虫病主要流行区,而云南省在西南地区发病率最高。2000—2020 年期间,云南省共报道 21 起人体旋毛虫病暴发疫情,累计发病人数 2256 人,死亡 3 人。

1. 传染源 目前已知猪、野猪、犬、羊、牛、鼠、熊等 150 多种家畜和野生动物能自然感染旋毛虫。这些动物互相残杀吞食含有旋毛虫活幼虫囊包的动物尸体而互相传播。除海南省外,我国各省(自治区、直辖市)均有动物旋毛虫感染的相关报道,尤其以西南、中原和东北地区猪旋毛虫感染率较高。且因我国居民多食猪肉,所以猪与人体感染的关系最密切,猪肉及相关制品仍是我国人体感染旋毛虫的主要来源。1964—2009 年,我国暴发的 581 起旋毛虫病疫情中,食用猪肉所致为 550 起(94.66%)。此外,也有因生食或半生食山羊肉、麂肉、竹鼠肉,生食凉拌狗肉或涮狗肉,食用涮羊肉或烤羊肉而引起的旋毛虫病暴发。

2. 感染方式 人体感染旋毛虫病主要取决于当地居民的饮食习惯。云南等少数民族地区,常将生肉剁碎或切成肉丝,伴以佐料后生食(傣族叫"剁生",白族叫"生皮")。吃"过桥米线",则是将生猪肉片浸入热油汤中烫吃,如汤的温度不够、烫的时间不长或肉片太厚,则都有可能引发感染。我国东北地区则有生食凉拌狗肉的习惯。另外,我国民间加工肉食的方法很多,如熏烤、腌制、曝晒或制作酸肉(生肉发酵)等,加工制作方法常不足以杀死肉中的幼虫,因而食用者会被感染。我国北方地区居民一般无生食或半生食肉类的习惯,感染本病多因吃涮、煮、烤、炸、爆等方法加工的猪肉或其他肉类,加热温度和时间不够所致。

3. 幼虫的抵抗力 旋毛形线虫幼虫囊包抵抗力较强,能耐低温。例如,囊包内的幼虫在 $-15\,^{\circ}\mathrm{C}$ 时可存活 20 日, $-12\,^{\circ}\mathrm{C}$ 时可存活 57 日,腐肉中也能存活 2~3 个月。熏烤、烙制及曝晒等常不能杀死囊包内的幼虫。西藏有因生食风干的熊肉干而感染旋毛虫病的报道。但旋毛形线虫幼虫囊包不耐热,在 $71\,^{\circ}\mathrm{C}$ 时囊包内的幼虫即可被杀死。暴发流行与食肉习惯密切相关,发病人数中食生肉者占 90% 以上,熟食者则完全不发病。

4. 易感人群　不论男女老幼和种族,对旋毛形线虫均易感。

【防治】

1. 加强卫生健康教育　改变不良的饮食习惯,不生食或半生食猪肉及其他动物肉类和肉制品。提倡生、熟食品,刀、砧分开,防止生肉屑污染餐具。

2. 加强肉类检疫　认真贯彻肉品卫生检查制度,强化食品卫生管理,不允许未经检疫的猪肉上市和销售,感染旋毛虫的猪肉要坚决销毁,这是预防工作中的重要环节。

3. 改善养猪方法　猪不要任意放养,提倡圈养,管好粪便。饲料应加热处理,避免用泔水直接喂猪,防止猪吃到含有旋毛虫的肉屑。

4. 消灭保虫宿主　结合爱国卫生运动,消灭旋毛形线虫病保虫宿主鼠类等,减少传染源。

5. 药物治疗　阿苯达唑(albendazole)为目前国内治疗旋毛虫病的首选药物。此药不仅有驱除肠内早期脱囊幼虫和成虫以及抑制雌虫产幼虫的作用,而且还能杀死移行期幼虫和肌肉中幼虫。

第三节　广州管圆线虫

广州管圆线虫[*Angiostrongylus cantonensis*(Chen,1935)Dougherty,1946],成虫寄生于鼠类肺血管中。幼虫可侵入人体中枢神经系统,引起嗜酸性粒细胞增多性脑膜脑炎(eosinophilic meningitis)或脑膜炎(meningocephalitis)。广州管圆线虫最早由陈心陶教授(1933、1935)在广东家鼠及褐家鼠体内发现并命名为广州肺线虫(*pulmonema cantonensis*)。Dougherty(1946)订正为本名。人体首例广州管圆线虫病是1944年在我国台湾地区发现的。2004年,原卫生部将广州管圆线病列为国家新发传染病。

【形态】

1. 成虫　呈线状,表面光滑,活时呈白色。头端钝圆,头顶中央有一小圆口,缺口囊,体表具微细环行横纹。雄虫长(11～26)mm×(0.21～0.53)mm,尾端向腹面略卷曲,交合伞对称,肾形,内有辐肋支撑,泄殖腔内含2根等长的交合刺。雌虫长(17～45)mm×(0.3～0.66)mm,尾端呈斜锥形。子宫为双管型、白色,与充满血液的肠管缠绕成红、白相间的螺旋纹,十分醒目,阴门开口于肛孔之前。

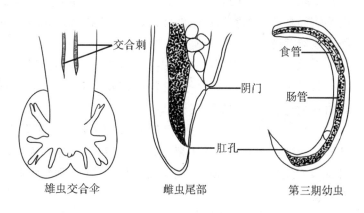

图 7 - 5　广州管圆线虫

2. 第三期幼虫　外形细杆状,大小为(0.462～0.525)mm×(0.022～0.027)mm,虫体无色透明,体表具有两层鞘。头端稍圆,尾部末端逐变纤细。内部结构可见食管、肠道、排泄孔和肛孔(图7-5)。

3. 虫卵　呈长椭圆形,大小为(64.2～82.1)μm×(33.8～48.3)μm,壳薄而透明,从鼠肺血液中收集的虫卵,可见卵内从单个卵细胞至幼虫的各个发育阶段。

【生活史】

广州管圆线虫成虫寄生于终宿主黑家鼠、褐家鼠及多种野鼠的肺动脉内,并在此产卵,每条雌虫每日平均产卵15000个。虫卵在肺毛细血管内孵出第一期幼虫,幼虫穿过毛细血管入肺泡,沿呼吸道上行至咽部,经吞咽入消化道后随宿主粪便排出体外。第一期幼虫在体外潮湿或有水的环境中可存活3周,但不耐干燥。当它被中间宿主螺蛳或蛞蝓吞入,或主动侵入中间宿主体内后,幼虫移行进入宿主肺及其他内脏器官、肌肉等处。在适宜温度(25～26℃),约经1周蜕皮1次发育为第二期幼虫,2

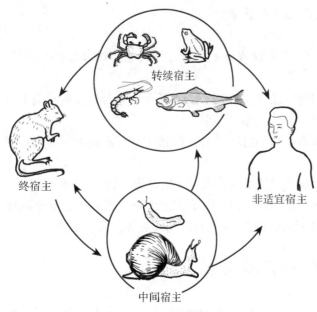

图 7-6　广州管圆线虫生活史

周后蜕第 2 次皮,发育为第三期幼虫(感染期幼虫)。鼠类等终宿主因吞入含有第三期幼虫的中间宿主、转续宿主以及被幼虫污染的食物而感染(第三期幼虫亦可经皮肤主动侵入终宿主和转续宿主)。第三期幼虫在宿主的消化道内穿肠壁血管入血液循环,再经肝、肺、左心至全身各组织器官,但只有进入肺动脉血管内的虫体才能发育为成虫(图 7-6)。一般在感染后的 42～45 日,在宿主的粪便内即可找到第一期幼虫。

广州管圆线虫进入人体后的移行发育过程大致与鼠类体内的发育过程相同。由于人类不是广州管圆线虫的适宜宿主,故第三期幼虫在侵入人体后,虫体发育会停滞在第四期幼虫或成虫早期(性未成熟)阶段。研究显示,在人体的幼虫通常留在中枢神经系统,并不在肺血管完成其发育。

【致病】

1. 致病机制　广州管圆线虫的第三期幼虫进入人体后,较常侵犯中枢神经系统,引起脑、脑干、小脑和脊髓病变。其主要病理改变为充血、水肿、出血、脑组织损伤及肉芽肿性炎症反应。在尸检病例的脑组织、脑膜、脊髓和肺小动脉内发现有广州管圆线虫幼虫,幼虫堵塞局部动脉血管并形成肉芽肿。受影响的脑神经细胞出现空泡变性、软化,脑膜出现嗜酸性粒细胞增多性脑膜脑炎,肺组织则可出现脓肿或肉芽肿。

2. 临床表现　广州管圆线虫病潜伏期长短不定,短者 1 日,长至 36 日,多为 7～14 日。

(1) 发热:本病一般为急性起病,早期多有发热,热度多在 38～39 ℃,持续时间长短不一。多于数日后降至正常,少数患者可持续数周甚至数月。

(2) 头痛:为本病最常见的临床症状,约 90% 的患者表现为急性剧烈头痛,头痛部位多发生在枕部和双颞部。头痛一般为胀裂性甚至不能忍受,起初为间歇性,以后发作逐渐增多或发作期延长,还可见颈项强直、凯尔尼格征(克氏征)阳性等脑膜刺激症状,以及恶心、呕吐和视盘水肿等颅内压升高的表现。

(3) 神经系统的异常表现:患者有脑或脊髓实质局灶性损害的表现,出现肢体瘫痪和病理征,多数患者有不同部位的皮肤感觉异常,如针刺感(轻触后加重)、麻木、烧灼感、冷热感觉相反及肌肉萎缩、面神经麻痹、眼球运动麻痹、听力障碍等。重度患者可出现嗜睡、昏迷等症状,为病情凶险征兆,提示预后不良。

【诊断】

病原学诊断广州管圆线虫病较为困难,必须结合病史与临床表现进行综合判断。广州管圆线虫病诊断依据主要有:

1. 病史　发病前 4 周内有无进食生的或未煮熟的淡水螺肉、蜗牛肉史,生食淡水鱼类、虾类、蟹类或蛙类等史。

2. 临床症状　如急性脑膜脑炎、脊髓炎或神经根炎等,剧烈的头痛是最明显的症状。

3. 脑脊液检查　脑脊液压力升高,外观混浊或呈乳白色,其中嗜酸性粒细胞超过 10%,多数在

20%～70%之间。

4. 影像学检查　头颅 CT 或 MRI 检查可发现脑组织中有斑片状改变，边界模糊、不整。脑电图检查患者的 α 波变慢较常见。

5. 病原学检查　脑脊液中检出虫体是本病的确诊依据，可能找到第四期幼虫或发育期成虫，但检出率不高，一般为 10%～44%。曾有在 2 岁患儿的脑脊液内检出 43 条虫体的病例报道。

6. 免疫学诊断　是目前较常用的辅助诊断方法。酶联免疫吸附试验（ELISA）、免疫酶染色试验（IEST）和间接荧光抗体试验（IFAT），用于检测血液或脑脊液中的抗体。其中，ELISA 法具以较好的特异性、敏感性和简单易行，成为本病首选的辅助检测方法。

【流行】

本病广泛存在于亚太中部及东南亚地区，如日本、夏威夷群岛、马来西亚、菲律宾、泰国、越南等地。迄今为止，全世界报道已超过 3000 多例。我国则主要在台湾、香港、广东、浙江、福建、海南、天津、黑龙江、辽宁、湖南等地呈散在分布，而且本病现在有"南病北移"的趋势。我国规模比较大的暴发流行见于温州市区（1997），在一次 105 人聚餐中，因半生食福寿螺而导致 55 人患广州管圆线虫病。2006 年北京蜀国演义酒楼因食福寿螺肉而导致我国一次最大规模群体感染，根据北京各大医院统计共有 160 人先后感染本病，其中 138 人系因食凉拌福寿螺肉而感染。云南大理在 2007—2013 年，共有 2 次广州管圆线虫病流行，多次散发，累计报告 77 例病例。

广州管圆线虫可寄生于数十种哺乳动物（包括啮类、犬科、猫科和食虫类动物），其中啮齿类动物为本虫的主要传染源。终宿主以褐家鼠和黑家鼠较为多见，此外还有白腹巨鼠、黄毛鼠和屋顶鼠等。中间宿主常见的有褐云玛瑙螺、皱疤坚螺、短梨巴蜗牛、中国圆田螺、方形环棱螺、福寿螺、中华圆日螺、方形环棱螺和蛞蝓。转续宿主常见的有黑眶蟾蜍、虎皮蛙、金线蛙、蜗牛，以及淡水鱼、虾、蟹等。人因生食或半生食中间宿主和转续宿主而感染，生食被幼虫污染的蔬菜、瓜果或饮生水也可感染。据调查，我国大陆褐云玛瑙螺对广州管圆线虫幼虫的自然感染率为 24.76%～29.7%，福寿螺感染率高达 60% 以上。据相关报道，在流行区每只福寿螺体内含广州管圆线幼虫多达 1000～6000 条。

【防治】

1. 预防　加强卫生健康宣教，提高群众的自我保护意识，不食生的或半生的螺类及转续宿主蛙类、鱼、河虾、蟹等，不食生菜，不饮生水。不让婴幼儿在有蜗牛、蛞蝓出没的地上爬行。广州管圆线虫的终宿主主要为啮齿动物尤其是鼠类，一旦发现有通过鼠类传播的情况，应灭鼠以控制传染源。加工淡水螺时防止幼虫通过皮肤侵入机体和幼虫污染厨具或食物。

2. 治疗

（1）对症、支持治疗：患者应卧床休息，给予清淡、易消化、高维生素饮食，并多饮水。在病原治疗期间同时应用肾上腺皮质激素可明显减少颅内高压症状或虫体崩解引起的超敏反应等。

（2）病原治疗：阿苯达唑（albendazole）对本病有良好疗效。儿童患者酌情减少剂量。与皮质类固醇联合应用可以预防和明显减少由药物引起的不良反应。动物实验显示用氟苯达唑（fubendazole）或帕苯达唑（parbendazole）治疗也可取得较好的疗效。也可试用广谱抗寄生虫药物伊维菌素（ivermectin）。

我国著名的医学寄生虫学家
——陈心陶

（陈　熙）

第四节 其他组织线虫

一、结膜吸吮线虫

结膜吸吮线虫(*Thelazia callipaeda* Railliet & Henry,1910)主要寄生在犬、猫等动物的泪管或结膜囊内,同时也可寄生于人类眼部,引起结膜吸吮线虫病(thelaziasis),结膜吸吮线虫病是一种人兽共患寄生虫病。因其首次在我国北京和福建人体发现,且分布于亚洲居多,又称华裔吸吮线虫病或东方眼虫病。除结膜吸吮线虫外,加利福尼亚吸吮线虫也可寄生于人类眼部,主要见于美国加利福尼亚州。

【形态】

1. 成虫　虫体细长,寄生在眼结膜囊内时为淡红色,离开人体后为白色半透明,经固定后虫体变成乳白色。虫体除头尾两端,体表布满边缘锐利的横纹。头端钝圆,无唇瓣,有内环乳突 6 个,位于口孔各边外侧;外环乳突 4 对,每对乳突大小各 1 个,对称排列于亚背侧和亚腹侧。口囊发达,内壁有细密的皱纹,光镜下观察口囊为圆形,而电镜下观察口囊为典型的六边形。口囊底部接咽,咽下方接食管,食管为圆柱形,其横切面呈三角形。神经环位于食管中部。虫体前部两侧各有一侧线,其上各有 1 个颈乳突。雄虫大小为(4.5~17.0)mm×(0.2~0.8)mm,尾端向腹面卷曲,肛门前后共有乳突 12~14 对,其中肛前 8~10 对,个别有缺失;肛后有恒定的 4 对乳突,此为虫种鉴定的依据。雌虫、雄虫均有 1 对尾感器。雄虫有交合刺 1 对,长短各 1 根,形状各异,短交合刺宽且短粗,腹面有一纵向的凹槽,长交合刺细而长,从短交合刺的凹槽内伸出。雌虫大小为(6.2~23.0)mm×(0.3~0.85)mm,无肛前乳突、肛后乳突,虫体腹面尾端有肛门,食管与肠结合处之前的腹面有阴门。雌虫生殖系统发达,为双管型,子宫内充满大小不等的虫卵(图 7-7,图 7-8)。

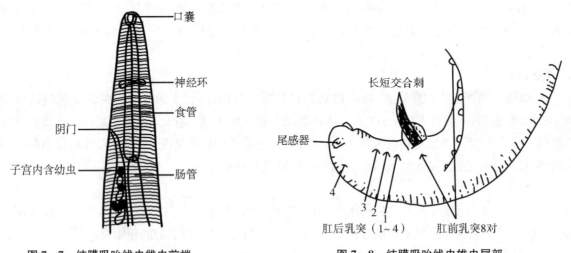

图 7-7　结膜吸吮线虫雌虫前端　　　　图 7-8　结膜吸吮线虫雄虫尾部

2. 虫卵　为圆形或椭圆形,无色透明,卵壳薄。含卵细胞的虫卵很小,含胚胎期和蝌蚪期卵逐渐增大,发育成熟的雌虫近阴道处的子宫内卵已发育为细长的呈盘曲状的幼虫,卵壳演变为鞘膜。雌虫为卵胎生方式生殖,产出的幼虫称为初产蚴(newborn larva),外被鞘膜,尾部连接膨大的鞘膜囊。

【生活史】

结膜吸吮线虫的终宿主为猫、犬、猪等动物,中间宿主为冈田绕眼果蝇(*Amiota okadai* Maca,

1979),人偶尔可成为结膜吸吮线虫的终宿主。成虫寄生在终宿主的结膜囊及泪管内,在人体多侵犯单侧眼,少数患者感染可累及双眼。雌虫在宿主眼部产出具有鞘膜的初产蚴,当中间宿主蝇类舐舔终宿主眼部时,幼虫则随眼部分泌物一起被蝇类食入消化道,经 24 小时后,初产蚴在果蝇中肠内脱去鞘膜,2~3 日后,幼虫离开中肠到达血腔。感染 4 日后,幼虫进入果蝇睾丸表层及雌蝇血腔膜组织内,发育为腊肠期蚴,随着虫体发育,在虫体周围形成虫囊泡。腊肠期蚴经 2 次蜕皮后发育为感染期蚴(丝状蚴),最终幼虫穿破囊壁游离于果蝇血腔,经胸、颈和头部到达果蝇的口器。当该果蝇舐舔其他宿主眼部时,感染期幼虫即可自蝇喙部逸出,进入终宿主眼部。经 15~20 日的发育,幼虫蜕皮 2 次发育为成虫,从感染期幼虫进入终宿主到发育为成虫需 1~2 个月。雌雄交配后,雌虫产出幼虫,每条雌虫每日可产幼虫 1~202 条,雌虫寿命可达 2 年以上。

【致病】

当含有结膜吸吮线虫感染期蚴的冈田绕眼果蝇叮咬人眼部后,症状即可出现。成虫的致病机制主要是由于其体表的环纹具有锐利的游离喙,当虫体在眼部蠕动时,可刺激或划伤结膜、角膜组织;成虫依靠发达的口囊吸附在结膜组织上,对组织产生机械性刺激,导致炎症的发生;虫体产生的分泌物和代谢产物形成化学刺激,也导致眼部出现炎症反应。其常见的临床表现有眼部痒痛、异物感、流泪、畏光、分泌物增多、结膜充血及水肿等症状,视力一般无下降。当虫体被全部取出后,症状即可明显减轻或消失。虫体寄生于眼前房时,可有丝状物飘动感,并有眼睑水肿、发炎,房水混浊,眼压增高,瞳孔散大,视力下降等症状,甚至可造成继发性青光眼。寄生于泪小管内时,可引起泪点外翻。虫体到达球结膜或睑结膜下可致肉芽肿。婴幼儿不敢睁眼,有用手抓眼动作,家长可发现患儿眼球有细小的白色虫体蠕动。成虫寄生的数目一般为 1~10 条,最多的报道病例达 24 条。

【诊断】

结膜吸吮线虫病诊断首先需详细询问病史,眼部不适达 40 日以上患者,取其眼部分泌物,压片镜检,查到卷曲的初产蚴即可确诊;也可直接观察,提起眼睑暴露结膜囊,仔细观察结膜囊内有无活动或卷曲的虫体,若查见疑似虫体,用眼科镊子或棉签取出,若为虫体置于生理盐水中即可蠕动,放置于显微镜下进行鉴别确认;对于幼儿,可于眼内滴入 2%可卡因或 1%地卡因,5 分钟后,虫体在滴眼液作用下溢出眼外,用镊子取下虫体置于显微镜下检查确诊。

【流行】

结膜吸吮线虫主要分布在亚洲,在印度、缅甸、菲律宾、泰国、日本、朝鲜、俄罗斯的远东地区均有病例报道。在我国除青海、西藏、宁夏、甘肃、海南及台湾以外的省(区、市)均有散在病例分布,其中以山东、江苏、湖北、河南、安徽的病例数较多。我国有学者已经证实冈田绕眼果蝇为我国吸吮线虫的中间宿主,该果蝇具有喜食水果且对犬与人眼具有绕眼飞行趋向性并进而停落取食分泌物及泪液的特性,故可传播结膜吸吮线虫病。雌雄两性冈田绕眼果蝇均以生物性传播方式传播本病。结膜吸吮线虫感染季节与果蝇出现的季节呈一致性,感染者不分年龄和性别,从 3 个月至 88 岁均有报道,农村多于城市。冈田绕眼果蝇只在室外活动,幼儿在室外玩耍时眼部易被果蝇叮咬而感染。

【防治】

结膜吸吮线虫病的防治措施应从以下几方面着手:注意环境卫生,及时清除果类垃圾,消除果蝇孳生场所;加强卫生宣传教育,注意个人眼部卫生,保持面部清洁,尤其幼儿不要随意揉搓眼部;控制好家犬的感染;避免在室外睡眠等。

治疗方法简单易行,可用 1%丁卡因、4%可卡因或 2%普鲁卡因滴眼,虫体在滴眼液刺激下可爬出眼部,用镊子或消毒棉签取下即可。再滴入抗菌滴眼液,防止细菌感染。若虫体进入眼前房则需手术取出。治疗后应及时随访,确定虫体是否清除彻底。

防盲治盲全
球性战略目标

二、棘颚口线虫

颚口线虫归为颚口线虫属，本线虫属成虫寄生于哺乳动物的胃、食管、肝和肾，有些种类的幼虫可寄生于人体，引起皮肤和内脏颚口线虫病。在我国已发现的颚口线虫有 3 种，分别是棘颚口线虫（*Gnathostoma spinigerum*）、刚棘颚口线虫（*Gnathostoma hispidum*）和杜氏颚口线虫（*Gnathostoma doloresi*）。我国已报道的 36 个病例中，1 例由刚棘颚口线虫引起，其余 35 例均由棘颚口线虫引起。棘颚口线虫主要寄生在猫、犬、虎等动物体内，刚棘颚口线虫则主要寄生于猪或野猪的胃壁，它们偶可寄生于人体，引起颚口线虫病（gnathostomiasis），此病为人兽共患寄生虫病。

【形态】

1. 成虫　虫体圆柱状，短粗，活时呈鲜红色、略透明。头尾稍向腹面弯曲，头端为球形，头球上有 8 圈小钩。口周围被 1 对唇包绕，唇呈肉质状，每个唇上各有 2 个乳突。颈部狭窄。虫体前部和尾部被有体棘，体棘的大小和形状在不同的身体部位各异，是虫种分类的依据之一。消化器官由食管、肠和直肠构成，食管长度几乎为虫体的 1/2，食管两侧有 2 对颈囊各有管道通出，最终汇合开口于唇部。雄虫长为 11～25 mm，末端形成膨大的交合伞，1 对不等长的交合刺，左刺长于右刺。泄殖腔周围有一无棘区，呈"Y"形。尾端有 4 对小乳突和 4 对大的柄乳突。雌虫大于雄虫，长为 25～54 mm，阴门位于虫体中后部（图 7-9）。

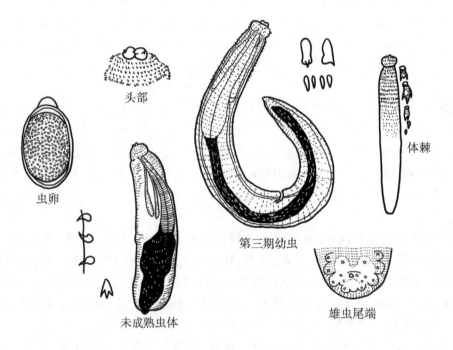

头部

虫卵

未成熟虫体

第三期幼虫

体棘

雄虫尾端

图 7-9　棘颚口线虫

2. 虫卵　椭圆形，卵壳表面粗糙，大小为 (62～79) μm×(36～42) μm，虫卵在子宫内时无色透明，落入肠腔后被染成棕黄色，一端具有特殊的帽状突起结构，内部含有 1～2 个卵细胞（图 7-9）。

3. 第三期幼虫　呈"6"字形状，长约 4 mm，头顶部有唇，头球上有 4 圈小钩，小钩的形状和数量不同，由前向后逐渐增多，具有鉴定虫种的重要意义。头球及全身均被有体棘，体棘列数达 200 列以上，体前部棘长，后部棘较短，由前向后体棘逐渐由 10 μm 变到 2 μm，排列稀疏。食管分为肌性和腺性两段，食管周围的前 1/4 处的 4 个颈囊呈管状，开口于头球内的气室内，开口不汇合，囊内含有囊液，这 4 个颈囊对头球的膨胀和收缩具有重要意义（图 7-9）。

【生活史】

棘颚口线虫成虫寄生在终宿主胃壁的肿块内并在其内产卵。典型的肿块具有洞穴的特征,有一个小孔和胃腔相通,成虫产出的虫卵经小孔进入胃腔,随宿主粪便排到体外。到达外界的虫卵入水后在 27～31℃下,经 7 日时间孵出第一期幼虫,如遇到第一中间宿主剑水蚤则被其吞食,经 7～10 日继续发育到第二期幼虫后,第二中间宿主淡水鱼(黄鳝、泥鳅、乌鳢等)吞食含有第二期幼虫的剑水蚤,幼虫进入体内穿过肠壁到达肌肉,发育为被囊壁包裹的第三期幼虫。当终宿主猫科或犬科等动物吞食含有第三期幼虫的第二中间宿主或转续宿主后,幼虫进入终宿主体内,脱囊,穿过胃、肠壁到达肝或在肌肉和结缔组织内移行,发育为第四期幼虫,然后回到胃内,发育为成虫,并在胃壁上形成肿块,成虫体前端埋入其内寄生。每个宿主胃壁上一般只有 1 个肿块,个别患者有 2 个或更多个。每个肿块内常寄生有 1～2 条虫体。自宿主感染到在粪便中可查到虫卵需要 100～150 日。

一些动物(蟹、蝲蛄、蛇、龟、鸟、鸡、鼠、猪及灵长类动物等)若食入了含有幼虫的第二中间宿主后,幼虫在其体内不再继续发育,而是形成结囊的幼虫,此类宿主为棘颚口线虫的转续宿主,当终宿主食入转续宿主后,幼虫在终宿主体内继续发育为成虫。人不是棘颚口线虫的适宜宿主,人体感染多为生食或半生食含有第三期幼虫的鱼类或转续宿主。在人体内,本虫也保持在第三期幼虫阶段或者是发育为性未成熟的早期成虫阶段。幼虫在人体内可存活数年,长者可达 17 年。

【致病】

棘颚口线虫的机械性刺激以及其所分泌的毒素引起的化学性刺激是主要致病机制。虫体在人体组织内移行,可到达全身各处,对皮肤、肌肉组织等均造成损害。虫体的代谢产物及分泌物(类乙酰胆碱、透明质酸酶、蛋白水解酶等)对机体造成刺激。根据病变的部位,将其分为皮肤型颚口线虫病和内脏型颚口线虫病 2 种。

1. 皮肤型颚口线虫病　幼虫进入人体后,穿过胃肠壁进入肝,短暂停留后可在肌肉或皮肤出现,身体各部分逐渐出现条索状或圆形肿块。虫体在表皮和真皮之间游走时,可形成隧道引起皮肤幼虫移行症,患者出现移动性肿块并伴有红肿、疼痛。虫体如接近体表,则可出现匐形疹,伴有剧痛。移动性肿块可出现在面颊、颈、手臂、腋下、胸腹、背等全身各处。

2. 内脏型颚口线虫病　可出现在全身各个器官(脑、眼、肺、气管、胃肠道、子宫、阴茎、尿道等),临床表现依据寄生位置而异。一般损害分为急性和慢性炎症,伴有大量嗜酸性粒细胞、中性粒细胞、浆细胞和淋巴细胞聚集。幼虫进入人眼部、脑部的比例极高,并可引起严重的后果。进入眼内,出现眼睑红肿、痒痛;进入眼球,可引起创伤性视网膜穿孔、玻璃体出血或虹膜穿孔,患者可出现视力障碍甚至失明;侵入脑部,可出现嗜酸性粒细胞增多性脑脊髓炎,导致患者死亡;侵入肺部,出现咳嗽和胸痛;侵入胃肠道,引起腹痛、腹泻、便秘等消化道症状。

【诊断】

皮肤型颚口线虫病确诊依据为外科手术取出虫体;对于内脏型颚口线虫病及部分未能经手术取出虫体的皮肤型颚口线虫病,采用免疫技术(皮内试验、沉淀反应、酶联免疫吸附试验、对流免疫电泳试验、间接荧光抗体试验等)进行诊断,并辅以询问饮食习惯,血液检查嗜酸性粒细胞。

【流行】

棘颚口线虫主要分布于亚洲,以日本和泰国感染最为严重。首次发现的病例为一名在中国居住的日本妇女。棘颚口线虫在我国分布广泛,以猫、犬感染严重,人体病例较少。人体感染主要是经口生食或半生食含有感染期幼虫的第二中间宿主或转续宿主的肉,也有经皮肤或胎盘感染的报道。

【防治】

防治的关键是加强宣传教育,杜绝吃生的或半生的鱼、鸡、猪等动物肉;注意个人卫生,不饮生水;生熟食砧板、餐具要分开。此外,加强猫、犬的普查与管理。含有颚口线虫的鱼肉在浓醋中放置 5.5

小时可被杀死,或在 70 ℃下 5 分钟可死亡。

皮肤型颚口线虫病可采用外科手术取出虫体。药物可选用噻苯唑。

三、艾氏小杆线虫

艾氏小杆线虫[*Rhabditis*(*Rhabditella*)*axei*(Cobbold,1884)Chitwood,1933],又称艾氏同杆线虫。隶属小杆目的小杆科。艾氏小杆线虫为营自生生活的线虫,常生活于污水及腐败的植物中,偶可侵入人体寄生在消化系统和泌尿系统,引起艾氏小杆线虫病(rhabditelliasis axei)。

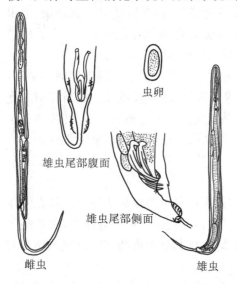

图 7-10 艾氏小杆线虫

【形态】

1. **成虫** 纤细,圆柱状,乳白色,体表光滑。虫体大小为(0.99～1.71)mm×(0.04～0.08)mm,雌虫略大于雄虫。口孔近似圆筒形,前端有 6 片唇片,大小相等,唇片上有乳突 2 个。口腔较深长,食管呈杆棒状,在食管前后各有 1 个食管球。头感器 2 个。尾部细长,末端如针状。雄虫有一管状生殖腺,睾丸弯曲于虫体的后端;等长分开的交合刺 1 对,引带呈船形;尾部有乳突 9 对,3 对位于肛前,5 对位于肛后,1 对与肛平。雌虫生殖系统发达为双管型,虫体中横线稍前有一明显的生殖孔。子宫内含卵 4～10 个(图7-10)。

2. **虫卵** 椭圆形,无色透明,壳薄而光滑,大小为(48～52)μm×(28～32)μm。卵壳与卵细胞之间有明显的空隙,虫卵形态与钩虫卵相似,但较小,两者极易混淆(图 7-10)。

3. **幼虫** 长约 0.21 mm,虫体大小不等,杆状的食管较长,具有 2 个明显的食管球,肠管不明显,常有颗粒状物,尾部长而尖细。

【生活史】

艾氏小杆线虫营自生生活,常生活于污水或腐败的有机物中。雌雄交配后产卵,卵孵化为杆状蚴,杆状蚴具有摄食能力,经 4 次蜕皮后发育为成虫。在适宜的条件下,艾氏小杆线虫从孵化到成虫至死亡为 10～22 日,平均 14.6 日。雌虫平均产卵 94.8 个。虫体的生长速度因温度而异,在 25 ℃情况下约经 4 日可发育成熟。

【致病】

人感染艾氏小杆线虫的途径可能是幼虫经口进入消化道或经泌尿系统上行感染,如游泳、下水捕鱼时误饮污水,或直接饮用被污染的水,均使幼虫有机会侵入人体。艾氏小杆线虫侵入消化系统多无明显症状,部分患者出现腹痛、腹泻、腹泻与便秘交替出现等症状;侵入泌尿系统可引起发热、腰痛、血尿、尿频、尿痛等泌尿系统症状;侵犯肾实质时可出现下肢和阴囊水肿、乳糜尿、蛋白尿或脓尿,尿液镜检有红细胞、白细胞和管型。

【诊断】

确诊艾氏小杆线虫病的依据是在尿液沉淀物中或粪便中检出虫体或虫卵。但艾氏小杆线虫虫卵与钩虫卵相似,成虫与粪类圆线虫相似,诊断时注意两者的形态学鉴别点(表 7-3)。成虫的鉴别可用小试管培养法镜检成虫。

表7-3 艾氏小杆线虫与粪类圆线虫成虫形态鉴别要点

	艾氏小杆线虫	粪类圆线虫
食管球	前后2个	仅后端1个
食管长度	占虫体长的1/5～4/5	占虫体长的1/3～2/5
雄虫末端	极尖而细长,呈针状	稍尖,呈圆锥形

【流行与防治】

本病在日本、墨西哥、以色列等国家均有发生。我国已报道的人体感染者分布于湖南、贵州、浙江、上海、湖北、河南、天津、陕西、江西、云南、新疆、西藏、广东、海南、福建和山东16个省、市。也有在兔、犬、猴、鼠等动物粪便中检获艾氏小杆线虫的报道。艾氏小杆线虫虫卵抵抗力强,在人工胃液内24小时仍有活力,而成虫和幼虫则只能存活10分钟;在人工肠液内各期虫体都有很强的耐受力;对肾炎患者或乳糜尿患者的尿液有很高耐受性,能在其内发育生长,但在正常尿液中短时间内即死亡;虫体在冷开水中可存活3日,且雌虫能在其中产卵。

注意个人卫生,避免饮用或接触污水及腐败的植物是预防本病的关键。治疗药物可用阿苯达唑、甲苯咪唑、左旋咪唑等。

四、兽比翼线虫

兽比翼线虫属[*Mammomonogamus*(Railliet,1899)Ryjikov,1948]是一类主要寄生于虎、猫、河马等野生哺乳动物,家畜,家禽和鸟类的气管、咽喉、中耳等部位的线虫,隶属于圆线目。兽比翼线虫属虫种现已知十余种,其中喉兽比翼线虫(*M. laryngeus*,Railliet,1899)和港归兽比翼线虫(*M. gangguiensis* sp. Nov Li,1998)偶可寄生于人体的咽喉、气管、支气管等部位,引起人体兽比翼线虫病(human mammomonogamosis)或比翼线虫病(syngamiasis),本病为人兽共患寄生虫病。

【形态】

1. 成虫 喉兽比翼线虫成虫呈鲜红色。雌虫长8.7～23.5mm,虫体前端有发达的口囊,口囊壁上有粗厚的角质环,底部有8个呈辐射状排列的小齿。口囊后部紧接食管前端,食管向后逐渐膨大,呈棒球棍状,尾部呈圆锥形。雄虫长3.0～6.3mm,具有短宽状交合伞,交合刺1根。与喉兽比翼线虫相比,港归兽比翼线虫成虫前端有6片唇瓣;雄虫具交合伞外边缘带,缺交合刺(图7-11)。

2. 虫卵 喉兽比翼线虫和港归比翼线虫卵相似,椭圆形,无色透明,大小为(75～80)μm×(45～60)μm,内含多个胚细胞或幼胚。

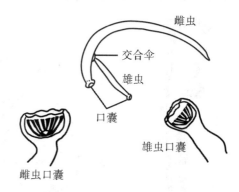

图7-11 兽比翼线虫

【生活史】

人体比翼线虫病的主要病原体为喉兽比翼线虫,其生活史尚不明确,根据已报道的临床病例,并结合同类寄生虫的生物学资料分析认为,成虫寄生在终宿主(牛、羊、鹿或鸟类等动物)的气道、喉头,虫卵随口腔分泌物或粪便排出体外,发育为感染期虫卵,当人和动物误食被感染期虫卵污染的水或食物时而感染。被食入的感染期虫卵在消化道内孵出幼虫,幼虫侵入肠黏膜,穿过肠壁,经血流到达肺部,最终穿过肺泡上行至气管,定居于支气管、气管和咽喉部并在此发育为成虫。当人生食或半生食龟蛋及龟和鳖的肝、胆、血时也可感染人体兽比翼线虫病,推测龟和鳖可能是其转续宿主或中间宿主,幼虫寄生在其肝胆、肌肉等部位。自经口食入感染期虫卵至其发育为成虫产卵需70日左右。

【致病】

在兽比翼线虫感染早期,X线检查显示肺部可出现短暂的浸润性炎症,此为虫体在移行过程中经过肺部引起,随后发展为气管炎样的表现。临床上主要表现为发热、咳嗽、哮喘及咯血等呼吸道症状,伴有外周血中嗜酸性粒细胞增多。当虫体寄生在咽喉部,可出现阵发性干咳和爬行刺激感,抗生素药物治疗后症状没有明显改善。有的患者咳出的痰中带有红色条状血样物(即虫体),有的经支气管内镜检见支气管壁上附有活动的血红色虫体或囊包块。由于人体兽比翼线虫病的临床表现与一般呼吸道疾病的症状非常相似,极易造成混淆,轻度感染患者往往可自行排出虫体而痊愈,故导致临床上出现漏诊或误诊的现象。

【诊断】

人体兽比翼线虫病的确诊依据为查见成虫或虫卵。从患者粪便中或痰液中检获虫卵,支气管镜检物或肺泡灌洗液中发现虫体或虫卵,痰液中查见成虫均可确诊本病。

【流行】

全世界已报道100多例患者,主要来自南美及加勒比地区。我国已报道13例患者,分布在广州、吉林和上海,均有食入龟血或鳖的肝或胆史。人体兽比翼线虫病属人兽共患寄生虫病,保虫宿主广泛,以食草动物牛、羊、鹿等为主。

【防治】

预防本病的主要措施为注意个人饮食、饮水卫生,不吃生的蔬菜及动物肉制品。治疗药物可选用多种对抗线虫病均有良好效果的阿苯达唑、甲苯咪唑等;也可在支气管镜检查时取出虫体,以达到治愈的效果。部分患者可自行排出虫体而自愈。

五、麦地那龙线虫

麦地那龙线虫[*Dracunculus medinensis*(Linnaeus,1758)Gallandant,1773]的成虫寄生于人和多种哺乳动物组织内,引起麦地那龙线虫病(dracunculiasis)。人或动物因误食含麦地那龙线虫感染期幼虫的剑水蚤而感染。麦地那龙线虫隶属于旋尾目、龙线科、龙线属。据WHO 1990年估计,全世界每年有500万~1000万患者,约有1.2亿人受到威胁。

【形态】

1. 成虫 虫体较大,乳白色,粗线状。前端钝圆,体表光滑,镜下可见密布的细环纹。雌虫长60~120 cm,宽0.9~2.0 mm,成熟雌虫生殖系统发达,为双管型,位于虫体的前后部。妊娠后期的雌虫,阴门萎缩、卵巢退化,原体腔被前、后两支子宫所充满,子宫内含大量第一期幼虫。雄虫长12~29 mm,宽约0.4 mm,末端向腹面卷曲1圈至数圈,交合刺2根(图7-12)。

2. 幼虫 雌虫以卵胎生方式生产,产出的幼虫(杆状蚴)大小为(550~760)μm×(15~30)μm,体表具有明显的纤细环纹,头端钝圆,尾部细长且由粗变细,约占虫体长的1/3(图7-12)。高倍镜下可见肛门后方的两侧有尾感器1对。

【生活史】

成虫寄生于终宿主(人或动物)腹股沟、腋窝等

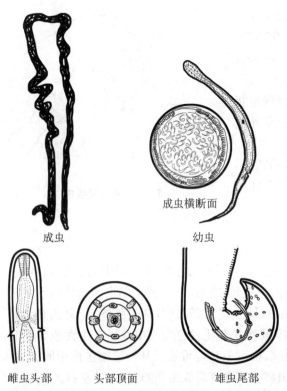

成虫横断面

成虫　　　　　　幼虫

雌虫头部　　头部顶面　　雄虫尾部

图7-12 麦地那龙线虫

组织内,雌雄交配后,雄虫在数月内死亡,雌虫发育成熟后自寄生部位继续移行至四肢、腹部、背部的皮下组织,头端伸向皮肤表面。此时子宫内含有成千上万的幼虫使虫体内压力增高,以及虫体发生自溶现象,最终导致子宫破裂,释放出大量极为活跃的第一期幼虫(杆状蚴)。这些幼虫可引起宿主强烈的免疫反应,使皮肤形成水疱,最后水疱溃破。当溃破部位接触到冷水时,虫体受冷水刺激,伸缩能力增强,致使虫体与其子宫自宿主皮肤溃破处伸出,大量幼虫自子宫内产出后,伸出的子宫与体壁部分崩解,剩下的虫体则缩回伤口内。当破溃部位再次与冷水接触时,又重复上述过程,直至幼虫被全部排出。雌虫产完幼虫后自然死亡,未崩解的剩余部分被组织吸收,伤口自然愈合。

杆状蚴在水中较为活跃,若遇到中间宿主剑水蚤,幼虫被其吞食后,在适宜温度下经12～14日在其体内发育为感染期幼虫。当人或哺乳动物误饮含感染期幼虫的剑水蚤的水后,幼虫在终宿主十二指肠处从剑水蚤体内逸出,钻入肠壁,经肠系膜、体腔移行至皮下结缔组织发育为雌雄成虫。约3个月后,雌雄虫穿过皮下结缔组织到达腋窝和腹股沟区,雌虫受精后,雄虫逐渐死亡。成熟的雌虫于感染后第8～10个月内移行至终宿主肢端的皮肤,此时子宫内幼虫已完全成熟。

【致病】

感染期幼虫在体内移行及发育时,患者无明显表现。雄虫交配后在皮下组织内死亡,除虫体周围发生纤维变性外,并无其他明显病变。麦地那龙线虫的主要致病作用是由于成熟后的孕雌虫移行至皮肤,使皮肤出现条索状硬结和肿块,以及释放的大量幼虫和代谢产物引起宿主组织强烈的超敏反应。患者可出现局部疼痛、水疱、脓疱、蜂窝织炎、溃疡等症状。水疱内为黄色无菌性液体,镜下见大量巨噬细胞、嗜酸性粒细胞和淋巴细胞。如果溃疡继发感染可致脓肿,脓肿愈合后留下永久性瘢痕或肌肉损伤。雌虫释放的代谢产物可引起荨麻疹,血管性水肿和其他全身症状,如发热、头晕、恶心、腹泻、血中嗜酸性粒细胞增高。当雌虫产完幼虫后破溃虫体重新缩回组织内,也可造成继发细菌感染。此外,虫体还可侵犯中枢神经系统,引起截瘫;也可引起眼部、心脏及泌尿生殖系统的病变;后遗症有关节炎、滑膜炎、关节强直和患肢萎缩,影响活动。寄生在深部组织内的雌虫死亡后钙化,导致邻近的关节发炎。变性的虫体也可释放出大量抗原,诱发无菌性囊液性脓肿(fluid-filled abscess)。

【诊断】

麦地那龙线虫病的主要诊断方法是检查幼虫。检查皮肤上的典型水疱:当水疱溃破后,用少许冷水置于伤口上,取伤口表面液体涂片检查,低倍镜下见到活跃的幼虫便可确诊。水疱破溃后,也可手术自肿块内取成虫或抽取肿块内液体涂片镜检幼虫,若观察到雌虫自伤口伸出即为最可靠的确诊依据;深部脓肿可经穿刺吸脓镜检幼虫;X线辅助检查宿主体内钙化的虫体;血常规检查时常见嗜酸性粒细胞增多;免疫学试验如IFA或ELISA等可作为辅助诊断。诊断时应注意与皮下寄生的裂头蚴相鉴别。

【流行】

麦地那龙线虫病是一种人兽共患寄生虫病,广泛流行于世界各地,特别是印度、巴基斯坦、西南亚以及非洲一些国家较为严重。在这些严重流行的国家,该病对人体尤其是对青少年的身体健康危害很大。在南美有轻度流行;在日本和朝鲜,人体感染仅有少数病例报告。本病感染多在经济较落后的农村,患者的年龄多在14～40岁,发病季节以5～9月为最高。由于各流行国家政府的重视以及一些国际组织的支持,世界发病总人数迅速下降。据WHO 1992年统计,全球约有350万患者,而1996年已降至不足16万。经过防治后,至1998年,本病的流行仅限于非洲,患者不足8万。在我国,家畜等动物感染的报告较多,而人体病例至今仅有1例报告。

本病的最常见的中间宿主为剑水蚤(*Mesocyclops leuckarti*),分布于世界各地。一般1只剑水蚤感染1条虫体,若感染虫体超过5～6条则导致剑水蚤死亡。在19℃以下时,幼虫停止发育。但幼虫被保存-78℃条件6～40个月,仍对剑水蚤具有感染性并发育为感染期幼虫。

本病流行的重要环节:患者接触或饮用含被感染的剑水蚤的生水。也有因生食泥鳅而感染的报道。保虫宿主有犬、猫、马、浣熊、牛、狼等动物,但这些动物体内的龙线虫属的虫种易于混淆。

【防治】

预防麦地那龙线虫病的关键措施是注意饮水卫生,不饮生水,从自然界取回的水需经过滤。治疗本病的最可靠方法为当发现有虫体自皮肤暴露时,先用适量冷水置于暴露在伤口外的虫体上,雌虫随即伸出产幼虫,此时用 1 根小棒慢慢卷出约 5 cm 长的虫体,每日 1 次,约经 3 周即可将虫体全部取出。操作时必须谨慎,切勿将虫体拉断,否则幼虫逸出可致严重的炎症反应;也可手术取虫治疗。治疗药物可用甲硝唑(灭滴灵)和噻苯唑等。

六、肾膨结线虫

肾膨结线虫[*Dioctophyma renale*(Goeze,1782)Stiles,1901]是一种大型寄生线虫,俗称巨肾虫(The giant kidney worm)。本虫广泛分布在世界各地,寄生于犬、貂、狼、褐家鼠等 20 多种动物的肾及腹腔内,偶尔感染人体,引起肾膨结线虫病(dioctophymiasis renale)。

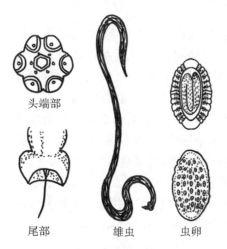

图 7 - 13　肾膨结线虫

【形态】

1. 成虫　呈圆柱形,两端略细,体表具横纹,活时呈血红色。口孔位于虫体顶端,其周围有两圈乳突。虫体两侧各有一行乳突,由前至后乳突排列由疏松到紧密。雄虫长 14～45 cm,宽 0.4～0.6 cm,尾端有钟形无肋的交合伞,又称为生殖盘或泄殖腔周围囊,交合伞中间有一锥形隆起。锥形隆起端部的泄殖孔中伸出交合刺 1 根,表面光滑。雌虫长 20～100 cm,宽 0.5～1.2 cm,阴门开口于虫体前的腹面中线上,位于食管之后。肛门卵圆形位于尾端。寄生在人体的虫体发育较差,虫体较小:雄虫为(9.8～10.3)cm×(0.12～0.18)cm,雌虫为(16～22)cm×(0.21～0.28)cm(图 7 - 13)。

2. 虫卵　呈椭圆形,棕黄色,大小为(60～80)μm×(39～46)μm,卵壳厚,除两端外表面有许多明显的小凹陷(图 7 - 13)。

【生活史】

肾膨结线虫成虫主要寄生在宿主的肾,虫卵经尿液排出体外进入水中,在 14～30℃ 条件下,经 15～102 日发育为含有第一期幼虫的卵(含蚴卵)。含蚴卵被中间宿主寡毛类环节动物摄食后,在其体内继续发育。动物食入含有第二期肾膨结线虫幼虫的寡毛类环节动物而感染。人的感染一般是由于生食或半生食含该虫第三期幼虫的蛙或鱼类而引起,或因吞食了生水中的或水生植物上的寡毛类环节动物而获得感染。幼虫进入人体消化道后,穿过肠壁随血流移行至肾盂发育为成虫(图 7 - 14),并产卵。虫体也可在膀胱、乳腺、卵巢、子宫、肝、腹腔等部位寄生。

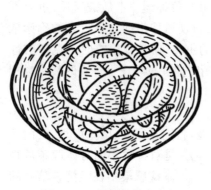

图 7 - 14　肾膨结线虫在肾盂

【致病】

肾膨结线虫寄生于终宿主的肾内,导致肾显著增大,约 70% 的感染者在肾盂背部有骨质板形成,透明软骨样物出现于骨质板边缘,大多数肾小球和肾盂黏膜乳头发生变性。肾盂腔中有大量的红细胞、白细胞或脓液。病变后期,感染肾萎缩,未感染肾因代偿而肥大。由于虫卵表面的黏稠物易凝成块,加上虫体死亡后的表皮残存,可能构成结石的核心。

肾膨结线虫病临床症状有腰痛、肾绞痛、反复血尿、尿频,可并发肾盂肾炎、肾结石、肾功能障碍等。也可见尿中排出存活或死亡,甚至残缺不全的虫体。当虫自尿道逸出时可引起尿路阻塞、急性尿中毒症状。虫体自尿中排出后症状随即缓解。

除肾外,肾膨结线虫还可寄生于腹腔,导致腹膜炎;偶可寄生于肝、卵巢、子宫、乳腺和膀胱等处而引起相应部位的病变和表现。

【诊断】

肾膨结线虫病确诊依据是从尿液中发现虫体或查见虫卵、手术探查或活检时发现虫体。在临床上,若遇有生食或半生食鱼或蛙史,并具有反复出现肾盂肾炎症状且久治不愈者应考虑本病的可能;对无临床症状,仅出现有蛋白尿、血尿、脓尿而用常规方法治疗无效者也应考虑本病的可能。但若虫体寄生于泌尿系统以外的腹腔等其他部位,或若仅有雄虫寄生或发生输尿管阻塞则无法查出虫卵。尿道造影、B超或CT检查可能有助于诊断本病。

【流行】

人体肾膨结线虫病病例发现不多,至今国外报告18例,国内有关人体的报告14例,最早由张森康(1981)报道在宜昌的人体感染4例,Sun等(1986)在国外报告1例亦为中国人,其他6例分布在湖北、广东、江苏、河南、四川、宁夏。11例患者尿中均有虫体排出,虫体数量1~11条,排出的虫体有活虫、尸体和残缺不全者,在1例肾病例切片中还同时发现了虫体和虫卵。

【防治】

预防本病的主要措施为加强宣传教育,不生食或半生食鱼肉、蛙肉及生菜,不饮生水。治疗本病最可靠的方法是手术取出虫体。药物治疗可以选用阿苯达唑和噻嘧啶,但需反复多个疗程用药。虫体寄生在肾盂者,行肾盂切开取虫为最佳的治疗办法。有时虫体可自动从输尿管排出。

七、肝毛细线虫

肝毛细线虫[*Capillaria hepatica*(Bancroft,1893)Travassos,1919]是一种鼠类和多种哺乳动物的常见寄生虫,偶可感染人。成虫寄生于肝,虫卵在肝沉积,使肝实质发生肉芽肿反应,引起肝毛细线虫病(hepatic capillariasis)。

【形态】

1. 成虫　较鞭虫纤细。雌虫大小为(53~78)mm×(0.11~0.20)mm,尾端呈钝锥形;雄虫大小为(24~37)mm×(0.07~0.10)mm,尾端突出的鞘膜内有1个纤细的交合刺。食管占体长的1/2(雄虫)或1/3(雌虫)。

2. 虫卵　形态与鞭虫卵相似,但较大,椭圆形,卵壳厚,分为两层,两层间有放射状纹。外层有明显的凹窝,两端各有黏液状透明塞状物,不凸出于膜外。

【生活史】

成虫寄生并产卵于宿主肝,卵在肝组织中不发育,直至宿主死亡。宿主肝被其他动物食入,经过消化道,虫卵随粪排出;或宿主死亡后尸体腐烂,虫卵释至土壤。虫卵在土壤中发育为含胚胎的感染性虫卵,宿主食入被感染性虫卵污染的食物或水而感染。感染后24小时内,虫卵在盲肠孵化为第一期幼虫,在6小时内钻入肠黏膜,经过肠系膜静脉、门静脉到达肝。感染后的3~4日开始在肝内蜕皮,经4次蜕皮后发育为成虫。

【致病】

肝毛细线虫主要在肝内寄生,形成肉芽肿样病变和脓肿样病变。肉芽肿样病变主要是虫卵沉积形成,虫卵周围有多核巨噬细胞,有的虫卵中心有钙化。肉芽肿可以单个扩大,也可以相互融合。肉芽肿之间为完整的肝实质。肝小静脉扩张、充血、纤维化。肉芽肿肉眼观,表现为多发点状珍珠样白色颗粒或者灰黄色小结节,大小为0.1~0.2 cm。脓肿样病变主要由成虫、虫卵形成,中心有成虫、虫卵、坏死组织,周围绕以嗜酸性粒细胞、浆细胞、巨噬细胞及嗜酸性物质。肉芽肿样病变及脓肿样病变可引起肝功能的改变,从而引起肝酶学的改变。患者临床表现大多较严重,发热、肝脾大、贫血等。严重者可表现为嗜睡、脱水等,甚至死亡。肝脾大的程度与感染程度呈正相关。实验室检查可见肝损害,血常规示白细胞增多、嗜酸性粒细胞增多、低色素性贫血。

【诊断】

肝毛细线虫病确诊较困难。确诊依据主要为经皮肝穿刺活检查见肝内寄生的大量虫卵。肝内嗜酸性粒细胞增多性肉芽肿有助于诊断。需注意与曼氏血吸虫病相鉴别。临床上肝脾大、嗜酸性粒细胞增多者,可考虑用免疫学方法做进一步检查。

【流行与防治】

全世界迄今为止确诊为肝毛细线虫病的患者共 37 例。在我国人体感染的报道仅有 3 例。大多数肝毛细线虫病可引起死亡,应予以注意。

除了肝毛细线虫病的报道,在海南(10 例、1992)、广东(3 例、1992)、四川(1 例、1992)和台湾(1例、1995)还发现肝毛细线虫假性感染病例 15 例,假性感染的出现是由于食入含肝毛细线虫卵的生鼠肝或兔肝而引起,虫卵仅通过人体消化道随粪便排出,但人并未获得感染,故称为假性感染(spurious infection)。真性感染(genuine infection)在人粪便中无此虫卵排出。

预防措施为搞好居住环境卫生,注意个人卫生和饮食卫生;治疗药物有锑剂、甲苯咪唑、阿苯达唑等。

(张伟琴)

第八章
吸 虫 概 论

吸虫(trematode)属扁形动物门(Platyhelminthes)的吸虫纲(Trematoda)。吸虫纲分为3个目:单殖目(Monogenea)、盾腹目(Aspidogastrea)、复殖目(Digenea)。寄生于人体的吸虫种类均隶属于复殖目,称为复殖吸虫(digenetic trematode)。复殖吸虫种类繁多、形态各异、生活史复杂,但其基本结构及发育过程略相同。

【形态】

大多数复殖吸虫的成虫背腹扁平,两侧对称;外观呈叶状、长舌状,少数呈扁锥形或近圆柱形;通常具口吸盘(oral sucker)和腹吸盘(acetabulum);体表常有皱褶、凸起嵴、陷窝、体棘、感觉乳突等。

1. 体壁　成虫体壁由体被(tegument)与肌肉构成。体被是具有代谢活力的合胞体(syncytium)结构。体被的外层为无核的细胞质层,其下为皮层细胞体(tegumental cell body 或 tegumentary cell)层,两层之间由细胞质束(cytoplasmic connection)相互联系。吸虫体被的外层由外到内依次为:外质膜(external plasma membrane)、基质(matrix)、基质膜(basal plasma membrane)。感觉器位于基质中,它的纤毛伸出体表,另一端有神经突(nerve process)与神经系统相通。基质膜之下依次为基层(basement layer)和肌肉层(muscle layer)。肌肉层由外环肌(circular muscle)与内纵肌(longitudinal muscle)组成。皮层细胞体位于肌肉层以下,很大,内有胞核、内质网、高尔基复合体、线粒体、核糖体以及各种小泡等。吸虫的体被具有保护虫体、吸收营养及感觉等功能(图8-1)。

2. 消化系统　包括口孔(mouth opening)、前咽(prepharynx)、咽(pharynx)、食管(esophagus)和肠管(intestine)。口孔由肌肉质的口吸盘环绕,位于虫体前端或偏腹侧;前咽短小或缺如;咽为球状、肌肉质;咽和肠管之间为食管;肠管常分为左右两个肠支

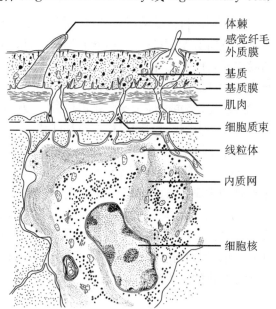

图8-1　复殖吸虫成虫体壁超微结构

右侧标注(自上而下):体棘、感觉纤毛、外质膜、基质、基质膜、肌肉、细胞质束、线粒体、内质网、细胞核

(cecum)向体后延展,肠支的末端为盲端。有些种类的吸虫肠管形态差异较大,如肝片形吸虫(*Fasciola hepatica*)肠管极度分支,蔓延至体部的两侧,裂体科吸虫的两肠支在体中后部汇合成一个单管。吸虫无肛门,未被消化吸收的废物经口排出体外(图8-2)。

3. 生殖系统　复殖吸虫中除裂体科的种类外均为雌雄同体。雌雄生殖孔(genital pore)均开口于生殖窦(genital sinus)内(图8-3)。雄性生殖器官包括睾丸(testes)、输出管(vasa efferentia)、输精管(vasa deferens)、贮精囊(seminal vesicle)、前列腺(prostate)、射精管(ejaculatory duct)或阴茎(cirrus)、阴茎袋(cirrus pouch)等。雌性生殖器官包括卵巢(ovary)、输卵管(oviduct)、受精囊(receptaculum seminis)、卵黄腺(vitelline glands)、卵黄管(vitelline duct)、卵黄囊(vitelline

reservoir)、卵黄总管(common vitelline duct)、卵膜(ootype)、劳氏管(Laurer's canal)、梅氏腺(Mehlis's glands)、子宫(uterus)、子宫末段(metraterm)等(图 8-2)。

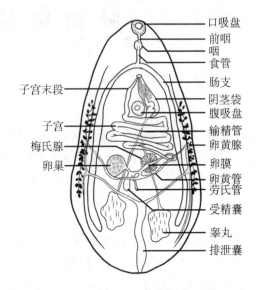

图 8-2　复殖吸虫成虫形态结构

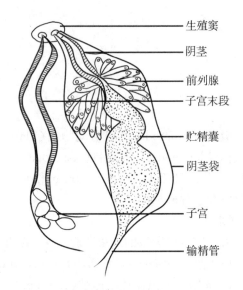

图 8-3　复殖吸虫成虫生殖系统末段

　　吸虫可以自体受精,但一般认为异体受精更为普遍。交配时,阴茎插入子宫末段,精子在子宫内向卵巢方向游动,可进入受精囊并储存于此,多余精子可由劳氏管排出体外。受精过程可在输卵管、卵膜或子宫内完成(图 8-4)。卵细胞、精子和来自卵黄腺的卵黄细胞在卵膜中形成虫卵,此时的虫卵具有半柔软的卵壳。随着雌性生殖管道有节律地收缩,虫卵被推入子宫,在移动过程中卵壳逐渐增厚、变硬。最终虫卵经生殖孔排出体外。复殖吸虫的生殖系统最为发达,每日产卵量多,所需营养物质也最多,合成代谢与能量代谢也最旺盛。

　　4. 排泄系统　吸虫排泄系统是很发达的原肾系统,它由焰细胞(flame cell)、毛细管(capillary tubule)、集合管(collecting tubule)、总集合管(larger collecting tubule)、排泄囊(excretory bladder)、排泄管和排泄孔组成(图 8-5)。排泄囊开口于排泄孔(excretory pore)。焰细胞是原肾系统的基本单位,焰细胞的数目与排列是吸虫分类的重要依据。焰细胞有细胞核、线粒体、内质网等。胞浆内有一束纤毛,每一纤毛有 2 根中央纤丝(fibril)与 9 根外周纤丝组成。显微镜下活体观察时,纤毛颤动像跳动的火焰,因而得名焰细胞(图 8-6)。纤毛颤动使液体流动并形成较高的过滤压,促使含有氨、尿素、尿酸等废物的排泄液排出体外。

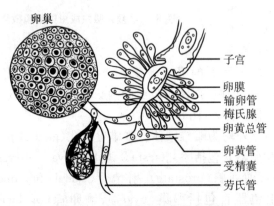

图 8-4　复殖吸虫成虫卵巢复合体

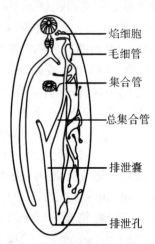

图 8-5　复殖吸虫排泄系统

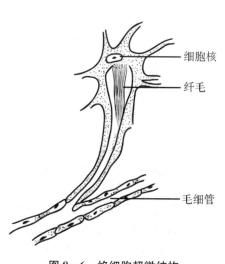

图 8 - 6　焰细胞超微结构

（标注：细胞核、纤毛、毛细管）

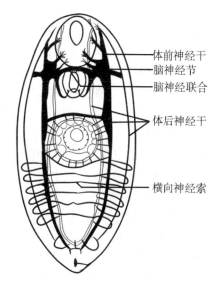

图 8 - 7　复殖吸虫神经系统

（标注：体前神经干、脑神经节、脑神经联合、体后神经干、横向神经索）

5. 神经系统　咽的两侧各有 1 个脑神经节（cerebral ganglia），它们之间由脑神经联合（brain commissure）相连。每个神经节分别向前、后各发出背、腹、侧 3 条纵行神经干（nerve cords），分布于虫体的背面、腹面、侧面。向后的神经干间在不同水平有横索（transverse commissure）相连，使整个神经系统形成"梯子形"（图 8 - 7）。由神经干发出的神经末梢到达口吸盘、咽、腹吸盘、生殖系统等器官及体壁外层感觉器。神经系统有乙酰胆碱酯酶与丁酰胆碱酯酶的活动，并有神经分泌细胞的存在，说明吸虫神经系统功能相当活跃。

【生活史】

复殖吸虫的生活史都要经历有性生殖世代（sexual generation）与无性生殖世代（asexual generation）的交替，还要经过 1 个或 1 个以上的中间宿主和 1 个终末宿主的更换，其生活史才能最终完成。复殖吸虫的第一中间宿主为淡水螺类或其他软体动物。绝大多数复殖吸虫还需要第二中间宿主，它们可以是贝类、水生节肢动物、鱼类以及陆生昆虫等。无性世代一般在中间宿主体内发育，有性世代在终宿主（脊椎动物和人）体内完成。复殖吸虫生活史虽然复杂，不同种类之间也有差异，但基本过程大致相同，包括卵（ovum）、毛蚴（miracidium）、胞蚴（sporocyst）、雷蚴（redia）、尾蚴（cercaria）、囊蚴（metacercarial cyst）、后尾蚴（metacercaria）和成虫（adult）。

复殖吸虫的生活史离不开水环境，虫卵必须入水或被软体动物宿主吞食后才能孵出毛蚴。毛蚴侵入宿主的淋巴系统或其他器官发育为胞蚴。胞蚴体内胚团分裂发育成多个雷蚴。雷蚴中的胚团再分裂发育为多个子雷蚴。在形态上雷蚴与胞蚴不同，雷蚴具口、肌性的咽及短的肠支，而胞蚴缺如。胞蚴与雷蚴均靠体表吸取其周围组织中的营养。雷蚴或子雷蚴中的胚团分裂发育为尾蚴。有些吸虫缺雷蚴期，而另一些吸虫却具有两代以上的雷蚴期。在胞蚴或雷蚴中的尾蚴成熟后，在一定条件下从宿主逸出，在水中游动的尾蚴可吸附在某些植物表面形成囊蚴，也可侵入第二中间宿主体内形成囊蚴。囊蚴进入终宿主消化道内，在消化液作用下，后尾蚴脱囊而出，再移行至适宜部位发育为成虫。裂体科吸虫无囊蚴期，尾蚴直接侵入终宿主经童虫发育为成虫。

一般认为，不同器官组织为虫体提供不同发育期所需的营养物质，虫体能识别不断改变的连续刺激，因此大部分虫体能根据一定途径移行到定居部位。不适宜宿主不能提供虫体必需的营养物质及生理信号，因而出现异常的个体发生移行（ontogenetic migration），导致虫体异常、异位寄生、发育迟缓或者死亡。复殖吸虫生活史的各个时期的形态、代谢及发育方式不尽相同，但是同一种吸虫所有阶段的基因是相同的，只是在不同阶段其基因表达情况不同。这种基因表达的差异是蛋白质、酶与基因间的相互作用实现的，但是其具体机制尚未完全清楚。

【生理】

从进化角度讲，吸虫既保留着某些自由生活的特性，又具有适应不同宿主、不同器官的理化环境的能力。这种较广泛的适应性和应变能力是吸虫的主要生理特征之一。从个体发育角度讲，吸虫生活史比较复杂，需要有性生殖世代和无性生殖世代的交替才能完成一个生命周期。而不同发育阶段个体所需宿主和环境条件不同，因此不同阶段的生理、生化特点也不相同。

吸虫有消化系统，可以主动吞食食物。寄生于宿主腔道的吸虫可以上皮细胞和黏液为食，寄生于血管的吸虫可以红细胞为食。吸虫与宿主体液间有一层变动的界面，这种界面既存在于虫体的表面也存在于虫体的消化道内面，氧和小分子物质可以通过此界面直接进入虫体，也可通过体被进行吸收；大分子物质的消化吸收主要在消化道内（细胞外）进行，经消化道壁的微绒毛吞噬进入细胞并形成食物泡，在酶的作用下被消化。消化后的产物可通过排泄系统或皮层排出体外。

吸虫获得能量的主要方式为有氧代谢和无氧代谢。葡萄糖、糖原等碳水化合物是重要的能量来源，蛋白质和脂肪较不重要。大多数成虫主要通过糖酵解获得能量，即使在氧气含量充足的血液中也是如此。但在某些种类的幼虫期，还需从有氧代谢中获得一定的能量，以满足快速生长的需要。

吸虫合成蛋白质的氨基酸是从其所处组织中通过消化道或体表吸收，成虫体内虽有蛋白质分解代谢，但它不是能量主要来源。脂类在吸虫组织中具有多种功能，既是细胞膜的主要结构组分，又是重要的能量储备形式，部分脂类组分也是细胞色素链和膜运转机制中的一个组分，类固醇在代谢调节中起着决定性作用。脂肪酸全部靠从宿主获得，吸虫本身只有加长某些脂肪链的功能。

吸虫在宿主体内的有氧代谢不是能量最主要的来源，但氧却是合成某些物质（如卵壳等）所必需的。在虫体内氧通过在体液中扩散或由血红蛋白携带到所需器官。由于不同吸虫的寄生部位不同，因此氧含量差别也很大；即使同一种吸虫，其不同发育阶段虫体对氧的需求也不一样。因此，长期适应的结果使得吸虫获得了良好的调节氧的消耗率的能力。

【分类】

我国常见寄生于人体的复殖吸虫种类见表8-1。

表8-1　我国常见寄生于人体的复殖吸虫

种类名称	分类地位	终末宿主	寄生部位
中华分支睾吸虫 *Clonorchis sinensis*	后睾科 Opisthorchiidae	人、猫、犬	肝胆管
异形异形吸虫 *Heterophyes heterophyes*	异形科 Heterophyidae	人、猫、犬、狐	肠管
布氏姜片吸虫 *Fasciolopsis buski*	片形科 Fasciolidae	人、猪等	小肠
肝片形吸虫 *Fasciola hepatica*		牛、羊等	肝胆管
卫氏并殖吸虫 *Paragonimus westermani*	并殖科 Paragonimidae	虎、豹、人、猫、犬等	肺或脑
斯氏并殖吸虫（斯氏狸殖吸虫）*Paragonimus skrjabini*（*Pagumogonimus skrjabini*）		果子狸、犬、猫等	皮下或肝等
日本裂体吸虫 *Schistosoma japonicum*	裂体科 Schistosomatidae	人、牛等	门静脉系统
日本棘隙吸虫 *Echinochasmus japonicus*	棘口科 Echinostomatidae	池鹭、鹊鸭、犬等	小肠

（韩　甦）

第九章
消化系统吸虫

消化系统吸虫是指成虫阶段在人体消化管或消化腺寄生的吸虫,包括常见的华支睾吸虫、布氏姜片吸虫,及偶然感染人体的肝片形吸虫、异形吸虫、棘口吸虫等。消化系统吸虫生活史多为间接发育型,人多因生食或半生食含有感染阶段(囊蚴)的鱼、虾、蛙肉及水生植物等受到感染。

第一节　华支睾吸虫

华支睾吸虫[*Clonorchis sinensis*(Cabbold 1875)Looss 1907]又称肝吸虫(liver fluke)。成虫寄生在人体的肝胆管内,可引起华支睾吸虫病(clonorchiasis),又称肝吸虫病。1874年首次在印度加尔各答一华侨的胆道内发现华支睾吸虫(McConnel,1875)。Heanley 1908年首次在我国发现华支睾吸虫患者。20世纪70年代曾在我国湖北江陵西汉古尸和战国楚墓古尸中查见该虫虫卵,从而证明华支睾吸虫病在我国至少已有2300年以上历史。

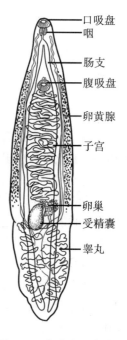

图9-1　华支睾吸虫成虫

【形态】

1. 成虫　虫体体形狭长,背腹扁平,前端稍窄,后端钝圆,状似葵花子,体表无棘,雌雄同体。虫体大小(10~25)mm×(3~5)mm。口吸盘略大于腹吸盘,口吸盘位于虫体前端,腹吸盘位于虫体前1/5处。消化道简单,口位于口吸盘的中央,咽呈球形,食管短,其后分为两肠支,沿虫体两侧直达后端,末端为盲端。雄性生殖器官有睾丸1对,前后排列于虫体后部1/3,呈分支状。两睾丸各发出1条输出管,向前约在虫体中部汇合成输精管,逐渐膨大成贮精囊,经射精管开口于腹吸盘前缘的生殖腔。无阴茎袋、阴茎和前列腺。雌性生殖器官有卵巢1个,边缘分叶状,位于睾丸之前,卵巢发出输卵管,其远端通入卵膜。卵膜周围有梅氏腺,卵膜通入子宫,子宫盘绕向前开口于生殖腔。受精囊呈椭圆形,与输卵管相通。在受精囊旁有一弯曲的劳氏管,与输卵管相通,开口于虫体背面。在卵膜之前,卵黄总管通入输卵管,它分为左右两支卵黄横管,它们在虫体的两侧各分上下两支,上有许多卵黄腺丛粒,其分泌物经卵黄总管,输入输卵管,并进入卵膜中(图9-1)。

2. 虫卵　形似芝麻,黄褐色,一端较窄且有卵盖,盖周围的卵壳增厚形成肩峰(shoulders),另一端有小疣(small nodule)。卵很小,大小为(27~35)μm×(12~20)μm。从粪便中排出时,卵内已含有毛蚴(图9-2)。

3. 囊蚴　呈椭圆形,大小平均为0.138 mm×0.15 mm。囊壁分为两层,囊内幼虫运动活跃,可见口、腹吸盘,排泄囊含黑色颗粒。

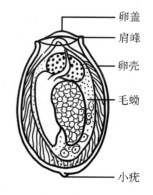

图9-2　华支睾吸虫虫卵

彩图　肝吸虫卵

【生活史】

华支睾吸虫生活史包括虫卵、毛蚴、胞蚴、雷蚴、尾蚴、囊蚴及后尾蚴、成虫等阶段。成虫寄生于人和哺乳动物(犬、猫等)的肝胆管内,虫多时可移居至大的胆管、胆总管或胆囊。第一中间宿主为淡水螺,第二中间宿主为淡水鱼、虾(图9-3)。

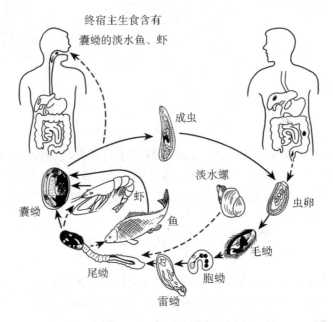

图9-3 华支睾吸虫生活史

虫卵自成虫产出后,随胆汁进入小肠,随粪便排出体外。虫卵进入水中被第一中间宿主吞食后,在螺类的消化道内孵出毛蚴,毛蚴穿过肠壁在螺体内发育,经过胞蚴、雷蚴和尾蚴阶段。成熟的尾蚴从螺体逸出,在水中遇到适宜的第二中间宿主,则侵入其体内,发育成为囊蚴。囊蚴被终宿主吞食后,在消化液的作用下,幼虫在十二指肠内脱囊。一般认为,脱囊后的后尾蚴循胆汁逆流而行,少部分幼虫在数小时内即可到达肝内胆管。但也有动物实验表明,幼虫可经血管或穿过肠壁达到肝胆管内。囊蚴进入人体至发育为成虫并在粪便中检到虫卵所需时间约1个月。成虫寿命一般为20～30年。

【致病】

1. **致病机制** 华支睾吸虫病的主要危害是使患者的肝受损,病变主要发生于肝的次级胆管。成虫破坏胆道上皮及黏膜下血管,并以血液为主要营养来源。虫体在胆道寄生时的机械刺激、分泌物、代谢产物等因素的作用,可引起胆管内膜及胆管周围的炎性反应,出现胆管局限性的扩张及胆管上皮增生、纤维化,使胆管管腔变窄、胆汁流出不畅等。由于虫体堵塞胆管,容易合并细菌感染,可出现胆管炎、胆囊炎或黄疸。病理研究表明,华支睾吸虫感染的胆管呈腺瘤样病变。感染严重时在门静脉区周围可出现纤维组织增生和肝细胞的萎缩变性,甚至肝硬化。由于胆管阻塞,淤滞胆汁中的可溶性葡萄糖醛酸胆红素在细菌性β-葡萄糖醛酸苷酶作用下变成难溶的胆红素钙。这些物质与死亡虫体碎片、虫卵、胆管上皮脱落细胞构成核心,并形成胆管结石。因此,华支睾吸虫病并发胆道感染和胆石症的报道很多。胆结石的核心往往可以找到华支睾吸虫卵。此外,华支睾吸虫感染可引起胆管癌,主要为胆管腺癌。2009年2月国际肿瘤中心召开的世界卫生组织(WHO)有关生物致癌因素审定工作会议上,将华支睾吸虫确定为胆管细胞癌明确致癌物,但是华支睾吸虫感染引发原发性胆管癌的发病机制迄今尚未完全阐明。

2. **临床表现** 华支睾吸虫病的潜伏期为1～2个月。寄生虫数量少时,无症状,重度感染时才出现症状。一般以消化系统的症状为主,疲乏、上腹不适、食欲不佳、厌油腻、消化不良、腹痛、腹泻、肝区隐痛、头晕等较为常见,但许多感染者无明显症状。常见的体征有肝大,多在左叶,质软,有轻度压痛,脾大较少见。严重感染者在晚期可造成肝硬化伴有腹水,甚至死亡。儿童和青少年感染华支睾吸虫后,临床表现往往较重,死亡率较高。除消化道症状外,常有营养不良、贫血、低蛋白血症、水肿、肝大和发育障碍,甚至肝硬化等,极少数患者可致侏儒症。

【诊断】

华支睾吸虫病的临床表现有时不典型,应注意与肝炎、急慢性胆囊炎、胃十二指肠溃疡等相鉴别。应注意询问病史,了解患者是否曾生活于流行区,有食生的或不熟鱼虾史。

1. 病原学检查　粪便中找到华支睾吸虫卵是确诊最主要的证据,一般在感染后 1 个月可在粪便中发现虫卵。检查虫卵的方法有 3 种。

(1) 涂片法:直接涂片法操作虽然简单,但由于所用粪便量少,检出率不高,容易漏检。改良加藤法(Kato-Katz:定量透明厚涂片法),在大规模肠道寄生虫调查中,是最有效的粪便检查方法之一,可用于蠕虫卵的定性和定量检查。近年来,有人将改良加藤法所用的 100 目/英寸的尼龙纱改为 260 目/英寸的尼龙纱,筛孔直径缩小,操作方法不变,使检出率明显提高。

(2) 集卵法:包括漂浮集卵法与沉淀集卵法两类。国内外报告的资料表明,无论哪种漂浮法均较沉淀法检出效果差。

(3) 十二指肠引流胆汁检查:把引流胆汁进行离心沉淀检查也可查获虫卵。

值得注意的是,华支睾吸虫卵与异形类吸虫卵在形态、大小上极为相似,容易造成误诊,故应根据各自形态的特征加以鉴别。

2. 免疫学检查　华支睾吸虫病的血清学免疫诊断的研究虽然开展较早,但进展较慢。近年来随着酶、放射性核素和胶体金等标记技术和新方法的发展和应用,大大提高了检测血清抗体或抗原的敏感性和特异性,使华支睾吸虫病诊断率大大提高。目前常用的方法有皮内试验、间接血凝试验(IHA)、间接荧光抗体试验(IFAT)、酶联免疫吸附试验(ELISA)等。其中 ELISA 检测华支睾吸虫病患者及用于流行病学调查,具有简便、快速、敏感性高、特异性强等优点,是目前较为理想的免疫学检测方法。

3. 影像学检查　B 型超声检查华支睾吸虫病患者时,主要有以下特征:肝实质点状回声增粗、增强;胆管系统回声增强、管壁增厚;胆囊壁毛糙,囊内有点状、索状或飘带状回声等,对确诊有一定参考价值。CT 检查华支睾吸虫胆道感染具有以下特征:肝内胆管从肝门向周围均匀扩张,肝外胆管无明显扩张;肝内管状扩张胆管直径与长度比多数小于 1:10;被膜下囊样扩张小胆管以肝周边分布为主,管径大小相近,这些是特异性征象;少数病例胆囊内可见不规则组织块影。一般认为,CT 是华支睾吸虫病较好的影像学检查方法。

【流行】

华支睾吸虫主要分布在亚洲,如中国、日本、朝鲜、越南和东南亚国家。目前我国华支睾吸虫流行分布范围广,除青海、宁夏、内蒙古、西藏等尚未报道外,已有 27 个省、市、自治区有不同程度流行。2001—2004 年的全国调查显示,平均感染率为 0.58%,感染率最高是广东,为 16.42%,其次是广西,为 9.76%。2015 年全国人体重点寄生虫现状调查报告显示,华支睾吸虫加权感染率为 0.47%。华支睾吸虫的流行区主要分布在华南和东北两大片区,其中主要集中在广西、广东和黑龙江、吉林等地。该病的流行分布区域与当地人群饮食习惯关系密切,男性感染率高于女性,城镇感染率高于农村。

1. 传染源　华支睾吸虫病的传染源广泛存在,主要为感染华支睾吸虫的人、猫、犬等。另外,还有报道称,鼠类、貂、狐狸、野猫、獾、水獭等均可成为保虫宿主。

2. 传播途径　华支睾吸虫病是经口感染的,该病在一个地区流行的关键因素是当地人群有食生的或未煮熟的鱼肉的习惯。例如,在广东主要通过食"鱼生"、"鱼生粥"或烫鱼片而感染;东北朝鲜族居民主要是用生鱼佐酒吃而感染。儿童的感染则与他们在野外食未烧烤熟透的鱼虾有关。此外,抓鱼后不洗手或使用切过生鱼的刀及砧板切熟食,用盛过生鱼的器皿盛熟食等也有感染的可能。

中间宿主十分广泛,作为华支睾吸虫的第一中间宿主淡水螺可归为 4 科 6 属 12 个种,最常见的有:纹沼螺(*Parafossarulus striatulus*)、赤豆螺(傅氏豆螺,*Bithynia fuchsianus*)、长角涵螺(*Alocinma longicornis*),这些螺均为坑塘、沟渠中小型螺类,适应能力强。各种螺类感染华支睾吸虫的程度各地报道不相同,而且毛蚴感染率随季节变化。华支睾吸虫对第二中间宿主的选择性不强,国内已证实的淡水鱼宿主有 15 科 57 属 101 种。但从华支睾吸虫流行病学角度看,养殖的淡水鲤科鱼类,如草鱼、青鱼、鲢鱼、鳙鱼、鲮鱼、鲤鱼、鳊鱼和鲫鱼等特别重要。野生小型鱼类,如麦穗鱼、克氏鲦鱼等感染率很高,与儿童华支睾吸虫病有关。1988 年的调查资料表明,在黑龙江佳木斯地区的麦穗鱼感染率为100%。囊蚴可分布在鱼体的各部分,如肌肉、头、皮、鳍及鳞等,一般以鱼肉及鱼头最多。也可因鱼的种属不同,囊蚴的分布亦不同。除淡水鱼外,淡水虾,如细足米虾(*Caridina nilotica gracilipes*)、巨掌沼虾(*Macrobrachium superfum*)等也可有囊蚴寄生。

3. 易感人群　华支睾吸虫病对人群普遍易感,无性别、年龄、种族和职业之分。关键因素是当地人群是否有生吃或半生吃鱼虾的习惯。感染者年龄最小为 3 个月婴儿,最大为 87 岁老人。

【防治】

1. 预防　华支睾吸虫病是由于生食或半生食含有囊蚴的淡水鱼、虾所致,预防华支睾吸虫病应抓住经口传染这一环节。做好宣传教育,使群众了解本病的危害性及其传播途径,自觉不食鱼生及未煮熟的鱼肉或虾,改进烹调方法和习惯,注意生食、熟食的厨具分开使用。不用未经煮熟的鱼虾喂猫、犬等动物,以免引起感染。加强粪便管理,不让未经无害化处理的粪便下鱼塘。结合农业生产清理塘泥或用药杀灭螺类,对控制本病也有一定的作用。

2. 治疗　治疗华支睾吸虫病的药物目前应用最多的是吡喹酮(praziquantel)与阿苯达唑(albendazole)。吡喹酮为首选药,用法以 25 mg/kg,每日 3 次,连服 2 日(总剂量 150 mg/kg)为宜。阿苯达唑对华支睾吸虫也有效,以 10 mg/kg,每日 2 次,连服 7 日为最适剂量,治疗后 6 个月虫卵阴转率可达 100%,不良反应轻微,停药后自行缓解。对重症感染和伴有营养不良及肝硬化的患者,应先予以支持疗法,再进行驱虫治疗。

健康所系,性命相托,提高技能,服务社会

第二节　布氏姜片吸虫

布氏姜片吸虫[*Fasciolopsis buski*(Lankester,1857)Odhner,1902]是一种寄生在人、猪小肠内的大型吸虫,俗称姜片虫,可致姜片虫病(fasciolopsiasis)。布氏姜片吸虫是人类最早认识的寄生虫之一,早在 1600 多年前的东晋时期我国范东阳记述了寄生于人体的扁形肠吸虫。国外最早的记载是1843 年 Buski 在伦敦航海医院一具印度水手尸体的十二指肠内发现布氏姜片吸虫。1857 年Lankester 对布氏姜片吸虫形态作了初步描述,经 Cobbold(1859)加以补充,1899 年 Looss 确定了本虫的分类地位。

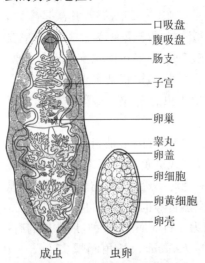

口吸盘
腹吸盘
肠支
子宫
卵巢
睾丸
卵盖
卵细胞
卵黄细胞
卵壳

成虫　　虫卵

图 9-4　布氏姜片吸虫成虫及虫卵

【形态】

1. 成虫　虫体肥厚,背腹扁平,前窄后宽,形似姜片;活时为肉红色,死后呈灰白色,虫体大小为(20~75)mm×(8~20)mm;口吸盘小,位于虫体亚前端;腹吸盘发达,比口吸盘大 4~5 倍,肌肉发达,呈漏斗状,紧靠口吸盘之后;咽和食管短,肠支在腹吸盘前分叉,呈波浪状弯曲,向后延伸至体末端;2 个睾丸高度分支,呈珊瑚状,前后排列于虫体后半部;1 个卵巢位于睾丸之前,呈佛手状分支,子宫盘曲在卵巢与腹吸盘之间(图 9-4)。

2. 虫卵　长椭圆形,淡黄色,大小为(130~140)μm×(80~85)μm,卵盖不明显,卵壳薄而均匀;卵内含 1 个卵细胞和 20~40个卵黄细胞(图 9-4)。

3. 囊蚴　扁圆形,大小为 0.216 mm×0.187 mm,囊壁为两层,内为幼虫,其排泄囊充满黑色折光颗粒。

【生活史】

布氏姜片吸虫的终宿主是人与猪。中间宿主为扁卷螺。以菱角、荸荠、茭白、水浮莲、浮萍等水生植物为传播媒介。成虫寄生在终宿主小肠上段。虫卵随宿主粪便排出，落入水中后，在适宜的温度(26～32℃)下经3～7周发育，孵出毛蚴。毛蚴主动侵入扁卷螺(*Segmentina*)。在螺体内经1～2个月的发育和无性增殖，先后形成胞蚴、母雷蚴、子雷蚴和尾蚴。成熟尾蚴逸出螺体后，吸附在水生植物或其他物体的表面形成囊蚴，尾蚴亦可在水面结囊。人和猪生食含这种囊蚴的水生植物或喝含有囊蚴的生水而感染。在终宿主上消化道，囊蚴受消化液作用后，后尾蚴脱囊逸出，吸附在肠黏膜上，经1～3个月发育为成虫(图9-5)。每一成虫日产卵量为15000～25000个。成虫在人体内的寿命推算为7个月至4.5年。

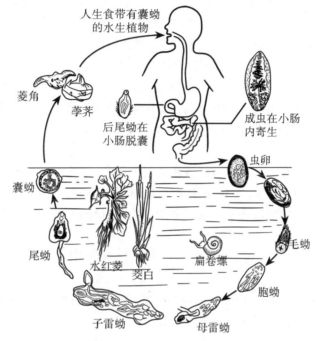

图9-5　布氏姜片吸虫生活史

【致病】

1. 致病机制　布氏姜片吸虫虫体大，腹吸盘发达，吸附力强，造成被吸附的肠黏膜与其附近组织发生炎症反应、点状出血、水肿，甚至可形成脓肿。有时受损的黏膜发生坏死、脱落，形成溃疡。炎症部位可见细胞浸润，肠黏膜上皮细胞的黏液分泌物增加。成虫寄生于肠道可夺取宿主营养，若感染虫数较多，虫体覆盖肠黏膜，则影响宿主消化与吸收功能，导致营养不良和消化功能紊乱。此外，虫体代谢产物和分泌物还可引起变态反应和嗜酸性粒细胞增多。大量感染时虫体成团可引起肠梗阻。

2. 临床表现　由于感染虫体的数量和人体体质的差异，感染者的临床表现差别很大。轻度感染者无明显症状和体征。姜片吸虫病患者的主要症状为上腹部或右季肋下隐痛，常有消化不良性腹泻，上腹部肠鸣音亢进，多数伴有精神萎靡、倦怠无力等症状。儿童患者可出现颜面水肿、苍白，应注意与肾病相鉴别。多数儿童可有不同程度的发育障碍和智力减退，甚至因衰竭致死。

【诊断】

来自流行区，伴有慢性腹痛、腹泻、消瘦、贫血及水肿的患者，特别是喜生食水生植物者，应考虑姜片吸虫病。

姜片吸虫病的诊断主要依赖病原学检查。由于姜片吸虫虫卵大，容易识别，对多数感染者可通过粪便检查出虫卵来确诊。粪便浓集法(一次连续查3张厚涂片或用水洗沉淀法)可显著提高检出率。部分患者有自然排虫或偶尔呕出虫体现象，经鉴定虫体确诊。少数粪便检查不易查见虫卵者，一般多因虫体尚未发育成熟或感染度低的缘故。反复多次粪便检查或做粪便定量计数以确定其感染度,对诊断或病情分析具有重要意义。用免疫学方法对感染早期或大面积普查,有较好的辅助诊断价值。姜片虫卵与粪便中肝片形吸虫卵和棘口吸虫卵应注意相鉴别。

【流行】

姜片虫病是人、猪共患的寄生虫病。它主要流行分布在亚洲的温带和亚热带地区。在我国,除东北和西北地区以外,其他 18 个省、市和自治区均有流行。猪姜片虫病的流行区较人姜片虫病的流行区广。1988—1992 年的人体寄生虫分布调查结果显示,全国平均感染率为 0.169%,估计全国感染人数为 191 万,其中以湖北省感染率最高(1.877%),其次是上海(0.776%),再次是湖南、江苏、甘肃、江西等省。2001—2004 年开展的第二次全国人体重要寄生虫病调查显示,浙江感染率最高(0.11%),其次为安徽(0.04%)、上海(0.02%)、河南(0.008%)、湖北(0.006%)。2015 年开展的第三次全国人体重点寄生虫病现状调查显示,农村调查的 484210 人中,仅 8 人感染布氏姜片吸虫,感染率为 0.0017%。

造成姜片虫病流行的因素:患者、带虫者和猪是本病的传染源,家猪是主要保虫宿主,野猪和犬亦有自然感染的报道;藕田或茭白湖施用新鲜的人粪或猪粪;湖内中间宿主扁卷螺种类多、数量大、分布广;众多的水生植物均可作为姜片吸虫的传播媒介;不少地方的居民有生食菱角、荸荠、茭白和饮生水的不良习惯,农民用新鲜水生植物作猪的饲料等。

寄生虫病防治
是健康中国战
略组成部分

【防治】

1. 开展健康教育　不生食未经刷洗过或沸水烫过的菱角、荸荠等水生植物,不饮河塘内生水。

2. 加强粪便管理　人、猪粪便无害化处理,严禁新鲜粪便下水。

3. 积极查治传染源　治疗患者和患畜最有效的药物是吡喹酮。

第三节　肝片形吸虫

肝片形吸虫(*Fasciola hepatica* Linnaeus,1758)是一种寄生在牛、羊和其他哺乳动物胆管内的常见寄生虫。人也可感染,引起肝片形吸虫病(fascioliasis)。

【形态】

肝片形吸虫与姜片吸虫的成虫和虫卵在形状、颜色和大小方面都十分相似。

1. 成虫　虫体呈棕红色,大小为(20～40)mm×(8～13)mm。其主要形态特征:虫体前端有明显突出部,称为头锥;体表密布细小棘刺;腹吸盘不及姜片吸虫的发达,位于头锥基部水平;肠支有很多分支,呈树枝状;睾丸高度分支,前后排列在虫体中部;卵巢较小,分支细(图 9-6)。

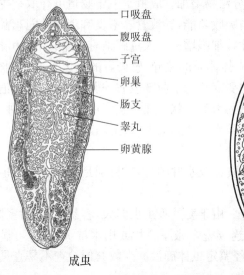
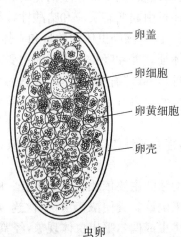

成虫　　　　　　　　　　　　　　虫卵

图 9-6　肝片形吸虫成虫及虫卵

2. 虫卵 大小为(130～150)μm×(63～90)μm。卵的形态特征:纵径略长;卵盖略大;卵壳周围可见胆汁染色颗粒附着;卵内充满卵黄细胞,有1个不易见到的卵细胞(图9-6)。

【生活史】

肝片形吸虫成虫寄生在终宿主的肝胆管内,产出的虫卵随胆汁流入肠腔后随粪便排出体外。虫卵入水后,在适宜条件下(22～26℃)经9～14日发育为含毛蚴的虫卵,毛蚴孵出后借助全身的纤毛在水中做直线运动。毛蚴遇到适宜的中间宿主椎实螺(在我国以截口土蜗为主)后,脱去纤毛钻入螺体。经胞蚴、母雷蚴、子雷蚴和尾蚴4个阶段的发育和繁殖。成熟的尾蚴逸出螺体,附着在水生植物或其他物体表面上形成囊蚴。终宿主因食入囊蚴而感染。囊蚴内后尾蚴在宿主小肠上段逸出,主动穿过肠壁,进入腹腔,钻破肝被膜,深入肝实质数周后,最终进入胆管中寄生,约经4周发育为成虫。完成一个生活史周期最短需要17～18周,在现场条件下估计其生活史约需5个月。自感染囊蚴至成虫产卵至少需10～11周。每条虫日产卵量为20000个左右。成虫在人体内存活可达12年。

【致病】

1. 致病机制 肝片形吸虫的后尾蚴、童虫和成虫均可致病。后尾蚴和童虫经小肠、腹腔和肝内移行均造成机械性损害和化学性刺激,肠壁可见出血灶,肝组织可表现出广泛性的炎症(损伤性肝炎)。随着童虫成长,损害进一步加剧,可出现明显的纤维蛋白性腹膜炎。童虫进入胆管后发育为成虫,由于虫体长期的机械性刺激和化学性刺激,可致胆管上皮增生、胆管壁炎症性改变,并易并发细菌感染,表现为胆管炎。肝片形吸虫产生的大量脯氨酸在胆汁中积聚,也是引起胆管上皮增生的重要原因。肝片形吸虫感染较轻时胆管呈局限性增大,而重感染者胆管的各分支均有管壁增厚。虫体阻塞胆管、胆汁淤积,造成管腔扩张。

2. 临床表现 可分为急性期、潜隐期和慢性期3个时期。也有少数为无症状带虫者。

(1)急性期:童虫在组织中的移行过程,又称侵袭期。发生在感染后2～12周,突发高热、腹痛,并常伴有胀气、呕吐、腹泻或便秘、肝大、贫血和血中嗜酸性粒细胞明显增高等。有些患者还可出现肺部和皮肤变态反应症状。此期表现持续2～4周。

(2)潜隐期:通常在感染后4个月左右,此期虫体已进入胆管。患者的急性症状减退或消失,在数月或数年内无明显不适,或稍有胃肠道不适症状,而病变在进一步发展中。

(3)慢性期:又称阻塞期。慢性期最常见的症状之一是贫血。由于成虫在胆管内寄生引起胆管炎和胆管上皮增生,逐渐出现一系列临床表现,主要包括乏力、右上腹疼痛或胆绞痛、恶心、厌油腻食物、黄疸和肝大并有轻微触痛、腹泻等。此外,成虫所致胆管损伤可引起胆管广泛出血及成虫食血,是贫血的主要原因。

(4)异位损害:又称肝外肝片形吸虫病。童虫在腹腔中移行时,可穿入或随血流到达肺、胃、脑、眼眶以及皮下等处。常在手术后才能确诊。在有生食牛、羊肝习惯的地区,虫体可引起咽部肝片形吸虫病。

【诊断】

1. 病原学检查 粪便检查或十二指肠引流液沉淀检查虫卵为肝片形吸虫病的诊断依据。虫体寄生较少者往往漏检,而且肝片形吸虫卵与姜片吸虫卵、棘口吸虫卵近似,应注意鉴别。

临床上有不少病例是经外科剖腹探查或进行胆管手术发现虫体而确诊的。肝表面的白色条索状隆起及胆管增粗现象,提示有肝片形吸虫寄生的可能。

2. 免疫学检查 对急性期患者、胆道阻塞患者以及异位寄生的病例,采用免疫学检查有助于本病的诊断。用酶联免疫吸附试验(ELSA)、间接血凝试验(IHA)和间接免疫荧光抗体试验(IFAT)等方法检测患者血清中的特异性抗体均有较高的敏感性。

3. 其他检查 血象检查白细胞总数和嗜酸性粒细胞均增多,尤其在急性期更明显;胆囊造影有时可发现肝片形吸虫;B型超声可显示不同程度肝大,肝实质不均匀,肝胆管扩张,胆囊壁肥厚,有时可发现胆道内肝片形吸虫的圆形阴影。

【流行与防治】

　　肝片形吸虫病是一种畜主人次型的寄生虫病,散发性流行于世界各地。牛、羊肝片吸虫感染率多在20%～60%之间。法国、葡萄牙和西班牙是人体感染肝片形吸虫的主要流行区。在我国1988—1992年的人体寄生虫分布调查结果显示,人群感染率为0.002%～0.171%,平均感染率0.010%。散发于19个省(区、市),其中以甘肃省的感染率为最高(0.171%),其次为海南省(0.151%)。估计全国感染人数为12万。2015年全国人体重点寄生虫病现状调查显示,全国农村调查的484210人中,仅5人感染肝片形吸虫,感染率为0.001%。人可因生食水生植物(如水芹)或饮生水或生食或半生食含肝片形吸虫童虫的牛、羊内脏(如肝)而获得感染。

　　预防人体肝片形吸虫病的关键措施是卫生宣教,使居民认识到生食媒介植物和动物内脏的潜在危害。治疗本病的首选药物是硫氯酚(别丁)。其他药物有吡喹酮和阿苯达唑。

第四节　其他消化道吸虫

一、异形吸虫

　　异形吸虫(*Heterophyid trematodes*)是指属于异形科(Heterophyidae)的一类小型吸虫。成虫寄生于鸟类、哺乳动物和人。我国常见的异形类吸虫有10多种,其中已有人体感染报告的有9种,即异形异形吸虫(*Heterophyes heterophyes* V. Siebold,1852)、横川后殖吸虫(*Metagonimus yokogawai* Katsurada,1912)、钩棘单睾吸虫(*Haplorchis pumilio* Looss,1899)、多棘单睾吸虫(*Haplorchis yokogawai* Katsuta,1932)、扇棘单睾吸虫(*Haplorchis taichui* Katsuta,1932)、哥氏原角囊吸虫(*Procerovum calderoni* Afric & Garcia,1935)、施氏原角囊吸虫(*Procerovum sisoni* Afric,1938)、镰刀星隙吸虫(*Stellantchasmus falcatus* Onji & Nishio,1924)和台湾棘带吸虫(*Centrocestus formosanus* Nishigori,1924)。

【形态与生活史】

　　虫体微小,体长一般为0.3～0.5 mm,大的不超过3 mm,呈椭圆形,前半体略扁,后半体较肥大,体表具有鳞棘。除口吸盘、腹吸盘外,有的种类还有生殖吸盘。生殖吸盘或单独存在或与腹吸盘相连构成腹殖吸盘复合器(ventro-genital sucker complex)。前咽明显,食管细长,肠支长短不一。睾丸1～2个,贮精囊明显;卵巢位于睾丸之前,受精囊明显。卵小,各种异形吸虫的卵形态相似。除台湾棘带吸虫的卵壳表面有格子状花纹外,其他异形吸虫卵与华支睾吸虫卵在形态上难以鉴别(图9-7)。

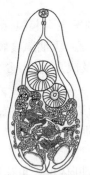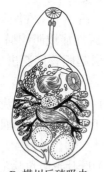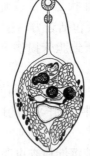

A. 异形异形吸虫　　B. 横川后殖吸虫　　C. 钩棘单睾吸虫

图9-7　异形吸虫

　　各种异形吸虫的生活史基本相同,成虫寄生于鸟类及哺乳动物的肠道,第一中间宿主为淡水螺类,第二中间宿主包括淡水鱼和蛙。毛蚴在螺体内经过胞蚴、1～2代雷蚴和尾蚴阶段后,尾蚴从螺体逸出,侵入鱼或蛙体内发育成囊蚴,终宿主吞食囊蚴后在小肠发育为成虫并产卵。

【致病与诊断】

　　异形吸虫成虫体小,在肠道寄生时有钻入肠壁的倾向,因而虫卵可进入肠壁血管,并随血流到达脑、脊髓、肝、脾、肺、心肌等组织或器官,造成严重后果。重度感染者可出现消化道症状和消瘦。

常规的病原学检查方法是粪便涂片及沉渣镜检虫卵,但因各种异形吸虫的卵形态相似,且与华支睾吸虫卵难以鉴别,因此了解一个地区吸虫流行的种类,特别是该地区有无异形吸虫存在,将有助于诊断。若能获得成虫,可根据成虫形态进行判断。

【流行与防治】

异形吸虫病在日本、朝鲜、菲律宾、土耳其、以色列、埃及等国家都有流行。我国在上海、浙江、江西等地区都有发现。异形吸虫囊蚴在酱油、醋和5%的盐水中可分别存活13小时、24小时和4天。50℃水中7分钟,80℃水中3分钟,开水中20秒,囊蚴可被杀死。因此,注意饮食卫生,不食未煮熟的鱼肉和蛙肉是避免异形吸虫感染的重要措施。治疗首选吡喹酮。

二、棘口吸虫

棘口科(Echinostomatidae)吸虫种类繁多,全世界已报道的有600多种。宿主主要是鸟禽类,其次是哺乳类和爬行类,少数寄生于鱼类。有的棘口吸虫可在多种动物寄生。

可寄生于人体的棘口吸虫主要分布于东南亚地区,我国已报告的在人体寄生的棘口吸虫有16种,主要有:圆圃棘口吸虫(*Echinostoma hortense* Asada, 1926),马来棘口吸虫(*Echinostoma malayanum leiper*, 1911),接睾棘口吸虫(*Echinostoma paraulum* Dietz, 1909),卷棘口吸虫[*Echinostoma revolutum*(Frohlich, 1802)Dietr, 1909],卷棘口吸虫日本变种(宫川棘口吸虫)(*Echinostoma revolutum var. Japonica*, Vkurisa, 1932),曲领棘缘吸虫(*Echinoparyphium recurvatum* Linstow, 1973),日本棘隙吸虫(*Echinochasmus japonicus* Tanabe, 1926),抱茎棘隙吸虫[*Echinochasmus perfoliatus*(V. Ratz, 1908)Dietz, 1910],九佛棘隙吸虫(*Echinochasmus jufoensis* liang et Ke, 1988),藐小棘隙吸虫(*Echinochasmus litiputanus* Looss, 1896),福建棘隙吸虫(*Echinochasmus fujianensis* Chen et al, 1992)和埃及棘口吸虫(*Echinostoma aegyptica* khalil, 1924)。

【形态与生活史】

棘口吸虫虫体长形,体表有棘,口吸盘、腹吸盘相距甚近,口吸盘周围有环口圈或头冠,环口圈或头冠之上有1圈或2圈头棘(图9-8)。腹吸盘发达,位于体前部或中部的腹面。睾丸2个,前后排列在虫体的后半部。卵巢位于睾丸之前(图9-9,图9-10)。卵大,椭圆形,壳薄,有卵盖。成虫寄生于肠道,偶尔也可侵入胆管。第一中间宿主为淡水螺类,毛蚴侵入螺体后经胞蚴和2代雷蚴后发育成尾

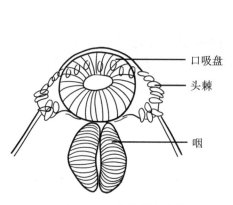

图9-8　棘口吸虫头部

口吸盘

头棘

咽

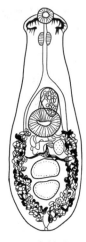

图9-9　日本棘隙吸虫成虫

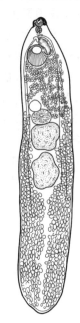

图9-10　圆圃棘口吸虫成虫

蚴。第二中间宿主包括鱼、蛙或蝌蚪。但棘口吸虫对第二中间宿主的要求不很严格,尾蚴也可在子雷蚴体内结囊,或逸出后在原来的螺体内结囊,或侵入其他螺或双壳贝类体内结囊,有的还可在植物上结囊。人或动物因食入含囊蚴的中间宿主而感染。

【致病与诊断】

棘口吸虫成虫多寄生于小肠上段,以头部插入黏膜,引起局部炎症,患者可出现腹痛、腹泻或其他胃肠道症状,严重感染者可有畏食、下肢水肿、贫血、消瘦、发育不良,甚至死亡。

常用的粪便检查方法,如直接涂片法、沉淀法等都可采用,但由于多种棘口吸虫的卵在形态上都很相似,若能获得成虫,则有助于鉴定种类。

【流行与防治】

人体棘口吸虫病主要见于亚洲东部和东南亚,其中日本、朝鲜和我国报道的病例较多。人多因食入生的或未熟的含有囊蚴的鱼或蛙的肉而感染,因此改变不良的饮食习惯是预防本病的关键。治疗药物可用硫氯酚或吡喹酮。

三、徐氏拟裸茎吸虫

徐氏拟裸茎吸虫(*Gymnophalloidesseoi*)属复殖目,拟裸茎吸虫科,拟裸茎吸虫属。最早于1988年在韩国一急性腹痛妇女体内发现,经分类学家 Hilda Ching 鉴定,确认为拟裸茎吸虫属新种。

【形态与生活史】

徐氏拟裸茎吸虫成虫前端椭圆、后端略尖。体长 0.33～0.50 mm,中部宽 0.23～0.33 mm。口吸盘大,肌性,两边各有一明显的侧凸。咽发育良好、肌性。食管短,肠支呈囊状,通常仅达虫体中部。腹吸盘位于虫体后端 1/5～1/4 处。拟裸茎吸虫属的特征性结构为腹凹(pit),位于腹吸盘之前。睾丸2个,卵圆形,左右对称,位于腹凹和腹吸盘之间。生殖孔不明显,开口于腹吸盘前缘。卵巢椭圆形,位于右侧睾丸前方。卵黄腺2个,致密块状、分叶少。子宫盘曲,大多数位于虫体中部 1/3 处。虫卵椭圆形,壳薄而透明,大小为(0.020～0.025)mm×(0.011～0.015)mm。有明显的卵盖。终宿主除人以外,主要为涉水候鸟(蛎鹬),成虫寄生于终宿主的十二指肠、空肠和回肠,虫卵随粪便排出,第一中间宿主尚不清楚,第二中间宿主为牡蛎(*Crassostrea gigas*),后尾蚴主要寄生于牡蛎咬合部被膜表面,感染较多时可播散到牡蛎口部,人因生食牡蛎而感染。

【致病与诊断】

成虫在肠道寄生可引起肠绒毛萎缩和腺窝增生。轻度感染者常无明显临床症状。感染较重时可表现为胃肠道症状,如腹痛、腹泻、消化不良,可伴有发热、食欲减退、体重减轻、虚弱等。本虫感染除累及肠道外,还可侵犯胆囊或胰管,引起相应症状。

本虫产卵量小,估计1条徐氏拟裸茎吸虫成虫每日产卵2～84个,且虫卵比华支睾吸虫虫卵小。因此除非重度感染者,常规的粪便检查方法容易漏检。此外,由于不同种拟裸茎吸虫卵在形态上很难区别,因此确诊还依赖驱虫后以成虫鉴定。

【流行与防治】

本虫主要分布于韩国西北到东南海岸,Shinan-gun 岛的流行率最高,人体虫卵阳性率达 49.0%,至于韩国其他海岸或与其邻近的中国、日本、俄罗斯海岸是否有徐氏拟裸茎吸虫存在还有待研究。吡喹酮对本虫有效。

(韩　甦)

第十章
脉管与组织吸虫

脉管与组织吸虫是指其成虫阶段主要寄生于宿主静脉系统或肺等组织器官内的吸虫,主要包括寄生于人体肺部的卫氏并殖吸虫,寄生于门静脉-肠系膜静脉的日本血吸虫和曼氏血吸虫,以及寄生于泌尿生殖系统静脉血管的埃及血吸虫。因斯氏并殖吸虫成虫寄生于果子狸等哺乳动物的肺部,人为非适宜宿主,其童虫可寄生于人体多组织器官,斯氏并殖吸虫也归类于脉管与组织吸虫。常见的脉管与组织吸虫生活史多为间接发育型,主要经口或皮肤而感染人体。

第一节 并殖吸虫

并殖吸虫(*Paragonimus*)隶属于并殖科(Paragonimidae)。呈世界性分布,广泛流行于亚洲、非洲和拉丁美洲的 30 多个国家和地区。种类繁多,迄今各国报道的虫种已达 50 余种(包括同物异名),我国已报告 35 种。成虫主要寄生于人及哺乳动物的肺,故又称肺吸虫(lung fluke),引起的疾病称为并殖吸虫病(paragonimiasis),又称肺吸虫病(lung fluke disease),是危害严重的人兽共患病,也是我国重要的食源性寄生虫病之一。在我国,主要虫种有卫氏并殖吸虫[*Paragonimus westermani* (Kerbert,1878)Braun,1899]和斯氏并殖吸虫(*P. skrjabini* Chen,1959)。

一、卫氏并殖吸虫

卫氏并殖吸虫是人体并殖吸虫病的主要病原体。成虫除寄生于人体肺部外,也可寄生于颅内和大脑,导致相应部位的病变。童虫可寄生于皮下、腹腔、肝、脾、脑、脊髓、眼眶等处引起异位损害。

【形态】

1. 成虫　形似半粒花生,背面隆起,腹面扁平。活时红褐色,固定后为砖灰色。大小为(7.5～12.0)mm×(4.0～6.0)mm×(3.5～5.0)mm,体表有体棘。口吸盘、腹吸盘大小相近,口吸盘在虫体前端,腹吸盘位于虫体中横线之前。消化系统包括口、咽、食管和两肠支。肠支沿虫体两侧形成 3～4 个弯曲而达后端,末端为盲端。雌雄同体。雄性生殖器官有 1 对分支状睾丸,左右并列于虫体后 1/3 处。雌性生殖器官有 1 个分叶状的卵巢,与盘曲成团的子宫左右并列于睾丸之前。卵黄腺滤泡状,分布于虫体两侧,排泄囊明显可见(图 10-1)。

2. 虫卵　椭圆形,左右多不对称,前端较宽,金黄色,大小为(80～118)μm×(48～60)μm,前端有一较大的卵盖,常稍倾斜,偶有卵盖不可见。卵壳厚薄不均,后端卵壳常稍增厚,卵内含 1 个卵细胞和 10 余个卵黄细胞(图 10-1)。

3. 囊蚴　椭圆形,直径 300～400 μm,两层囊壁,外层囊壁薄而易破,内层囊壁较厚,后尾蚴卷曲于囊内,可见含黑色颗粒的排泄囊和弯曲的肠支,偶可见口吸盘。

【生活史】

卫氏并殖吸虫的终宿主除人外,主要为肉食哺乳动物,如犬、猫等。第一中间宿主为川卷螺,第二中间宿主为淡水蟹和蝲蛄,家猪、野猪等为其转续宿主。生活史阶段有虫卵、毛蚴、胞蚴、母雷蚴、子雷蚴、尾蚴、囊蚴、后尾蚴、童虫和成虫。

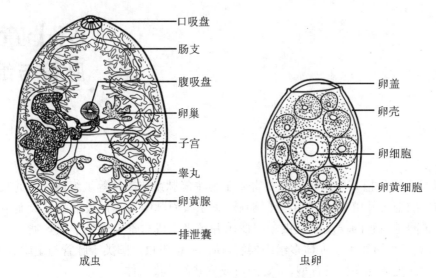

口吸盘
肠支
腹吸盘
卵巢
子宫
睾丸
卵黄腺
排泄囊

成虫

卵盖
卵壳
卵细胞
卵黄细胞

虫卵

图 10-1　卫氏并殖吸虫成虫和虫卵

　　成虫寄生于终宿主肺部,形成虫囊,可与支气管相通。虫卵随痰液或被咽下随粪便排出体外。虫卵入水,在 25～30℃下,约经 3 周发育成熟并孵出毛蚴。毛蚴在水中遇到适宜的螺类宿主即侵入其体内,经胞蚴、母雷蚴、子雷蚴的发育和增殖,形成许多尾部极短的"微尾型"尾蚴。从毛蚴侵入螺体到尾蚴逸出约 3 个月。尾蚴在水中侵入第二中间宿主,或随螺一起被第二中间宿主吞食,又经 3 个月在溪蟹或蝲蛄的肌肉、内脏或腮下形成囊蚴。囊蚴经口进入终宿主消化道,后尾蚴脱囊而出,在小肠内发育为童虫,再穿过肠壁进入腹腔,经 1～3 周移行窜扰后,穿过横膈经胸腔入肺发育为成虫(图 10-2)。卫氏并殖吸虫在终宿主体内发育需 2～3 个月,成虫寿命 5～6 年,甚至可长达 20 年。转续宿主食入第二中间宿主后,童虫在其体内不能发育成熟;若终宿主食入生的或未熟的转续宿主的肉,童虫即可在其体内发育为成虫。

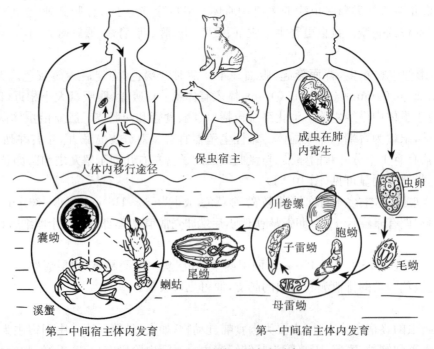

人体内移行途径
保虫宿主
成虫在肺内寄生
虫卵
川卷螺
胞蚴
子雷蚴
毛蚴
母雷蚴
囊蚴
蝲蛄
尾蚴
溪蟹
第二中间宿主体内发育
第一中间宿主体内发育

图 10-2　卫氏并殖吸虫生活史

　　童虫在移行过程中,可停留在沿途各处或侵入肺以外的器官组织异位寄生,如寄生于皮下、肝、脑和脊髓等处,虫体成熟的时间明显延长,甚至不能发育成熟。成虫也可在体内移行导致异位寄生,如成虫可窜至纵隔,沿大血管向上方游走,沿颈内动脉周围的软组织到达颅底部,再经颈动脉管外口或破裂孔进入颅内及大脑。

【致病】

　　1. 致病机制　卫氏并殖吸虫的致病主要是童虫和成虫在人体组织与器官中移行及寄生造成的机械性损伤及其分泌、代谢产物引起的免疫病理损害。因虫体对组织破坏大,又有游走性,可造成多种组织、多个器官、多处部位的新、旧病变。虫体进入肺形成典型的虫囊为特征性病变,通常1个虫囊内有2个虫体。一般病理变化过程可分为三期,三期病变常同时出现在同一器官内。

　　(1) 脓肿期:是早期病变,因虫体移行引起组织破坏和出血所致。肉眼可见病变处呈窟穴状或隧道状,内有血液,有时见虫体。多见以中性粒细胞和嗜酸性粒细胞为主的炎性渗出,病灶周围因产生肉芽组织而形成薄膜状脓肿壁,逐渐形成脓肿。X线检查显示边缘模糊、界限不清的浸润阴影,伴有胸腔积液时,肋膈角变钝。

　　(2) 囊肿期:炎性渗出导致大量细胞浸润、聚集,而后死亡、崩解、液化,脓肿内容物逐渐变成赤褐色黏稠状液体。镜下可见坏死组织、夏科-莱登晶体和虫卵,偶见虫体。囊壁因大量肉芽组织增生而肥厚,肉眼见周围结节状虫囊,边界清楚,紫色葡萄状。X线检查显示边界清楚的结节状阴影,有时见液平面。虫体可离开虫囊移至他处形成新的虫囊,新旧虫囊可互相沟通,X线可见多房性囊样阴影。

　　(3) 纤维瘢痕期:虫体死亡或转移至其他部位后,囊肿内容物通过支气管排出或吸收,肉芽组织填充愈合,最后纤维化形成瘢痕组织。X线检查显示硬结性或条索状阴影。

　　2. 临床表现　卫氏并殖吸虫病临床表现复杂多样,不同流行区的患者,其临床症状可显著不同,易误诊为肺结核、结核性胸膜炎、支气管扩张、肺炎、肺癌、结核性脑膜炎、脑肿瘤、结核性腹膜炎、肝炎等。本病潜伏期一般为3日至12个月,多为1～3个月,最短者仅2日,最长者可达10余年。

　　急性卫氏并殖吸虫病常见于初次进入流行区者,主要由童虫移行窜扰引起。症状出现于误食囊蚴后数日至1个月,感染重者在第2日即出现症状。患者全身症状可轻可重,轻者仅表现为食欲缺乏、乏力、消瘦、腹痛、腹泻、低热等非特异性症状。重者发病急,毒性症状明显,如高热、腹痛、胸痛、咳嗽、气促、肝大并伴有荨麻疹等。血象检查白细胞数增多,嗜酸性粒细胞明显增多,一般为20%～40%,最高可达80%以上。

　　慢性期根据主要病变部位不同常分为胸肺型、皮下包块型、脑脊髓型、腹肝型、亚临床型和其他型等,临床上常有患者多处部位同时受侵犯的表现。

　　(1) 胸肺型:最常见,出现咳嗽、胸痛、痰中带血或铁锈色痰,痰中常可见大量虫卵和夏科-莱登晶体(图10-3),胸部X线检查显示肺部有明显改变。当虫体在胸腔窜扰时,侵犯胸膜导致渗出性胸膜炎、胸腔积液、胸膜粘连、心包炎、心包积液等,易误诊为肺结核。

　　(2) 皮下包块型:约10%的病例可见皮下游走性包块或结节,包块或结节内可检出虫体甚至虫卵。常一处包块消失后,隔数日又在附近或其他部位出现新的包块,呈单个散发或多个成串,皮肤表面正常,无红肿。早期质软,后期稍硬,具痒感或略有刺痛。好发于腹壁、胸壁、腰背部、腹股沟等处。

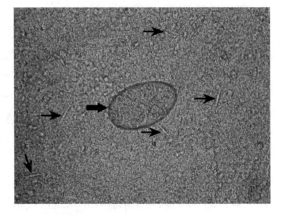

图10-3　卫氏并殖吸虫患者痰液直接涂片
➡:卫氏并殖吸虫卵　➡:夏科-莱登晶体

（3）脑脊髓型：10%～20%的病例可出现，多见于青壮年，常合并肺部或其他部位病变，又称中枢神经型，其中脑型多见，脊髓型少见。患者表现为头晕、阵发性剧烈头痛、呕吐、偏瘫、癫痫、视力障碍等症状，还可出现其他神经系统症状。

（4）腹肝型：约1/3的病例可出现，可有腹痛、腹泻及大便带血等症状。腹痛部位不固定，多为隐痛。也可引起腹部器官广泛炎症、粘连，偶有腹膜炎、腹水等症状。尤其当虫体侵入肝时，可出现肝大、肝痛、肝功能紊乱、氨基转移酶升高、白蛋白与球蛋白比例倒置等肝损害，似肝炎症状。

（5）亚临床型：以流行区人群多见，常有生食蟹史，多种免疫学检查阳性，嗜酸性粒细胞增高，有时伴肝损害。X线胸片见典型改变，但症状不明显。患者可能是轻度感染者、早期感染者或虫体已消失的感染者。

（6）其他型：因人体几乎所有器官均可受到卫氏并殖吸虫童虫或成虫的侵犯，故除以上常见的几种类型外尚有其他受损类型，如阴囊型、眼型、淋巴结型等。

【诊断】

1. 病原学诊断

（1）痰或粪便检查虫卵：直接涂片法检查痰液或粪便中的虫卵，检出率不高。常留取24小时痰液，采用氢氧化钠消化法检查。粪便检查可用改良加藤厚涂片法、离心沉淀法等。若未查见虫卵，但有夏科-莱登晶体，提示有卫氏并殖吸虫感染的可能。

（2）脑脊液、胸腔积液检查：脑脊髓型或胸肺型患者的脑脊液或胸腔积液中可检获卫氏并殖吸虫虫卵。

（3）活组织检查：皮下包块或皮下结节手术摘除查见成虫、童虫或虫卵即可确诊。见典型的病理变化：坏死穴道、夏科-莱登晶体、弥漫性嗜酸性粒细胞浸润，也可提示诊断。

2. 免疫学诊断　常用酶联免疫吸附试验（ELISA）检测抗体，敏感性高，阳性率在90%～100%，是目前普遍使用的方法。其他方法，如间接血凝试验（IHA）、间接荧光抗体试验（IFA）、酶联免疫印迹试验（immunobloting test，IBT）等也可检测抗体。结果判断要注意与其他寄生虫感染相鉴别，因与肝吸虫、日本血吸虫和旋毛虫等会出现交叉反应。应用斑点酶联免疫吸附试验（Dot-ELISA）直接检测血清中循环抗原，阳性率在98%以上，且可做疗效考核。金标免疫渗滤试验（DIGFA）是近年来发展起来的一种简便、快速的方法，具有现场应用价值。

3. 血液检查　患者外周血中嗜酸性粒细胞常增高，有辅助诊断价值。

4. 影像学检查　肺部X线、胸部CT及脑部MRI出现典型的影像学表现，对卫氏并殖吸虫病具有重要的诊断价值。

【流行】

卫氏并殖吸虫广泛分布于亚洲、非洲和拉丁美洲，我国除西藏、新疆、内蒙古、青海、宁夏未见报道外，辽宁、吉林、黑龙江、浙江、福建、台湾、江西、湖南、湖北、四川、云南等省（区、市）有卫氏并殖吸虫存在。流行区多属山丘地带，沿山溪线状分布，不连成片，具间断性。

排出虫卵的患者、带虫者和保虫宿主是本病的传染源。保虫宿主种类繁多，包括家畜（如犬、猫等）和一些野生食肉类动物（虎、豹、狮、云豹、狼、狐、貉、貂、猫、黄鼬等）。在某些地区，犬是重要传染源。而在多数地区，野生动物是重要的传染源。因此，自然疫源地的患病动物是较为重要的传染源。野猪、家猪、豪猪、山羊、绵羊、家兔、豚鼠、大鼠、小鼠、仓鼠、鸡、鸭、鹌鹑等多种动物也可作为卫氏并殖吸虫的转续宿主，这些动物感染后，即使死亡，其体内的童虫仍具有较强侵袭力。自然界动物间相互残杀、捕食动物尸体现象普遍，故转续宿主的存在以及虫体在宿主之间的转换，使得卫氏并殖吸虫病传播的机会增多。

人与人、人与动物、动物和动物之间可以经由第一中间宿主和第二中间宿主相互传播卫氏并殖吸虫病。第一中间宿主为川卷螺类。第二中间宿主为淡水蟹，有50余种，如溪蟹、华溪蟹、拟溪蟹、石蟹等；还有蝲蛄，如东北蝲蛄等。这些第一中间宿主、第二中间宿主共同栖息于山区、丘陵的山间小溪中，溪水潺潺，常年不断，岸边杂草丛生，小溪底布满大大小小的石块，为中间宿主提供了适宜的生存环境。根据第二中间宿主的不同，可分为溪蟹疫区和蝲蛄疫区，我国多数流行区为溪蟹疫区，东北地区则为蝲蛄疫区。

在卫氏并殖吸虫病流行区,各类动物宿主的存在及其适宜的生态环境是卫氏并殖吸虫病存在和流行的生物因素和自然因素。第一中间宿主、第二中间宿主的存在以及不良食蟹或蝲蛄的习惯导致本病的传播;保虫宿主捕食体内带有滞育童虫的转续宿主而感染卫氏并殖吸虫,亦构成了本虫在野生动物间的传播和流行。流行区溪蟹和蝲蛄的感染率可高达100%,曾在1只溪蟹体内检出本虫囊蚴6559个。

人类感染则主要是由于不良的习俗或饮食习惯所致。不少流行区都有生食溪蟹或蝲蛄可"强身壮骨""清凉败火"的说法;不当的烹饪方法,如东北居民喜食蝲蛄酱、蝲蛄豆腐等生食或半生食方式。卫氏并殖吸虫囊蚴经盐、酒、酱油等佐料腌浸后仍可存活相当长的时间,如在酱油内或10%～20%的盐水内可存活24小时以上。此外,活囊蚴污染炊具、手、饮水也可造成感染。第二中间宿主死后,囊蚴脱落水中,饮生水也可导致感染。人若生食或半生食转续宿主的肉,也有可能被感染。

【防治】

1. 普查普治 治疗药物首选吡喹酮,总量225 mg/kg,每日3次,3日分服。硫氯酚和三氯苯达唑亦有良好疗效。

2. 健康教育 是预防本病的重要措施。广泛开展本病知识的宣传,不食生的或半生(包括醉、腌、煨、烤、焙、爆炒、制酱等)的溪蟹、蝲蛄、兔、鼠及野生兽肉,不饮生水,生、熟炊饮用具严格分开。

3. 加强粪便管理 推广堆肥或蓄粪池,以杀灭虫卵,并防止虫卵污染水源。不随地吐痰。

二、斯氏并殖吸虫

斯氏并殖吸虫是我国独有的虫种,由陈心陶于1959年首次报道。在人体一般不能发育为成虫,主要引起幼虫移行症。

【形态】

1. 成虫 狭长形,前宽后窄,两端较尖,最宽处在体前1/3或更前,大小为(11.0～18.5)mm×(3.5～6.0)mm,长宽之比为(2.4～3.2):1。口吸盘位于前端,腹吸盘大于口吸盘,位于体前1/3处。卵巢位于腹吸盘的后侧方,其大小及分支数视虫体成熟程度而定,成熟虫体的卵巢分支细而多,呈珊瑚状,与带状盘曲的子宫左右并列;睾丸2个,呈分支状,左右并列于虫体后1/3(图10-4)。

2. 虫卵 椭圆形,多数形状不对称,大小为(71～81)μm×(45～48)μm,卵壳厚薄不均匀,但不及卫氏并殖吸虫虫卵明显,内含1个卵细胞和多个卵黄细胞。

【生活史】

斯氏并殖吸虫的生活史与卫氏并殖吸虫相似。第一中间宿主有泥泞拟钉螺、微小拟钉螺等,栖息于溪流较小、流速较缓的山沟中。第二中间宿主有多种淡水蟹,如锯齿华溪蟹、雅安华溪蟹、河南华溪蟹等。此外,在水生节肢动物蝎蜻体内也发现斯氏并殖吸虫的囊蚴。多种动物,如蛙、鸟、鸭、鼠、家兔、野猪等可作为斯氏并殖吸虫的转续宿主。终宿主为果子狸、猫、犬、豹猫等哺乳动物。人是本虫的非适宜宿主,从人体检获的虫体绝大部分为童虫,极少发育成熟。人因食入含有活囊蚴的溪蟹或食入未煮熟的转续宿主肉类而感染。

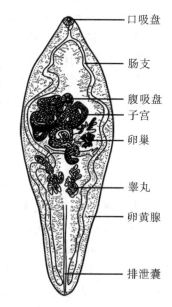

图10-4 斯氏并殖吸虫成虫

（图中标注：口吸盘、肠支、腹吸盘、子宫、卵巢、睾丸、卵黄腺、排泄囊）

【致病】

1. 致病机制 斯氏并殖吸虫的致病主要是童虫在器官组织中移行、窜扰所引起的机械性损害以及虫体代谢产物等引起的免疫病理反应。

2. 临床表现　斯氏并殖吸虫是人兽共患以兽为主的致病虫种。在动物体内,虫体在肺、胸腔等处成囊、成熟产卵,引起类似卫氏并殖吸虫病的一系列典型病变。在人体内,侵入的虫体大多数停留在童虫状态,到处游窜,难以定居,造成局部或全身性的幼虫移行症,临床常可分为以下三型。

(1) 皮肤型:主要表现为游走性皮下包块或结节,常见于胸背部、腹部,也出现于头颈、四肢、腹股沟、阴囊等处。包块多紧靠皮下,边界不清,无明显红肿。大小一般在 1～3 cm,也有的大如鸡蛋,单个或多个存在,形状呈球形或长条形。包块摘除切开可见隧道样虫穴,有时查见童虫,镜检可见嗜酸性粒细胞肉芽肿、坏死渗出物及夏科-莱登晶体等。

(2) 胸肺型:患者可出现胸闷、胸痛、咳痰,痰中偶带血丝,胸腔积液多见,且量也较多,胸腔积液中可见大量嗜酸性粒细胞。肺部 X 线检查显示边缘模糊的浸润阴影或房性囊状阴影。

(3) 腹型:以腹泻、腹痛为主。若童虫侵入肝,可出现肝痛、肝大、氨基转移酶升高、白蛋白与球蛋白比例倒置、γ球蛋白升高等。

本虫亦可侵犯其他部位,出现相应的症状和体征。出现局部症状的同时,往往伴有低热、乏力、食欲下降等全身症状,血象检查嗜酸性粒细胞明显增加,有时高达 80％以上。本病症状常表现多样,临床上误诊率较高,应注意与肺结核、肺炎、肝炎等相鉴别。

【诊断】

1. 病原学检查　皮下包块或结节活组织检查可检获童虫。若未见虫体,可根据典型的病理改变,如穴道内见嗜酸性粒细胞肉芽肿、坏死细胞渗出物及夏科-莱登晶体等,有助于诊断。

2. 免疫学诊断　因该虫在多组织器官间移行,表现的症状复杂多样,临床诊断多依据 ELISA、Dot-ELISA、DIGFA 以及 Dipstick 试纸条法等免疫学检查。

【流行与防治】

斯氏并殖吸虫在国外尚无报道。我国已在甘肃、陕西、山西、河南、四川、重庆、云南、贵州、湖北、湖南、浙江、福建、江西、广东、广西 15 个省、市、自治区发现。

人不是本病的传染源,病畜与病兽等是重要传染源。实验证实,小鼠、大鼠、豚鼠、黑斑蛙、虎纹蛙和雏鸡等动物可作为斯氏并殖吸虫转续宿主,人可能因误食这些动物的未煮熟的肉而感染。在人迹罕见的地区,本病在野生动物中传播,从而构成了该病的自然疫源地。

流行因素和防治原则同卫氏并殖吸虫。

一门父女双院士,
为民除害"虫"

第二节　血　吸　虫

血吸虫(blood fluke)又称裂体吸虫(schistosome)。因成虫寄生于人及哺乳动物的静脉血管内,故名为血吸虫或住血吸虫。寄生人体的血吸虫主要有 6 种,即日本血吸虫(*Schistosoma japonicum* Katsurada,1904)、曼氏血吸虫(*S. mansoni* Sambon,1907)、埃及血吸虫［*S. haematobium*(Bilharz,1852)Weinland,1858］、间插血吸虫(*S. intercalatum* Fisher,1934)、湄公血吸虫(*S. mekongi* Voge Brueknner and Bruce,1978)和马来血吸虫(*S. malayensis* Greer et al,1980)。血吸虫病主要分布于非洲、南美洲及亚洲地区,是发展中国家最为重要的寄生虫病之一。其中日本血吸虫、曼氏血吸虫和埃及血吸虫引起的血吸虫病流行范围广,危害大。我国只有日本血吸虫病。

一、日本血吸虫

日本血吸虫成虫主要寄生于肠系膜下静脉和门静脉系统,也可异位寄生于肺、脑以及全身各器官,引起日本血吸虫病(schistosomiasis japonica),是我国五大寄生虫病之一。

【形态】

1. 成虫　线状,雌雄异体,常呈雌雄合抱状态。口吸盘位于虫体顶端,腹吸盘在口吸盘附近,凸

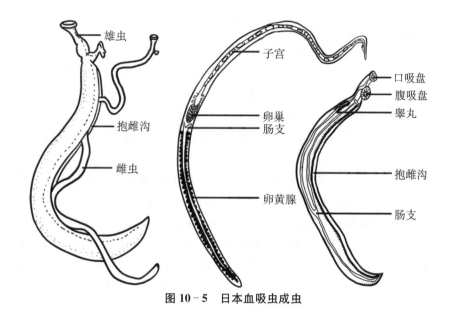

图 10-5 日本血吸虫成虫

出,呈杯状。肠管自腹吸盘背侧分为 2 支,至虫体中部之后汇合成单一肠管,末端为盲端(图 10-5)。

(1)雌虫:较雄虫细长,前细后粗,长 12~28 mm,宽 0.1~0.3 mm,虫体因肠管内充满消化或半消化的血液常呈黑褐色。腹吸盘不及雄虫的发达。卵巢长椭圆形,位于虫体中后部肠支汇合处之前,从卵巢后部发出一输卵管,绕过卵巢向前,与来自虫体后部的卵黄管在卵巢前汇合于卵模。卵黄腺分布在单一肠管周围。卵模外被梅氏腺,与子宫相接。子宫内含 50~300 个虫卵,开口于腹吸盘下方的生殖孔。排泄系统由焰细胞、毛细管、集合管、排泄管和排泄孔组成。

(2)雄虫:短粗、圆柱形,长 10~20 mm,宽 0.50~0.55 mm,乳白色。自腹吸盘后虫体两侧向腹面卷曲形成抱雌沟(gynecophoral canal),雌虫常居留于抱雌沟内。生殖系统有睾丸、输出管、输精管、贮精囊和生殖孔组成。睾丸一般为 7 个,圆形或卵圆形,呈串珠状排列于腹吸盘后虫体背侧,每个睾丸发出一输出管,汇于输精管,向前通于贮精囊,生殖孔开口于腹吸盘下方。

2. 虫卵 椭圆形,淡黄色,大小为(70~105)μm×(50~80)μm,卵壳薄且厚薄均匀,无卵盖,一侧有一小棘,称为侧棘(lateral spine),卵壳外常附有宿主组织残留物。成熟虫卵内含一毛蚴,毛蚴与卵壳之间常有大小不等圆形或长圆形油滴状的分泌物,主要成分为可溶性虫卵抗原(soluble egg antigen,SEA)(图 10-6)。电镜下可见卵壳有微孔与外界通。

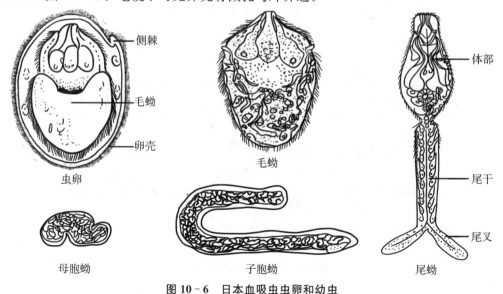

图 10-6 日本血吸虫虫卵和幼虫

3. 毛蚴 灰白色,游动时呈长椭圆形,静止后呈梨形,平均大小为 99 μm×35 μm,周身被有纤毛。体前端有嘴状突起的顶突,体内前部中央有一顶腺,为袋状构造,开口于顶突;顶腺稍后的两侧各有 1 个侧腺,呈长梨形,开口于顶腺开口的两旁。体后部有许多胚细胞和 2 对焰细胞(图 10-6)。

4. 母胞蚴 是胞蚴的第一代,由毛蚴发育而成,为一袋形体,体壁薄(图 10-6)。体内含有胚细胞以及由胚细胞增殖而成的胚团,再逐渐形成子胞蚴,1 个母胞蚴可产 50 个以上的子胞蚴。

5. 子胞蚴 较母胞蚴大而长,呈长囊袋状,分为前端和后端,前端为一嘴状突起,无咽、肠,内含有不同成熟度的胚团和尾蚴(图 10-6)。

6. 尾蚴 属"叉尾型",分为体部和尾部,尾部又分为尾干和尾叉。体部长 100~150 μm,尾干长 140~160 μm,尾叉长 50~70 μm(图 10-6)。体部前段为头器,其中央有 1 个单细胞的头腺。口孔下连食管,在体中部分为极短的肠叉。体中后部有 5 对单细胞钻腺或称穿刺腺,分别有 5 对腺管分左右两束向体前段伸入头器,并开口于头器顶端。腹吸盘位于体后部 1/3 处,肌肉发达,吸附力强。

7. 童虫 尾蚴侵入终宿主皮肤时,脱去尾部至发育为成虫前,这段发育期称为童虫。无尾部,头器分化为口吸盘。根据移行过程中停留的部位不同分为皮肤型、肺型和肝门型,各型大小不一、外形多样。

【生活史】

日本血吸虫的生活史包括虫卵、毛蚴、母胞蚴、子胞蚴、尾蚴、童虫和成虫 7 个阶段,需经终宿主体内的有性世代和中间宿主体内的无性世代发育(图 10-7)。终宿主有人以及多种哺乳动物,常见哺乳动物有 40 多种,包括牛、猪、羊、马、猫、犬、鼠、兔、猴等,中间宿主为钉螺。

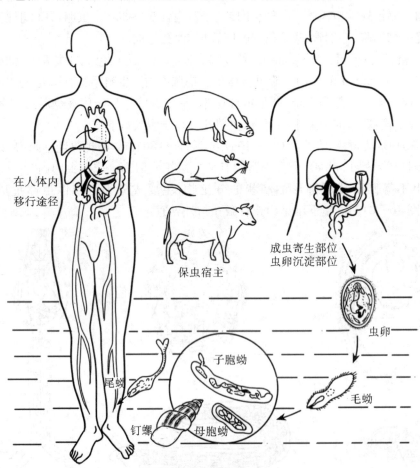

图 10-7 日本血吸虫生活史

　　成虫寄生在终宿主门静脉-肠系膜静脉系统,主要在肠系膜下静脉内。雌雄虫交配后,雌虫移至肠黏膜下层静脉末梢产卵。一部分虫卵随血流到肝、肺、脑等器官,引起相应部位的病变。一部分虫卵直接沉积在肠壁,成熟虫卵内毛蚴分泌的可溶性虫卵抗原经卵壳微孔渗出,导致血管壁及肠黏膜组织的局部炎症、坏死,形成脓肿;在肠蠕动、腹内压和血管内压以及虫卵重力的作用下,一部分虫卵连同坏死组织脱落进入肠腔,随粪便排出宿主体外。

　　排出体外的虫卵必须入水后才能发育。水中虫卵在低渗透压,适宜的温度、pH 和光照下,2～32小时后孵出毛蚴。毛蚴具有向光性、向温性和向上性,水中能存活 15～94 小时,在水体表层做直线游动。遇中间宿主钉螺,毛蚴就侵入其体内,经母胞蚴、子胞蚴的无性繁殖,最后分裂发育为成千上万条尾蚴。尾蚴在 20～25 ℃、pH 6.6～7.8、光照适宜的水中分批陆续逸出,多集中于水面下。当人或哺乳动物接触含有尾蚴的疫水时,尾蚴即靠吸盘黏附皮肤表面,穿刺腺分泌溶蛋白酶类,借其体部伸缩和尾部摆动,数秒至数分钟内侵入宿主,脱去尾部成为童虫。童虫在皮下组织短暂停留后,侵入末梢血管或淋巴管内,随血液经右心到肺,再由左心入体循环至肠系膜上下动脉,穿过毛细血管进入门静脉,待发育到一定程度后雌雄成虫合抱,再移行至肠系膜下静脉及直肠静脉寄居、交配、产卵。

　　自尾蚴侵入宿主至成虫成熟并开始产卵约需 24 日,每条雌虫每日产卵 1000～3500 个。产出的虫卵在组织内发育成熟需 11 日左右,成熟虫卵内毛蚴一般在 10～11 日后死亡。虫体以血液为食。成虫平均寿命约 4.5 年,最长可活 40 年。

【致病】

　　日本血吸虫的尾蚴、童虫、成虫和虫卵均有致病作用,以虫卵的致病作用最为严重。日本血吸虫病是一种超敏反应性疾病。

　　1. 致病机制

　　(1) 尾蚴所致损害:尾蚴侵入人体皮肤后致皮炎,局部出现丘疹、红斑和瘙痒。多在接触疫水后数小时出现。初次接触尾蚴的人,皮疹症状较轻;再次或反复接触时,皮炎症状逐渐加重;严重者可伴有全身水肿及多形红斑。病理表现为局部毛细血管扩张充血,伴有出血、水肿和中性粒细胞及单核细胞浸润。皮炎是一种速发型(Ⅰ型)和迟发型(Ⅳ型)超敏反应。

　　(2) 童虫所致损害:童虫在体内移行过程中可致所经器官的病变,其中以肺部病理表现最为严重。肺部表现为毛细血管充血、栓塞、破裂,局部细胞浸润,点状出血和炎症,一般症状较轻。大量童虫移行时,可使患者出现咳嗽、咯血、发热、嗜酸性粒细胞增多等,与局部炎症及虫体代谢产物引起的超敏反应有关。

　　(3) 成虫所致损害:成虫在门静脉系统内可致静脉内膜炎和静脉周围炎。其代谢产物、分泌物、排泄物等排入血液中成为循环抗原,宿主对循环抗原产生相应的抗体,抗原抗体结合形成免疫复合物。当这些免疫复合物不能被有效清除时,则可在组织(血管、关节、肾等)内沉积,引起损伤组织的炎症反应,即免疫复合物型(Ⅲ型)超敏反应。

　　(4) 虫卵所致损害:虫卵是日本血吸虫病的主要致病因子。虫卵尚未成熟时,其周围的宿主组织无反应或仅有轻微反应。当虫卵内毛蚴成熟后,毛蚴分泌物(SEA)从卵壳微孔缓慢释出并致敏 T 细胞,诱导迟发型(Ⅳ型)超敏反应。当宿主再次遇到相应抗原刺激后,致敏 T 细胞产生多种淋巴因子,如白细胞介素 2、干扰素 γ、嗜酸性粒细胞刺激素、纤维母细胞刺激因子、巨噬细胞移动抑制因子等,分别吸引淋巴细胞、嗜酸性粒细胞、巨噬细胞及纤维母细胞等汇集到虫卵周围,形成肉芽肿(图 10-8)。虫卵肉芽肿的形成对宿主既有利又有弊。一方面,通过虫卵肉芽肿的形成,将虫卵破坏和清除,虫卵内毛蚴逐

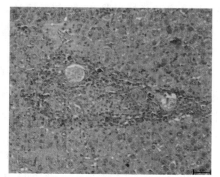

图 10-8　日本血吸虫感染小鼠肝脏虫
卵肉芽肿

渐皱缩、变性,继而溶解或完全消失,使得虫卵钙化;同时,形成的肉芽肿将渗出的抗原物质局限于虫卵的周围,避免局部或全身性免疫性疾病的发生或加剧。另一方面,不断形成的肉芽肿以及随后的纤维化,可损伤和破坏肝、肠等重要器官的组织结构和功能,导致日本血吸虫病。

肉芽肿形成的早期,嗜酸性粒细胞数量较多,常出现中心坏死,称为嗜酸性脓肿。病理切片上可见虫卵周围较多浆细胞伴以红色放射状的抗原抗体复合物反应,称为何博礼现象(Hoeppli phenomenon)。随着卵内毛蚴的死亡,出现大量纤维母细胞并产生胶原纤维,形成纤维性虫卵结节,导致组织纤维化。重度感染者的门静脉周围出现广泛的纤维化,在肝切面上,围绕在门静脉周围的白色长纤维束从不同角度插入肝内,称为干线型纤维化(pipestem fibrosis),是导致门静脉高压、腹水、上消化道出血的主要原因,是晚期血吸虫病的特征性病变。

2. 临床表现 根据患者的感染度、机体的免疫状态、营养状况、治疗是否及时彻底以及临床症状的不同,可分为急性、慢性、晚期血吸虫病和异位血吸虫病。

(1)急性血吸虫病:常见于初次感染或反复大量感染者,多见于儿童及青壮年,潜伏期平均40日(5~8周)。接触疫水后1小时至2日,部分患者皮肤上出现粟粒至黄豆大小的丘疹或荨麻疹,自感瘙痒,即尾蚴性皮炎。约1个月后,成虫大量排卵,此时因较多虫卵沉积于肠壁和肝脏,卵内毛蚴释放大量抗原,引起机体的过敏和中毒反应,出现发热、肝脾大、胃肠道、呼吸系统及过敏反应等综合症状。发热的高低、持续时间和热型随患者感染的轻重而不同,热型不规则,伴有畏寒和盗汗。轻度感染者发热较低,一般不超过38℃,持续数日后自行消退。大多数急性期患者有肝大,质软、自觉痛或叩击痛,左右两叶均见肿大,以左叶更为明显。半数以上有轻度脾大。大量虫卵沉积于肠壁,造成急性炎症,表层黏膜坏死形成溃疡,患者可出现恶心、呕吐、腹痛、黏液血便或脓血便等。呼吸系统症状多表现为咳嗽、气促、胸痛,偶见痰中带血丝,X线检查可见点状、云雾状或雪花状浸润阴影。过敏反应以荨麻疹为常见,多见于发热期,全身分布或仅局限于四肢,时发时愈,持续数日至2周。重者可出现神志反应迟钝、腹水等,或致死亡。血中嗜酸性粒细胞增多,粪便检查血吸虫卵阳性。

(2)慢性血吸虫病:未发现、未治疗或治疗未痊愈的急性血吸虫病患者以及反复轻度感染者均可成为慢性血吸虫病患者,流行区90%的血吸虫病患者为慢性血吸虫病。病程漫长,一般可持续10~20年。部分感染者可无明显症状,仅在普查时或其他疾病就诊时偶然发现血吸虫卵。多数患者表现为不规则腹泻、粪中带有黏液及脓血、贫血、消瘦、轻度肝脾大(质地中等、无压痛)、肝功能正常、血中嗜酸性粒细胞增多等。

(3)晚期血吸虫病:反复或重度感染、未经及时治疗或治疗不彻底的患者,经过较长时间(5年以上)即发展为晚期血吸虫病。由于窦前静脉的广泛阻塞导致门静脉高压,出现肝脾大,侧支循环形成,腹壁、食管及胃底静脉曲张,以及上消化道出血与腹水等症状。根据临床表现,又可分为巨脾型、腹水型、结肠增殖型和侏儒型,一个患者有时兼有多型表现。

1)巨脾型:95%以上晚期血吸虫病患者有不同程度的肝脾大,以脾大为突出表现,患者脾大超过脐平线或横径超过腹中线,甚至可达盆腔,脾重1~2kg,大者可达4kg。脾质坚硬,表面光滑,内缘有明显切迹。多继发脾功能亢进,白细胞、红细胞、血小板减少,门静脉高压或上消化道出血。脾大是晚期血吸虫病主要表现之一。

2)腹水型:是晚期血吸虫病门静脉高压与肝功能代偿失调的表现。腹水的形成与门静脉阻塞、低蛋白血症、肝淋巴循环障碍等相关。常在呕血、感染、过度劳累或损害肝的药物治疗后诱发。患者有蛙腹,四肢细小。腹水反复消长或逐渐加重,病程数年至10年以上。高度腹水患者可出现食后饱胀、呼吸困难、脐疝、股疝、下肢水肿、右侧胸腔积液与腹壁静脉曲张等。

3)结肠增殖型:又称结肠肉芽肿型,是以结肠病变为突出表现的临床类型。表现为腹痛、腹泻、便秘或便秘与腹泻交替出现。严重时出现不完全性肠梗阻或引起肠壁溃疡,形成息肉,可诱发结肠癌。

4)侏儒型:儿童和青少年因严重血吸虫感染,使垂体前叶功能减退,影响生长发育和生殖。表现为身材矮小、面容苍老、无第二性征,性器官发育不良,骨骼成熟延迟,但智力接近正常。

晚期血吸虫病的主要并发症有上消化道出血与肝性脑病。50%以上的晚期患者死于上消化道出血,以食管下段或胃底静脉出血多见。肝性脑病占晚期患者总数的 1.6%~5.4%,以腹水型多见,死亡率达 70%以上。

(4)异位血吸虫病:日本血吸虫成虫在门静脉系统以外的静脉内寄生称为异位寄生,血吸虫虫卵肉芽肿见于门静脉系统以外的器官或组织称为异位损害(ectopic lesion),又称异位血吸虫病。肺和脑是人体常见异位损害部位,罕见异位损害包括皮肤、甲状腺、心包、肾、输尿管、膀胱、睾丸鞘膜、阴囊、前列腺、子宫颈黏膜、阴道、乳房等。

1)肺型血吸虫病:多见于急性血吸虫感染,虫卵可通过肝窦、下腔静脉、右心进入肺部,或经门-腔静脉吻合支进入肺部,也可由异位寄生于肺血管内的血吸虫直接产卵于肺。临床表现主要为咳嗽、黏液痰,X 线检查可见絮片样及粟粒型病变,少数病例可致肺源性心脏病。

2)脑型血吸虫病:脑部的虫卵除来源于门静脉外,也可来源于肺部,即通过扩大的肺血管经左心而进入脑部。急性期表现类似脑膜脑炎,患者有头痛、嗜睡、意识障碍、昏迷、偏瘫、痉挛、视力模糊;慢性期主要症状为癫痫发作等。脑脊液嗜酸性粒细胞增高,蛋白与白细胞轻度增多。脑型血吸虫病易误诊为脑瘤,用脑部 CT 或 MRI 等辅助诊断有助于正确判断。

3)其他异位血吸虫病:虫卵也可沉积于胃部、阑尾、卵巢、宫颈、乳腺、睾丸和脊髓等部位引起相应部位的病变。

【免疫】

1. 固有免疫 人类对日本血吸虫无先天性免疫力,仅有长期进化过程中逐渐建立起来的天然防御能力,包括皮肤黏膜的屏障作用、吞噬细胞的吞噬作用和一些体液因素(如补体等)对虫体的杀伤作用。该防御能力受遗传因素控制,具有相对的稳定性,但受到机体生理状态的影响。

2. 适应性免疫 血吸虫感染宿主的早期即可激活宿主的免疫系统,产生针对血吸虫的童虫、成虫和虫卵抗原的获得性特异性免疫应答,这种免疫力首先体现为抗感染的免疫保护力,同时也逐渐增强对宿主组织的免疫病理损伤。随着时间的推移,以上的免疫应答不会无限制地增强,抑制性免疫应答逐渐增强并越来越多地对疾病施加影响。结果是抑制免疫病理损伤而使宿主的组织损伤不至于迅速发展,同时也可能抑制宿主免疫系统对体内已有血吸虫的清除而使感染变为慢性化。

(1)抗原:日本血吸虫是多细胞蠕虫,生活史复杂,在人体内发育过程有虫卵、童虫和成虫 3 个阶段。这 3 个阶段有其共同抗原,同时也有各期特异性抗原。由于每个发育时期所处的环境不同,血吸虫抗原具有复杂性、多源性和特异性。按其来源不同,主要包括表膜抗原、分泌排泄抗原和可溶性虫卵抗原(soluble egg antigen,SEA)等,这些抗原进入人体血液循环即为循环抗原(circulating antigen,CAg)。虫体表膜是宿主免疫细胞和免疫分子与虫体相互作用的界面,表膜抗原诱导产生的抗体在体外能对培养的血吸虫有致死作用,因而在抗感染的保护性免疫中具有重要意义。SEA 是血吸虫病免疫病理损伤和免疫调控中最主要的抗原,在虫卵周围引发超敏反应,形成肉芽肿。SEA 和 CAg 是免疫诊断的主要抗原。CAg 的出现常提示存在活虫,通过检测 CAg 可用于判断现症患者及考核疗效。

(2)伴随免疫:宿主初次感染血吸虫后,可产生一定的免疫力,这种免疫力只表现为对再次感染的童虫有杀伤作用,而对在宿主体内原有的成虫并无影响,成虫仍能长期存活并产卵。一旦清除了这些成虫,则宿主对再感染的免疫力也逐渐消失,这种感染与免疫力并存的现象称为伴随免疫(concomitant immunity)。

伴随免疫产生的主要原因是宿主体液免疫和细胞免疫相互协同作用,即抗体依赖细胞介导的细胞毒作用(antibody-dependent cell-mediated cytotoxicity,ADCC)。参与该免疫效应的成分有抗体(IgG 和 IgE)、补体、效应细胞(嗜酸性粒细胞、巨噬细胞、中性粒细胞、血小板等)。通过抗体桥联将效应细胞黏附于日本血吸虫童虫表面,抗体以 Fab 片段与虫体结合,以 Fc 端与补体的受体或细胞膜上的 Fc 受体结合,使效应细胞脱颗粒,释放碱性蛋白、过氧化物酶、磷酸酯酶 B 等毒性物质于虫体表面,导致童虫表膜破损;继而效应细胞侵入虫体,使表皮与肌层分离,童虫表膜通透性改变,表膜泡化,最后死亡。

（3）免疫逃避:日本血吸虫成虫能在有免疫力的宿主体内长期存活和产卵,这种现象称为免疫逃避(immune evasion)。免疫逃避产生的原因较复杂,包括虫源因素和宿主因素,主要因素有以下几种:①抗原模拟,血吸虫表达与宿主相近的抗原决定簇,来阻止有效的免疫应答。②抗原伪装,发育中的童虫可以摄取宿主的血型糖脂抗体并结合于虫体的表面伪装虫体,逃避宿主的免疫攻击。③表面受体,侵入宿主皮肤的早期童虫体表具有 IgG 的 Fc 受体,IgG 与这些 Fc 受体结合,使 ADCC 失去作用,从而逃避宿主的免疫攻击。④封闭性抗体,虫卵多聚糖抗原诱导产生的抗体能与血吸虫童虫发生交叉反应,不能诱导 ADCC 作用,而具有封闭 IgG1 和 IgE 类效应抗体的作用。⑤虫体调节宿主的免疫应答,血吸虫合成的神经分子及宿主细胞因子参与免疫反应,促使宿主的免疫应答下调;血吸虫能分泌具有免疫调节作用的细胞因子,从而使宿主免疫系统从不利于寄生虫生存的免疫应答类型转变为有利于寄生虫生存的类型。

3. 疫苗研究　血吸虫疫苗的研究经历了从全虫疫苗(死疫苗、致弱活疫苗)到分子疫苗(亚单位疫苗、表位疫苗等)的研究阶段,抗虫疫苗已取得若干有意义的进展。但因血吸虫的多细胞蠕虫特性、与宿主的众多基因的高度同源性、种内的各地理株的遗传多态性等对疫苗研制构成了障碍。随着血吸虫基因组学、蛋白组学与代谢组学等研究的深入,结合最新发展起来的一系列技术,使得我们可能更快地鉴定出新疫苗候选分子,展示了血吸虫疫苗研究可能更快发展的前景。

血吸虫病疫苗的种类有:①减毒活疫苗,如辐照/化学致弱的血吸虫活尾蚴;②组分疫苗,即血吸虫抗原中的不同组分经分离纯化后,鉴定出具有保护性的抗原组分,如曼氏血吸虫的天然的 28 kD 谷胱甘肽转移酶(gultathione S transferase, GST)等;③亚单位疫苗,包括基因重组的亚单位疫苗,如曼氏血吸虫的重组 28 kD GST,IrV - 5(Sm62)等;④肽段疫苗或表位疫苗,包括根据已知氨基酸序列的人工合成肽疫苗,或用免疫学方法从噬菌体表面展示肽库中筛选的目的抗原表位肽疫苗,如人工合成的曼氏血吸虫的磷酸丙糖异构酶(triose-phosphate isomerase, TPI) 的多价抗原肽 MAP - 4 (multiple-antigen peptide-4)等;⑤核酸疫苗,如日本血吸虫的 26 kD GST 和 32 kD 抗原的基因插入真核细胞载体制备的 DNA 疫苗;⑥多基因(多价)疫苗或 PDDV(peptide-DNA dual vaccine)疫苗,如将不同的抗原表位基因插入表达载体后,在原核或真核表达系统中表达后获得的表达产物;⑦抗独特型抗体疫苗,如日本血吸虫肠相关抗原(gut-associated antigen, GAA)的内影像抗独特型 NP30。由于血吸虫结构组成和发育繁殖的复杂性、免疫逃避等原因,使得日本血吸虫病疫苗的研究必经历漫长的过程。在筛选出众多疫苗候选分子的基础之上,相关免疫增强技术的研究是必要的,目前关注的有四种方法:双价或多价联合疫苗、鸡尾酒式混合疫苗、新型佐剂、疫苗递送技术,均能不同程度地提高日本血吸虫疫苗的免疫保护效果,但各有其优缺点。

【诊断】

日本血吸虫病的诊断主要包括病原学诊断和免疫学诊断,为了提高检出率,需根据不同情况采用不同的诊断方法。一般在粪便检查法尚能查出一定比例患者的重流行区,以粪便检查为主,辅以免疫学方法;而在基本消灭血吸虫病的地区,则以免疫诊断为主。

1. 病原学诊断　从患者粪便内检获虫卵或孵化出毛蚴以及直肠黏膜活组织检查检获虫卵即可确诊。

（1）直接涂片法:常用于诊断急性黏液血便患者,慢性或晚期患者检出率低。

（2）自然沉淀法:操作较繁琐,但检出率高。

（3）毛蚴孵化法:可提高检出率,现场进行大规模粪便检查时,可用尼龙袋集卵法代替自然沉淀法。

(4) 改良加藤厚涂片法:是目前国内常用方法,可做虫卵计数,用于测定人群的感染度和防治效果考核。

(5) 直肠黏膜活组织检查法:慢性及晚期血吸虫病患者粪便中不易查获虫卵,可用直肠镜取肠黏膜镜检虫卵,该法有一定局限性和创伤性,需鉴别虫卵的死活来判定是否为现症患者或验证疗效。

2. **免疫学诊断** 是血吸虫病常用的辅助诊断方法,因与其他吸虫等有交叉反应,常需几种方法联合应用。

(1) 皮内试验(IDT):此法简便、快速,常用于现场筛选可疑病例。与粪便检查虫卵的阳性符合率达 90% 左右,但可出现假阳性或假阴性,患者治愈多年仍呈阳性反应,无疗效考核价值。

(2) 环卵沉淀试验(COPT):是国内常用且效果肯定的方法,环沉率≥5% 时为阳性。健康人假阳性率为 3.1%,与肺吸虫病、肝吸虫病可出现交叉反应。若血吸虫病患者距末次治疗时间 3~5 年,而 COPT 环沉率为 3% 或以上,可结合临床表现考虑给予再次治疗。

(3) 酶联免疫吸附试验(ELISA):具有较高的敏感性和特异性,并且可反映患者抗体水平,阳性检出率在 95%~100%,假阳性率为 2.6%。

(4) 间接血凝试验(IHA):操作简便,用血量少,判读结果快。粪便检查阳性符合率达 92.3%~100%,假阳性率 2% 左右。与肺吸虫病、肝吸虫病、旋毛虫病可出现交叉反应。

(5) 免疫酶染色试验(IEST):适用于现场应用,可做检测、疗效考核、流行病学调查和疫情监测。

(6) 试纸条法(dipstick assay):为近几年新采用的诊断方法,操作简便,不需要任何仪器,反应快速(通常 1~3 分钟),适合现场应用,但也会出现假阴性和假阳性。

3. **分子生物学诊断** 目前分子生物学技术检测日本血吸虫感染也有较快的发展。例如,多聚酶链式反应(PCR)或荧光定量 PCR 技术检测日本血吸虫线粒体 NADH 脱氢酶Ⅰ基因或其他特异性 DNA 序列,是较敏感、有效的方法。但应注意粪便中有干扰 PCR 反应扩增效率的抑制物存在。

4. **影像学检查** B 超检查能发现肝血吸虫病的病理改变,可评估病情的严重程度。若使用标准化方法,则可用于血吸虫病的流行病学调查、疗效考核、判断预后及筛选患者。

【流行】

1. **分布** 日本血吸虫病目前流行于亚洲的中国、菲律宾、印度尼西亚,日本已经消除了该病。我国血吸虫病曾分布于长江流域及其以南的湖北、湖南、江西、安徽、江苏、云南、四川、浙江、广东、广西、上海、福建 12 个省、市、自治区。我国台湾地区至今未发现人体日本血吸虫病。全国 12 个血吸虫病流行省(直辖市、自治区)中,广西、广东、福建、浙江和上海于 2016 年通过了达到血吸虫病消除标准的复核并一直维持防治成果,四川、江苏、湖北和云南已先后达到传播阻断标准,安徽、江西、湖南 3 个省维持传播控制标准。

我国血吸虫
病疫情已进入
低度流行阶段

2. **流行环节**

(1) 传染源:包括感染日本血吸虫且从粪中排出虫卵的患者、带虫者及保虫宿主。在流行病学上患者和病牛是重要的传染源。保虫宿主有多种家畜,如牛、羊、犬、猫、猪、家兔、马、鹿等;还有野生动物,如野鼠、野兔、野猫、野猪、猴、狐、豹猫等 40 余种,也是本病的传染源。由于保虫宿主分布广、种类多,人畜感染相互影响,使得防治工作难度加大。

(2) 传播途径:包括含有血吸虫卵的粪便污染水源、水体中钉螺的存在和人群接触疫水 3 个重要环节。用新鲜粪便施肥、随地大便、厕所建在河沟边、船民、渔民粪便直接排入水中等均可使血吸虫卵污染水源。钉螺的存在是日本血吸虫病流行的先决条件,没有钉螺的存在,日本血吸虫病就不会流行。

湖北钉螺(*Oncomelania hupensis* Gredler,1881)是日本血吸虫的唯一中间宿主,螺壳小,圆锥形,有 6~8 个螺层,右旋。雌雄异体,长 10 mm 左右,宽 3~4 mm,壳口卵圆形,大多数钉螺壳口外缘背侧有一条粗的隆起称为唇嵴。螺壳表面具纵肋者,称为肋壳钉螺,孳生于湖沼型及平原水网型疫区的洲滩、湖汊、河畔、水田、沟渠边等;表面光滑者,称为光壳钉螺,孳生于山丘型疫区的小溪、山涧、水田、河道、草滩等处。

钉螺为卵生,主要在春季产卵,每个雌螺产卵 100 个左右。幼螺在水下生活,到秋季发育为成螺。钉螺孳生于有机质丰富、土质肥沃、杂草丛生、水流缓慢、泥土湿润的环境中,寿命一般为 1 年。其活动范围不大,但能吸附于载体上,随水漂流扩散,或由湖草、芦苇、水产品等人为携带至远处,环境适宜时可形成新的孳生地。随着气温变化,可分布于孳生地的土表及土层(包括泥土裂缝、洞穴、草根周围)。钉螺食性广泛,包括原生动物、腐败植物、藻类、苔藓等。钉螺在自然界生存的基本条件是适宜的温度、水、土壤、植物和光照。

按地理环境、钉螺分布以及流行病学特点,我国血吸虫病流行区可分为 3 种类型:①平原水网型,主要分布于长江、钱塘江、太湖之间长江三角洲的上海、江苏、浙江,该地区有星罗棋布的湖泊和密如蛛网的河道,水流缓慢,岸边杂草丛生,钉螺沿河岸呈线状分布;河岸钉螺按水线上下分布,冬季水下钉螺少,春夏之交水下钉螺较多,近水线处钉螺密度高,远水线处钉螺密度低,钉螺呈随水位上下移动的趋势;地势平坦的斜坡或浅滩处密度较高。该地区有钉螺面积占全国钉螺总面积的 7.9%。②山区丘陵型,除上海以外,长江流域及其以南的 11 个省、市区均有分布,其中四川、云南、福建 3 个省和广西壮族自治区均属此型。目前钉螺面积占全国钉螺总面积的 10%,主要分布于四川、云南省的高原山区,疫区分布与山脉走向密切相关,有的疫区县(市)、乡(镇)之间连成一片;有的独立成片,面积很小;有的仅一山之隔,一边为血吸虫病流行区,另一边则仅有钉螺分布或完全为非疫区;由于暴雨、山洪冲刷,山丘地区钉螺易向下游扩散而形成新的孳生地。③湖沼型,主要分布于长江中下游的湖南、湖北、江西、安徽、江苏 5 省的沿江两岸及通江湖泊周围,是疫情最严重的区域。该型地区存在大片"冬陆夏水"的洲滩,芦草茂盛、土表湿润、土壤肥沃,极有利于钉螺的孳生繁殖;钉螺分布面积大,常呈片状分布,目前有钉螺面积占全国钉螺总面积的 82.1%;有螺区主要在洪水位线以下和枯水位线以上的范围内,通常 1 年中水淹时间达 8 个月以上的地方无钉螺孳生,水淹 2.5~5 个月的洼地钉螺较多。

(3)易感人群:不论何种性别、年龄和种族,人类对日本血吸虫均易感。感染率和感染度与地理环境、钉螺分布、粪便污染程度、居民接触疫水的频度以及宿主的免疫状态密切相关。5 岁以下儿童感染率低,10 岁以上感染率逐渐升高,15~30 岁升至高峰,以后逐渐下降。从非流行区或轻度流行区进入重度流行区的人群较当地居民更易感。

【防治】

记送"瘟神"的寄生虫病专家陈心陶

1. 加强健康教育,提高防病意识　积极开展健康教育,引导人们改变传统的生产和生活方式,避免在日常生产和生活中或从非流行区到流行区而接触到疫水,不在有螺水域洗衣、游泳、戏水、捕鱼捞虾等,以达到防止日本血吸虫感染的目的。

2. 查治患者、病畜,控制传染源　耕牛是病畜中最重要的传染源,患者、病牛要及时治疗。目前用于治疗日本血吸虫病最有效的药物是吡喹酮,急性血吸虫病总量为 120 mg/kg,6 日分服;慢性、晚期患者:总量为 60 mg/kg,2 日分服;肝功能严重损害的晚期患者先经中药调理后再服吡喹酮,总量为 90 mg/kg,6 日分服。

3. 消灭钉螺,切断传播途径　灭螺是切断血吸虫病传播的关键方法。应根据钉螺的分布及环境特点,因地制宜进行灭螺。平原水网及部分丘陵山区主要是结合生产与兴修水利灭螺,湖沼地区主要是控制水位改变钉螺的孳生环境灭螺,同时局部配合应用灭螺药。WHO 推荐使用的化学灭螺药为氯硝柳胺。

4. 管好粪便,保护水源　管好人、畜粪便防止虫卵下水是控制血吸虫病的重要环节。不用新鲜粪便施肥,厕所不要建在河沟旁,不随地大便,建无害化粪池,使用沼气池等杀灭虫卵,防止虫卵污染水源。

5. 安全用水,杀灭尾蚴　在疫区安装自来水或用井水,家庭用水可采用加温方法杀灭尾蚴。此外,漂白粉、碘酊及氯硝柳胺也有杀灭尾蚴的作用。

6. 做好个人防护,预防感染　避免接触疫水,必须下水时,可穿长筒胶靴、经氯硝柳胺浸渍过的防护衣或涂擦邻苯二甲酸二丁酯油膏或乳剂等。

二、曼氏血吸虫

曼氏血吸虫成虫寄生于肠系膜小静脉、痔静脉丛,偶可在肠系膜上静脉及肝内门静脉血管内出现。其主要病变在结肠与肝,产生虫卵肉芽肿与纤维化,与日本血吸虫病相似但较轻。曼氏血吸虫是 Bilharz 于 1852 年首先在埃及开罗一具被尸检的尸体中发现,主要分布于非洲、南美洲和亚洲的一些国家。

【形态】

曼氏血吸虫与日本血吸虫形态相似。

曼氏血吸虫成虫呈圆柱形。雄虫粗短,乳白色,体表有明显结节,大小为(6～14)mm×(0.8～1.1)mm,腹吸盘前体部呈圆筒状,腹吸盘后体部张开呈扁平状,睾丸 2～14 个,肠管在体前半部汇合。雌虫细长,表皮有小结节,大小为(7～17) mm×0.25 mm,卵巢 1 个,位于虫体中线之前,子宫很短,每日产卵 300 个左右。虫卵长卵圆形,棕黄色,大小为(112～182)μm×(45～73)μm,侧棘长而大,成熟卵内含一毛蚴。

【生活史】

成虫寄生于肠系膜小静脉、痔静脉丛的小静脉内,虫卵从粪便排出,有时从尿中排出。毛蚴在水中孵出后,侵入中间宿主扁卷螺科的双脐螺,约经 4 周发育为尾蚴。终宿主接触疫水后,尾蚴经尾部摆动以及穿刺腺分泌物作用,侵入皮肤。25～28 日移行至门静脉-肠系膜静脉发育为成虫,感染后 30～35 日产卵。成虫寿命平均为 3.3 年,最长可达 30 年。

【致病与诊断】

曼氏血吸虫病的病理改变与日本血吸虫病相似但较轻。肠道病变以直肠与乙状结肠为主,肠黏膜虫卵肉芽肿坏死脱落后形成浅表溃疡,产生脓血便。肠黏膜增生可形成息肉。虫卵经门静脉进入肝脏可引起肝内门静脉周围纤维化、门静脉阻塞与门静脉高压,导致门-腔侧支循环形成,尤以食管下端和胃底静脉曲张为多见,脾因被动充血而增大,晚期可出现腹水。曼氏血吸虫病中枢神经系统损害很少见,虫卵肉芽肿压迫脊髓较多,日本血吸虫病则与之相反。虫卵肉芽肿较日本血吸虫少,体积亦小,取决于组织中虫卵数和虫卵周围炎症反应的程度与范围。

临床表现以尾蚴皮炎少见,流行区以轻症和无症状者占多数。

1. 急性血吸虫病　多见于初次感染者,于感染后 3～7 周出现畏寒、发热、出汗、腹痛、腹泻、咳嗽、肝脾大、血中嗜酸性粒细胞增多等。病程较急性日本血吸虫病短,病情也较轻。

2. 慢性与晚期血吸虫病　大多有腹痛、腹泻、肝脾大。晚期肝门静脉周围纤维化引起门静脉高压时,可出现巨脾、食管下端静脉曲张破裂出血等。早期肝功能试验大多正常,晚期可有肝功能失代偿,出现腹水与水肿,血清白蛋白下降、球蛋白升高、白蛋白与球蛋白比例倒置。黄疸、肝掌、蜘蛛痣等均较门脉性肝硬化少见。脑型血吸虫病少见,但脊髓病变则较日本血吸虫病多见,出现横断性脊髓炎。

从粪便或直肠黏膜活检检获虫卵,或粪便孵化检出毛蚴,即可确诊本病。来自疫区、有疫水接触史有诊断参考价值。免疫学诊断可作 COPT 或 ELISA 检测血中抗体,有较好灵敏度与特异性。

【流行与防治】

曼氏血吸虫广泛流行于非洲(尼罗河三角洲,包括埃及、苏丹、埃塞俄比亚、肯尼亚、坦桑尼亚、莫桑比克、津巴布韦、赞比亚、刚果等)、南美洲(巴西、圭亚那、多米尼加、加勒比海等国)、亚洲(阿拉伯半岛)。

传染源主要为患者、猴、狒狒、长爪沙鼠,家鼠与野鼠偶有自然感染,但对曼氏血吸虫病传播无重要作用。中间宿主为双脐螺,包括光滑双脐螺、亚氏双脐螺、浦氏双脐螺等。双脐螺无厣,水生性,与钉螺水陆两栖性不同。

流行特点、防治原则同日本血吸虫。

三、埃及血吸虫

埃及血吸虫成虫主要寄生于泌尿生殖系统静脉血管内,病变主要由虫卵肉芽肿引起。埃及血吸虫首先在埃及一例有血尿的患者尸体解剖中从门静脉内发现,Ruffer 于 1910 年在埃及两具木乃伊肾脏中发现有钙化的埃及血吸虫卵,主要分布于非洲和亚洲的一些国家。

【形态与生活史】

埃及血吸虫成虫雌雄异体,常呈合抱状态。雄虫乳白色,较粗短,虫体大小为(7.00～14.00)mm×(0.75～1.00)mm,表皮上结节细小,口、腹吸盘均较发达,自腹吸盘以下虫体两侧向腹面卷曲而形成一条纵行的抱雌沟。雄虫有睾丸 4～5 个,椭圆形,呈串珠状排列于腹吸盘下的虫体背面。肠管在体中部后联合,末端为盲端。雌虫呈圆柱形,较细长,大小为(16.00～20.00)mm×(0.25～0.30)mm,体末端表皮有小结节,卵巢 1 个,位于虫体中线之后,子宫内含虫卵 10～100 个,肠管内含吞食的已消化或半消化的血液。虫卵大小为(112～175)μm×(45～68)μm,呈纺锤形,在虫卵的一端有一小棘,称为端棘,内含物为毛蚴。

埃及血吸虫成虫寄生于终宿主膀胱静脉、骨盆静脉丛、直肠小静脉,偶尔寄生于肠系膜静脉、肝门静脉系统。虫卵从尿中排出,有时可在粪便中出现,在水中孵化出毛蚴,侵入中间宿主水泡螺体内,发育为尾蚴。尾蚴从螺体逸出,人接触疫水时尾蚴经皮肤侵入人体。童虫侵入小静脉,经由右心、肺至肝,在肝内门静脉约 20 日发育为成虫。雌雄合抱逆血流移行至肠系膜下静脉,多数成虫通过痔静脉至膀胱与盆腔静脉丛产卵,少数成虫在直肠与肠系膜下静脉内产卵。从尾蚴侵入至发育为成虫产卵需 60～63 日。埃及血吸虫成虫平均寿命 3.8 年,最长可达 30 年。

【致病与诊断】

埃及血吸虫病主要由虫卵肉芽肿引起,虫卵主要沉积在膀胱及远端输尿管黏膜下层与肌肉层,虫卵随病变组织破入膀胱腔,从尿中排出,产生血尿。严重者可致肾盂积水及继发细菌感染,甚至可能导致肾衰竭。在重度感染时,可致膀胱癌。虫卵也可至阑尾、盲肠、结肠,尤其直肠产生相应病变。此外,虫卵可通过膀胱静脉经下腔静脉进入肺,导致肺循环阻塞、肺动脉高压等。

临床表现可分为急性期和慢性期。急性期症状与日本血吸虫相似,但较轻。因流行区患者大多是重复感染,急性期症状少见。慢性期早期症状为无痛性终末血尿,持续数月或数年,且无其他症状。以后逐渐出现尿频、尿急、尿痛、排尿不畅或排尿困难等,甚至并发泌尿道阻塞、肾盂积水、细菌感染、尿毒症等。

自血尿中查见虫卵即可确诊,也可采用膀胱镜活组织检查虫卵。

【流行】

埃及血吸虫主要分布在非洲、亚洲西部及欧洲南部等 50 多个国家。中间宿主是水泡螺。保虫宿主为狒狒、啮齿类和猴等。

流行与防治原则同日本血吸虫。

附:

尾蚴性皮炎

尾蚴性皮炎(cercarial dermatitis)是禽类或畜类血吸虫尾蚴侵入人体皮肤所引起的超敏反应性疾病。我国多在稻田地区流行,故又称稻田皮炎。

【病原】

我国常见的病原是在鸭体内寄生的毛毕属血吸虫尾蚴和在牛体内寄生的东毕属血吸虫尾蚴。

1. 毛毕属　主要种类为包氏毛毕吸虫(*Trichobilharzia paoi*)。成虫寄生在家鸭体内,虫卵随粪便排出外界,尾蚴在中间宿主椎实螺体内发育成熟后逸出。尾蚴为有眼点的"叉尾型"尾蚴,缺咽,腹吸盘圆形且具小刺,穿刺腺 5 对,腺管延伸至前端,开口处缺小刺;体部大小为 $(202\sim279)\mu m\times(64\sim93)\mu m$,尾干为 $(249\sim322)\mu m\times(38\sim49)\mu m$,尾叉为 $(172\sim193)\mu m\times(21\sim26)\mu m$。

2. **东毕属** 主要种类为土耳其斯坦东毕吸虫($Orientobilharzia\ turkestanica$)。成虫寄生在牛、羊等体内,中间宿主亦为椎实螺。尾蚴形态与日本血吸虫尾蚴相似,无眼点和咽,腹吸盘位于虫体后部,有 4 对穿刺腺,腺管开口于口吸盘两侧,开口处有小刺;体部大小为 $(130\sim165)\mu m\times(35\sim46)\mu m$,尾干为 $(175\sim193)\mu m\times(23\sim28)\mu m$,尾叉为 $(63\sim184)\mu m\times(9\sim11)\mu m$。

【致病】

尾蚴侵入皮肤后,其穿刺腺的分泌物刺激皮肤产生 I 型和 IV 型超敏反应。在入侵后 5 分钟至 1 小时,局部皮肤有刺痒感,出现点状红斑;数小时后可由小斑点逐渐变成小米粒大小突出的红色丘疹,在 1~2 日内丘疹发展成绿豆般大小,周围有红晕及水肿,有时可连成风疹团。病变部位多见于手、足及上下肢等经常接触疫水的部位。若搔破皮肤可引起继发感染。尾蚴性皮炎是一种自限性疾病,一般于 1 周后可消退自愈。

【流行】

我国尾蚴性皮炎分布于吉林、辽宁、上海、江苏、福建、广东、湖南、四川等地区,传染源主要是牛和家鸭。人体感染主要是在稻田劳动或放养牛、鸭时接触疫水所致,也可因在浅河沟内或湖边游泳、捕鱼捞虾而引起。流行季节多与农业劳动季节相一致,各地气候条件、媒介螺类的生态、尾蚴发育时间及劳动方式不同,其流行季节也有差别。辽宁的感染季节较短,自 5 月下旬至 6 月上旬为高峰,7 月下旬逐渐消失;四川的感染季节在 3~10 月,而高峰在 5 月。

【防治】

防治尾蚴性皮炎应根据具体情况采取切实有效措施:①局部止痒可用薄荷樟脑软膏、乙醇溶液或鱼黄软膏涂擦,中药泡洗有止痒、消炎作用,症状重者可服用抗过敏药物,如氯苯那敏或苯海拉明等;②加强牛粪、禽类的管理,防止粪便污染水体;③结合农田管理,采用物理、化学等方法灭螺;④做好个人防护,流行季节下田劳动时可涂擦邻苯二甲酸二丁脂软膏、松香软膏等防护剂,或穿防护衣裤、防护靴等。

(贾雪梅)

第十一章
绦 虫 概 论

绦虫(cestode)属于扁形动物门的绦虫纲(Class Cestoda),成虫背腹扁平,左右对称,大多分节,长如带状。绦虫纲分为 2 个亚纲,即单节绦虫亚纲和多节绦虫亚纲,均营寄生生活。单节绦虫亚纲成虫寄生于各种鱼类和龟鳖等体内,多节绦虫亚纲成虫寄生在各种脊椎动物体内。寄生人体的绦虫有 30 余种,分属于多节绦虫亚纲的圆叶目(Cyclophyllidea)和假叶目(Pseudophyllidea),成虫绝大多数寄生于脊椎动物的消化道内,幼虫则寄生于组织中,生活史需要 1～2 个中间宿主,人可作为某些绦虫的终末宿主或中间宿主。我国常见的绦虫有链状带绦虫、肥胖带绦虫、细粒棘球绦虫、曼氏迭宫绦虫、微小膜壳绦虫等。

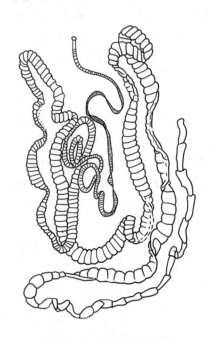

图 11-1 圆叶目绦虫成虫

【形态】

1. 成虫　扁长如带状,白色或乳白色,有时呈灰色、黄色或淡黄色,分节,缺乏消化系统,无体腔,寄生于人体的绦虫均为雌雄同体。体长因虫种不同可从数毫米至数米不等。虫体由许多节片组成,由前至后依次分为头节(scolex)、颈部(neck)和链体(strobilus)三部分。链体是虫体最显著部分,由 3～4 个节片(proglottid)至数千个节片组成,越向后越宽大(图 11-1)。圆叶目绦虫头节多呈球形,固着器官常为 4 个圆形的吸盘,排列于头节四周;某些虫体的头节顶部有能伸缩的圆形突起,称为顶突(rostellum),顶突周围常有 1～2 圈棘状或矛状的小钩。假叶目绦虫头节呈梭形或指状,其固着器官是头节上的两条纵形的吸槽(bothrium)。

颈部短而细,不分节,内含生发细胞,具有生发功能,由此长出链体上的节片。靠近颈部的节片较细小,其内的生殖器官尚未发育成熟,称为未成熟节片或幼节;向后至链体中部节片较大,其内的生殖器官已发育成熟,称为成熟节片或成节;链体后部的节片最大,称为妊娠节片或孕节,其中圆叶目绦虫孕节中除了充满虫卵的子宫外,其他生殖器官均已退化,而假叶目绦虫孕节结构与成节十分相似。末端的孕节不断地从链体上脱落,新的节片又不断从颈部长出来,使虫体始终保持一定的长度。

(1)体壁结构:绦虫的体壁结构分为两层,即皮层和皮下层。皮层是具有高度代谢活性的组织,电镜下可见其外表面具有无数微小的指状胞质突起,称为微毛,其顶部呈尖棘状,微毛遍布全身。微毛下是较厚的具有大量空泡的胞质区(基质区),胞质区下界有明显的基膜,与皮下层分开,在接近基膜的胞质区内线粒体密集。整个皮层均无细胞核。皮下层主要由表层肌组成,有环肌、纵肌和少量斜肌,均为平滑肌。肌层下的实质组织中有大量的电子致密细胞称核周体(perikarya),通过若干连接小管穿过表层肌和基膜使核周体与皮层相连。表层肌中的纵肌较发达,它作为体壁内层包绕着虫体实质和各器官,并贯穿整个链体,节片成熟后,节片间的肌纤维会逐渐退化,因而孕节能自行脱落。虫体无体腔和消化道;内部由实质组织充满,生殖系统、神经系统、排泄系统包埋在实质组织中。在实质组织中还散布着许多钙和镁的碳酸盐微粒,外面被以胞膜而呈椭圆形,称为石灰小体(calcareous body)或钙颗粒(calcareous corpuscle),可能有缓冲平衡、调节酸碱度的作用,或作为离子和二氧化碳的补给库(图11-2)。

（2）神经系统:头节中有一神经节,由它发出 6 根纵行的神经干,贯穿整个链体。在头节和每个节片中还有横向的连接支。感觉末梢分布于皮层,与触觉和化学感受器相连。

（3）生殖系统:链体的每个节片内均有雌雄生殖器官各一套,雄性生殖器官一般较雌性生殖器官先成熟。雄性生殖系统具有数十个至数百个圆形滤泡状的睾丸,散布于节片靠近背面的实质中。睾丸发出输出管,汇合成输精管,延伸入阴茎囊。在阴茎囊内或囊外,输精管膨大形成贮精囊。输精管在阴茎囊中接纳前列腺后延伸为射精管,射精管的末端是阴茎,其上具小刺或小钩,并能从阴茎囊伸出,为交合器官。雌性生殖系统有 1 个卵巢,大多分成左右两叶,位于节片中轴的腹面、睾丸之后。卵黄腺数量众多,呈滤泡状均匀分散在节片实质的表层中,或聚集成单一致密实体团块,位于卵巢后方,卵黄腺发出的卵黄小管汇集成卵黄总

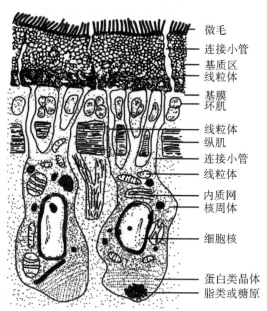

图 11-2 绦虫体壁超微结构

微毛
连接小管
基质区
线粒体
基膜
环肌
线粒体
纵肌
连接小管
线粒体
内质网
核周体
细胞核
蛋白类晶体
脂类或糖原

管。卵巢发出的输卵管与卵黄总管相接后膨大形成卵膜,再与子宫相通。子宫呈管状或囊状,假叶目绦虫有子宫孔,圆叶目绦虫子宫为囊状,无子宫孔,随着其内虫卵的增多和发育而膨大,或向两侧分支几乎占满整个节片。阴道为略弯曲的小管,多数与输精管平行,开口于生殖孔(图11-3)。

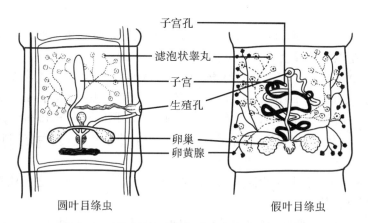

子宫孔
滤泡状睾丸
子宫
生殖孔
卵巢
卵黄腺

圆叶目绦虫　　　　　　　　　假叶目绦虫

图 11-3 圆叶目绦虫和假叶目绦虫生殖系统比较

（4）排泄系统:由若干焰细胞、毛细管、集合管及与其相连的 4 根纵行的排泄管组成。每一节片的后部有横支左右相连。排泄系统既有排出代谢产物的作用,又有调节体液平衡的功能。

假叶目绦虫和圆叶目绦虫的成虫形态有区别:假叶目头节多呈梭形,固着器官是位于头节背面、腹面的吸槽;卵黄腺呈滤泡状散布在节片的表层中,卵巢之前;生殖孔位于节片中部;子宫具有子宫孔通向体外;成节和孕节结构相似。圆叶目头节呈球形,固着器官是 4 个吸盘,以及顶突和小钩等;卵黄腺聚集成一团,位于卵巢之后,无子宫孔,生殖孔位于节片侧面;孕节和成节结构差异较大。

2. 虫卵 圆叶目绦虫卵多呈圆球形,外面是较薄的卵壳,内有一较厚的胚膜,卵内是已发育的幼虫,内有 3 对小钩,称为六钩蚴。假叶目绦虫卵为椭圆形,卵壳较薄,一端有小盖,卵内含一个卵细胞和若干个卵黄细胞。

3. 幼虫 绦虫在中间宿主体内发育的幼虫通常被称为中绦期幼虫(metacestode)或续绦期幼虫,各种绦虫的中绦期形态结构各不相同(图 11 - 4)。

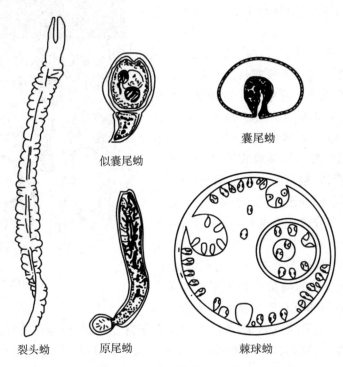

囊尾蚴

似囊尾蚴

裂头蚴　　　　原尾蚴　　　　棘球蚴

图 11 - 4　绦虫的幼虫示意图

(1) 囊尾蚴(cysticercus):俗称囊虫(bladder worm),是链状带绦虫或肥胖带绦虫的幼虫,为半透明的泡状囊,囊中充满囊液,囊壁上有一个向内翻转卷曲的头节。

(2) 棘球蚴(hydatid cyst):又称包虫(hydatid)。为球形囊状体,囊的大小差别较大,囊内充满囊液,内有无数原头蚴,又称原头节(protoscolex),还有许多生发囊(brood capsule)以及子囊和孙囊。

(3) 泡球蚴(alveolar hydatid cyst):又称多房棘球蚴(multilocular hydatid cyst),属棘球蚴型,为多房棘球绦虫的幼虫,囊较小,但可不断向囊内和囊外芽生若干小囊,囊内充满胶状物,其中原头节较少。

(4) 似囊尾蚴(cysticercoid):是膜壳绦虫的幼虫,囊腔较小,有 1 个与之相比较大的内缩头节,后部为实心带小钩的尾状结构。

(5) 原尾蚴(procercoid):假叶目绦虫在第一中间宿主体内发育的幼虫,为一椭圆形实体,头端未分化出头节,在尾端有一小突,称为小尾球,其上有 6 个小钩。

(6) 裂头蚴(plerocercoid):原尾蚴被假叶目绦虫的第二中间宿主吞食后发育而成,裂头蚴已失去小尾及小钩,并开始形成附着器,分化出头节。

各种中绦期幼虫名又可冠以属的名称,表示该种绦虫的这一期幼虫,如猪囊尾蚴(Cysticercus cellulosae)指猪带绦虫(Taenia solium)的囊尾蚴,曼氏裂头蚴(Sparganum mansoni)指曼氏迭宫绦虫(Spirometra mansoni)的裂头蚴。

【生活史】
绦虫的成虫寄生于脊椎动物的小肠中,虫卵自子宫孔排出或随孕节脱落而排出。

圆叶目绦虫生活史只需 1 个中间宿主,个别种类不需要中间宿主。由于圆叶目绦虫无子宫孔,虫卵必须待孕节自链体脱落排出体外后,由于孕节的活动挤压或破裂才得以散出。待虫卵被中间宿主吞食后,其中的六钩蚴才能孵出,然后钻入宿主肠壁,随血流到达组织内,发育成中绦期幼虫。中绦期幼虫被终宿主吞食后,在肠道受胆汁的激活才能脱囊或翻出头节,逐渐发育为成虫。

假叶目绦虫生活史和圆叶目绦虫不同,生活史中需要 2 个中间宿主。虫卵排出后必须进入水中才能继续发育,孵出的幼虫有 3 对小钩,体外有一层纤毛,能在水中游动,称为钩球蚴(coracidium)。钩球蚴在第一中间宿主剑水蚤体内发育成原尾蚴(procercoid);进入第二中间宿主鱼或其他脊椎动物体内后,发育为裂头蚴(plerocercoid sparganum),裂头蚴是感染期幼虫,必须进入终宿主肠道后才能发育为成虫。圆叶目绦虫和假叶目绦虫的形态和生活史区别见表 11-1。

表 11-1　圆叶目绦虫和假叶目绦虫的区别

区别	圆叶目	假叶目
头节及固着器官	球形,4 个吸盘	梭形,2 个吸槽
成节	卵黄腺聚集成一块,位于卵巢之后	卵黄腺散布在节片的表层中,卵巢之前
	生殖孔位于节片侧面	生殖孔位于节片中部
	子宫囊状,无子宫孔,不能排卵	子宫管状,有子宫孔,通向体外
孕节	只有充满虫卵的子宫	结构似成节
中间宿主	1 个	2 个,需要在水中发育

【生理】

绦虫成虫寄生在宿主的肠道,成虫主要靠体壁吸收营养,节片直接浸浴在宿主半消化的食物中,由于没有口和消化道,主要是靠体表来吸收营养。皮层可通过简单扩散、易化扩散和主动运输等方式吸收各种营养物质,同时也具有分泌和抵抗宿主消化液破坏的作用。带有尖棘的体表微毛既有固着作用,免使虫体从消化道排出,又能擦伤宿主肠上皮细胞,使富含营养的高浓度细胞质渗出到虫体周围,便于其吸收,而且遍布虫体的微毛还增加了吸收面积,大大提高了营养吸收效能。皮层胞质区的大量空泡具有对营养物质的胞饮作用和运输作用。有的绦虫头节上的顶突可能穿入宿主的肠腺,经胞饮作用摄取黏液和细胞碎片以及其他营养微粒。绦虫从宿主肠内吸收的营养物质主要有氨基酸、脂肪酸、糖类、甘油、维生素、核苷、嘌呤和嘧啶等。

绦虫的能量主要通过糖代谢获得。成虫主要靠糖酵解获取能量,少数也可通过三羧酸循环和电子传递系统获得能量,如细粒棘球绦虫的原头蚴就具有完全的三羧酸循环功能。主要从宿主肠道吸收葡萄糖和半乳糖,少数种类可吸收麦芽糖。从蛋白质和脂肪代谢获得的能量很少。

圆叶目绦虫的成熟节片内雌雄生殖系统共同开口于节片侧缘的生殖孔,绦虫的交配及受精可以在同一节片或同一虫体的不同节片间完成,也可在两条虫体间进行。除成虫营有性生殖外,中绦期幼虫可有无性生殖和芽生生殖。如棘球蚴可从囊壁生发层长出许多原头蚴和生发囊;曼氏裂头蚴在宿主免疫功能受抑制或受到病毒感染时,也可能发生异常的芽生增殖,引起严重的增殖型裂头蚴病。

【致病】

绦虫成虫寄生于宿主消化道内,可大量地掠夺宿主的营养,但引起症状的主要原因是虫体固着器官吸盘和小钩以及微毛对宿主肠道的机械刺激和损伤,以及虫体释放的代谢产物的刺激。可引起腹部不适、饥饿痛、消化不良,腹泻或腹泻与便秘交替出现等。阔节裂头绦虫可因为大量吸收宿主的维生素 B_{12},致使宿主贫血。

绦虫幼虫在人体寄生造成的危害远比成虫为大,囊尾蚴和裂头蚴可在皮下和肌肉内引起结节或游走性包块;若侵入眼、脑等重要器官则可引起严重的后果。棘球蚴在肝、肺等处寄生引起占位性损伤,造成严重危害,一旦囊肿破溃囊液进入宿主组织可诱发超敏反应而致休克,甚至造成死亡。

【分类】

寄生人体的绦虫隶属于多节绦虫亚纲的假叶目和圆叶目,常见寄生人体的绦虫的分类见表 11-2。

表 11-2 常见寄生人体绦虫的分类

目	科	属	种
假叶目 Pseudophyllidea	裂头科 Diphyllobothriidae	迭宫属 *Spirometra*	曼氏迭宫绦虫 *S. mansoni*
		裂头属 *Diphyllobothrium*	阔节裂头绦虫 *D. latum*
圆叶目 Cyclophyllidea	带科 Taeniidae	带属 *Taenia*	链状带绦虫 *T. solium*
			肥胖带绦虫 *T. saginata*
			亚洲牛带绦虫 *T. asiatica*
		棘球属 *Echinococcus*	细粒棘球绦虫 *E. granulosus*
			多房棘球绦虫 *E. multilocularis*
	膜壳科 Hymenolepididiae	膜壳属 *Hymenolepis*	微小膜壳绦虫 *H. nana*
			缩小膜壳绦虫 *H. diminuta*
		假裸头属 *Pseudanoplocephala*	克氏假裸头绦虫 *P. crawfordi*
	囊宫科 Dilepididae	复孔属 *Dipylidium*	犬复孔绦虫 *D. caninum*
	代凡科 Davaineidae	瑞列属 *Raillietina*	西里伯瑞列绦虫 *R. celebensis*
	中殖孔科 Mesocestoididae	中殖孔属 *Mesocestoides*	线中殖孔绦虫 *M. lineatus*
	裸头科 Anoplocephalidae	伯特属 *Bertiella*	司氏伯特绦虫 *B. studeri*

(秦元华)

第十二章
消化道绦虫

消化道绦虫是指成虫阶段寄生于人体消化道的绦虫,常见种类有链状带绦虫、肥胖带绦虫、阔节裂头绦虫、微小膜壳绦虫等。生活史复杂,除少数虫种外,多需要 1 个或 2 个中间宿主,经口感染人体。部分绦虫除成虫寄生于人体消化道外,幼虫还可寄生于人体不同组织器官,引起更严重的危害,如链状带绦虫。

第一节　链状带绦虫

链状带绦虫(*Taenia solium* Linnaeus,1758)又称猪带绦虫、猪肉绦虫、有钩绦虫,是我国主要的人体寄生绦虫之一。链状带绦虫隶属于圆叶目、带科、带属。链状带绦虫成虫寄生于人体小肠,引起猪带绦虫病(taeniasis suis),幼虫为囊尾蚴,可寄生于人体皮下、肌肉和脑、眼等器官,引起囊尾蚴病(cysticercosis)。在我国古代医籍中把猪带绦虫与牛带绦虫一起称为寸白虫或白虫。早在公元 217 年,《金匮要略》中即有关于白虫的记载,公元 610 年巢元方在《诸病源候论》中将该虫体形态描述为"长一寸而色白,形小扁"。我国《神农本草经》中记录了 3 种驱白虫的草药。

【形态】

1. 成虫　呈白色或乳白色,背腹扁平,分节,扁长如腰带,长 2～4 m,前端较细,向后渐扁阔,节片较薄,略透明。分为头节、颈部和链体三部分。头节近似球形,直径为 0.6～1 mm,其上有 4 个吸盘,1 个顶突。顶突上有 25～50 个小钩,排列成两圈。头节后为细小而不分节的颈部,具有生发功能,不断生长出新的节片构成链体。链体由 700～1000 个节片组成,依据生殖器官的发育程度,可将节片分为幼节、成节、孕节。靠近颈部生殖系统未发育成熟的为幼节,外形短而宽;中段节片生殖系统发育成熟,为成熟节片,简称成节,较幼节大,近似方形。每一成节均具有雌雄生殖器官各一套,睾丸 150～200 个,滤泡状散布在节片的两侧,卵巢分 3 叶。末端的节片为孕节,又称妊娠节片,窄长方形,雌雄生殖系统大多均已退化消失,仅存充满虫卵的子宫向两侧分支,每侧 7～13 支,各分支不整齐并可继续分支而呈树枝状(图 12-1)。

2. 虫卵　卵壳薄而透明,在虫卵自孕节散出时多数已脱落。脱掉卵壳的虫卵称为不完整虫卵,呈球形或近似球形,直径 31～43 μm。外面是较厚的胚膜,呈棕黄色,具有放射状的条纹。胚膜内是球

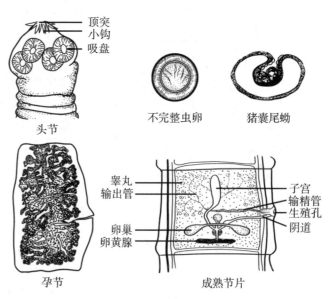

顶突
小钩
吸盘

头节

不完整虫卵　　猪囊尾蚴

彩图
猪带绦虫

睾丸
输出管

卵巢
卵黄腺

孕节

子宫
输精管
生殖孔
阴道

成熟节片

图 12-1　链状带绦虫

形的六钩蚴,有 3 对小钩(图 12-1)。

3. 幼虫 称猪囊尾蚴,俗称猪囊虫,为白色半透明、卵圆形的囊状体,约黄豆大小,两层囊壁,囊内充满透明液体,头节凹入囊内呈白色点状,其构造和成虫头节相似(图 12-1)。

【生活史】

人是链状带绦虫的唯一终宿主,家猪和野猪是链状带绦虫的中间宿主。成虫寄生于人体小肠的上段,以头节上的吸盘和小钩附着于肠壁。孕节从链体脱落,以单节或 5～6 节相连的方式从链体脱落,脱落的孕节随粪便排出体外,脱离虫体的孕节可破裂使虫卵散出。当虫卵或孕节被家猪和野猪等中间宿主吞食后,虫卵在其小肠内经消化液作用,经 24～72 小时后胚膜破裂,六钩蚴逸出,钻入肠壁,进入血管和淋巴管,进而经血液或淋巴循环到达全身各处,约经 10 周,发育为囊尾蚴。囊尾蚴在猪体内寄生的部位主要是运动较多的肌肉,以股内侧肌最多,再依次为深腰肌、肩胛肌、咬肌、腹内侧肌、膈肌、心肌、舌肌等;也可以寄生于脑、眼等部位。含囊尾蚴的猪肉称为“米猪肉”或“豆猪肉”。囊尾蚴在猪体内可存活 3～5 年,个别可达 15～17 年。当人误食生的或未煮熟的“米猪肉”后,囊尾蚴在人小肠内受胆汁刺激而翻出头节,附着于肠壁,经 2～3 个月,发育为成虫。成虫在人体内寿命可达 25 年以上。

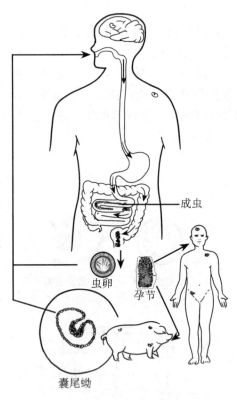

图 12-2 链状带绦虫生活史

当人误食虫卵或孕节后,也可在人体发育成囊尾蚴,引起囊尾蚴病,但不能继续发育为成虫。所以,人既可以是链状带绦虫的终宿主,也可以是中间宿主(图 12-2)。人体感染囊尾蚴病的方式有 3 种:① 自体内感染,即患者体内已经有成虫感染,当反胃、呕吐时,肠道的逆蠕动将脱落的孕节或虫卵返入胃中引起自身感染;② 自体外感染,患者误食自己排出的虫卵而引起感染;③ 异体感染,误食他人排出的虫卵而引起感染。人体寄生链状带绦虫的成虫和囊尾蚴,既可以是单独发生也可以是同时发生。

【致病】

链状带绦虫成虫和幼虫均可以寄生于人体,分别引起猪带绦虫病和囊尾蚴病。

1. 成虫致病 成虫寄生于人体可引起猪带绦虫病。寄生在人体小肠的成虫多为 1 条,重度感染时可有多条寄生,国内报道感染最多的一例为 19 条。猪带绦虫病主要是由于头节上的吸盘和小钩及虫体体壁的微毛附着于肠壁引起的机械性刺激和代谢产物等作用于肠黏膜,造成肠上皮细胞损伤所致。多数感染者无症状或症状比较轻微。少数患者有上腹或全腹隐痛、消化不良、腹泻、恶心、呕吐、体重减轻等症状。偶有引起肠梗阻或肠穿孔继发腹膜炎者。

2. 幼虫致病 猪囊尾蚴对人体的危害远比成虫大,寄生人体所致疾病称为囊尾蚴病,俗称囊虫病。人体寄生的猪囊尾蚴可由 1 个至数千个不等,其危害主要是由于虫体的机械性压迫、堵塞及虫体毒素所致。其危害程度主要取决于寄生的部位、寄生的数量、囊尾蚴存活的状态以及人体局部反应。猪囊尾蚴寄生部位主要是皮下、肌肉、脑和眼,其次是心、舌、口腔、肝、肺、腹膜、上唇、乳房、子宫、神经鞘、骨等。不同部位的囊尾蚴其大小和形态也不相同。依据其寄生部位不同,人的囊尾蚴病临床常见以下 3 种类型。

(1)皮下及肌肉囊尾蚴病:此型多见。囊尾蚴位于皮下、黏膜下和肌肉,形成结节,数目可由 1 个至数千个不等,多见于躯干和头部,四肢较少。结节在皮下呈圆形或椭圆形,大小 0.5～1.5 cm,手可触及,与皮下组织无粘连,无压痛,硬度近似软骨,无炎症反应。常分批出现,可在皮下移动,并可逐渐自行消失。寄生在肌肉且数量多时,可出现局部肌肉酸痛无力,发胀、麻木等。

(2) 脑囊尾蚴病:对人体的危害最严重。由于寄生部位和数量不同,临床症状极为复杂,有的无症状,有的可致猝死,但大多数病程缓慢,发病时间以感染后 1 个月至 1 年为最多,最长可达 30 年。临床主要为癫痫发作、颅内压增高和神经精神症状。其中癫痫发作最常见,据资料记载,1590 例脑囊虫病患者中,有癫痫发作的占 61%。囊尾蚴寄生于脑实质、蛛网膜下腔和脑室,均可使颅内压增高,对 315 例脑囊尾蚴病患者进行腰椎穿刺检查,发现 38.4% 的患者有颅内压增高。神经疾病和脑血流障碍者表现为记忆力减退,视力下降及精神症状等,另外还可出现头痛、头晕、呕吐、神志不清、失声、肢麻、局部抽搐、听力障碍、精神障碍、痴呆、偏瘫和失明等。国内将脑囊尾蚴病分为 6 种临床型:① 癫痫型;② 脑实质型;③ 蛛网膜下腔型;④ 脑室型;⑤ 混合型;⑥ 亚临床型。不同型患者的临床表现和严重程度不同,治疗原则与预后也不一样。另外,脑囊尾蚴病在脑炎的发病上可起诱导作用,并可使脑炎病变加重而致死亡。

(3) 眼囊尾蚴病:囊尾蚴可寄生在眼的任何部位,但以眼球深部玻璃体(51.6%)及视网膜下(37.1%)寄生多见。常累及单侧眼,轻者表现为视力障碍,检眼镜检查可见眼内虫体蠕动。囊尾蚴在眼内存活时间为 1~2 年,此时患者尚能忍受,而当囊尾蚴死亡,虫体的分解物可产生强烈刺激,造成眼内组织变性,导致玻璃体混浊、视网膜脱离、视神经萎缩,并发白内障,继发青光眼等,最终可致眼球萎缩而失明。

【诊断】

1. 猪带绦虫病的诊断　询问患者有无吃“米猪肉”或生猪肉及排节片的病史。确诊需要在粪便中查获孕节。将孕节洗净,夹在两张载玻片之间,观察子宫分支数目。检获虫卵可协助诊断,可采用粪便直接涂片法、饱和盐水漂浮法或沉淀法检查虫卵。对可疑者,应连续数日进行检查。高度可疑又没有检获虫卵时,可试验性驱虫。驱虫后要用水淘洗法检查头节和孕节,确定虫种和观察疗效。

2. 囊尾蚴病的诊断　皮下及肌肉囊尾蚴病,可以手术摘除做组织压片检查。眼囊尾蚴病,可用检眼镜检查,可看到囊尾蚴头节的伸缩活动。脑囊尾蚴病,可用 X 线、CT、核磁共振成像检查,以辅助诊断。并结合病史作出诊断。还可用免疫学方法作为辅助检查手段。目前常用免疫学方法有:① 间接血凝试验(IHA);② 酶联免疫吸附试验(ELISA);③ 斑点酶联免疫吸附试验,主要是检测血清和脑脊液中囊虫抗体。

【流行】

1. 分布　猪带绦虫呈世界性分布,但感染率不高。猪带绦虫病主要流行于欧洲、中美及东南亚等国。在我国散发病例见于云南、黑龙江、吉林、山东、河北、河南、陕西、山西、湖北、福建、海南、青海、江苏、宁夏等共 30 个省(市、区)。一般农村高于城市,有的地方呈现局部流行。

2. 流行因素　一是养猪方法不当,有些地区养猪不用猪圈而习惯散养,或是厕所建造简陋或使用连茅圈,猪能自由出入和吞食人的粪便,造成猪吃人粪而感染;二是人食肉习惯或方法不当,生食或半生食猪肉,以及切生肉和熟食的刀、砧板不分,造成人体感染。例如,云南省少数民族地区傣族的“剁生”、白族的“生皮”、哈尼族的“噢嚅”,均用生猪肉制作。另外,西南各地群众喜爱的“生片火锅”,云南的“过桥米线”,福建的“沙茶面”等,都是将生肉片在热汤中稍烫后,蘸佐料或拌米粉或面条食用。其他地区的散在病例则往往是偶然吃到含有活囊尾蚴的猪肉包子、馅饼或饺子,或食用未经蒸煮的带囊尾蚴的熏肉或腌肉,或用切过有囊尾蚴感染生肉的刀、砧板再切熟食造成人体感染。囊尾蚴病流行的原因是误食猪带绦虫卵所致。虫卵在外界中存活时间较长,在 4 ℃能存活 1 年,−30 ℃环境可存活 3~4 个月,37 ℃时能存活 7 日左右。虫卵对化学试剂的抵抗力也较强,70% 乙醇、3% 甲酚、酱油和食醋对其几乎无作用,2% 碘酊和 100 ℃高温可将其杀死。

【防治】

1. 加强管理和宣传　宣传本病的危害性,教育人们注意饮食卫生,不吃生肉或半生肉;切生肉、熟食的刀和砧板要分开;饭前便后要洗手;人用厕所与猪圈应分开;改猪的放养为圈养等。同时加强肉类检疫,严禁感染猪囊尾蚴的猪肉进入市场。

2. 治疗患者　因成虫寄生在肠道常可导致囊尾蚴病,故须及早驱虫治疗,以减少传染源防止囊虫病的发生。槟榔和南瓜子驱虫方法疗效高,不良反应小。用南瓜子、槟榔各 60～80 g,清晨空腹时服南瓜子,1 小时后服槟榔煎剂,半小时后再服 20～30 g 硫酸镁导泻。多数患者在 5～6 小时内即可排出完整的虫体,虫体排出时,可用温水坐浴,让虫体慢慢排出,勿用力牵拉,以免虫体扯断使头节断留在消化道内,造成复发。驱虫后应检查有无头节排出,若头节排出,表明虫体已驱净,如未获得头节应继续随访,3～4 个月内复查未发现孕节、虫卵可视为治愈。此外,吡喹酮、甲苯咪唑、阿苯达唑也有较好的疗效。

治疗囊尾蚴病常用的方法是手术摘除虫体,特别是对眼囊尾蚴病是唯一合理的方法。吡喹酮、阿苯达唑可使囊尾蚴变性和坏死,具有疗效高、不良反应小等特点,对囊尾蚴病有较好的疗效。脑囊尾蚴病药物治疗期间可出现颅内压增高及超敏反应,所以必须住院治疗。

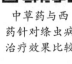
中草药与西药针对绦虫病治疗效果比较

第二节　肥胖带绦虫

肥胖带绦虫(*Taenia saginata* Goeze,1782)又称牛带绦虫、牛肉绦虫、无钩绦虫。肥胖带绦虫和链状带绦虫同属于带科、带属,其形态和生活史与链状带绦虫也基本相似。

【形态】

彩图
牛带绦虫

1. 成虫　体长 4～8 m,节片大而肥厚,不透明,整个虫体由 1000～2000 个节片组成。头节略呈方形,直径 1.5～2.0 mm,有 4 个吸盘,无顶突及小钩。成节内有睾丸 300～400 个,卵巢分为两叶。孕节子宫每侧各有 15～30 分支,分支较整齐(图 12-3)。

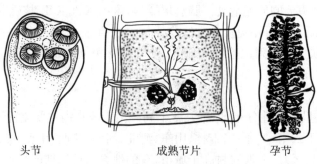
头节　　　　成熟节片　　　　孕节
图 12-3　肥胖带绦虫

2. 虫卵及幼虫　虫卵与猪带绦虫虫卵在形态上难以区别,统称带绦虫卵。幼虫称牛囊尾蚴,其头节与成虫头节相似,有 4 个吸盘,无顶突及小钩,不能在人体寄生。肥胖带绦虫和链状带绦虫的主要区别见表 12-1。

表 12-1　链状带绦虫和肥胖带绦虫的区别

鉴别点	链状带绦虫	肥胖带绦虫
体长	2～4 m	4～8 m
节片数量及特点	700～1000 节、较薄、略透明	1000～2000 节、较肥厚、不透明

续　表

鉴别点	链状带绦虫	肥胖带绦虫
头节	球形、直径约 1 mm，具有顶突和 2 圈小钩，小钩 25～50 个	略呈方形、直径 1.5～2.0 mm，无顶突及小钩
成节	卵巢分为 3 叶，即左右两叶和中央小叶，睾丸 150～200 个	卵巢只分为左右 2 叶，子宫前端常可见短小的分支，睾丸 300～400 个
孕节	子宫分支不整齐，每侧为 7～13 支	子宫分支较整齐，每侧 15～30 支，支端多有分叉
囊尾蚴	头节具顶突和小钩，可寄生人体引起囊尾蚴病	头节无顶突及小钩，不寄生于人体
中间宿主	猪、人	牛
终宿主	人	人
感染阶段	囊尾蚴、虫卵	囊尾蚴
致病阶段	成虫、囊尾蚴	成虫

【生活史】

人是肥胖带绦虫的唯一终宿主。成虫寄生人体小肠的上段，孕节多单节脱离链体，随宿主粪便排出体外或主动从肛门逸出。一般每日排出 6～12 节，最多达 40 节。每一孕节含虫卵 8 万～10 万个，但有 40％需到外界发育 2 周才成熟，另有 10％为未受精。从链体脱落下的孕节仍具有显著的活动力。当孕节沿地面蠕动时可将虫卵从子宫前端排出，或由于孕节的破裂，虫卵得以散落。当中间宿主牛吞食虫卵或孕节后，虫卵内的六钩蚴即在其小肠内孵出，钻入肠壁，随血液循环到全身各处，经 60～70 日发育为牛囊尾蚴。羊、美洲驼、长颈鹿、羚羊等也可被牛囊尾蚴寄生。人食入生的或半生的含有囊尾蚴的牛肉，在小肠消化液的作用下头节翻出附着于肠壁，经过 8～10 周发育为成虫(图 12 - 4)。成虫寿命可达 30 年，甚至更长。人不是肥胖带绦虫适宜的中间宿主，牛囊尾蚴一般不寄生于人体。

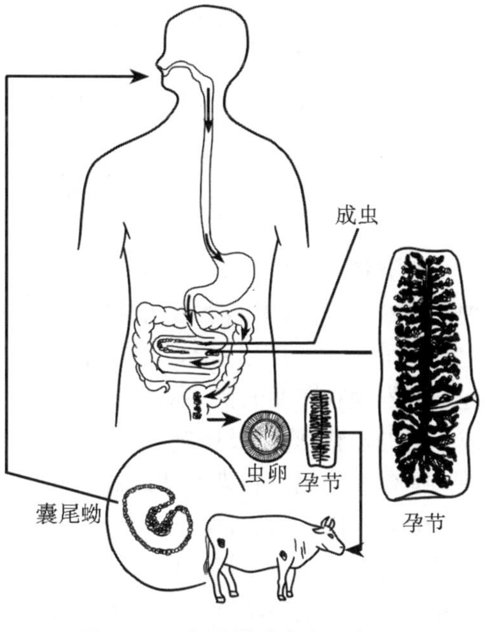

图 12 - 4　肥胖带绦虫生活史

【致病】

寄生人体的牛带绦虫多为 1 条，严重感染者可达 8 条，最多的 1 例达 31 条。牛带绦虫致病作用较弱，患者一般无明显症状，仅有腹部不适，消化不良、恶心、腹泻等症状。由于牛带绦虫孕节活动力较强，患者能发现自己排出节片，并有孕节自动从肛门逸出和肛门瘙痒等症状。

【诊断】

询问有无孕节排出及生食或半生食牛肉的病史，对诊断具有重要意义。从粪便中检获孕节为确诊依据。患者常自带节片就诊，孕节的检查方法和链状带绦虫相同，观察孕节子宫分支数目可确定虫种。若节片已干硬，可用生理盐水浸软后再观察。检获虫卵可协助诊断，粪检虫卵阳性率较链状带绦虫低，可采用透明胶纸法或肛门拭子法提高虫卵的检出率。

【流行】

1. 分布　牛带绦虫呈世界性分布，在多食牛肉，尤其是有生食或半生食牛肉习惯的地区和民族中更易流行,我国新疆、西藏、内蒙古、宁夏、云南、四川等的藏族地区,广西苗族地区,贵州苗族及侗族地区,台湾雅美族和泰雅族地区等共20个地区呈地方性流行,西藏的某些局部地区感染率高达70%以上,一般地区仅有散在感染。患者多为青壮年,一般男性稍多于女性。

2. 流行因素　在流行区牛的放牧很普遍,当地农牧民多不使用厕所,常在牧场及野外排便,患者和带虫者粪便极易污染水源或牧草,牛在放养时可能吃到孕节或虫卵而感染。广西和贵州的侗族,人畜共居一楼,人住楼上,楼下即是牛圈,人粪直接排入牛圈内,牛受感染机会增多;另外,流行区居民有食生或半生牛肉的习惯,如苗族、侗族喜食"红肉""腌肉",傣族喜食"剁生"等,都是生牛肉加佐料食用,藏族习惯食用风干牛肉,或烤食大块牛肉,这些食肉习惯都容易造成感染。非流行区偶有牛肉未煮熟或因刀和砧板切完感染牛囊尾蚴的生牛肉再切熟食而感染。

【防治】

防治原则和猪带绦虫基本相同。

(1) 治疗患者和带虫者,流行区应普查普治,以消除传染源。驱虫常用槟榔、南瓜子合剂,治疗和处理方法同猪带绦虫。吡喹酮、阿苯达唑也有较好疗效。

(2) 加强粪便管理,不随地大便,避免虫卵或孕节污染牧场和水源,保持牧场的清洁卫生,避免牛受感染。

(3) 注意个人卫生,改变不良食肉习惯,加强卫生宣教,使人们能够注意饮食卫生,改进烹调方法,改变不良的饮食习惯,不食生的或不熟的牛肉或其他动物的肉类。

(4) 加强肉类检疫制度,严禁出售含囊尾蚴的牛肉。

第三节　亚洲带绦虫

亚洲带绦虫(*Taenia asiatica*)属于圆叶目、带科、带属,是20世纪80年代在东南亚一带发现的新种,成虫寄生于人体的小肠,引起亚洲带绦虫病。

20世纪80年代以前,人们一直认为寄生于人体的带属绦虫只有猪带绦虫和牛带绦虫,但后来一些学者发现在东亚的诸多地区,人们很少吃牛肉,有些地区的人甚至根本不吃牛肉,而是喜欢吃生的或未熟的家猪、野猪或松鼠等其他野生动物的肉和内脏。这些地区的猪体内常可发现囊尾蚴,但是当地人体牛带绦虫的感染率却远高于猪带绦虫的感染。1967年,中国台湾学者Huang等首先提出质疑。此后,开展了大量调查和研究工作。经过对台湾67个村庄的调查,范秉真等(1988)认为这实际上是一种外形极似牛带绦虫的新的虫种。近几年来许多学者不断从流行病学、动物试验及人体感染试验以及分子遗传学方面进行了深入研究,Zarlenga等(1991)对其rDNA的研究和Bowles等(1994)对细胞遗传学的研究证明,此种带绦虫与肥胖带绦虫近缘。Eom等(1993)通过成虫及囊尾蚴形态特征、免疫及遗传学研究,证明此种绦虫与已知两种带绦虫不同,为一新种,并定名为亚洲带绦虫。1999年,张莉莉等首次报道了我国大陆云南省人体病例。

【形态】

亚洲带绦虫的成虫与牛带绦虫在形态上非常相似。

1. 成虫　为大型绦虫,乳白色,长带状,体长4~8 m,最宽处9.5 mm。链体由260~1016个节片组成。头节近似圆形或方形,其上有4个吸盘和一尖的顶突,但无小钩,颈部明显膨大。成节中有滤泡状睾丸630~1190个,散布在节片的背面,阴茎袋呈囊状;卵巢分成左右两叶,大小不一,位于节片的近后缘,卵黄腺之前。生殖孔囊状,不规则地交替排列在虫体两侧。孕节长1.0~2.0 cm,宽0.5~1.0 cm;子宫每侧有11~32支侧支,侧支上有分支57~99支,孕节后缘常有突出物(图12-5)。

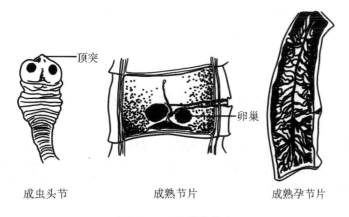

成虫头节　　　　成熟节片　　　　成熟孕节片

图 12－5　亚洲带绦虫

2. 囊尾蚴　亚洲带绦虫的囊尾蚴为椭圆形或近似圆形,乳白色,半透明,明显小于牛囊尾蚴。头节凹入囊内,直径约 1 mm,上有两圈小钩,内圈小钩较少,12～17 个,外圈小钩稍多,约 20 个。小钩常发育不良,尤以外圈更显著,呈逗点状,不易计数。囊壁外表面有小的疣状物。

3. 虫卵　虫卵与其他带绦虫卵相似,无法区别。为椭圆形,卵壳薄而易破,胚膜厚,棕黄色,直径约 35 μm,内含 1 个六钩蚴。

亚洲带绦虫虽与牛带绦虫相似,但亚洲带绦虫有 6 种特征:①成虫头节有顶突;②囊尾蚴头节上有发育不良的小钩;③孕节后缘有突出物;④子宫侧支再分小支;⑤囊尾蚴的囊壁表面可见小疣状物;⑥在牛体内,囊尾蚴仅寄生于牛的肝脏。

【生活史】

亚洲带绦虫成虫寄生于人体小肠,人是否是唯一终宿主尚无定论。适宜的中间宿主为猪、牛、羊等。人食入含囊尾蚴的动物内脏而感染。囊尾蚴在人体小肠内约需 4 个月发育为成虫,孕节或虫卵随粪便排出。中间宿主吞食人粪便中的孕节或虫卵,六钩蚴在其小肠上段孵出,钻入肠壁小血管,随血液流到周身,幼虫主要在中间宿主的内脏,如肝、大网膜、浆膜及肺,特别是肝,发育为囊尾蚴,约需要 4 周。

【致病】

亚洲带绦虫的致病机制与牛带绦虫和猪带绦虫相似。部分患者可无症状,多数患者表现为消化道和轻度神经症状。最明显的症状是孕节自动从肛门逸出或粪便中有孕节排出,可伴有肛门瘙痒、恶心、腹痛,腹痛通常位于上腹中部或脐部,可为钝痛、隐痛或绞痛。还可有食欲亢进或食欲减退。目前还没有亚洲带绦虫囊尾蚴病的报道。

【诊断】

根据患者是否来自流行区、有无生食猪肝或其他动物内脏史以及患者出现相应的临床症状,有助于诊断。若有排出的孕节做压片观察子宫分支情况,根据特征可确诊。如果粪便中检到虫卵,再加上流行因素及病史也可确诊。其他,如外周血中嗜酸性粒细胞常增高,在不食牛肉的地区,如有"牛带绦虫病"应考虑本病的可能。免疫学方法(如酶联免疫吸附试验)可以检测血清中的抗原,对此病的早期诊断有一定帮助。

【流行】

亚洲带绦虫主要分布在东南亚,如韩国、泰国、缅甸、印度尼西亚、日本、菲律宾及我国台湾和云南。人是亚洲带绦虫的终宿主及传染源,但是否为唯一的传染源尚无定论。家猪和野猪均为其适宜中间宿主,囊尾蚴多数寄生在中间宿主的肝,少数在大网膜和浆膜寄生。亚洲带绦虫病的流行与当地有传染源和适宜中间宿主猪、牛、羊等有关,另外和当地居民特殊的饮食习惯有关。

【防治】

加强卫生宣传,使居民了解生食猪肝的危害。不食生的或未熟的家畜或野生动物的内脏是最有效的预防措施。加强肉类检疫,防止病畜内脏流入市场。

治疗同肥胖带绦虫。以吡喹酮的疗效最好,槟榔、南瓜子中药治疗也有较好疗效。

(秦元华)

第四节　阔节裂头绦虫

阔节裂头绦虫[*Diphyllobothrium latum*(Linn.,1758)lühe,1910],又称鱼阔节绦虫,属于假叶目、裂头科。其主要终宿主为犬科食肉动物,也可寄生于人体,引起阔节裂头绦虫病(diphyllobothriasis latum)。裂头蚴寄生于多种鱼类。

【形态】

1. 成虫　外形和结构均与曼氏迭宫绦虫相似,但虫体较长大,为绦虫中最大的一种。虫体扁平,白色或淡黄色,长达 3～10 m,最宽处 20 mm,节片有 3000～4000 个,头节细小,呈匙形,长 2～3 mm,宽 0.7～1.0 mm,其背侧、腹侧各有一条深凹的窄吸槽(图 12-6);颈部细长。成节的宽度显著大于长度,为宽扁的矩形,睾丸数较多,为 750～800 个,雄性生殖孔和阴道外口共同开口于节片前部腹面的生殖孔,子宫蜷曲成玫瑰花状,开口于生殖孔之后,孕节长 2～4 mm,宽 10～12 mm,最宽 20 mm,结构与成节基本相同(图 12-6)。

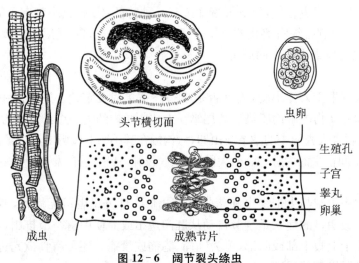

头节横切面　　虫卵

生殖孔
子宫
睾丸
卵巢

成虫　　成熟节片

图 12-6　阔节裂头绦虫

2. 虫卵　呈卵圆形,浅灰褐色,大小为(55～76)μm×(41～56)μm,卵壳较厚,一端有明显的卵盖,另一端有一小棘,内含一个卵细胞和若干卵黄细胞;虫卵排出时,卵内胚胎已开始发育。

【生活史】

阔节裂头绦虫的生活史需要 3 个宿主,第一中间宿主是剑水蚤,第二中间宿主为鱼类,人和犬科食肉动物为主要终宿主。成虫寄生在人以及犬、猫、熊、狐、猪等动物的小肠内。虫卵随宿主粪便排出后,在水中,15～25 ℃,经 7～15 日的发育,孵出钩球蚴。钩球蚴能在水中生存数日,并能耐受一定低温。当钩球蚴被第一中间宿主剑水蚤吞食后,即在其血腔内经过 2～3 周发育成原尾蚴。当受感染的剑水蚤被小鱼或幼鱼吞食后,原尾蚴即可在鱼的肌肉、性腺、卵及肝等内脏发育为裂头蚴,裂头蚴并可随着鱼卵排出。当大的肉食鱼类吞食小鱼或鱼卵后,裂头蚴可侵入大鱼的肌肉和组织内继续生存。直到终宿主食入含裂头蚴的鱼时,裂头蚴方能在终宿主肠内发育为成虫,需 5～6 周。成虫在终宿主体内可存活 5～13 年。

【致病】

由于成虫在人体肠道内寄生,吸附部位黏膜轻度炎症,多数感染者无明显症状,仅偶有疲倦、乏力、四肢麻木、腹泻或便秘以及饥饿感、嗜食盐等较轻微症状。但有时虫体可扭结成团,导致肠道、胆道口阻塞,甚至出现肠穿孔等。另外,还有阔节裂头蚴在人肺部和腹膜外寄生的报告。约有 2% 的阔节裂头绦虫患者并发绦虫性贫血,可能是由于与造血功能有关的维生素 B_{12} 被绦虫大量吸收,或绦虫代谢产物损害宿主的造血功能所致。患者除有一般恶性贫血的表现外,常出现感觉异常、运动失调、深部感觉缺失等神经紊乱现象,严重者甚至丧失工作能力。一旦驱虫后贫血即很快好转。

【诊断】

实验诊断主要依据是在患者粪便中检获虫卵或节片。

【流行】

阔节裂头绦虫主要分布在欧洲、美洲和亚洲的亚寒带和温带地区,以俄罗斯患者最多,约占全世界该病患者人数的 50% 以上。感染率最高的是加拿大北部的爱斯基摩人(83%),其次是俄罗斯(27%)和芬兰(20%~25%)。我国仅在黑龙江和台湾有数例报道。

人体阔节裂头绦虫感染都是由于误食了生的或未熟的含裂头蚴的鱼所致。不同国家和民族虽食鱼方式不同,但因喜食生鱼及生鱼片,或用少量盐腌、烟熏的鱼肉或鱼卵、果汁浸鱼以及在烹制鱼过程中试食等都极易受感染。流行地区人粪污染河、湖等水源也是一重要原因。

【防治】

防治的关键在于加强宣传教育,不食生鱼或未煮熟的鱼。加强对犬、猫等保虫宿主的管理,避免粪便污染河、湖水。驱虫方法同其他绦虫,对有贫血的患者应补充维生素 B_{12}。

阔节裂头绦虫
颅内感染 1 例

第五节 微小膜壳绦虫

微小膜壳绦虫[*Hymenolepis nana*(V. Siebold, 1852)blanchard, 1891]又称短膜壳绦虫,属于圆叶目、膜壳科。该虫主要寄生于鼠类,也可寄生于人体,引起微小膜壳绦虫病(hymenolepiasis nana)。

【形态】

1. 成虫　微小膜壳绦虫为小型绦虫,成虫体长 5~80 mm,平均 20 mm,但在鼠体内可达 100 mm,寄生虫数越多,虫体越短,宽 0.5~1.0 mm。头节呈球形,直径 0.13~0.40 mm,有 4 个吸盘和 1 个短而圆、可自由伸缩的顶突。顶突上有 20~30 个小钩,排成一圈。颈部细长。链体由 100~200 个节片组成,最多时可达 2250 个节片。所有节片均宽度大于长度,并由前向后逐渐增大,孕节大小为(0.15~0.30)mm×(0.8~1.0)mm,各节片生殖孔都位于虫体同侧。成节结构类似带绦虫属,有 3 个睾丸,椭圆形,横行排列,贮精囊发达,卵巢分叶状,位于节片中央,卵巢后有球形卵黄腺。孕节中子宫呈袋状,其中充满虫卵并占据整个节片(图 12-7)。

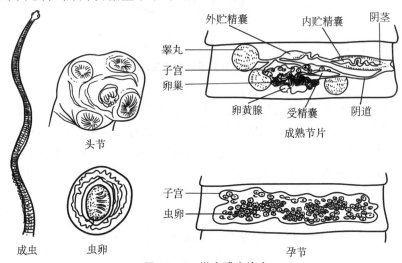

头节

成熟节片

外贮精囊　　内贮精囊　　阴茎

睾丸
子宫
卵巢

卵黄腺　　受精囊　　阴道

成虫　　虫卵

子宫
虫卵

孕节

图 12-7 微小膜壳绦虫

2. 虫卵　圆形或椭圆形，大小为(48～60)μm×(36～48)μm，无色透明。卵壳很薄，壳内有较厚的胚膜，胚膜两端略凸起并由该处各发出4～8根丝状物，又称极丝，弯曲地延伸在卵壳和胚膜之间，胚膜内含有1个六钩蚴(图12-7)。

【生活史】

微小膜壳绦虫的发育，既可以不经过中间宿主又可以经过中间宿主而完成生活史(图12-8)。

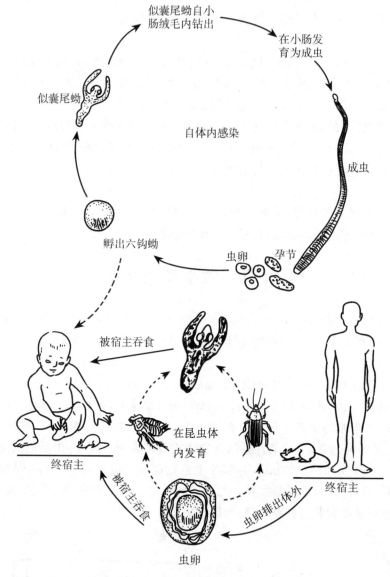

图 12-8　微小膜壳绦虫生活史

1. 直接感染和发育　不经过中间宿主而完成生活史，成虫寄生在鼠类或人的小肠内，脱落的孕节或虫卵随宿主粪便排出体外，排出的虫卵即具有感染性，若被另一宿主吞食，则虫卵在其小肠内孵出六钩蚴，然后钻入肠绒毛，约经4日发育为似囊尾蚴(cysticercoid)，6日后似囊尾蚴自肠绒毛钻出又回到肠腔，以头节吸盘固着在肠壁上，逐渐发育为成虫。从虫卵被吞食到发育至成虫产卵共需2～4周。在鼠体内11～16日。成虫寿命仅数周。

另外，当孕节在所寄生的宿主肠道内停留时间较长，被消化而释放出虫卵，也可直接孵出六钩蚴，然后钻入肠绒毛发育成似囊尾蚴，再回到肠腔发育为成虫，即在同一宿主肠道内完成其整个生活史，并且在该宿主肠道内不断繁殖,造成自体内重复感染。我国曾有一患者连续 3 次驱虫共排出完整成虫 37982 条,为自体内重复感染所致。

2. 经中间宿主发育 为间接感染,实验证明,印鼠客蚤(*Xenopsylla cheopis*)、犬蚤(*Ctenocephalides canis*)、猫蚤(*C. felis*)和致痒蚤(*Pulex irritans*)等多种蚤类及其幼虫以及面粉甲虫(*Tenebrio molitor*)和赤拟谷盗(*Tribolium ferrugineum*)等可作为微小膜壳绦虫的中间宿主。当这些昆虫吞食该虫卵后,卵内的六钩蚴可在昆虫血腔内发育为似囊尾蚴,鼠和人若吞食这些带有似囊尾蚴的中间宿主昆虫,即可感染(图 12-8)。

成虫除寄生于鼠和人体外,还可实验感染其他啮齿动物(如旱獭、松鼠等)。另外,曾有报告在犬粪便中发现过微小膜壳绦虫卵。

【致病】

微小膜壳绦虫的致病作用主要是机械损伤和毒性作用。成虫头节上的小钩、吸盘、体表微毛对宿主肠壁产生机械损伤,同时虫体的毒性分泌物造成毒性损害。在虫体附着部位,肠黏膜发生充血、出血、水肿,甚至坏死、溃疡形成,并有淋巴细胞和中性粒细胞浸润。人体感染数量较少时,一般无明显症状;感染严重者特别是儿童,可出现胃肠道症状和神经症状,如恶心、呕吐、食欲缺乏、腹痛、腹泻,以及头痛、头晕、烦躁和失眠、眩晕,甚至惊厥等。有的患者还可出现皮肤瘙痒和荨麻疹等过敏症状。可有低度嗜酸性粒细胞增多症。但也有个别患者感染很重却无任何临床表现。

实验证明,鼠类感染微小膜壳绦虫,能对再感染产生一定程度的免疫力,主要表现为成虫产卵量下降,产卵期缩短,并促使成虫较早地从鼠体排出,从而减低了再感染的程度。

宿主免疫与感染方式有关。如果吞食似囊尾蚴几乎不诱导宿主产生免疫反应,吞食虫卵后通常免疫反应迅速发生。人体感染这种绦虫后,可诱导机体产生特异性的 IgM 和 IgG,实验表明,这些免疫球蛋白能损伤和破坏新入侵的六钩蚴;同时,体内致敏的 T 细胞对虫体的生长也有显著的抑制作用,故宿主的免疫状态对该虫的感染和发育过程影响很大。近年来发现,由于使用类固醇激素治疗造成的免疫抑制,可引起内脏中似囊尾蚴的异常增生和播散,而大多数重度感染者又都曾有过使用免疫抑制剂的病史,故临床进行免疫抑制治疗前应先驱除微小膜壳绦虫。

【诊断】

从患者粪便中查到虫卵或孕节为确诊微小膜壳绦虫病的依据。采用水洗沉淀法或浮聚浓集法均可增加检出虫卵的机会。粪便中虫卵具有感染性,检查时注意避免感染。

【流行】

微小膜壳绦虫呈世界性分布,在温带和热带地区较多见。美洲、大洋洲、非洲、欧洲、亚洲及太平洋各岛屿都有报道。截至 2014 年国内 22 个省(市、区)均有报道,各地的感染率一般低于 1%,新疆的乌鲁木齐、伊宁和喀什三市稍高,感染率分别为 8.78%、11.38% 和 6.14%。各年龄组人群都有受感染记录,但以 10 岁以下儿童感染率较高。

由于微小膜壳绦虫生活史可以不需要中间宿主,虫卵可直接感染人体,故该虫的流行主要与个人卫生习惯有关。虫卵自孕节散出后便具有感染性,虫卵对干燥抵抗力较弱,在外环境中不久即丧失感染性。在粪便、尿中能存活较长时间,如在抽水马桶内可存活 8.5 小时。虫卵主要通过手-口的方式感染人体,特别在儿童聚集的场所更易传播。感染的另一原因是偶然误食含有似囊尾蚴的昆虫。由于自体内重复感染的存在,是造成顽固性寄生的原因,也具有一定的流行病学意义。

有学者认为,鼠体内寄生的微小膜壳绦虫与人体内寄生的微小膜壳绦虫虽在形态上极为相似,但不易相互传染,两者是不同的亚种或不同的生理系。但也有学者将人体的微小膜壳绦虫经过多代小鼠感染后,结果逐渐变成了对小鼠易感的虫种,这说明人类和鼠类的微小膜壳绦虫可以相互转变。因此,鼠类在本病的流行上起着保虫宿主的作用。另外,有微小膜壳绦虫寄生于鼠肝脏的报告。

【防治】

　　贯彻综合防治原则,加强健康宣传教育,养成良好的个人卫生习惯、饭前便后洗手;注意环境卫生、消灭鼠类、蚤类;加强身体锻炼,注意营养,以提高机体抵抗力是预防微小膜壳绦虫病的重要措施;彻底治疗患者,以防止作为传染源进一步传播或发生自身感染。驱虫治疗可用吡喹酮 15～25 mg,一次顿服,治愈率在 90%～98%;也可使用阿苯达唑等。

第六节　缩小膜壳绦虫

　　缩小膜壳绦虫[*Hymenolepis diminuta*(Rudolphi,1819)Blanchard,1891],又称长膜壳绦虫,属膜壳科、膜壳属;是鼠类常见的肠道寄生虫,偶然寄生于人体,引起缩小膜壳绦虫病(hymenolepiasis diminuta)。

【形态】

　　1. 成虫　与微小膜壳绦虫基本相似,但较长,大小为(200～600)mm×(3.5～4.0)mm,有 800～1000 个节片,全部节片宽度均大于长度。头节呈球形,直径 0.2～0.5 mm,发育不良的顶突凹入,无小钩,不易伸缩,吸盘 4 个、较小,生殖孔多位于一侧,开口于节片一侧的中央。成熟节片有 3 个睾丸,偶尔有 2 个、4 个或 5 个。孕节内的子宫呈囊状,边缘不整齐,充满虫卵(图 12 - 9)。

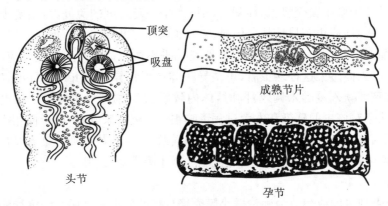

顶突
吸盘
成熟节片
头节
孕节

图 12 - 9　缩小膜壳绦虫

　　2. 虫卵　近似于圆形,黄褐色,大小(60～79)μm×(72～86)μm,卵壳较厚,胚膜两端无极丝,胚膜和卵壳之间充满透明的胶状物,内含 1 个六钩蚴。

【生活史】

　　缩小膜壳绦虫与微小膜壳绦虫的生活史相似,但发育过程必须要经过中间宿主。中间宿主包括蚤类、甲虫、蟑螂、倍足类和鳞翅目等共 60 余种昆虫,以大黄粉虫(*Tenebrio molitor*)、谷蛾(*Tinia granella*)、具带病蚤(*Nosopsyllus fasciatus*)和印鼠客蚤多见。成虫寄生在终宿主小肠内,脱落的孕节和虫卵随粪便排出体外。虫卵被中间宿主吞食后,在其肠中孵出六钩蚴,然后穿肠壁至血腔内经 7～10 日发育成似囊尾蚴,鼠类或人吞食含有似囊尾蚴的昆虫后,似囊尾蚴在肠腔内经 12～13 日发育为成虫(图 12 - 10)。

【致病与诊断】

　　缩小膜壳绦虫感染者没有体内自身重复感染,因此寄生虫数一般较少,一般无明显的临床症状,或仅有轻微的神经症状和胃肠道症状,如失眠、头痛、磨牙、恶心、腹胀和腹痛等。严重感染者可出现眩晕、贫血、精神呆滞或恶病质。诊断方法同微小膜壳绦虫。

【流行与防治】

缩小膜壳绦虫是鼠类常见寄生虫,鼠类是重要的传染源和保虫宿主,人体感染比较少见,国外分布在美洲、欧洲、亚洲、非洲、大洋洲等地;国内人体病例报道有 300 余例,分布在西藏、湖北、江苏、云南、浙江、湖南、台湾、广东、四川、上海、山东、安徽、北京、福建、江西、河南、新疆、宁夏、辽宁、河北、贵州、陕西、广西、海南、黑龙江和吉林 26 个省(区、市)。多数为散发的儿童病例,也有家庭聚集性感染的报道。

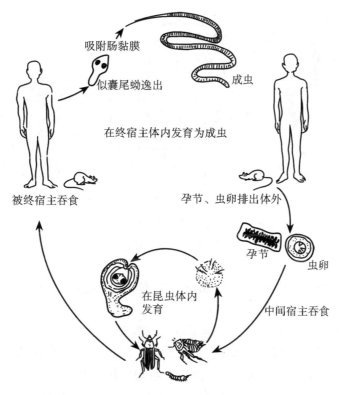

吸附肠黏膜
似囊尾蚴逸出
成虫
在终宿主体内发育为成虫
被终宿主吞食
孕节、虫卵排出体外
孕节
虫卵
在昆虫体内发育
中间宿主吞食

图 12 - 10　缩小膜壳绦虫生活史

人体感染主要是因误食含有似囊尾蚴的昆虫引起。缩小膜壳绦虫的中间宿主种类多、分布广,特别是它的最适宜中间宿主大黄粉虫和谷蛾等都是常见的仓库害虫,生活在仓库、商店和家庭的粮食中。这些地方又有多种家鼠栖息活动,这样不仅易造成鼠类的高度感染,也是形成人体感染的重要条件。人主要是误食混杂在粮食中的中间宿主昆虫而感染,儿童因不良卫生习惯则更易误食昆虫,感染率较成人高。

缩小膜壳绦虫的防治原则与微小膜壳绦虫病相同,还要严格粮食仓库的管理、消灭仓库害虫和老鼠等。

第七节　其他消化道绦虫

一、犬复孔绦虫

犬复孔绦虫(*Dipylidium caninum* Linnaeus,1758)属于圆叶目、囊宫科、复孔属,是犬和猫的常见肠道寄生虫。偶可感染人体,引起犬复孔绦虫病(dipylidiasis caninum)。

【形态】

1. 成虫　长 10~60 cm,宽 0.3~0.4 cm,约有 200 个节片。头节近菱形,具有 4 个吸盘和 1 个可伸缩的顶突,其上有约 60 个刺状的小钩,常排成 1~7 圈,小钩数和圈数取决于成虫的虫龄及顶突受损伤程度。颈部细而短,近颈部的幼节短而宽,向后节片逐渐增大并接近方形,成节和孕节均为长方形。成节有雌、雄生殖器官各2套,呈两侧对称排列。两个生殖孔对称地分布于节片中部的两侧缘,睾丸100~200个,各经输出管、输精管通入左右2个贮精囊,开口于生殖腔。卵巢2个,位于两侧生殖腔后内侧,靠近排泄管,每个卵巢后方各有一个呈分叶状的卵黄腺。孕节内子宫呈网状,内含若干个贮卵囊,每个贮卵囊内含虫卵2~40个(图12-11)。

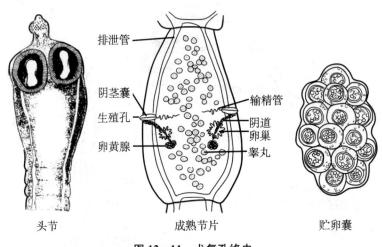

头节   成熟节片   贮卵囊

图 12-11 犬复孔绦虫

2. 虫卵 呈圆球形,透明,直径35~50 μm,有两层较薄的卵壳,内含1个六钩蚴。

【生活史】

犬复孔绦虫成虫寄生于犬、猫的小肠内,孕节单独或数节相连地从链体脱落后,从宿主肛门自动逸出或随粪便排出体外。孕节破裂后虫卵散出,如被蚤类的幼虫食入,则在其肠内孵出六钩蚴,穿过肠壁,进入血腔内发育。约在感染后30日,当蚤幼虫经蛹羽化发育为成虫时,六钩蚴发育成似囊尾蚴。随着成蚤到终宿主犬、猫体表活动,该处31~35℃的温度有利于似囊尾蚴进一步成熟。一个蚤体内的似囊尾蚴可多达56个,受染的蚤活动迟缓,甚至很快死亡。当终宿主犬、猫舔毛时食入病蚤,似囊尾蚴在其小肠内释出,经2~3周发育为成虫。人体因与犬、猫接触时误食带有似囊尾蚴的蚤类而感染,因此多数病例是儿童。犬栉首蚤、猫栉首蚤和致痒蚤是最重要的中间宿主。

【致病】

人体感染后临床表现主要与感染的程度有关。一般轻度感染者无明显症状,严重感染者,尤其是儿童,可有食欲缺乏、消化不良、腹痛、腹泻、肛周瘙痒和烦躁不安等症状。

【诊断】

犬复孔绦虫病的诊断主要依靠粪便检查,发现虫卵或孕节即可确诊,也可用透明胶纸粘贴法或棉签拭子法检查虫卵。

【流行】

犬复孔绦虫广泛分布于世界各地,欧洲、亚洲、美洲、非洲和大洋洲均有报告。犬和猫的感染率高,狼、狐等也有感染。在我国,犬和猫的感染也较普遍。据报道,洛阳市家养宠物犬肠道内犬复孔绦虫感染率为20.77%。但人体犬复孔绦虫病比较少见,全世界至今报道仅200例左右,且多为婴幼儿。2008年有人报告,在洛阳市洛宁县城郊,一名9月龄男婴曾经患有犬复孔绦虫病,其家中和邻居均有犬。此病的发生与儿童同犬、猫接触机会较多有关。截至2014年,我国共报道26例,散发在北京、辽宁、山西、山东、河南、河北、四川、湖南、福建、广东、广西、上海、安徽、台湾14个省(区、市),除2例为成人外,其余均为婴幼儿。

【防治】

防治原则同膜壳绦虫,治疗患者;加强宣传教育,注意个人卫生、饮食卫生和家庭环境卫生。家庭饲养犬、猫的应注意定期给动物灭蚤和驱虫,以减少人体受感染的机会。

二、西里伯瑞列绦虫

西里伯瑞列绦虫[*Raillietina celebensis*(Janicki,1902)fuhrmann,1924]属于圆叶目、代凡科。成虫主要在鼠类的肠道寄生,偶可寄生于人体小肠。

【形态】

1. 成虫　长约为320 mm,宽2 mm,有185个节片。头节钝圆,横径为0.46 mm,4个吸盘上均缀有细小的刺,顶突常缩在四周微突的浅窝内,其上有两排长短相间的斧形小钩,约72个。成节略呈方形,睾丸48～67个,输精管长而弯曲,接于阴茎囊。卵巢分两叶,呈蝶翅状,卵黄腺位于卵巢后方,略呈三角形。生殖孔都开口在节片的同侧,孕节略近椭圆,各节连续呈串珠状。每个孕节内充满圆形或椭圆形的贮卵囊,300～400个,每个贮卵囊中含1～4个虫卵(图12-12)。

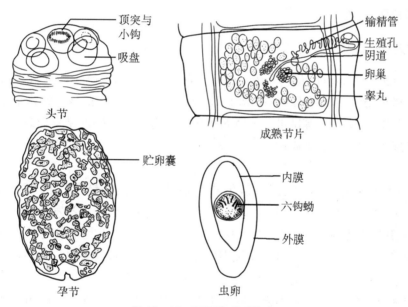

图12-12　西里伯瑞列绦虫

2. 虫卵　呈橄榄形,约45 μm×27 μm,具有内外两层薄的壳,内含1个圆形的六钩蚴,大小14～15 μm(图12-12)。

【生活史】

西里伯瑞列绦虫成虫主要寄生于鼠类的肠道内,常见的是黑家鼠、褐家鼠和小板齿鼠。孕节脱落后随宿主粪便排出体外。实验证明,虫卵能在脑踝蚁属(*Cardiocondyla*)蚂蚁体内发育为似囊尾蚴,该属蚂蚁为其中间宿主和传播媒介。一般从感染到似囊尾蚴成熟需22～38日。鼠因吞食含似囊尾蚴的蚂蚁而受感染。人体感染也可能是误食感染的蚂蚁所致。

【致病】

西里伯瑞列绦虫致病力较弱。感染者一般无明显的临床症状,仅偶见腹痛、腹泻、胀气、肛门瘙痒以及夜间磨牙、流涎、食欲缺乏或消瘦等,有的可出现贫血、白细胞和嗜酸性粒细胞增多等现象。患者每日排便2～3次,时稀时硬,多数患者大便中常有白色、能伸缩活动的米粒大小的孕节排出。个别患者出现心动过速、持久性头痛、精神涣散、神志不清、晕厥、癫痫样惊厥症状。

【诊断】

西里伯瑞列绦虫感染的诊断主要靠粪便检查虫卵或孕节。由于白色能伸缩活动的米粒大小的孕节常随粪便排出,故询问病史有辅助诊断意义。

【流行】

西里伯瑞列绦虫广泛分布于热带和亚热带,主要终宿主有黑家鼠(*Rattus rattus*)、褐家鼠(*R. norvegicus*)及小板齿鼠(*Bandicota bengalensis*)等。国外分布于泰国、越南、缅甸、菲律宾、日本、澳大利亚和马达加斯加等地,约有 50 例;国内主要分布在我国台湾、福建、广东、江苏、浙江、广西等地,截至 2014 年国内散发病例 82 例。感染者多为 7 岁以下的儿童,以 2～5 岁为最多,最小的仅 3 个月。脑踝蚁属蚂蚁在热带地区很普遍,在我国南方沿海各省常见。它们常在厨房或居室内营巢,与家鼠接触的机会较多,婴幼儿常在地面玩耍,容易误食蚂蚁而感染。

【防治】

防治措施同膜壳绦虫。治疗可用南瓜子、槟榔煎剂或吡喹酮等药物驱虫,辅以硫酸镁导泻,均有较好疗效。预防需大力灭鼠,杀死厨房和居室内的蚂蚁,注意个人和饮食卫生,不要让婴幼儿在地上玩耍,养成良好的卫生习惯。

三、克氏假裸头绦虫

克氏假裸头绦虫(*Pseudanoplocephala crawfordi* Baylis,1927)属于圆叶目、膜壳科。最早发现于斯里兰卡的野猪小肠内,以后在印度、中国和日本的猪体内也有发现,该虫的终宿主是家猪和野猪,中间宿主是赤拟谷盗、大黄粉虫等昆虫。人因偶然误食含有似囊尾蚴的昆虫而感染。1980 年在我国陕西户县首次发现 10 例人体感染病例。

【形态】

1. 成虫　外形与缩小膜壳绦虫相似,但虫体较大,乳白色,链状。长 97～167 cm 或更长,宽 0.31～1.01 cm,约有 2000 多个节片。头节近圆形,有 4 个吸盘,顶突不发达,无小钩。全部节片都呈宽扁形,生殖孔开口在虫体的同一侧,偶尔开口于对侧。成节中央是呈菜花形的卵巢,其后是形状不规则的卵黄腺。睾丸 24～43 个,圆形,不规则地分布在卵巢和卵黄腺的两侧,靠近生殖孔的一侧数目较少。孕节中呈囊袋状的子宫内充满虫卵,2000～5000 个(图 12-13)。

2. 虫卵　近圆形,棕黄色,与缩小膜壳绦虫卵相似,但较大,直径 84～108 μm。卵壳厚而脆弱,表面有颗粒状突起,易破裂,内层为胚膜。胚膜与卵壳之间充满胶状物,胚膜内含 1 个六钩蚴,六钩蚴与胚膜之间有明显的空隙(图 12-13)。

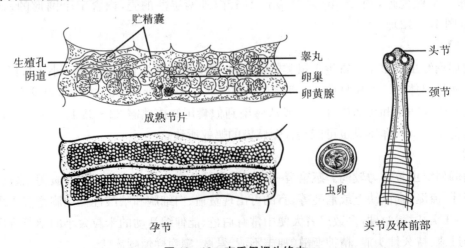

图 12-13　克氏假裸头绦虫

克氏假裸头绦虫和微小膜壳绦虫、缩小膜壳绦虫形态的区别见表12-2。

表12-2　3种绦虫形态区别

区别点	微小膜壳绦虫	缩小膜壳绦虫	克氏假裸头绦虫
虫体	小型绦虫,长5～80 mm	中型绦虫,长200～600 mm	较大,长97～167 cm
节片数	100～200节	800～1000节	2000多节
头节	顶突发育良好,可自由伸缩,上有小钩20～30个,排成一圈	顶突发育不良,藏在头顶凹中,不易伸出,无小钩	顶突不发达,无小钩
孕节	子宫袋状	子宫袋状,边缘不整齐	子宫袋状
虫卵	圆球形或椭圆形,无色透明,(48～60)μm×(36～48)μm,卵壳较薄,胚膜两端有4～8根丝状物	近似于圆形,黄褐色,(60～79)μm×86 μm,黄褐色,卵壳较厚,胚膜两端无丝状物,但卵壳与胚膜间有透明的胶状物	较大,椭圆形,(84～108)μm×(56～101)μm,棕黄色,卵壳较厚,表面有颗粒状突起,卵壳与胚膜间充满胶质体,胚膜和六钩蚴之间有明显的间隙

【生活史】

克氏假裸头绦虫成虫主要寄生在家猪、野猪和褐家鼠的小肠内,虫卵或孕节随粪便排出后,被中间宿主赤拟谷盗、大黄粉虫、黑粉虫、褐蜉金龟等昆虫吞食,在后者的体腔内经27～31日发育为似囊尾蚴,至50日才具感染性。猪食入带有似囊尾蚴的中间宿主后,在小肠内经10日发育为成虫,30日后成虫子宫内的虫卵发育成熟。赤拟谷盗常在粮仓、住室和厨房活动,人主要因误食含有似囊尾蚴的赤拟谷盗而感染,成为该虫的终宿主。

【致病与诊断】

轻度感染者常无明显症状。感染虫数较多时可有腹痛、腹泻、恶心、呕吐、食欲缺乏、乏力、消瘦、失眠和情绪不稳等胃肠道症状和神经系统症状。腹痛多为阵发性隐痛,以脐周较明显。腹泻一般每日3～4次,粪便中可见黏液。

诊断主要依据从粪便中检获虫卵或孕节,该虫的节片和虫卵都与缩小膜壳绦虫相似,但可根据其虫体和虫卵体积都偏大、成节中睾丸数较多的特征作出鉴别。

【流行与防治】

克氏假裸头绦虫主要分布在亚洲的日本、印度、斯里兰卡及我国。我国在上海、陕西、甘肃、福建、广东等省、市的家猪和野猪中曾有发现,人体感染见于陕西、辽宁、河南等地,已报道20余例,感染者年龄4～48岁,感染虫数为1～12条。

防治原则:①加强卫生宣传教育,注意个人卫生和饮食卫生;②消灭鼠类和粮仓及厨房害虫;③有效治疗药物为巴龙霉素,也可用甲苯咪唑或氯硝柳胺等。

四、线中殖孔绦虫

线中殖孔绦虫[*Mesocestoides lineatus* (Goeze,1782) Railliet,1893]属于圆叶目、中殖孔科(Mesocestoididae)、中殖孔属,主要寄生于食肉动物和鸟类,偶见于人体寄生,引起线中殖孔绦虫病(mesocestoidiasis lineatus)。

【形态】

1. 成虫　体长30～250 cm,头节大,顶端平稍凹陷,有4个长圆形的吸盘,无顶突和小钩。颈节细短。成节近方形,有54～58个睾丸,呈卵圆形,较粗大,排列于排泄管两侧,生殖孔位于腹面正中。

子宫为盲管位于节片中央的中后部,卵巢和卵黄腺均分两叶,位于节片后部。孕节长度大于宽度,似桶状,其内有子宫和副子宫器,副子宫器呈卵圆形,内有一成熟的卵(图 12 - 14)。

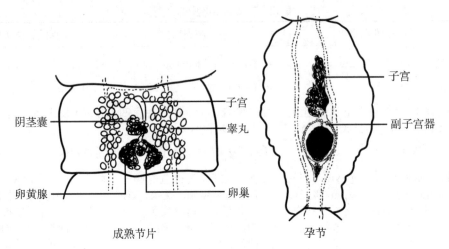

成熟节片　　　　　　　　　　　孕节

图 12 - 14　线中殖孔绦虫

2. 虫卵　大小为(40~60)μm×(35~43)μm,椭圆形,无色透明,卵壳薄,内含六钩蚴。

【生活史】

线中殖孔绦虫生活史尚不清楚,一般认为其发育过程需要 3 个宿主。成虫寄生于犬、狐、猫和野生动物的小肠内,孕节单节或多节相连随粪便排出体外。第二中间宿主主要为啮齿类、爬行类、鸟类、哺乳动物,在这些动物体内发育为感染期幼虫四盘蚴,人或其他终宿主由于生食含有四盘蚴的动物肌肉或脏器(最多见的是蛙和蛇等)而感染,发育为成虫。成虫在犬体内可以存活 10 年之久。线中殖孔绦虫的第一中间宿主可能是节肢动物。

【致病与诊断】

线中殖孔绦虫感染者症状轻微,多为胃肠道症状,患者表现为腹痛、腹胀、腹泻、脾大,还可有畏食、体重减轻、贫血等。

粪便中发现节片或虫卵可确诊。同时可以结合有无误食中间宿主,有助于诊断。

【流行与防治】

线中殖孔绦虫分布于世界各地。人体感染的报道不多,已报道 20 余例,主要在非洲、丹麦、美国、韩国、俄罗斯、印度、巴基斯坦等地。国内报道仅 4 例,实际存在的可能会多些。

治疗可用阿的平、吡喹酮,还可以用南瓜子、槟榔治疗。预防的关键在于不生食或不食未煮熟的含有四盘蚴的第二中间宿主。

五、司氏伯特绦虫

司氏伯特绦虫[*Bertiella studeri* (Blanchard,1891) Stiles and Hassall,1902]隶属于圆叶目、裸头科(Anoplocephalidae),是猴和其他灵长类动物常见的寄生虫。曾在菲律宾犬体内发现。人体感染较少见,至今仅 70 余例,见于毛里求斯、菲律宾、东非、印度尼西亚、印度、越南和新加坡等地,我国至今仅有 1 例报道,为安徽宿州的 3.5 岁男性患儿。

成虫长 150~450 mm,个别的可长达 700 mm,最宽处为 10 mm。头节稍扁,顶端有已退化的顶突,4 个吸盘,呈卵圆形。颈节长 0.5 mm。成节长 0.75 mm,宽 6 mm,每节有雌、雄生殖器官各一套。孕节宽大于长度,子宫内充满虫卵。虫卵为不规则的卵圆形,大小为(49~50)μm×(45~46)μm。卵壳透明,内有一层蛋白膜包绕的梨形结构(pyriform apparatus),此结构一端具有双角突起,突起尖端可达卵壳,内有一六钩蚴(图 12-15)。

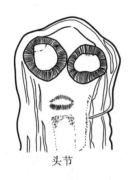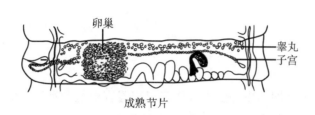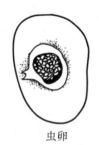

头节　　　　　　　　　　成熟节片　　　　　　　　　　虫卵

图 12-15　司氏伯特绦虫

　　成虫寄生于终宿主肠内,孕节随粪便排出体外。虫卵被螨类吞食后,卵内的六钩蚴在螨体内发育成为似囊尾蚴,终宿主及人体食入含有似囊尾蚴的螨类而感染。成虫在肠内寄生时可无任何症状,有的可发生腹痛、腹泻、消化不良、呕吐等症状。从粪便中检出虫卵或孕节即可诊断。预防主要是注意个人卫生和饮食卫生,同时避免与猴等灵长类动物密切接触。驱虫用阿的平有效。

（戴婷婷）

第十三章
组 织 绦 虫

组织绦虫是指其中绦期幼虫寄生于人体多组织器官引起严重疾病的一类绦虫,主要包括细粒棘球绦虫、多房棘球绦虫、曼氏迭宫绦虫、水泡带绦虫和巨颈带绦虫等,生活史为间接发育型,多因误食虫卵而感染。其中曼氏迭宫绦虫主要以幼虫寄生人体多组织而致病,成虫只是偶然寄生于人体小肠且致病较轻,其感染方式为幼虫经皮肤、黏膜或口侵入人体。

第一节　细粒棘球绦虫

细粒棘球绦虫(*Echinococcus granulosus* Batsch,1786)属带科、棘球属,又称包生绦虫。目前已知与人类疾病有关的棘球绦虫除细粒棘球绦虫之外,还有多房棘球绦虫(*Echinococcus multilocularis* Leuckart,1863)、少节棘球绦虫(*Echinococcus oligarthrus* Diesing,1863)和福氏棘球绦虫(*Echinococcus vogeli* Rauch & Bernstéin,1972)。我国仅有细粒棘球绦虫和多房棘球绦虫。细粒棘球绦虫的成虫寄生于犬科食肉动物,幼虫称为棘球蚴或包虫,寄生于多种食草类家畜及其他动物体内,也可寄生于人体,引起一种严重的人兽共患病,称为棘球蚴病或包虫病(echinococcosis,hydatid disease,hydatidosis)。棘球蚴病的分布地域广泛,随着世界畜牧业的发展而不断扩散,现已成为全球性重要的公共卫生和经济问题。棘球蚴病已被列为我国重点防治的寄生虫病之一。

【形态】

1. 成虫　是绦虫中最小的虫种之一,背腹扁平,细小乳白色,体长2~7 mm,平均 3.6 mm。除头节(scolex)、颈部(neck)外,整个链体(strobilus)只有幼节、成节和孕节各一节,偶或多一节。头节略呈梨形,具有顶突和 4 个吸盘。顶突富含肌肉组织,伸缩力很强,其上有两圈大小相间的小钩,共 28~48 个,呈放射状排列。顶突的顶端有一群梭形细胞组成的顶突腺(rostellar gland),其分泌物可能具有抗原性。吸盘呈圆形。颈部是紧接着头节的短而纤细的部分,内有生发细胞(germinal cell),有较强的生发功能,链体上的节片即由此连续向后芽生(budding)。链体各节片均呈狭长形。成节内含雌雄生殖器官各 1 套,生殖孔位于节片一侧的中部偏后,子宫呈袋状位于节片中央,睾丸 45~65 个,均匀地散布在生殖孔水平线前后方。孕节的生殖孔更靠后,子宫具有不规则的分支和侧囊,含虫卵 200~800 个(图 13-1)。有时可在孕节中发现死虫卵。不同虫株(如藏羊、犬和牦牛)孕节节片内含虫卵数差别较大。

2. 虫卵　与链状带绦虫、肥胖带绦虫卵基本相同,在光镜下难以区分。

3. 幼虫　即棘球蚴,为圆形或近似圆形的囊状体,其形状和大小随寄生时间的长短、寄生部位和宿主不同而异,直径可由不足 1 cm 至数十厘米。棘球蚴为单房性囊,其基本结构由囊壁和囊内含物(原头蚴、生发囊、囊液等,有的还有子囊和孙囊)组成(图 13-2)。囊壁又分为 2 层,外

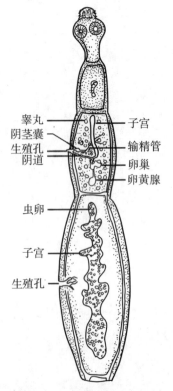

睾丸
阴茎囊
生殖孔
阴道
子宫
输精管
卵巢
卵黄腺
虫卵
子宫
生殖孔

图 13-1　细粒棘球绦虫成虫

层为无细胞结构的角皮层(laminated layer)，内层为具有生发作用的生发层(germinal layer)，又称胚层，角皮层外有宿主的纤维组织包绕。

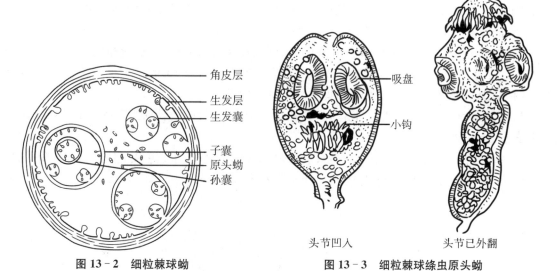

图 13-2　细粒棘球蚴

图 13-3　细粒棘球绦虫原头蚴

（1）角皮层：厚约 1mm，乳白色、半透明，似粉皮状，较脆弱，易破裂。此层在光镜下无细胞结构而呈多层纹理状，具有渗透性，参与虫体与宿主之间的物质交换，并具有保护虫体的作用。

（2）生发层（胚层）：厚约 20 μm，有许多细胞，胞核结构明显。生发层紧贴在角皮层内，电镜下可见从生发层上有无数微毛延伸至角皮层内。生发层向囊内长出许多原头蚴(protoscolex)和生发囊(brood capsule)。

原头蚴呈圆形或椭圆形，大小为 170×122 μm，为向内翻卷收缩的头节，其顶突和吸盘内陷，保护着数十个小钩。此外，还可见石灰小体等。原头蚴与成虫头节的区别在于其体积小和缺顶突腺。在体外生理盐水中培养，原头蚴有时可以观察到头节的外翻（图 13-3）。特殊的酶或胆汁对于头节的外翻并不是必需的，但在添加胆汁后，头节的外翻率会显著增加。原头蚴对环境的变化敏感，在温度和渗透压改变时头节会外翻。

生发囊又称为育囊，是具有一层生发层的小囊，直径约 1 mm，由生发层的有核细胞发育而来。据观察，最初由生发层向囊内芽生成群的细胞，这些细胞空腔化后，形成小囊并长出小蒂与生发层连接。在小囊壁上生成数量不等的原头蚴，多者可在 30～40 个（图 13-4）。原头蚴可向生发囊内生长，也可向囊外生长，为外生性原头蚴。

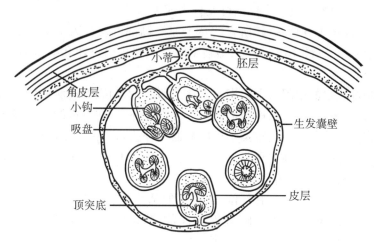

图 13-4　棘球蚴及生发囊

子囊(daughter cyst)可由母囊(棘球蚴囊)的生发层直接长出,也可由原头蚴或生发囊进一步发育而成。子囊结构与母囊相似,其囊壁具有角皮层和生发层,囊内也可生长原头蚴、生发囊以及与子囊结构相似的小囊,称为孙囊(grand daughter cyst)。有的母囊无原头蚴、生发囊等,称为不育囊(infertile cyst)。

囊腔内充满囊液(cyst fluid),又称棘球蚴液(hydatid fluid)。囊液为无色透明或淡黄色,比重1.01~1.02,pH 6.7~7.8,内含多种蛋白、肌醇、卵磷脂、尿素及少量糖、无机盐和酶。囊液具有很强的抗原性,囊壁在外力作用下或自发破裂时囊液外泄,可使宿主发生严重的过敏反应,甚至可以致命。囊液中有两种脂蛋白抗原的含量比较丰富,即抗原5和抗原B。

原头蚴、生发囊和子囊可从胚层上脱落,悬浮在囊液中,称为囊砂或棘球蚴砂(hydatid sand)。

【生活史】

细粒棘球绦虫的终宿主是犬、狼和豺等食肉动物;中间宿主是羊、牛、牦牛、骆驼、猪和鹿等偶蹄类动物,偶可感染马、袋鼠、某些啮齿类动物、灵长类动物和人(图13-5)。

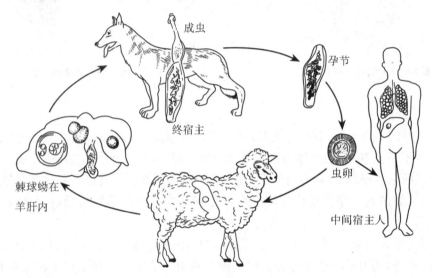

成虫　　　　　　孕节

终宿主

棘球蚴在
羊肝内

虫卵

中间宿主人

图 13-5　细粒棘球绦虫生活史

成虫寄生在终宿主小肠上段,以顶突上的小钩和吸盘固着在肠绒毛基部隐窝内,孕节或虫卵随宿主粪便排出。孕节有较强的活动能力,可沿草地或植物蠕动爬行,致使虫卵污染动物皮毛和周围环境,包括牧场、畜舍、蔬菜、土壤及水源等。当中间宿主吞食了虫卵和孕节后,六钩蚴在其肠内孵出,然后钻入肠壁,经血液循环至肝、肺等器官,经3~5个月发育成直径为1~3 cm的棘球蚴。随棘球蚴囊的大小和发育程度不同,囊内原头蚴可由数千至数万,甚至数百万个(图13-6)。原头蚴在中间宿主体内播散可形成新的棘球蚴,在终宿主体内可发育为成虫。

棘球蚴被犬、狼等终宿主吞食后,其所含的每个原头蚴都可发育为1条成虫。故犬、狼肠内寄生的成虫也可达数千至上万条(图13-7)。从感染至发育成熟排出虫卵和孕节约需8周。大多数成虫寿命为5~6个月。

人可作为细粒棘球绦虫的中间宿主。当人误食虫卵后,六钩蚴即经肠壁随血液循环侵入组织,引起急性炎症反应;若幼虫未被杀死,则逐渐形成一个纤维性外囊,在其内缓慢地发育成为棘球蚴,故棘球蚴与宿主间有纤维被膜分隔。一般感染半年后囊的直径达0.5~1.0 cm,以后每年增长1~5 cm,最大可长到数十厘米。棘球蚴在人体内可存活40年甚至更久,但若遇继发其他感染或外伤时,可发生变性衰亡,囊液混浊而终被吸收和钙化。

棘球蚴在人体内可发现于几乎所有部位,最多见的部位是肝(占69.9%),多在右叶,肺(19.3%)次之,此外是腹腔(3%)以及原发在肝再向各器官转移(5.3%),其他部位分别是:脑(0.4%)、脾

（0.4%）、盆腔（0.3%）、肾（0.3%）、胸腔（0.2%）、骨（0.2%）、肌肉（0.1%）、胆囊（0.1%）、子宫（0.1%），以及皮下、眼、卵巢、膀胱、乳房、甲状腺等（0.4%）。在肺和脾内棘球蚴生长较快，在骨组织内生长极慢。巨大的棘球蚴囊多见于腹腔，它可以占满整个腹腔，推压膈肌，甚至使一侧肺叶萎缩。棘球蚴在人体内一般为单个寄生，但多个寄生也不少见，占患者的20%以上。

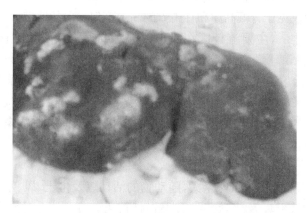

图13-6 细粒棘球蚴寄生的羊肝脏

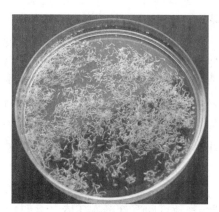

图13-7 寄生细粒棘球绦虫犬小肠内分离出的成虫

【致病】

棘球蚴病俗称包虫病，棘球蚴对人体的危害以机械性损害和囊液引发的过敏及毒性刺激为主，严重程度取决于棘球蚴的体积、数量、寄生时间和部位。因棘球蚴生长缓慢，往往在感染后5～20年才出现症状。原发的棘球蚴感染多为单个，继发感染常为多发，可同时累及多个器官。由于棘球蚴的不断生长，压迫周围组织、器官，引起组织细胞萎缩、坏死，因此临床表现极其复杂，常见的临床表现有以下几方面。

1. 局部压迫和刺激症状 受累部位有轻微疼痛和坠胀感。若累及肝可有肝区疼痛，压迫胆道时出现阻塞性黄疸、胆囊炎等，压迫门静脉可致腹水；在肺部可出现呼吸急促、咳嗽、胸痛等呼吸道刺激症状；在颅内则引起头痛、呕吐，甚至癫痫等一系列神经系统症状；骨棘球蚴常发生于骨盆、椎体的中心和长骨的干骺端，可破坏骨质，易造成骨折或骨碎裂。位置表浅的棘球蚴可在体表形成包块，触之坚韧，压之有弹性，叩诊时有震颤感。

2. 过敏症状 常有荨麻疹、血管神经性水肿和过敏性休克等。

3. 中毒和胃肠功能紊乱 如食欲减退、体重减轻、消瘦、贫血、发育障碍和恶病质现象。

4. 并发症 棘球蚴囊一旦破裂，囊内原头蚴、生发囊、子囊等进入人体腔或其他组织可引起继发性棘球蚴病和急性炎症反应。若肝棘球蚴囊破裂可进入胆道，引起急性炎症，出现胆绞痛、寒战、高热、黄疸等。破入腹腔可致急性弥漫性腹膜炎。肺棘球蚴若破裂至支气管，可咳出原头蚴、小的生发囊、子囊和角皮层碎片。囊液大量溢出可产生过敏性反应，若进入血液循环可引起严重的过敏性休克，甚至死亡。

【诊断】

询问病史，了解患者是否来自或去过流行区，以及有与犬、羊等动物或皮毛接触史对诊断棘球蚴病有一定参考价值。X线、B超、CT、MRI及同位素扫描等对棘球蚴病的诊断和定位也有帮助。特别是CT和MRI，能准确地检测出各种病理形态影像，有助于早期诊断出无症状的带虫者。确诊应以病原学结果为依据，即手术取出棘球蚴，或从痰液、胸腔积液、腹水或尿液等检获棘球蚴碎片或原头蚴等，但切勿做穿刺诊断，以免出现并发症。

免疫学试验是重要的辅助诊断方法。常用的有皮内试验（Casoni's intradermal test）和血清学检查法,如 ELISA、对流免疫电泳(CIEP)、IHA、免疫印迹试验、亲和素-生物素-酶复合物酶联免疫吸附试验(ABC-ELISA)和 Dot-ELISA。血清学检查,敏感而特异诊断抗原的筛选为关键。目前棘球蚴囊液中纯化的抗原 B(antigen B)及其重组抗原是较为公认的诊断抗原。

【流行】

细粒棘球绦虫有较广泛的宿主适应性,分布遍及世界各大洲牧区,主要以犬和偶蹄类家畜之间循环为特点,在我国主要是绵羊/犬循环,牦牛/犬循环仅见于青藏高原和甘肃省的高山草甸和山麓地带。

我国是世界上棘球蚴病流行最严重的国家之一,主要流行区在我国西部和北部广大农牧地区。2012—2016 年中国棘球蚴病抽样调查分析,全国棘球蚴病流行县有 368 个,分布于内蒙古、四川、西藏、甘肃、青海、宁夏、云南、陕西和新疆 9 省(自治区),其中西藏、青海和四川 3 省(自治区)的人群棘球蚴病检出率较高;推算流行区人群患病率为 0.28%,患病人数为 166098 例。另外,在东北 3 省、河南、山东、安徽、湖北、贵州和云南等省有散发病例。迄今全国已有 25 个省、市、区证实有当地感染的棘球蚴病患者。随着西部大开发战略的实施,对本病的防治日益成为重要的任务。

流行因素主要有以下两点。

1. 虫卵对环境的污染　牧区犬感染通常较重,犬粪中虫卵量大,随动物的活动以及尘土、风、水等播散,导致虫卵严重污染环境。虫卵对外界低温、干燥及化学药品有很强抵抗力。在 2℃水中能活 2.5 年,在冰中可活 4 个月,经过严冬(−14～−12℃)仍保持感染力。一般化学消毒剂不能杀死虫卵。

2. 人、畜的感染方式　牧区儿童喜欢与家犬玩耍,很易受到感染,成人感染可因从事剪羊毛、挤奶、加工皮毛等引起。此外,通过食入被虫卵污染的水、蔬菜或其他食物也可受染。家犬和野生动物的感染则常因以病畜内脏喂狗,或将其随地乱抛致使野犬、狼、豺等受到感染,从而又加重羊、牛感染,使流行趋向严重。

在非流行区人因偶尔接触受感染的犬,或接触到来自流行区的动物皮毛而受感染。随着我国经济迅速发展,流行区的畜产品大量流向内地,各地也不断开辟新的牧场和草场,引进和饲养大批牲畜,新的污染地带可能形成,因此必须加强对本病的防治。

【防治】

在棘球蚴病流行区应采取综合性预防措施,主要包括以下几方面。

(1) 加强健康教育,宣传、普及棘球蚴病知识,提高全民的防病意识,在生产和生活中加强个人防护,避免感染。

(2) 加强卫生法规建设和卫生检疫,强化群众的卫生行为规范,根除以病畜内脏喂狗和乱抛的陋习。加强对屠宰场和个体屠宰户的检疫,及时处理病畜内脏。

(3) 定期为家犬、牧犬驱虫,以减少传染源。

棘球蚴病的治疗,首选外科手术,术中应注意务将虫囊取尽并避免囊液外溢造成过敏性休克或继发性腹腔感染。对早期的小棘球蚴,可使用药物治疗,目前以阿苯达唑疗效最佳,亦可使用吡喹酮、甲苯咪唑等。

第二节　多房棘球绦虫

多房棘球绦虫(*Echinococcus multilocularis* Leuckart,1863)的形态和生活史均与细粒棘球绦虫相似,但成虫主要寄生在狐,中间宿主是啮齿类或食虫类动物,幼虫期是多房棘球蚴(又称泡球蚴)。在人体引起严重的泡球蚴病(alveococcosis),又称泡型包虫病(alveolar hydatid disease)、多房性包虫病(multilocular hydatid disease)。

【形态】

多房棘球绦虫成虫外形和结构都与细粒棘球绦虫相似,但虫体更小,长仅在 1.2～3.7 mm,平均 2.13 mm,头节、顶突、小钩和吸盘等都相应偏小,顶突上小钩有 13～34 个。虫体常有 4～5 个节片。成节生殖孔位于节片中线偏前,睾丸数较少,为 26～36 个,分布在生殖孔后方。孕节子宫为简单的囊状,无侧囊,内含虫卵 187～404 个。虫卵形态和大小均与细粒棘球绦虫难以区别。

【生活史】

多房棘球绦虫常见的终宿主是狐,其次是犬、狼、獾和猫等。在寄生有多房棘球绦虫的终宿主体内也可同时有细粒棘球绦虫寄生。

多房棘球蚴主要寄生在野生啮齿类动物,如田鼠、麝鼠、旅鼠、仓鼠、大沙鼠、小家鼠以及褐家鼠体内。在我国见于报道的有黄鼠、鼢鼠、长爪沙鼠、小家鼠、鼠兔以及牦牛、绵羊等。寄生部位主要是肝。泡球蚴为淡黄色或白色的囊泡状团块,常见多个大小囊泡相互连接,聚集而成。囊泡圆形或椭圆形,直径为 0.1～5 mm,内含透明囊液和许多原头蚴,或含胶状物而无原头蚴。囊泡外壁角皮层很薄且常不完整,整个泡球蚴与宿主组织间无纤维组织被膜分隔。泡球蚴多以外生性出芽生殖不断产生新囊泡,长入组织,少数也可向内芽生形成隔膜而分离出新囊泡。一般 1～2 年即可使被寄生的器官几乎全部被大小囊泡占据。呈葡萄状的囊泡群带可向器官表面蔓延至体腔内,犹如恶性肿瘤。

人因误食虫卵而感染,由于人是多房棘球绦虫的非适宜中间宿主,人体感染时囊泡内只含胶状物而无原头蚴。

当体内带有泡球蚴的鼠或动物内脏被狐、犬和狼等终宿主吞食后,一般经 45 日原头蚴可以发育为成虫并排出孕节和虫卵(图 13-8)。

彩图
泡球蚴寄生于
人肝大体标本

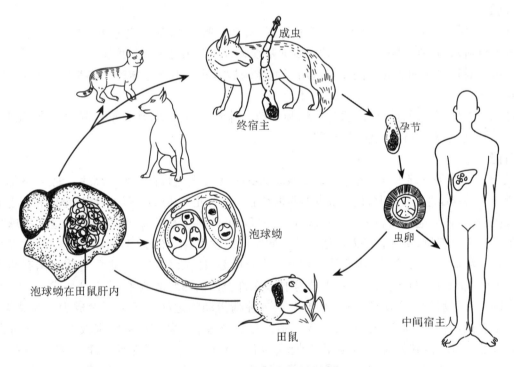

图 13-8 多房棘球绦虫生活史

鼠类常因食入终宿主粪便而感染。地甲虫可起转运虫卵的作用,由于地甲虫喜食狐粪而在消化道和体表携带上虫卵,麝鼠又喜捕食地甲虫而受染。

【致病】

泡球蚴病对人体危害性通常比细粒棘球蚴病更严重,病死率较高。泡球蚴病几乎 100% 原发于肝。肺、脑等其他部位的继发感染多由肝通过血液循环转移而来。由于泡球蚴在肝实质内呈弥漫性浸润生长,并逐渐波及到整个肝,对肝组织的破坏特别严重,可引起肝功能衰竭而导致昏迷,或诱发肝硬化而引起门静脉高压,并发消化道大出血而致死亡。

由于泡球蚴生长缓慢,感染后一般潜伏期较长。其临床表现最主要是右上腹缓慢增长的肿块或肝大(96.5%)。许多患者有与细粒棘球蚴病相似的肝区疼痛、压迫、坠胀感等,但触诊时肿块较坚硬并有结节感。另有腹痛(77.1%)和黄疸(26.1%)以及门静脉高压(10.7%)的表现。几乎所有患者都表现有肝损害,如食欲缺乏、消化不良等,晚期患者甚至有恶病质现象。本病症状类似肝癌,但其病程通常较长。

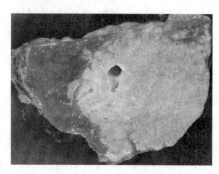

图 13-9 泡球蚴感染人肝

泡球蚴病的致病机制主要包括泡球蚴直接侵蚀、毒性损害和机械压迫 3 个方面。由于泡球蚴在肝实质内芽生蔓延,直接破坏和取代肝组织,可形成巨块状的泡球蚴,其中心常发生缺血性坏死、崩解液化而形成空腔或钙化,呈蜂窝状大小囊泡,内含胶状物或豆渣样碎屑,无原头蚴(图 13-9),故肉眼难以与肝癌鉴别。此过程中产生的毒素又进一步损害肝实质。四周的组织则因受压迫而发生萎缩、变性甚至坏死,由此肝功能严重受损。若胆管受压迫和侵蚀,可引起黄疸。泡球蚴若侵入肝门静脉分支,则沿血流在肝内广泛播散,形成多发性寄生虫结节,出现肉芽肿反应,可诱发肝硬化和胆管细胞型肝癌;侵入肝静脉则可随血液循环转移到肺和脑,引起相应的呼吸道和神经系统症状如咯血、气胸和癫痫、偏瘫等。

【诊断】

询问病史,了解患者是否来自或去过流行地区,有否与狐狸、犬或其皮毛接触史有一定参考价值。体检时发现肝肿块,特别是触诊时发现肿块质地坚硬又有结节感时更应高度警惕。

用于细粒棘球蚴病的实验室检查都适用于泡球蚴病诊断。由于泡球蚴周围缺纤维组织被膜,虫体抗原很容易进入血液,故免疫诊断效果尤佳。

泡球蚴病的鉴别诊断首先要注意与肝癌和细粒棘球蚴病相区别,其次是与肝硬化、肝脓肿、黄疸型肝炎以及肺癌、脑瘤或脑胶质病等相区别。

【流行】

1. 分布 多房棘球绦虫分布地区比细粒棘球绦虫局限,主要流行在北半球高纬度地区,从加拿大北部、美国阿拉斯加州,直至日本北海道、俄罗斯西伯利亚。遍及北美、欧、亚三洲的寒冷地区和冻土地带。

在我国,曾经认为泡球蚴病是罕见疾病,但自 1958 年首例报道以来,全国各地报道的泡球蚴病累计患者数已有 700 多例,实际感染人数远超这一数字。原发患者分布于宁夏、新疆、青海、甘肃、四川、云南和西藏。泡球蚴病已成为我国西部严重危害农牧民健康的疾病之一。现已查明我国有两个地理流行区:①中部流行区,自宁夏西北部起,横穿甘肃东部至四川西北部地区,特别是海拔 2000~2800 m 的高寒山区。多房棘球绦虫循环于狐狸、野犬和多种啮齿动物之间。狐和野犬成为人体感染来源。患者多数是农民,主要因捕猎、饲养狐狸,或剥制狐皮而受感染。藏族群众因宗教原因不伤野犬并喂饲它们,造成野犬成群,到处流窜,人则因与野犬接触而感染。②西部流行区,散点状分布在新疆的 23 个县和青海的 17 个县,患者分布与野生红狐分布地区一致,患者多是牧民,感染主要是因为猎狐,也可能通过饮水等间接方式感染。这些地区往往同时也有细粒棘球蚴病流行。

2. 流行因素 ①多房棘球绦虫在野生动物中存在,形成自然疫源地。②人在狩猎等生产活动中误食虫卵,造成直接感染,如猎狐、饲养狐和加工、买卖毛皮制品等。狐皮的交易和贩运也可能造成泡球蚴病扩散。③虫卵污染环境,如土壤、植物、蔬菜和饮用水而引起间接感染。狐和犬粪中的虫卵抗寒能力极强,在严冬的冰雪中仍保持活力,故冬季牧民以融化的冰雪作为饮用水即是受感染方式之一。

【防治】

（1）灭狐和消灭野鼠是根除泡球蚴病传染源的主要措施。实施中要注意将动物尸体焚烧或深埋，野犬也应杀灭或控制，对家犬则应定期驱虫。

（2）加强卫生宣传教育，使群众认识和了解泡球蚴病的危害和预防方法。

（3）注意个人防护，讲究个人及饮食卫生，生产及生活中注意防止虫卵污染。因虫卵耐寒而怕热，对污染的器具物品可用热力消毒。

（4）泡球蚴病的治疗主要为手术治疗，故应争取早期诊断。流行区应对人群进行普查，使用免疫学实验和 X 线、B 超等手段可早期发现患者，以便及时根治。药物治疗可使用阿苯达唑、甲苯咪唑和吡喹酮等。

第三节　曼氏迭宫绦虫

曼氏迭宫绦虫（*Spirometra mansoni* Joyeux et Houdemer，1928）属于假叶目、裂头科，成虫主要寄生在猫、犬等食肉动物小肠内，偶然寄生于人体，其幼虫裂头蚴常可在人体寄生，引起曼氏裂头蚴病（sparganosis mansoni），其对人体的危害性远比成虫大。

【形态】

1. 成虫　乳白色，长 60～100 cm，宽 0.5～0.6 cm。头节细小，长 1.0～1.5 mm，宽 0.4～0.8 mm，呈指状，其背面、腹面各有一条纵行的吸槽。颈部细长，链体有节片约 1000 个，节片一般宽度均大于长度，但远端的节片长宽几乎相等。成节和孕节的结构基本相似，均具有发育成熟的雌雄性生殖器官各一套。肉眼即可见到每个节片中部凸起的子宫（图 13 - 10）。

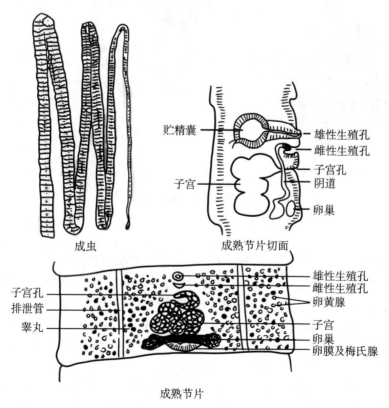

图 13 - 10　曼氏迭宫绦虫成虫

睾丸呈小圆球形,有 320～540 个,散布在整个节片的深层实质组织中,由睾丸发出的输出管在节片中央汇合成输精管,然后弯曲向前并膨大成贮精囊和阴茎,再通入节片前部中央腹面的圆形雄性生殖孔。卵巢分为两叶,位于节片后部,自卵巢中央发出短的输卵管,其末端膨大为卵模后连接子宫,卵模外有梅氏腺包绕。阴道为纵行的小管,其月牙形的外口位于雄性生殖孔之后,另一端膨大为受精囊再连接输卵管。卵黄腺小滤泡状,散布在节片实质组织的表层,包绕着其他器官,子宫位于节片中部,做 3～4 个甚至 7～8 个螺旋状盘曲,紧密重叠,基部宽而顶端窄小,略呈发髻状,子宫孔开口于阴道口的下方,因此在节片腹面正中线上依次有 3 个开口(图 13-10)。

2. 卵　呈椭圆形,两端稍尖,长 52～76 μm,宽 31～44 μm,呈浅灰褐色,卵壳较薄,一端有卵盖,内有一个卵细胞和若干个卵黄细胞(图 13-11)。

3. 裂头蚴　为长带形,白色,大小为(5～800)mm×(3～10)mm,不同宿主体内或不同时期的裂头蚴大小差别较大,适宜条件下生长发育较快。头端膨大,无吸槽,中央有一明显凹陷;体不分节但具不规则横皱褶,后端多呈钝圆形,活的伸缩能力很强(图 13-11)。

彩图
曼氏裂头蚴
大体标本

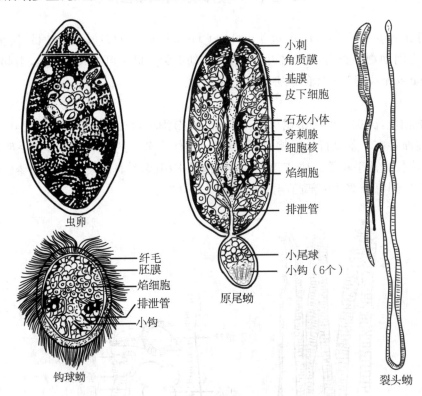

图 13-11　曼氏迭宫绦虫的虫卵和幼虫

【生活史】

曼氏迭宫绦虫的生活史中需要 3～4 个宿主。终宿主主要是猫和犬,此外还有虎、豹、狐和豹猫等食肉动物;第一中间宿主是剑水蚤,第二中间宿主主要是蛙。蛇、鸟类和猪等多种脊椎动物可作为其转续宿主。人可成为曼氏迭宫绦虫的第二中间宿主、转续宿主甚至终宿主。

成虫寄生于终宿主的小肠内,虫卵自虫体子宫孔中产出,随宿主粪便排出体外,在水中适宜的温度下,经过 2～5 周发育,即孵出椭圆形或近圆形、周身被有纤毛的钩球蚴,钩球蚴直径为 80～90 μm,后部有 6 个小钩(图 13-11),常在水中做无定向螺旋式游动,当其主动碰到剑水蚤时即被剑水蚤吞食,随后脱去纤毛,穿过肠壁入血腔,经 3～11 日发育成原尾蚴。一个剑水蚤血腔里的原尾蚴数可达 25 个。原尾蚴长椭圆形,大小为 260 μm×(44～100)μm,前端略凹,后端有小尾球,其内仍含 6 个小钩。带有原尾蚴的剑水蚤被蝌蚪吞食后,失去小尾球,随着蝌蚪逐渐发育成蛙,原尾蚴也发育成为裂头蚴。裂头蚴具有很强的收缩和移动能力,常迁移到蛙的肌肉,特别是在大腿或小腿的肌肉中寄居,多卷曲穴居在肌肉间隙的一小囊内,或游离于皮下。当受染的蛙被蛇、鸟类或猪等兽类非适宜宿主吞食后,裂头蚴不能在其肠中发育为成虫,而是穿过肠壁,移居到腹腔、肌肉或皮下等处继续生存。蛇、鸟、兽即成为其转续宿主。当猫、犬等终宿主吞食了带有裂头蚴的第二中间宿主蛙或转续宿主后,裂头蚴逐渐在其肠内发育为成虫。一般在感染后约3周,终宿主粪便中开始出现虫卵。成虫在猫体内可存活3年半(图13-12)。

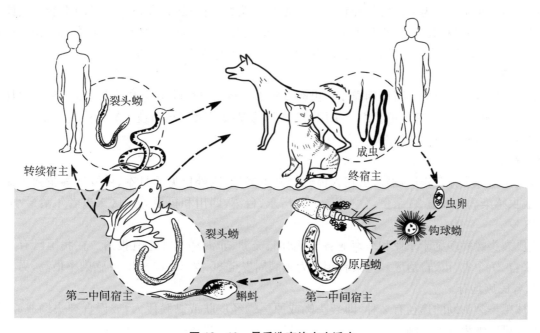

图 13-12　曼氏迭宫绦虫生活史

【致病】

曼氏迭宫绦虫成虫较少寄生于人体,对人的致病力也不大,可因虫体机械和化学刺激引起中上腹不适、微痛、恶心、呕吐等轻微症状。

裂头蚴寄生人体引起曼氏裂头蚴病,较为多见,危害远较成虫大,其严重程度因裂头蚴移行和寄居部位不同而异。常见寄生于人体的部位依次是:眼部、四肢躯体皮下、口腔颌面部和内脏。在这些部位可形成嗜酸性肉芽肿囊包,使局部肿胀,甚至发生脓肿。囊包直径为 1～6 cm,具囊腔,腔内盘曲的裂头蚴可有 1 条至 10 余条不等。临床表现大致可归纳为以下 5 型。

1. 眼裂头蚴病　最常见,占 45.6%。多累及单侧眼睑或眼球,表现为眼睑红肿,结膜充血,畏光、流泪、微痛、奇痒或有虫爬感等;有时患者伴有恶心、呕吐及发热等症状。在红肿的眼睑和结膜下,可有游动性、硬度不等的肿块或条索状物,直径约 1 cm。偶尔破溃,裂头蚴自动逸出而自愈。若裂头蚴侵入眼球内,可发生眼球突出,眼球运动障碍,严重者出现角膜溃疡,甚至并发白内障而失明。眼裂头蚴病在临床上常误诊为睑腺炎、急性葡萄膜炎、眼眶蜂窝织炎、肿瘤等,常在手术后才被确诊。

2. 皮下裂头蚴病　占 31%,常累及躯干表浅部,如胸壁、乳房、腹壁、外生殖器以及四肢皮下,表现为游走性皮下结节,可呈圆形、柱形或不规则条索状,大小不一,直径长 0.5～5 cm,局部可有瘙痒、有虫爬感等,若有炎症时可出现间歇性或持续性疼痛或触痛,或有荨麻疹。

3. 口腔颌面部裂头蚴病　占 20.1%,常在口腔黏膜或颊部皮下出现硬结,直径 0.5～3 cm,患处红肿,发痒或有虫爬感,并多有小白虫(裂头蚴)逸出史。

4. 脑裂头蚴病　占 2.3%，临床表现酷似脑瘤，常有阵发性头痛，严重时昏迷或伴喷射状呕吐、视力模糊、间歇性口角抽搐、肢体麻木、抽搐，甚至瘫痪等，易误诊。

5. 内脏裂头蚴病　仅占 1%，临床表现因裂头蚴移行位置而定，有的可经消化道侵入腹膜，引起炎症反应，有的可经呼吸道咳出，还有见于脊髓、椎管、尿道和膀胱等处，引起较严重后果。

另外，国内外文献均报道了数例人体"增殖型"裂头蚴病（proliferative type sparganosis），认为可能是由于曼氏裂头蚴患者免疫功能受抑制或并发病毒感染后，裂头蚴分化不全所引起。虫体较小而不规则，最长不超过 2 mm，可广泛侵入各组织芽生增殖。还有一种增殖裂头蚴病（proliferative sparganosis），经研究认为系由另一种较少见的增殖裂头蚴（sparganum proliferum）引起。虫体呈多态形，具不规则的芽和分支，大小约 10 mm×1 mm，最长者 24 mm，也可移行到人体各部位组织中进行芽生增殖，预后很差。有关这两种裂头蚴病的发病机制，仍有待进一步研究。

【诊断】

曼氏迭宫绦虫成虫感染可以用粪便检虫卵以确诊。曼氏裂头蚴病则主要靠从局部检出虫体作出诊断，询问病史有一定参考价值。综合采用 CT 等影像学技术可提高脑裂头蚴病的确诊率，也可用裂头蚴抗原进行各种免疫辅助诊断。

【流行】

曼氏裂头蚴病的
流行病学调查

曼氏迭宫绦虫分布很广，但成虫在人体感染并不多见，国外仅见于日本、俄罗斯等少数国家。在我国，成虫感染病例报道 20 余例，分布在上海、广东、台湾、四川和福建等地区。患者年龄最小 3 岁，最大 58 岁。

曼氏裂头蚴病多见于东亚和东南亚各国，欧洲、美洲、非洲和澳洲也有报道。在我国已有上千例报道，来自 27 个省、市、自治区。感染者年龄为未满周岁至 85 岁，以 10～30 岁感染率最高，男女比例为 2:1，各民族均有。

人体感染裂头蚴的途径有 2 种，即裂头蚴或原尾蚴经皮肤或黏膜侵入，或误食裂头蚴或原尾蚴。具体方式可归纳为以下 3 种。

1. 局部敷贴生蛙肉　为主要感染方式，约占患者半数以上。在我国某些地区，民间传说蛙有清凉解毒作用，常用生蛙肉敷贴伤口或脓肿，包括眼、口颊、外阴等部位。若蛙肉中有裂头蚴即可经伤口或正常皮肤、黏膜侵入人体。

2. 吞食生的或未煮熟的蛙、蛇、鸡或猪肉　民间沿用吞食活蛙治疗疖和疼痛的陋习，或喜食未煮熟的肉类，吞食到的活裂头蚴即穿过肠壁入腹腔，然后移行到其他部位。

3. 误食感染的剑水蚤　饮用生水或游泳时误吞湖塘水，使受感染的剑水蚤有机会进入人体。据报道原尾蚴也有可能直接经皮肤侵入，或经眼结膜侵入人体。

【防治】

预防本病主要措施是加强健康教育。不用蛙肉敷贴，不食生的或未煮熟的肉类，不饮生水以防感染。

成虫感染可用吡喹酮、阿苯达唑等药驱除。裂头蚴主要靠手术摘除，术中注意务必将虫体尤其是头部取尽，才能根治，也可用 40% 乙醇奴佛卡因 2～4 ml 局部注射杀虫。增殖裂头蚴病治疗困难，多用保守治疗。

（单骄宇）

第四节　泡状带绦虫和巨颈带绦虫

一、泡状带绦虫

泡状带绦虫(*Taenia hydatigena*)又名水泡带绦虫,成虫寄生于犬、猫、狼、狐狸等食肉动物,其中绦期幼虫称为细颈囊尾蚴(Cysticercus tenuicollis),寄生于猪、黄牛、绵羊和山羊等多种家畜及野生动物的肝脏浆膜、网膜及肠系膜等处。幼虫也可感染人体,引起细颈囊尾蚴病。

细颈囊尾蚴俗称水铃铛,呈囊泡状,囊壁乳白色,泡内充满透明液体。囊泡从黄豆大小至鸡蛋大。肉眼即可见到囊壁上有一个不透明的乳白色结节,是其内陷翻转的头节和颈部所在。若使结节的内部翻转出来,即能见到一个相当细长的颈部和其游离端的头节。但在组织中寄生时,由于其囊泡外通常有一层由宿主组织反应形成的厚膜包裹,故在外观上常容易与棘球蚴相混淆。

成虫为较大型的虫体,体长为 75~500 cm,白色或微带黄色。链体有 250~300 个节片,头节稍宽于颈部,顶突上有 30~40 个小钩排成两圈(大钩 170~220 μm,小钩 110~160 μm)。成节有睾丸600~700 个;孕节全被子宫和虫卵充满,子宫每侧有 5~10 个粗大分支,每支又有小的分支。虫卵近似椭圆形,大小为 38~39 μm,内含六钩蚴。成虫寄生在食肉动物小肠内,孕节随终宿主粪便排出,虫卵污染了牧草、饲料和饮水后,被中间宿主家畜和野生动物吞食,则在消化道逸出六钩蚴,然后钻入血管,随血到肝表面和腹腔内发育。人也因误食虫卵而受感染。国内人体感染报告见于贵州,上海、安徽也有儿童感染细颈囊尾蚴病例报告。

二、巨颈带绦虫

巨颈带绦虫(*Taenia taeniaformis*)又称带状带绦虫、带状泡尾绦虫等。成虫寄生于猫、犬等食肉动物,分布甚广;中绦期幼虫称为带状囊尾蚴、叶状囊尾蚴(Cysticercus fasciolaris),寄生在啮齿类动物的肝脏,特别在鼠类极为常见,幼虫偶可感染人类。

成虫体长 15~60 cm,头节外观粗壮,顶突肥大,呈半球形突出,4 个吸盘也呈半球形,向侧方突出,头节后颈部极不明显,因此又称为"粗头绦虫"、"肥颈绦虫"。幼虫属链尾蚴型,长链状,头节裸露不内嵌,后接一假分节的链体,后端为一小伪囊。

寄生在猫等动物的巨颈带绦虫成虫,其孕节随宿主粪便排出后,通常可自行蠕动,在蠕动时即可释放出虫卵污染外界环境。鼠、兔等中间宿主吞食虫卵后,六钩蚴在消化道逸出,钻入小肠壁,然后随血流到肝,经过 2~3 个月发育成链尾蚴。猫等动物捕食了带有链尾蚴的鼠或其他啮齿动物后,链尾蚴进入小肠,尾泡和假链体脱落,头节吸附在肠壁上,经 1 个月后发育为成虫。人体因误食虫卵而感染。Hsieh(1959)从我国台湾地区报告了 1 例该虫的人体感染,Ekanyakes(1999)也从斯里兰卡报道一儿童由猫体感染了本虫,阿根廷、捷克斯洛伐克、丹麦亦有病例报道。

(于晶峰)

第十四章
消化道棘头虫

棘头虫属于棘头动物门(Phylum Acanthocephala),后棘头虫纲(Class Metacanthocephala),原棘头虫目(Order Archiacanthothocephala),稀棘头虫科(Family Oligacanthorhynchidae)。可寄生于人体的棘头虫有两种:一种是猪巨吻棘头虫[*Macracanthorhynchus hirudinaceus* (Pallas, 1781) Travassos, 1916],是猪小肠内常见的寄生虫,偶尔寄生人体,引起巨吻棘头虫病(macracanthorhynchosis);另一种是寄生于鼠肠内的念珠棘头虫[*Moniliformis moniliformis* (Bremser, 1811) Travasson, 1915],鼠类由于吃蟑螂而感染,人体感染在国外有报道。本章重点介绍猪巨吻棘头虫。

【形态】

成虫呈乳白色或淡红色,活体时背腹略扁,固定后为圆柱形,体表有明显的横纹。虫体由吻突、颈部和躯干三部分组成。吻突呈类球形,可伸缩,其周围有5~6排尖锐透明的吻钩,每排5~6个。颈部短,与吻鞘相连,吻突可伸缩入鞘内。无口及消化道。雄虫体长5~10 cm,尾端有一钟形交合伞;雌虫长20~65 cm,尾端钝圆。虫卵呈椭圆形,棕褐色,大小为(67~110)μm×(40~65)μm,卵壳厚,一端闭合不全,呈透明状,易破裂,成熟卵内含1个具有小钩的幼虫,称为棘头蚴。

【生活史】

猪巨吻棘头虫的主要终宿主是家猪和野猪,偶尔在人、犬、猫体内寄生。中间宿主为鞘翅目昆虫(甲虫),包括多种天牛和金龟子。成虫寄生在终宿主小肠内,虫卵随粪便排出,散落在土壤中。当虫卵被甲虫的幼虫吞食后,棘头蚴逸出,发育为棘头体。棘头体发育至感染性棘头体,需3~5个月。感染性棘头体在甲虫的整个变态过程(幼虫、蛹、成虫)中可存活2~3年。当猪等动物吞食含感染性棘头体的甲虫后,在其小肠经1~3个月发育为成虫。人因误食含感染性棘头体的甲虫而感染。但人不是棘头虫的适宜宿主,故猪巨吻棘头虫在人体内极少能发育成熟和产卵。

【致病】

猪巨吻棘头虫多寄生于人回肠的中下段,一般为1~3条,最多为21条。虫体以吻突上的吻钩固着于肠黏膜,造成黏膜机械性损伤,同时在吻腺所分泌的毒素作用下局部组织充血、水肿,中性和嗜酸性粒细胞浸润、肌层出血,并形成坏死和溃疡,继而出现结缔组织增生,形成棘头虫结节。结节突向浆膜面,与大网膜、邻近的肠管、肠系膜等粘连形成包块。由于虫体不断更换附着部位,使肠壁多处受累,且损伤可达肠壁深层,甚至穿破肠壁造成肠穿孔,导致局限性腹膜炎及腹腔脓肿,也可因肠粘连出现肠梗阻。患者在感染早期无明显症状,多在感染后1~3个月发病,出现消化不良、食欲缺乏、乏力、消瘦、腹泻和黑便等症状。右下腹或脐周常出现阵发性或持续性疼痛,在腹部明显压痛处常可扪及单个或多个大小不一的圆形或卵圆形包块。若虫体的代谢产物及毒素被吸收,患者也可出现恶心、呕吐、失眠、夜惊等症状和嗜酸性粒细胞增多。少数感染者可不出现任何症状和体征,自动排虫后而自愈。本病对人体主要危害是引起外科并发症,国内临床报告半数以上病例发生肠穿孔。

【诊断】

诊断本病首先根据流行病学史及临床表现,做诊断性驱虫。急症手术发现虫体也是确诊的依据。因人不是猪巨吻棘头虫的适宜宿主,故在患者粪便内极少能查出虫卵。免疫学诊断,如用虫卵抗原作皮试,对诊断猪巨吻棘头虫病有一定价值。

【流行】

人体猪巨吻棘头虫病在国外仅有数例报道,目前为止国内共报道380多例,分布于辽宁、山东、河北、河南、吉林、安徽、四川、内蒙古、海南和西藏等16个省(区、市)。辽宁和山东部分地区呈地方性流行。猪是本病的主要传染源。在我国有9科42种鞘翅目昆虫可作为猪巨吻棘头虫的中间宿主,其中以曲牙锯天牛、大牙锯天牛和棕色金龟子的感染率最高。

人感染猪巨吻棘头虫主要与生食或半生食甲虫的习惯有密切关系。在流行区,人们习惯在高峰季节将天牛或某些金龟子捕获后用沸水烫过,去翅,用食油烹炒食用,因食入未熟的含有棘头体的甲虫而感染。儿童常喜捕捉天牛和金龟子生食或烤食,故患者以学龄儿童和青少年为多。

【防治】

预防本病首先要加强卫生宣传教育,特别要教育儿童不要捕食甲虫。加强对猪的饲养管理,提倡圈养,猪粪应经无害化处理后再用来施肥。出现并发症者,应及时手术治疗。目前尚无理想的驱虫药物,阿苯达唑和甲苯咪唑有一定疗效。

附:

水　蛭

水蛭(leech)又称蚂蟥,是一类营自生生活,有强烈吸血习性的环节动物。广泛分布于稻田、池塘和沟渠等水土中,当与人体接触时可吸附在人体皮肤上吸血,偶可侵入人体,引起水蛭病。在我国贵州、云南、四川、广东、广西、福建、江苏、山东、江西、湖南、湖北、安徽、浙江、北京和河南15个省、市、区有1100余例人体寄生病例的报道。突尼斯、也门等一些国家也有病例报道。此外,在贵州和云南曾从4例患者鼻部各取出1条凶恶怖蛭(*Dinobdella ferox*)。

水蛭一般在人下水游泳、捕鱼、洗脸或喝含水蛭的溪水、池塘生水而入侵人体。致病作用主要表现为虫体吸血的同时分泌水蛭素,使凝血时间延长,导致寄居部位的创伤经久不愈合及出血。水蛭侵入的部位,均可引起相应的临床症状和出血表现。除吸附人的体表外,常见的入侵部位有鼻咽部、泌尿生殖道、消化道等。

1. 鼻咽喉部水蛭病　虫体从鼻孔或口腔经鼻咽部进入鼻腔或喉部,甚至气管或支气管。在鼻咽部寄生的水蛭,后吸盘附着在鼻腔顶部吸吮血液,常引起鼻出血、贫血等症状,轻者仅有鼻部不适、鼻塞、鼻痒、异物感等表现,重者可出现鼻痛、头痛、紧张,甚至休克。喉部水蛭寄生,有喉痒、异物爬动感、剧咳、咯血及声音嘶哑等症状。寄生数量多为1条,也见有6条者,患者有饮溪沟、池塘生水史或用溪沟、池塘水洗脸史。

2. 泌尿生殖道水蛭病　当人下水时,水蛭经尿道口或阴道口侵入。阴道内或外阴常被水蛭咬伤后导致大出血。患者常在发病前一至数小时有下水史,此类患者多为2.5~13岁的女性,常常由于在水边玩耍或下水游泳而感染。患者除表现为阴道出血外,可有面色苍白、头晕、出冷汗、血压下降等临床表现。检查可见外阴和阴道壁有出血点或溃疡。

水蛭为偶然性寄生虫,人的感染多发生在夏秋季节,此时也是水蛭繁殖和活动频繁的季节,因此在此季节若遇到有鼻出血或阴道出血的青少年,并在发病前数日内有下水或喝生水史者,则应考虑水蛭寄生所致,在出血部位发现虫体是确诊水蛭病的依据。

治疗本病主要在于取出完整水蛭和止血处理,为确保虫体完整取出,可用含2%地卡因溶液加

水蛭的药用功效

0.1‰肾上腺素或麻黄碱的棉球填塞有虫部位,5分钟后用钳取虫。若取虫困难,在鼻咽部可用安冰合剂(复方安息酊 10 ml、冰片 0.5 g、蒸馏水 90 ml)蒸汽吸入驱虫,在消化道可用阿苯达唑等驱虫药促其随粪便排出。预防山蚂蟥可用呋喃丹浸泡后涂在鞋上,蚂蟥触及后会当即死亡。

(于晶峰)

第三篇

医学原虫学

第十五章
原 虫 概 论

原虫(protozoa)为简单的单细胞真核生物,属原生动物亚界(Subkingdom Protozoa)。在自然界中,原虫种类繁多,分布极其广泛,已发现约6.5万种,其中大多数营自生生活或腐生生活,分布于地球表面各类生态环境中,如土壤、海洋、水体或腐败物内,约近万种营寄生生活,生活在动物体内或体表,其中医学原虫(medical protozoa)有40余种,它们寄生于人体的腔道、体液、组织或细胞内,感染的程度与虫株的毒力、感染数量和宿主抵抗力有关,从无症状到威胁生命。原虫个体微小,虽由1个细胞构成,但却能完成生命活动的全部功能,如摄食、运动、代谢、呼吸、排泄等。

【形态】

原虫结构与单个动物细胞基本相似,外形为圆形、卵圆形或不规则,大小为$2\sim200\ \mu m$。其基本结构由胞膜、胞质和胞核构成。

1. 胞膜 又称表膜(pellicle)或质膜(plasma membrane),类似人体细胞膜的单位膜结构,其基本结构为磷脂双分子层和镶嵌其中的蛋白质,以及外接的多糖分子。胞膜是原虫与宿主和外界环境直接接触的界面,并具有配体(ligand)、受体(receptor)、酶、毒素和抗原等成分,参与原虫的运动、摄食、排泄、侵袭和免疫逃避等多种生物学功能,对保持虫体的自身稳定和与宿主相互作用具有重要意义。

2. 胞质 原虫的胞质由基质、细胞器和内含物组成。部分原虫的胞质有内质(endoplasm)、外质(ectoplasm)之分。内质为溶胶状,细胞核、细胞器(如线粒体、高尔基复合体、内质网等)、内含物等包含其中;外质透明,呈凝胶状,具有运动、摄食、感觉、呼吸和排泄等生理功能。但有些原虫的胞质是均匀一致的,无内质、外质之分。

(1) 基质:主要成分是蛋白质,由不同类型的微管蛋白丝组成的微管构成细胞骨架(cytoskeleton),维持细胞的形态;而肌动蛋白丝组成的肌动蛋白使胞质具有流动性。由于基质中蛋白质大部分是酶,因此虫体的多数代谢是在基质中进行。

(2) 细胞器:虫体内的细胞器具有极其复杂的生理功能,按功能分为3类。① 膜质细胞器,由细胞膜分化而来,包括线粒体、高尔基复合体、溶酶体、内质网等。它们主要参与原虫的能量合成代谢。由于进化的差异,某些原虫缺少或丢失了某种细胞器,如寄生于泌尿生殖道或消化道的毛滴虫(*Trichomonas*)无线粒体,但是具有类似功能的氢化酶体(hydrogenosome),因此认为它是一种特殊的线粒体。② 运动细胞器,包括伪足(pseudopodia)、纤毛(cilia)、鞭毛(flagellum)和波动膜(undulating membrane)等,也是原虫分类的重要依据。伪足呈舌状、叶状,是细胞膜和外质因虫体运动而突出的部分,如溶组织内阿米巴的伪足;鞭毛细长,由微管组成,数量较少,如阴道毛滴虫的鞭毛;纤毛在结构上与鞭毛相似,但短而数目较多,常均匀密布于虫体表面,如结肠小袋纤毛虫的纤毛。鞭毛或纤毛可使虫体向前方、侧方、后方或旋转等运动。③ 营养细胞器,包括胞口(cytostome)、胞咽(cytopharynx)、胞肛(cytipyge)等,其主要功能是摄食、排出废物。寄生性纤毛虫体内含伸缩泡,为一种呈周期性收缩和舒张的泡状结构,具有调节细胞内外水分的功能。此外,多数鞭毛虫的胞质内有含蛋白成分的轴柱(axone),支撑虫体使其呈特定的形态。

(3) 内含物:在原虫的胞质中常含有食物泡、糖原泡、拟染色体等营养储存小体,以及代谢产物,如红内期疟原虫内的疟色素。特殊的内含物也可作为虫种鉴别的标志。

3. 胞核 原虫属真核生物,其胞核由核膜、核质、核仁和染色质组成,是维持原虫生命和繁殖的重要结构。核膜为双层单位膜结构,膜上的微孔是核内外物质交换的通道;核仁无膜包裹,是由 RNA、DNA、蛋白质和酶类等物质构成的一种网络状结构。由于 RNA 和 DNA 这两种核酸均为酸性,故可以被碱性染料深染,只有经过染色,在光镜下,核仁的结构特征才能得以辨认。寄生性原虫的核型分为两种:① 泡状核(vesicular nucleus),核内染色质稀少,呈颗粒状,分布于核质或核膜内缘,具有 1 个粒状核仁。多数寄生性原虫具有泡状核。② 实质核(compact nucleus),核大而不规则,染色质丰富,常具有 1 个以上的核仁,故核仁深染而不易辨认,如纤毛虫的胞核。经染色后胞核形态特征是医学原虫病原学诊断的重要依据。

【生理】

医学原虫的生理过程包括运动、摄食、代谢和生殖。

1. 运动 多数原虫的运动主要依赖运动细胞器完成。运动方式有:① 伪足运动,如溶组织内阿米巴滋养体借助伪足进行运动。② 鞭毛运动,如蓝氏贾第鞭毛虫以其 4 对鞭毛的摆动做翻滚运动。阴道毛滴虫借助鞭毛的摆动前进,以其波动膜波动做螺旋式运动。③ 纤毛运动,如纤毛虫,借助体表大量的纤毛做同向摆动而运动。④ 其他运动方式,如疟原虫在蚊体内形成的动合子,可以螺旋式地运动,穿入到蚊的肠上皮内。还有的原虫没有运动细胞器,但以扭动(twisting)、滑行(gliding)、弯曲(bending)的方式进行运动。

2. 摄食 原虫摄取营养的方式有以下几种:① 渗透(osmosis),可溶性营养物质通过细胞内外浓度差,以被动扩散方式进入细胞内,更多的有机分子则可能是通过细胞膜上的渗透酶主动转运至细胞内。② 胞饮(pinocytosis),指虫体通过表膜内陷摄入液体养分。③ 吞噬(phagocytosis),指虫体对固体养分的摄入,具有胞口的原虫可通过胞口摄入食物,无胞口的原虫通过表膜内陷摄入养分。超微结构研究发现孢子虫和鞭毛虫通过微胞口(micropor)或管胞口(tubular cytostome)摄入营养。虫体摄入的营养物质在胞内形成食物泡,溶酶体与食物泡结合,营养物质被消化、分解和吸收。

3. 代谢 原虫的合成代谢和能量代谢符合生物体代谢的一般特征,但不同原虫的具体代谢途径和最终产物则因寄生环境和代谢酶遗传性状的不同而有显著差异。糖类是原虫能量的主要来源,有的寄生原虫直接从宿主获得糖类,分解葡萄糖或其他单糖获得能量,有的原虫(如内阿米巴原虫)除能直接利用葡萄糖外,还具有葡萄糖的转运机制,将其转变成糖原储存起来,待需要时再降解利用。糖的无氧酵解是多数原虫的主要代谢途径,但一些血液内寄生的原虫则进行有氧代谢。由于快速增殖,原虫在生长、发育、繁殖过程中需要较多的蛋白质和氨基酸,氨基酸大多来自虫体分解宿主组织中的蛋白质,少数需虫体自身合成。在分解代谢过程中,原虫利用本身具有的各种酶类,将虫体内的蛋白质分解为氨,将糖类和脂肪分解为水和二氧化碳及其他小分子物质,同时释放虫体各种活动所需的能量。

4. 生殖 原虫的生殖方式包括无性生殖(asexual reproduction)和有性生殖(sexual reproduction)两种主要方式。

(1) 无性生殖:

1) 二分裂(binary fission):细胞核先分裂成两个,接着胞质分裂,随后纵向或横向分裂成两个子代虫体,是寄生原虫最常见的增殖方式,如阿米巴原虫滋养体的繁殖。

2) 多分裂(multiple fission):细胞核先分裂成多个,胞质再分裂并包绕每个胞核,一次可分裂形成多个子代,如疟原虫的裂体增殖(schizogony)。

3) 出芽生殖:母体细胞先经过不均等细胞分裂产生一个或多个芽体,再分化发育成新个体。出芽生殖可分为内出芽(endogenous budding)和外出芽(exogenous budding),如疟原虫在蚊体内的孢子增殖(sporogony),其成孢子细胞以"外出芽法"增殖,发育成子孢子,而弓形虫的滋养体则是以"内出芽"法["内二殖"或"内二芽殖"(endodyogony)]进行增殖的。

（2）有性生殖：

1）接合生殖（conjugation）：是由同一种原虫两个虫体在胞口处相互接合在一起，先进行遗传物质交换，再融合，然后两个虫体又分开，各自以二分裂方式进行增殖，如结肠小袋纤毛虫。

2）配子生殖（gametogony）：是由原虫的雌雄配子（gamete）发生融合（或受精）并形成合子（zygote）的过程，如疟原虫在蚊体内的配子生殖。

有些原虫的生活史具有无性生殖和有性生殖两种方式交替进行的世代交替现象，如疟原虫在人体内进行无性生殖，而在蚊媒体内则进行有性生殖。

【生活史】

具有运动、摄食和生殖能力的原虫生活史时期称为滋养体（trophozoite）期，是多数原虫具有的基本生活史阶段，某些原虫的滋养体会在不利环境下分泌外壁，形成不活动的包囊（cyst）或卵囊（oocyst），以抵抗不良环境，并实现宿主转换。原虫的生活史过程是原虫所致疾病的传播过程，因此在流行病学上有着重要意义。根据原虫传播方式，可将其生活史分为以下3型。

1. 人际传播型　通过直接或间接方式由感染者传播至易感者的原虫，此类原虫生活史简单，完成生活史只需1种宿主。可分为两类：①整个生活史只有一个发育阶段，即滋养体，具有运动、摄食和生殖能力，同时也是原虫的致病和传播阶段，如阴道毛滴虫（Trichomonas vaginalis）；②生活史过程有滋养体和包囊两个阶段，滋养体具有运动和摄食功能，为原虫的生长、发育和繁殖阶段；包囊则处于静止状态，一般是原虫的感染阶段，如溶组织内阿米巴（Entamoeba histolytica）和蓝氏贾第鞭毛虫（Giardia lamblia）。

2. 循环传播型　通过循环方式传播的原虫，此类原虫在完成生活史和传播过程中，需要两种或两种以上的脊椎动物作为终宿主和中间宿主，如刚地弓形虫（Toxoplasma gondii），可在终宿主（猫或猫科动物）和中间宿主（人或多种动物）之间传播。

3. 虫媒传播型　通过媒介节肢动物传播的原虫，此类原虫完成生活史须在吸血节肢动物体内发育、繁殖至感染阶段，才能再传播给人或动物。例如，疟原虫（Plasmodium）在相应媒介蚊种吸血时将其吸入蚊体内，最终发育成感染阶段才能传播给人体。

【致病】

对人体致病的原虫大多数为寄生性原虫，少数为自生生活原虫。原虫的致病和危害程度主要与虫种、株系、毒力、数量、寄生部位、宿主的免疫状态和其他病原生物的协同作用有关。除寄生虫对宿主的损害表现为机械、化学和生物性质的一般损害外，原虫致病还具有一些自身的特点。

1. 增殖致病（damage by proliferation of protozoa）　指致病性原虫侵入宿主后，大量增殖达到一定数目后，被侵害的宿主才出现明显的病理损伤和临床症状。这种损害与一般的蠕虫感染造成的损害不同，也是体积微小的虫体致病的生物学条件之一。原虫增殖达一定数目后，可导致2种结果：①直接破坏宿主细胞，如疟原虫在红细胞内的繁殖破坏；②阻隔宿主组织器官功能，如蓝氏贾第鞭毛虫在肠黏膜表面大量繁殖，直至覆盖肠黏膜而影响肠道消化吸收功能。

2. 播散致病（damage by diffusion of protozoa）　原虫的播散能力在致病和传播方面具有重要作用。由于寄生原虫的微小个体和快速增殖的特点，使其致病作用具有与某些微生物病原相似的某种播散潜能。多数致病原虫在建立原发病灶后，都发现有向邻近或远方组织侵蚀和播散的倾向，从而累及多个组织、器官。近代研究已发现，致病原虫具有多种利于扩散的因子和生态特点。例如，疟原虫在红细胞内寄生，红细胞不仅成为逃避宿主免疫攻击的一种有效屏障，而且为血源播散提供运载工具；弓形虫被巨噬细胞吞噬后，能在宿主的免疫活性细胞内增殖，并被带至全身各处，引起累及全身的严重感染。近年来，在不少致病原虫与宿主细胞之间发现了表面受体的作用，揭示了虫体对亲和细胞或组织进行识别、黏附，进而入侵的物质基础。例如，溶组织内阿米巴滋养体具有多种膜结合的蛋白水解酶，使它具有接触并溶解宿主组织、细胞的侵袭特性，为其入侵肠壁深层组织，实现播散并诱发肠外阿米巴病创造了基本条件。

3. 毒素致病(damage by toxin) 原虫的分泌物(含多种蛋白质和酶类)、代谢物和死亡后崩解的虫体均对宿主具有毒性作用。这些物质经不同途径损伤宿主细胞、组织和器官。例如,寄生在结肠的溶组织内阿米巴滋养体能分泌半乳糖/乙酰氨基半乳糖凝集素、穿孔素等物质,阿米巴滋养体借助这些毒素侵入肠壁,甚至远及肝脏等其他组织器官;弓形虫产生的毒素有致畸作用。

4. 机会性致病(damage by opportunistic protozoa) 当免疫功能正常的个体感染某些原虫后,并无明显的临床症状,处于隐性感染状态,用常规检查方法不易检出病原体。但当机体抵抗力下降、免疫功能不全或缺乏时,原虫的繁殖和致病能力增强,感染者出现明显的临床症状甚至死亡。此类原虫称为机会性致病原虫(opportunistic protozoa)。常见的机会性致病原虫有弓形虫、蓝氏贾第鞭毛虫、隐孢子虫等。临床上发现在一些极度营养不良、晚期肿瘤、长期应用激素制剂及免疫功能低下或获得性免疫缺陷综合征(艾滋病)等患者常并发致死性的原虫感染。此种因疾病、治疗等人为或自然因素,导致机体免疫机制削弱而激活某种感染的个体称为免疫功能受累宿主(immune compromised host)。机会性致病也可导致原虫对异常部位的侵袭,曾报道1例网织细胞肉瘤患者并发罕见的原发性胃黏膜阿米巴病。

【分类】

对于原生生物的分类一直存有争议,根据原虫的形态学和分子生物学分类学方法,目前认为医学原虫隶属于原生生物界(Kingdom Protista)、原生动物亚界(Subkingdom Protozoa),其中 3 个门,即肉足鞭毛门(Phylum Sarcomastigophora)、顶复门(Phylum Apicomplexa)和纤毛门(Phylum Ciliophora),包含了引起人体疾病的主要虫种。该分类系统将会随着分子生物学分类学方法的发展而得到进一步完善。常见医学原虫及其分类见表 15-1。

表 15-1 常见医学原虫及其分类

纲(Class)	目(Order)	科(Family)	种(Species)
叶足纲 Lobosea	阿米巴目 Amoebida	内阿米巴科 Entamoebidae	溶组织内阿米巴 *Entamoeba histolytica*
			结肠内阿米巴 *Entamoeba coli*
			迪斯帕内阿米巴 *Entamoeba diapar*
			哈门内阿米巴 *Entamoeba hartmani*
			微小内蜓阿米巴 *Endomoeba nana*
			布氏嗜碘阿米巴 *Indomoeba butschlii*
			齿龈内阿米巴 *Entamoeba gingivalis*
	棘足目 Acanthopodida	棘阿米巴科 Acanthamoebidae	卡氏棘阿米巴 *Acanthamoeba castellanii*
异叶足纲 Heterolobosea	裂核目 Schizopyrenida	双鞭阿米巴科 Dimastiamoebidiae	福氏耐格里阿米巴 *Naegleria fowleri*

纲(Class)	目(Order)	科(Family)	种(Species)
双滴虫纲 Dipomonadea	双滴虫目 Diplominadida	六鞭毛科 Hexamitidae	蓝氏贾第鞭毛虫 *Giardia lamblia*
毛滴纲 Trichomonadea	毛滴目 Trichomonadida	毛滴虫科 Trichomonadidae	阴道毛滴虫 *Trichomonas vaginalis*
			口腔毛滴虫 *Trichomonas tenax*
			人毛滴虫 *Trichomonas hominis*
			脆弱双核阿米巴 *Dientamoeba fragilis*
动鞭毛纲 Zoomastigophorea	超鞭毛目 Hypermastigida	缨滴虫科 Lophomonadae	蠊缨滴虫 *Lopomomas blattarum*
动基体纲 Kinetoplastea	锥体目 Trypanosomatide	锥体科 Trypanosomatidae	杜氏利什曼原虫 *Leishmania donovain*
			热带利什曼原虫 *Leishmania tropica*
			墨西哥利什曼原虫 *Leishmania mexicana*
			巴西利什曼原虫 *Leishmania braziliensis*
			布氏冈比亚锥虫 *Trypanosoma brucei gambinense*
			布氏罗得亚锥虫 *Trypanosoma brucei rhodesiense*
			克氏锥虫 *Trypanosoma cruzi*
孢子虫纲 Sporozoa	真球虫目 Eucoccida	疟原虫科 Plasmodiidae	间日疟原虫 *Plasmodium vivax*
			三日疟原虫 *Plasmodium malariae*
			恶性疟原虫 *Plasmodium falciparum*
			卵形疟原虫 *Plasmodium ovale*
			诺氏疟原虫 *Plasmodium knowlesi*
		弓形虫科 Toxoplasmatidae	刚地弓形虫 *Toxoplasma gondii*

续 表

纲(Class)	目(Order)	科(Family)	种(Species)
		隐孢子虫科 Cryptosporidae	等孢球虫 *Isospora sp.*
		爱美虫科 Eimeriidae	隐孢子虫 *Cryptosporidium sp.*
		肉孢子虫科 Sarcocystidae	肉孢子虫 *Sarcocystis sp.*
	微孢子虫目 Microsporida	微孢子虫科 Microsporidae	微孢子虫 *Microsporidium sp.*
	梨形目 Piroplasmida	巴贝科 Babesiidae	巴贝虫 *Babesia sp.*
直口纲 Litostomatea	胞口目 Vestibulifera	肠袋科 Balantidiidae	结肠小袋纤毛虫 *Balanidium coli*
芽囊纲 Blastocystea	芽囊目 Blastocystida	芽囊科 Blastocystidae	人芽囊原虫 *Blastocystis hominis*

（田 芳）

第十六章
消化道叶足虫

叶足虫(Lobosea)具有宽大阔叶状伪足的运动细胞器,多数虫种的生活史有活动的滋养体期和不活动的包囊期,营无性生殖,个别虫种无包囊期。

消化道叶足虫是指主要寄生于宿主消化道的叶足虫,生活史为人际传播型,多经口感染,包括溶组织内阿米巴、迪斯帕内阿米巴、结肠内阿米巴、哈门内阿米巴、微小内蜒阿米巴、布氏嗜碘阿米巴、齿龈内阿米巴等。除齿龈内阿米巴寄生在口腔外,其余6种均寄生在人体结肠内。其中溶组织内阿米巴致病性最强,并可经播散寄生于肝、肺和脑等组织器官。

第一节　溶组织内阿米巴

溶组织内阿米巴(*Entamoeba histolytica* Schaudinn,1903)又称痢疾阿米巴,属于内阿米巴科(Entomoebidae),是引起肠阿米巴病和肠外阿米巴病的病原体。

【形态】

溶组织内阿米巴可分为滋养体和包囊两个不同的发育阶段。

1. 滋养体(trophozoite)　溶组织内阿米巴滋养体大小为10~60 μm,形态呈多形性,通常以二分裂方式繁殖。光镜下观察生理盐水中为具有折光性的活虫体,在适宜温度下运动活泼,借助单一定向的伪足运动,又称为阿米巴运动。滋养体经固定、铁苏木素染色后,可清晰分辨内部结构,光镜下观察虫体无固定的形状,胞质可分为透明的外质和颗粒状不透明的内质,内质中有一球形的泡状核,直径为4~7 μm,核膜内缘有大小一致、排列整齐的核周染色质粒(chromatin granules),核内有一大小为0.5 μm的核仁,居中或略偏位,网状核纤丝连接核仁与核周染色质粒。胞质内含大小不一的食物泡。一般从有症状患者组织中分离的溶组织内阿米巴滋养体体型较大,内外质分明,伪足明显,胞质内含有吞噬的红细胞,而肠腔中或培养基中滋养体体型较小,伪足不明显,胞质内不含红细胞,而含有肠道细菌、真菌等成分(图16-1)。

彩图
溶组织内阿
米巴滋养体

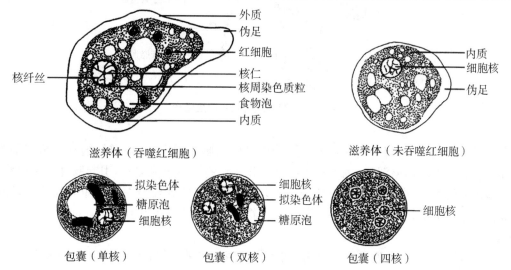

滋养体(吞噬红细胞)　　　　滋养体(未吞噬红细胞)

包囊(单核)　　　包囊(双核)　　　包囊(四核)

图16-1　溶组织内阿米巴

彩图
溶组织内阿
米巴包囊

2. 包囊(cyst)　滋养体在肠腔中形成包囊,其为溶组织内阿米巴不活动、不摄食阶段。包囊呈球形,直径为 5～20 μm,囊壁光滑、透明,厚 125～150 nm。经碘液染色后的包囊呈淡棕色,胞质内含 1～4 个核,核与滋养体的相似,但稍小。在 1～2 核的未成熟包囊中可见糖原泡(glycogen vacuole)和棒状的拟染色体(chromatoid body),随着包囊的发育成熟而逐渐消失,成熟包囊有 4 个核(图 16-1)。

【生活史】

人对溶组织内阿米巴普遍易感,为溶组织内阿米巴的适宜宿主,猫、犬、猪和鼠等也偶尔作为宿主。溶组织内阿米巴生活史一般分包囊期和滋养体期(图 16-2)。含 4 个核的成熟包囊为感染期,多存在于宿主粪便中。人的感染多为食入被四核包囊污染的食物和水而引起。包囊囊壁具有抗胃酸作用,能安全地通过胃而到达回盲部,在回肠末端或结肠的中性或碱性环境中,由于包囊中的虫体运动和肠道内胰蛋白酶的作用,包囊壁在某一点变薄,囊内虫体多次伸长,伪足伸缩,虫体脱囊而出,随肠蠕动下行过程中,4 个核的虫体经 3 次胞质分裂和 1 次核分裂发育成 8 个单核滋养体,定居于结肠黏膜皱褶或肠腺窝处,以摄取细菌及食物残渣为生,并进行二分裂增殖。虫体在肠腔内下移过程中,由于肠内环境改变,滋养体逐渐团缩,随后分泌成囊物质形成包囊,混于宿主粪便排出。包囊在外界潮湿环境中可存活并保持感染性数日至 1 个月,但在干燥环境中易死亡。

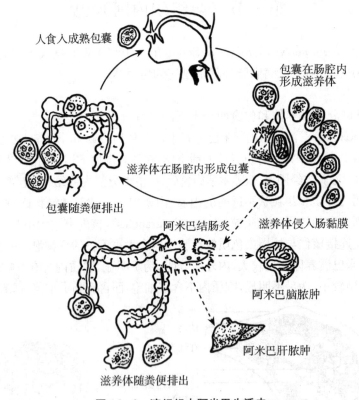

图 16-2　溶组织内阿米巴生活史

当宿主健康状况下降,溶组织内阿米巴滋养体可侵入肠黏膜下层,吞噬红细胞和组织细胞,并大量繁殖,破坏肠壁,引起肠壁溃疡,也可随血流进入肝、肺、脑等组织或器官,引起肠外阿米巴病。随坏死组织脱落进入肠腔的滋养体,可随粪便排出体外,滋养体在外界环境中只能短时间存活,即使被宿主吞食也会在通过上消化道时被消化液杀死,故滋养体在传播中不起作用。

【致病】

1. 致病机制　溶组织内阿米巴的致病是虫体与宿主相互作用的结果,并受多种因素影响。目前研究认为,溶组织内阿米巴致病主要是因其滋养体具有侵入宿主组织或器官、适应宿主的免疫反应和表达致病因子的能力。滋养体表达的致病因子可破坏细胞外间质,接触依赖性地溶解宿主组织和抵抗补体的溶解作用,其中破坏细胞外间质和溶解宿主组织是虫体侵入的重要方式。这些致病因子的转录水平是调节其致病潜能的重要机制。影响溶组织内阿米巴的致病因素中,有 3 种致病因子已在分子水平被广泛研究和阐明,即 260 kD 半乳糖/乙酰氨基半乳糖可抑制性凝集素(Gal/GalNAc inhibitable lectin)介导虫体吸附于宿主细胞,阿米巴穿孔素(amoeba pores)协助虫体对宿主细胞形成孔状破坏,半胱氨酸蛋白酶(cysteine proteinases)溶解宿主组织。致病过程为:① 机械性损伤和吞噬作用,滋养体能在组织中依靠伪足进行运动,破坏组织并吞噬和降解已被破坏的细胞。② 接触溶解作用,溶组织内阿米巴表面的凝集素有吸附、溶解宿主细胞作用。阿米巴穿孔素是一组包含在滋养体胞质颗粒中的小分子蛋白家族,当滋养体与靶细胞接触时或侵入组织时注入阿米巴穿孔素,使靶细胞形成离子通道,细胞因离子流失而死亡。阿米巴原虫的半胱氨酸蛋白酶可使靶细胞溶解。③ 细胞毒素作用,Lushbaugh 等(1979)从溶组织内阿米巴的纯培养中可分离出一种细胞毒素——肠毒素,这种不耐热的蛋白质,可能在肠阿米巴病的黏膜损伤和腹泻中起重要作用。④ 免疫抑制和逃避,阿米巴原虫的凝集素有抗补体的作用,半胱氨酸蛋白酶能降解补体 C3 为 C3a,从而抵抗补体介导的抗炎反应,也可降解血清型和分泌型 IgA,从而逃避宿主的免疫攻击。

最近的研究显示,肠道阿米巴病是溶组织内阿米巴与宿主免疫系统相互作用的结果,整个致病过程中糖-蛋白的相互作用起着关键的作用。此外,溶组织内阿米巴的致病还受到其他因素的影响,其中宿主肠道共生菌群、宿主的先天性免疫和获得性免疫力起着重要作用。

2. 病理变化

(1)肠阿米巴病(intestinal amoebiasis):

1)急性期病变:肉眼观,早期在肠黏膜表面可见多数隆起的灰黄色针头大小的点状坏死或浅表溃疡,周围有充血出血带包绕。病变进展时,坏死灶增大,呈圆形纽扣状。滋养体从溶解坏死的组织碎片和红细胞获取营养,在肠黏膜层内不断繁殖,破坏组织,并突破黏膜肌层进入黏膜下层。由于黏膜下层组织疏松,阿米巴易于向四周蔓延,坏死组织液化脱落后,形成口小底大的烧瓶样溃疡(flask shaped ulcer),边缘呈潜行性(图 16-3A)。溃疡间黏膜正常或仅表现轻度卡他性炎症。如果病灶继续扩大,邻近溃疡可在黏膜下层形成隧道样互相沟通,但溃疡之间黏膜看似正常,在肠蠕动异常时,其表面黏膜可大块坏死、脱落,形成边缘潜行的巨大溃疡。少数溃疡严重者可累及肠壁肌层,甚至浆膜层造成肠穿孔,引起腹膜炎。

镜下观,病变以组织的坏死溶解为主要特征,病灶周围炎症反应轻微,仅见充血、出血及少量淋巴细胞、浆细胞和巨噬细胞浸润。若继发细菌感染则可有中性粒细胞浸润。在溃疡边缘与正常组织交界处及肠壁的小静脉腔内可找到阿米巴滋养体。在组织切片上,滋养体一般呈圆形,体积通常较巨噬

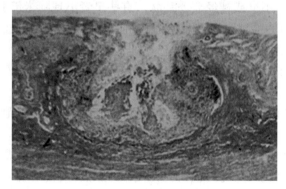

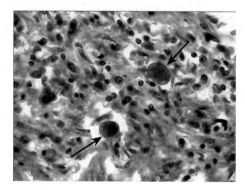

A. 示口小底大烧瓶样溃疡　　　　　　B. 示溃疡组织内阿米巴滋养体(→)

图 16-3　急性肠阿米巴病肠壁溃疡切片

细胞大,核小而圆,胞浆内常含糖原空泡或吞有红细胞、淋巴细胞和组织碎片等。在滋养体周围常有一空隙,可能因组织被溶解所致(图 16-3B)。

2) 慢性期病变:病变比较复杂,由于新旧病变共存,坏死、溃疡和肉芽组织增生及瘢痕形成反复交替发生,导致黏膜增生形成息肉,最终可使肠黏膜完全失去正常形态。肠壁可因纤维组织增生而增厚变硬,甚至引起肠腔狭窄。有时可因肉芽组织增生过多,而形成局限性包块,称为阿米巴肿(amoeboma),多见于盲肠。

(2) 肠外阿米巴病(extraintestinal amoebiasis):常呈无菌性、液化性坏死,周围以淋巴细胞浸润为主,极少伴有中性粒细胞,滋养体多在脓肿的边缘。以肝脓肿最常见,早期病变以滋养体侵入肝内小血管引起栓塞开始,继而出现急性炎症反应,之后病灶扩大,中央液化,脓肿大小不一,由坏死变性的肝细胞、红细胞、胆汁、脂肪滴、组织残渣组成。其他组织,如肺、腹腔、心包、脑、生殖器官等,也可出现脓肿。

3. 临床表现　感染后大多数为无症状带虫者,少数出现临床症状。溶组织内阿米巴病的潜伏期为 2~26 日,一般 2 周多见。起病突然或隐匿,可呈暴发性或迁延性,主要引起肠阿米巴病和肠外阿米巴病。

(1) 肠阿米巴病:溶组织内阿米巴侵袭肠壁引起阿米巴性肠炎,又称为阿米巴痢疾(amebic dysentery),常累及肠段在盲肠和升结肠,其次为直肠、乙状结肠和阑尾,有时可累及全部结肠和部分回肠。阿米巴痢疾临床上以腹痛、腹泻、果酱色粪便为特征。临床上大致可分为 4 型。

1) 轻型:见于体质较强者,症状轻微,每日排稀糊状便或稀水便 3~5 次以内,或腹泻与便秘交替出现,或无腹泻,仅感下腹不适或隐痛,粪便偶见黏液或少量血液,可查及包囊和滋养体,无并发症,预后佳。

2) 普通型:起病多缓慢,常以腹痛、腹泻开始,每日腹泻数次至 10 余次,里急后重程度不一,粪便量中等,常有脓血或黏液,典型粪便呈果酱样,有腐败腥臭。也可表现为单纯性腹泻,右下腹压痛明显。粪便中含溶组织内阿米巴滋养体与大量红细胞,为其特征之一。

3) 暴发型:极为少见,可因感染严重,或并发肠道细菌感染以及体质虚弱所致,其起病急骤,有明显中毒症状、恶寒、高热、谵妄、中毒性肠麻痹等,剧烈腹痛与里急后重,腹泻频繁,每日数十次,甚至失禁,粪便呈血水或稀水样,颇似急性菌痢,但粪便奇臭,含大量活动溶组织内阿米巴滋养体为其特征。腹部压痛明显,常因脱水导致外周血液循环障碍,或伴意识障碍,甚至出现肠出血、肠穿孔、腹膜炎等并发症。预后差,病程一般为 1~2 周,病死率达 50% 以上。

4) 慢性型:常因急性期治疗不当所致,腹泻与便秘交替出现,临床症状持续存在或反复发作,迁延 2 个月以上或数年不愈,常因受凉、劳累、饮食不慎等而发作。患者常觉下腹部胀痛,久之乏力、贫血及营养不良,右下腹可扪及增厚结肠,轻度压痛,肝大伴有压痛等。粪便内可混有脓血、滋养体,有时有包囊。因长期肠功能紊乱,患者可有消瘦、贫血、营养不良或神经衰弱症状。有些患者出现阿米巴肿,病变呈团块状损害,临床症状轻微,肠钡餐透视酷似肿瘤,病理活组织检查或血清阿米巴抗体阳性可资鉴别。

(2) 肠外阿米巴病:溶组织内阿米巴滋养体也可由肠壁经血流播散至肝、肺、脑等器官成为肠外阿米巴病,尤以阿米巴肝脓肿最为多见。

1) 阿米巴肝脓肿(amoebic liver abscess):多以长期不规则发热起病,体温可达 39℃ 以上,以弛张热型多见,常伴右上腹或右下胸部疼痛,肝进行性增大,压痛显著为主要临床表现。脓肿多数为单发,且多在肝右叶,其原因与右叶大,占整个肝体积的 4/5,且肠道病变多在回盲部,该处大部分血液循环与经肠系膜上静脉流入肝右叶有关。肝穿刺见"果酱色或巧克力色"、腥臭气味的脓液,内含溶解坏死的肝细胞、红细胞、脂肪、夏科-莱登晶体等,滋养体不多见,可在脓肿壁上找到。慢性病例发热多不明显,可有消瘦、贫血、营养不良性水肿等。

2) 阿米巴肺脓肿(amoebic pulmonary abscess):常继发于肝脓肿,多发于右肺下叶,其主要症状与细菌性肺脓肿、支气管扩张相似,有胸痛、发热、咳嗽和咳"巧克力色"样痰。X线检查可见渗出、实变或脓肿、脓腔;若并发支气管肺瘘时,可咳出大量"巧克力色"脓液;若并发胸膜炎时可有胸腔积液。脓肿可破入气管引起呼吸道阻塞。

3) 其他器官阿米巴病:阿米巴心包炎(amebic pericarditis)较少见,可由肝左叶阿米巴脓肿穿入心包而致。症状与细菌性心包炎相似,是本病最危险的并发症,常可致死。1.2%~2.5%的患者可出现脑脓肿,而脑脓肿患者中94%伴发肝脓肿,往往是在中枢皮质的单一脓肿,临床症状有头痛、眩晕、呕吐和精神异常等。45%的脑脓肿患者可发展成脑膜脑炎。阿米巴性脑脓肿的病程进展迅速,若不及时治疗,病死率高。皮肤阿米巴病少见,常由直肠病灶播散到会阴部引起,会阴部损害则会散布到阴茎、阴道甚至子宫,也可因肝脓肿破溃而发生于胸腹部瘘管周围的皮肤。

【诊断】

1. 病原学检查

(1) 粪便检查:检查滋养体和包囊。临床上常用方法有生理盐水直接涂片法、碘液涂片法、铁苏木素染色法。

1) 生理盐水直接涂片法:是诊断急性阿米巴痢疾有效的方法之一,主要检测阶段为粪便中的滋养体,从患者的脓血便或阿米巴肠炎患者的稀便中挑选黏液部分,用生理盐水做直接涂片镜检,在适宜温度(25~30 ℃)下,观察活动的滋养体,镜下可见滋养体运动活泼,内外质不断变化;黏液中常有夏科-莱登晶体,可作为与菌痢鉴别的依据。在收集标本时注意容器干净、保温、快速送检,否则滋养体会很快死亡。

2) 碘液涂片法:主要适用于轻度感染、慢性感染及带虫者,目的是检出粪便中的包囊,被检粪便多成形或略稀稠。由于包囊较小,常采用硫酸锌漂浮法或甲醛乙醚沉淀法协同碘液染色可提高检出率;因包囊排出呈间歇性且数量变化很大,故需多次进行粪便检查,对于一些慢性患者,粪便检查应持续数周,以免漏诊。

3) 铁苏木素染色法:主要用于鉴别阿米巴的虫种,由于阿米巴原虫核的结构、拟染色体的形态是鉴别虫种的重要依据,经过染色后,这些结构清晰可见。目前常用的染色法为福氏铁苏木素快速染色法,但此法费力、费时、技术要求高,不作为常规检查方法。

(2) 病灶组织检查:如脓肿穿刺液涂片检查可检测到滋养体,如果从脓肿壁或边缘取材,则滋养体较多。活组织检查可用于慢性患者或粪便检查阴性不能确诊的患者,如乙状结肠镜检查,从可疑病变处获取组织或分泌物,以检查溶组织内阿米巴。

(3) 体外培养:培养物为粪便或脓肿抽出物,常用 Robinson 培养基,对亚急性或慢性病例检出率较高,但时间长、费用高,故不作为常规检查。

(4) 核酸诊断:这是最近几年发展迅速的敏感性和特异性均高的诊断方法,可分离在脓液、粪便培养物、活检的肠组织、穿刺液、皮肤溃疡、脓血便甚至成形粪便中的虫体 DNA,通过对其扩增产物进行电泳分析,可区别溶组织内阿米巴和其他阿米巴原虫。

2. 血清学诊断 对于疑似病例,根据条件酌情选择溶组织内阿米巴特异性免疫学检查方法,如间接血凝试验、ELISA 或琼脂扩散法等检测到相应的特异性抗体。

3. 影像学诊断 对肠外阿米巴病适用,如 B 型超声检查、CT 扫描、X 线检测、MRI 检查等有辅助作用,同时应结合其他诊断方法和临床表现作出早期、准确的诊断。

4. 鉴别诊断 本病以慢性腹泻为主要症状时应与细菌性痢疾等侵袭性肠道细菌感染、血吸虫病、旋毛虫病、慢性非特异性溃疡性结肠炎等疾病相鉴别;以非痢疾症状为主要表现时,需注意与肠结核、结肠癌等相鉴别;阿米巴肝脓肿则应主要与细菌性肝脓肿相鉴别。

【流行】

1. 分布 溶组织内阿米巴病分布遍及全球,多见于地处北纬 10°至南纬 10°之间的热带和亚热带地区,如印度、撒哈拉沙漠、印度尼西亚、热带非洲、墨西哥和中南美洲,毒力较强虫株也集中于这些地区。夏秋季发病较多,典型的年龄曲线高峰在青春期或青年期。多呈散发性,水源性流行偶有发生。国内主要分布在西北、西南和华北地区。据 2015 年全国人体重点寄生虫病现状调查报告显示,我国加权感染率为 0.06%。

2. 流行因素 阿米巴病的传染源主要为粪便中持续带包囊者(cyst carrier or cyst passenger)。溶组织内阿米巴包囊对外界的抵抗力较强,在适当温度、湿度下可生存数周,并保持有感染力,且通过蝇或蟑螂的消化道仍具感染性,但对干燥、高温的抵抗力不强。

人体感染的主要方式是经口感染,食用成熟包囊污染的食品、水或使用污染的餐具而感染。本病的食源性暴发流行是由于不卫生的用餐习惯或食用由包囊携带者制备的食品而引起。蝇及蟑螂等昆虫也能对包囊起一定的传播作用。另外,同性恋人群粪便中的包囊可直接经口侵入,所以阿米巴病在欧、美、日等国家被列为性传播的疾病(sexually transmitted disease,STD),我国尚未见报道,但应引起重视。

由于缺乏有效的获得性免疫,人群普遍易感。易感性与性别、年龄无相关性,流行病学统计中的男性有高发现象,多与生活习惯和职业等因素有关。患阿米巴病的高危人群包括旅游者、流动人群、弱智低能人群、同性恋者。严重的感染发生在小儿、孕妇、哺乳期妇女、免疫力低下者、营养不良者、恶性肿瘤和长期应用肾上腺皮质激素的患者,本病也是艾滋病的常见并发症。

【防治】

由于溶组织内阿米巴主要是通过带虫者或慢性患者粪便中的包囊污染了水源和食物,造成了人与人间的传播,故防治措施应侧重以下几个方面。

1. 查治患者和带虫者 加强对饮食业机构的卫生管理,对相关从业人员定期进行体检。对于溶组织内阿米巴病,甲硝唑(metronidazole,灭滴灵)为首选药物,对急性、慢性患者均有效;对于孕妇及儿童,可选用替硝唑(tindazole)、奥硝唑(ornidazole)和塞克硝唑(secnidazole)。此外,二氯散糖酸酯(氯胺苯酯)、吐根碱(盐酸依米丁)、甲硝磺酰咪唑等也具有杀虫作用。对于包囊携带者,应选用巴龙霉素(paromomycin)、喹碘仿(chiniofon)等药。对于阿米巴肝脓肿,除进行病原学治疗外,同时也可进行穿刺排脓,脓腔较大者可在抽脓后注入一定量土根碱。

2. 加强水源和粪便管理 因地制宜做好粪便无害化处理,改善环境卫生。保护公共水源,严防粪便污染,饮用水应煮沸。消灭蝇、蟑螂等传播媒介,避免食物被污染。

3. 防止感染 讲究饮食卫生、个人卫生及文明的生活方式,不饮生水,不食不洁瓜果、生蔬菜,养成餐前便后或制作食品前洗手等卫生习惯。

漫漫长征路
浓浓战友情

第二节 其他消化道阿米巴

寄生于人体消化道的阿米巴除溶组织内阿米巴具有侵袭性外,其余一般不侵入组织,但在重度感染或宿主免疫功能减弱时,也可造成不同程度的黏膜浅表炎症,在合并细菌感染时可引起腹泻或肠功能紊乱。而且,有些在形态上与溶组织内阿米巴相似,故在临床检验中要与溶组织内阿米巴相鉴别,形态鉴别特征见图 16-4 和图 16-5。

一、迪斯帕内阿米巴

迪斯帕内阿米巴(*Entamoeba dispar* Brumpt,1925)是与溶组织内阿米巴形态、生活史相似的另

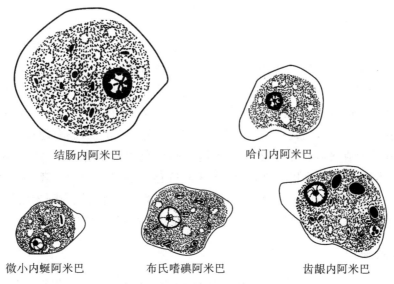

图 16 - 4 消化道其他阿米巴滋养体

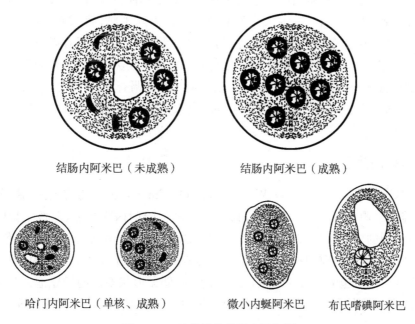

图 16 - 5 消化道其他阿米巴包囊

一虫种。全世界约有 5 亿人感染阿米巴,其中很大一部分为迪斯帕内阿米巴。对阿米巴数千个虫株的同工酶(GPI,PGM,aldolase,NADP-diaphorase 等)分析,它们主要分为 2 组酶株群,一组为致病的(P),另一组为非致病的(NP),表明这 2 个遗传区分组群是肯定的。免疫学方面,对半乳糖特异附着外凝素的 McAb,在 P 分离株,4/6 显示抗原决定簇,而 NP 分离株则无;一种 96 kD 抗原出现于 P 株,不出现或甚少出现在 NP 株;抗 29 kD 抗体可区分 P 株及 NP 株,30 kD 抗原在 42 个 P 株存在,而 14 个 NP 株则无。1993 年,WHO 将与溶组织内阿米巴形态相同但属肠腔共栖的阿米巴虫种归为迪斯帕内阿米巴。迪斯帕内阿米巴也有编码半乳糖/乙酰氨基半乳糖可抑制性凝集素、阿米巴穿孔素、半胱氨酸蛋白酶等致病因子的基因,但其产物的活性相当低,故无侵袭性,即使艾滋病患者感染此种阿米巴也不引起症状。

二、结肠内阿米巴

结肠内阿米巴(*Entamoeba coli* Grassi,1879)是人体肠道最常见的共栖原虫,通常不致病。滋养体直径为 15~50 μm,略大于溶组织内阿米巴。胞质呈颗粒状,内外质不分明,活动迟缓。内质含大量细菌、酵母菌及淀粉粒等食物泡,但不含红细胞。经铁苏木素染色后,可见核周染色质粒粗细不均,排列不齐,核仁稍大,常偏位,此特征具有鉴别意义。包囊球形,直径为 10~35 μm,明显大于溶组织内阿米巴包囊。胞核 1~8 个,结构特点同滋养体,成熟包囊有 8 个核,偶有超过 8 个者。核也能在未染色的活体中见到。未成熟包囊常有较大的糖原泡,拟染色体常不清晰,草束状,两端尖细不整。生活史与流行状况与溶组织内阿米巴类似,成熟包囊经口感染宿主,除人外,猪、鼠、犬等动物肠内也发现有结肠内阿米巴寄生。结肠内阿米巴呈世界性分布,在我国与溶组织内阿米巴呈平行分布,感染率高于溶组织内阿米巴。临床发现结肠内阿米巴时有必要继续寻找溶组织内阿米巴。

三、哈门内阿米巴

哈门内阿米巴(*Entamoeba hartmani* Von Prowazek,1912)形态与溶组织内阿米巴极为相似而体积较小,曾认为是溶组织内阿米巴的共栖型,后经研究从形态特征、生长代谢、免疫特性、药物敏感及致病毒力等方面获得证据,确认哈门内阿米巴为独立种。滋养体直径为 4~12 μm,包囊为 4~10 μm。滋养体与包囊的细胞结构和胞核等,除大小外酷似迪斯帕内阿米巴,糖原泡不明显,拟染色体细小,也呈棒状小体,成熟包囊也有 4 个核。哈门内阿米巴不致病,滋养体不吞噬红细胞,传播及分布与溶组织内阿米巴相似,常合并感染,但感染率较低,对硝基咪唑类药物不甚敏感。病原检查时识别该虫的单纯感染具有缩小防治范围的实际意义。流行病学调查中,测量包囊大小,以 10 μm 为界线,可与溶组织内阿米巴包囊相区别。大小在界线交叉范围者鉴别十分困难,有时需借助血清学辅助诊断。

四、微小内蜒阿米巴

微小内蜒阿米巴(*Endolimax nana* Wenyon and O'Connor,1917)为寄生人、猿、猴和猪等肠腔的小型阿米巴,滋养体平均直径为 6~12 μm,外形、大小酷似哈门内阿米巴,但核型特殊。染色后的胞核可见粗大而不规则的核仁,占核直径的 1/3~1/2,常偏于一侧。由于缺乏核周染色质粒,核膜显得极薄,与核仁之间有清晰的空隙和相连的核丝。包囊椭圆或类圆形,平均大小为 5~10 μm,色浅灰,不易着色而易辨认。成熟包囊也有 4 个核,无拟染色体,偶见形状不一的糖原泡。微小内蜒阿米巴不致病,重度感染或特殊情况下偶有引起急性或慢性腹泻。该虫对甲硝咪唑类药物敏感。

五、布氏嗜碘阿米巴

布氏嗜碘阿米巴(*Iodamoeba butschlii* von Prowazek,1912)以包囊期具有特殊的糖原泡而得名。虫体稍大于微小内蜒阿米巴,滋养体直径为 6~25 μm(平均约 12 μm),伪足宽大,不吞噬红细胞,可见 1~2 个糖原泡。经铁苏木素染色后核明显,其特征为中央有粗大的核仁,外围为一层染色较浅的微粒所包绕。包囊呈不规则的卵圆形,直径为 6~16 μm(平均约 10 μm),但多变异。突出的特点是含有圆形或卵圆形边缘清晰的糖原泡,常把核推向一边。核一般仅 1 个,核内染色质粒常聚集于核仁一侧呈新月状。碘染标本中,糖原泡呈现棕色团块,而在未染色或铁苏木素染色标本则为泡状空隙。特殊的糖原泡和核构造是鉴定布氏嗜碘阿米巴的主要依据。布氏嗜碘阿米巴成熟包囊经口感染,寄生于宿主结肠,但无致病性,以肠道细菌为食,随粪便排出体外。布氏嗜碘阿米巴呈世界性分布,但少于结肠内阿米巴,我国平均感染率为 0.559%。甲硝唑治疗有效。

六、齿龈内阿米巴

齿龈内阿米巴(*Entamoeba gingivalis* Gros,1849)为人及许多哺乳类(如犬、猫等)口腔齿龈部的共栖型阿米巴,在不注意口腔卫生的人群中感染率很高,常与齿龈部的化脓性感染并存,偶在支气管黏液中繁殖而出现于痰液中。滋养体直径为 10～20 μm,与溶组织内阿米巴相似,呈圆形、长椭圆形及不规则葫芦形等。伪足透明,呈指状、舌状、球形及草帽形等不规则形态,其伪足伸缩变化较大,运动无一定方向,内外质分明,活动频繁;食物泡常含细菌、白细胞等,偶有红细胞。核仁居中,以二分裂方式繁殖,不形成包囊。滋养体主要借飞沫或接触传播。近年报道,在子宫置宫内节育器的妇女阴道及宫颈涂片中查见齿龈内阿米巴。迄今尚未能肯定齿龈内阿米巴与牙周病的确切关系,曾有报道 113 例牙科患者中 59％查到齿龈内阿米巴,96 例有良好口腔卫生的对照者中也有 32％呈阳性。

（田　芳）

第十七章
组织叶足虫

致病性自生生活阿米巴

组织叶足虫是指寄生于人体脑、眼、肺或皮肤等处的叶足虫。见于自然界自生生活阿米巴,广泛分布于水体和泥土中,主要有双鞭毛阿米巴科中的耐格里属(*Naegleria*)和棘阿米巴科中棘阿米巴属(*Acanthamoeba*)的叶足虫,偶然可侵入人体的中枢神经系统、皮肤、口腔或眼部致病,两者均可引起病程不一的阿米巴脑膜脑炎,即由耐格里属阿米巴引起的原发性阿米巴脑膜脑炎(primary amoebic meningoencephalitis,PAM)和棘阿米巴属阿米巴引起的肉芽肿性阿米巴脑炎(granulomatous amebic encephalitis,GAE)。由于此类阿米巴呈全球性分布,且可不依赖宿主而生存,感染的发生并不依赖人与人之间的传播,感染后病情十分凶险甚至死亡,需引起注意。

【形态】

1. 耐格里属阿米巴 滋养体长椭圆形,平均大小为 22 μm×7 μm,从一端伸出钝性伪足,运动快速。胞质颗粒状,内含数个水泡(water vacuole)和伸缩泡。染色可见一大核,核仁大,核仁与核膜间呈一透明圈。滋养体在 36℃蒸馏水中数小时,可转变为梨形、具有 2～4 根鞭毛的鞭毛型。鞭毛型为暂时形式,24 小时后转变为阿米巴型。包囊圆形,直径约 9 μm,囊壁光滑有孔或无孔,胞核同滋养体(图 17-1)。在组织中未见包囊。

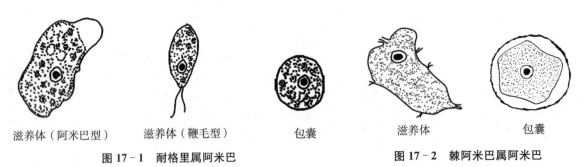

| 滋养体(阿米巴型) | 滋养体(鞭毛型) | 包囊 | 滋养体 | 包囊 |

图 17-1 耐格里属阿米巴　　　　　　　　　图 17-2 棘阿米巴属阿米巴

2. 棘阿米巴属阿米巴 滋养体长椭圆形或圆形,直径为 10～46 μm。活动时缓慢滑行。棘阿米巴属阿米巴特征为虫体表面有尖而透明的棘状突起,有叶状伪足和丝状伪足两种,胞质细粒状,细胞核与耐格里属阿米巴相似,直径稍大,约 6 μm,核中央有大而致密的核仁。包囊圆形,9～27 μm,囊壁两层,外层皱褶不平,内层光滑呈多形性,胞质内布满细小颗粒,胞核 1 个,常位于包囊中央(图 17-2)。

【生活史】

自生生活阿米巴生活于水、泥土或腐败有机物中,滋养体以细菌为食,二分裂方式增殖,并可形成包囊。

福氏耐格里阿米巴(*Naegleria fowleri* Carter,1970)的阿米巴型可以成囊,但鞭毛型则不能。福氏耐格里阿米巴为嗜热性,其滋养体在 37～45℃时生长最佳,0～4℃迅速死亡。包囊抵抗力较强,在

51～65℃ 8个月仍有活力,在−20℃能生存4个月以上。包囊还能耐受高浓度游离氯。人在江河湖塘中游泳或用疫水洗脸时,鞭毛型阿米巴或滋养体型阿米巴可侵入鼻腔黏膜增殖,沿嗅神经上行入颅。

棘阿米巴属阿米巴在环境不利条件下形成包囊,生长条件有利时脱囊形成滋养体,有机会经人类破损的皮肤黏膜或角膜等途径侵入体内,寄居在眼、皮肤等部位,血行播散至中枢神经系统。

【致病】

致病性自生生活阿米巴能突破人体的防御机能而侵入人体,并在人体内寄生、繁殖而致病。虫株的毒力与其分泌的蛋白酶、过氧化物酶和超氧化歧化酶有关。

耐格里属阿米巴,主要是福氏耐格里阿米巴(*N. fowleri*)侵入中枢神经系统(central nervous system,CNS),引起原发性阿米巴脑膜脑炎。其侵袭力可能主要由于产生毒素或溶细胞物质增强吞噬活动,虫体表面磷酸脂酶 A 和溶酶体酶促使发病。原发性阿米巴脑膜脑炎发病急骤,病情发展迅速。初起有头痛、发热、呕吐等症状,迅速转入谵妄、瘫痪、昏迷,患者常在 1 周内死亡。其损害主要表现为急性广泛的出血性坏死性脑膜脑炎,在脑脊液和病灶组织中有大量滋养体。宿主的易感因素可能是因为缺乏 IgA,因而黏膜的防御功能受到削弱所致。

棘阿米巴属阿米巴的分布更广泛,在呼吸道分泌物中常可发现。病变原发部位在皮肤或眼、肺、胃、肠和耳等处,引起炎症和肉芽肿,在宿主免疫抑制减弱情况下,可能经血行传播到中枢神经系统而引起肉芽肿性阿米巴脑炎。其损害多为慢性肉芽肿性病变,因此病程较长,可达 18～120 日。有少数急性发病,在 10～14 日内死亡。神经系统体征显示局灶性单侧损害,有严重的局灶性坏死和水肿。患者伴有头痛、发热、呕吐、颈强直、眩晕、嗜睡、精神萎靡、共济失调,直至昏迷和死亡。

棘阿米巴属的致病虫种为卡氏棘阿米巴(*A. castellanii*),感染者主要为免疫力低下或缺乏的人群,如营养不良、因患肿瘤长期使用免疫抑制剂或艾滋病患者等。

近年来随着隐形眼镜的普及使用,棘阿米巴眼病(角膜炎)的发病率逐年上升。棘阿米巴未转移至脑的一般不致命,少数可自愈。

【诊断】

诊断应结合病史和病原学检查结果。临床上出现急性脑膜刺激症状,并有河水接触史或游泳史应怀疑本病。脑脊液呈脓性或血性,即刻进行生理盐水涂片镜检阿米巴原虫即可确诊;或取脑脊液或病变组织进行培养或动物接种;或采用免疫诊断可提供诊断依据,但只能用于慢性病例,无法作出早期诊断;近年来也有开始应用 PCR 技术检测患者分泌物中的阿米巴 DNA,或用 DNA 探针进行诊断。尸体剖检对本病的确诊有重要意义。棘阿米巴属阿米巴引起的肉芽肿性阿米巴脑炎的诊断较困难,因在脑脊液中均未发现滋养体,所以需要做病灶活组织检查和组织学检查。

【流行】

本病呈世界性分布,已有病例报告的国家有新西兰、澳大利亚、美国、巴拿马、巴西、北波多黎各、委内瑞拉、爱尔兰、比利时、捷克、尼日利亚、乌干达、赞比亚、印度、朝鲜和中国。至今全世界有原发性阿米巴脑膜脑炎患者约 200 例,肉芽肿性阿米巴脑炎患者约 200 例,而棘阿米巴性角膜炎患者多于 3000 例。原发性阿米巴脑膜脑炎多发生于健康的儿童和青年,近期内都有游泳史,在夏季高温季节多见。肉芽肿性阿米巴脑炎多发生于免疫抑制患者,感染前有脑部或眼部受伤史或其他诱因,但无明显发病季节。

夏季嬉水,警惕"食脑虫"来袭

【防治】

治疗尚缺乏理想药物,对于自生生活阿米巴引起的中枢神经系统感染,两性霉素 B(amphotericin B)和磺胺可能有一定疗效,可缓解临床症状。戊双脒(pentamidine)合并口服磺胺类药物有望治愈肉芽肿性阿米巴脑炎(GAE)患者。阿米巴性角膜炎的治疗主要使用抗真菌和抗阿米巴的药物(如新霉素、多黏菌素 B、克霉唑等),药物治疗无效者可考虑角膜手术。皮肤阿米巴病患者则应保持皮肤清洁,同时予以戊双脒治疗。预防尚无有效措施,加强水源检查,并进行水体消毒,避免接触疫水(30℃以上疫水更要注意)可以防止感染。此外加强锻炼,注意营养,增强机体免疫力也很重要。

(王 燕)

第十八章
腔道鞭毛虫

鞭毛虫有一根或多根鞭毛，以鞭毛作为运动细胞器，少数种类为阿米巴型，可有或无鞭毛。其种类多，分布很广，生活史多种多样。以纵二分裂法繁殖，多数虫种仅有滋养体阶段，有些种类尚可形成包囊。

腔道鞭毛虫是指主要寄生于宿主消化道或泌尿生殖道的鞭毛虫，生活史为人际传播型，可经口或接触而感染，主要有蓝氏贾第鞭毛虫、阴道毛滴虫、人毛滴虫、口腔毛滴虫、脆弱双核阿米巴等。其中蓝氏贾第鞭毛虫和阴道毛滴虫对人体危害较大。

第一节　蓝氏贾第鞭毛虫

蓝氏贾第鞭毛虫（*Giardia lamblia* Stiles，1915）简称贾第虫，1681 年，由荷兰学者 van Leeuwenhoek 首先在自己腹泻的粪便内发现。贾第虫是一种全球性分布的寄生性肠道原虫，引起蓝氏贾第鞭毛虫病（giardiasis），简称贾第虫病。本病引起腹泻，曾在国际旅游者中流行，又称"旅游者腹泻"。目前，贾第虫病已被列为全世界危害人类健康的十种主要寄生虫病之一。

【形态】

1. 滋养体　呈纵切为半的倒置梨形，长 9～21 μm，宽 5～15 μm，厚 2～4 μm。两侧对称，前端宽钝，后端尖细，腹面扁平，背部隆起。腹面前半部凹陷处有 1 个吸盘，分左右两叶。一对卵圆形泡状细胞核并列位于虫体的吸盘部位。最近研究表明，核内有核仁结构，无核周染色质粒。有 4 对鞭毛伸出虫体外，分前侧、后侧、腹鞭毛和尾鞭毛各 1 对，均由位于两核间靠前端的基体（basal body）发出。鲜活虫体借助鞭毛摆动做活泼的翻滚运动。以往曾认为 1 对平行的"轴柱"纵贯虫体中部，向后连接尾鞭毛。但目前认为"轴柱"其实是尾鞭毛从虫体前端毛基体发出后，从前向后延伸过程中的部分，1 对呈爪锤状的中体（median body）与该部分的 1/2 处相交（图 18-1）。

彩图
贾第虫滋养体

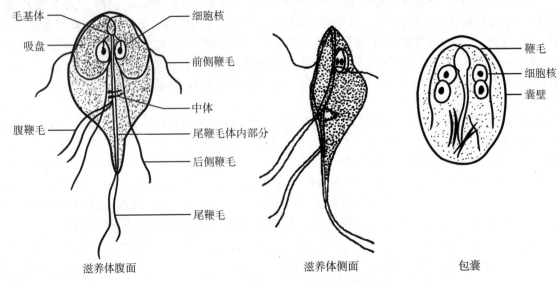

滋养体腹面　　　　　　　　滋养体侧面　　　　　　　包囊

图 18-1　蓝氏贾第鞭毛虫滋养体和包囊

2. 包囊　呈椭圆形,大小为(8~14)μm×(7~10)μm。碘液染色后呈黄绿色,囊壁较厚,与虫体间有明显的间隙。细胞核多偏于一端,未成熟包囊含 2 个核,成熟的包囊含 4 个核。囊内可见中体和鞭毛的早期结构(图 18-1)。

【生活史】

蓝氏贾第鞭毛虫生活史简单,包括滋养体和包囊两个阶段(图 18-2)。滋养体为营养繁殖阶段,包囊为传播阶段。人或动物摄入被四核包囊污染的水或食物而被感染,在十二指肠脱囊形成 2 个滋养体,滋养体主要寄生于十二指肠或小肠上段,借助吸盘吸附于小肠绒毛表面,以纵二分裂法繁殖。滋养体落入肠腔到达回肠下段或结肠后,由于环境不利,滋养体分泌成囊物质形成包囊并随粪便排出体外。包囊在水中和凉爽环境中可存活数日至 1 个月之久。

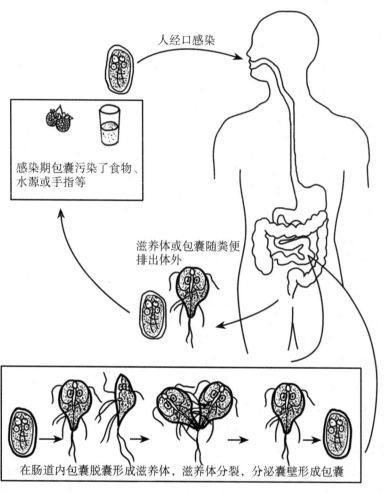

人经口感染

感染期包囊污染了食物、水源或手指等

滋养体或包囊随粪便排出体外

在肠道内包囊脱囊形成滋养体,滋养体分裂,分泌囊壁形成包囊

图 18-2　蓝氏贾第鞭毛虫生活史

【致病】

1. 致病机制　人体感染蓝氏贾第鞭毛虫后,有的仅为无症状带虫者,有的则出现临床症状,甚至出现严重的吸收不良综合征。其致病机制与虫株毒力、宿主的营养状况、全身以及局部肠黏膜的免疫力等因素有关。

(1) 虫株致病力:研究表明,来源不同的虫株具有截然不同的致病力。例如,接受较强致病力 GS 株的 10 名志愿者均获得感染,且其中 50% 的感染者表现出临床症状;相反,接受致病力较弱的 ISR 株的 5 名志愿者则无一受染。还有实验显示,用 GS 虫株的两个表达不同表面抗原的克隆株感染志愿者,所有接受表达 72 kDa 表面抗原克隆株的 4 名志愿者均获得感染,而接受表达 200 kDa 表面抗原克隆株的 13 名志愿者仅 1 名受染。这些实验表明,不同虫株以及相同虫株表达不同表面抗原的克隆之间的致病力是不同的。

另外,虫体的直接作用也对致病力有影响,如虫体对小肠黏膜表面的覆盖,吸盘对黏膜的机械性损伤,以及虫体分泌物和代谢产物对肠黏膜微绒毛的化学性刺激,破坏了肠黏膜的吸收功能;寄生虫体数量多时,与宿主竞争基础营养。

(2) 宿主免疫力:在致病机制中起重要作用,如血内丙种球蛋白缺乏者不仅对贾第虫易感,而且感染后可出现慢性腹泻和吸收不良等严重临床症状。有学者认为,体内 IgA 缺乏是导致贾第虫病的重要因素。宿主分泌的 IgA 与肠道寄生原虫的清除有关。在一般正常人群中有 10% 的人缺乏 IgA,这些人群对蓝氏贾第鞭毛虫易感。研究表明,蓝氏贾第鞭毛虫滋养体能够分泌降解 IgA 的蛋白酶,虫体利用此酶降解了宿主的 IgA,因而得以在小肠内寄生、繁殖。

(3) 双糖酶缺乏:是导致宿主腹泻的原因之一。在蓝氏贾第鞭毛虫患者和感染蓝氏贾第鞭毛虫的动物模型体内,双糖酶均有不同程度缺乏。动物实验显示,在双糖酶水平降低时,滋养体可直接损伤小鼠的肠黏膜细胞,造成小肠微绒毛变短,甚至扁平,影响营养吸收而引起腹泻。

2. 病理组织学改变　在一般情况下,滋养体并不侵入小肠黏膜上皮组织,而是吸附、嵌入肠黏膜上皮细胞表面。但在大量滋养体寄生时,虫体不仅阻隔了肠黏膜的吸收面积,而且还可侵入肠黏膜,使小肠黏膜呈现典型的卡他性炎症病理改变,表现为黏膜固有层急性炎性细胞(中性粒细胞和嗜酸性粒细胞)和慢性炎性细胞浸润,绒毛变短变粗,长度与腺腔比例明显变小,上皮细胞坏死脱落,黏膜下层派伊尔小结(Peyer patches)明显增生等。这些病理改变是可逆的,治疗后即可恢复。

3. 临床表现　感染蓝氏贾第鞭毛虫后,大部分感染者成为无症状带虫者,少部分出现临床症状,表现为急、慢性腹泻。潜伏期平均为 1～2 周,最长者可达 45 日。临床表现可分为以下几种。

(1) 急性感染:初起症状有恶心、畏食、上腹及全身不适。此后出现典型表现,突发性腹泻,粪便恶臭水样,便中偶见黏液,极少带血,常伴胃肠胀气,呕吐、呃逆和上中腹部痉挛性疼痛。急性期通常 3～4 日,部分患者即可自行消退,转为无症状带包囊者,有些患者可再次出现短期的急性症状。幼儿患者病程可持续数月,出现脂肪泻、虚弱和体重减轻。急性期需与细菌性痢疾、急性病毒性肠炎、食物中毒、急性肠阿米巴病、毒性大肠杆菌等引起的腹泻相鉴别。

(2) 亚急性或慢性感染:部分未得到及时治疗的急性期患者可转为亚急性或慢性期。多数患者临床症状轻,但持续时间长或反复发作。亚急性期表现为间歇性排恶臭味软便或粥样便,伴腹胀、腹部痉挛性疼痛,或有恶心、厌食、嗳气、便秘和体重减轻等。慢性期患者比较多见,表现为周期性腹泻,稀便,量少有恶臭,病程可达数年而不愈。严重感染且得不到及时治疗的患儿病程可持续很长时间,并常导致营养吸收不良和身体发育障碍。

临床上有关蓝氏贾第鞭毛虫胆道感染的报道,多以在十二指肠引流液(含胆汁液)内查得本虫滋养体为诊断依据;但有学者认为,在获取十二指肠引流液过程中,为使开口于十二指肠的胆总管括约肌松弛,以利于胆汁自胆道流出,须向肠道内注入大量硫酸镁溶液,因此此引流液内查得的滋养体,是硫酸镁溶液刺激吸附于肠壁上的虫体,使其脱落所致,而并非真正来自胆道。

AIDS、恶性肿瘤等免疫功能低下的患者,贾第虫感染率和发病率均高于正常人群,症状亦较重。

【诊断】

1. 病原学诊断

(1) 粪便检查:急性期患者粪便呈水样或糊状,取新鲜标本用生理盐水做涂片,镜检滋养体。亚急性期或慢性期患者的成形粪便,用碘液染色涂片、硫酸锌浮聚或甲醛乙醚沉淀等方法,可查得包囊。由于包囊排出具有间断性,隔日查 1 次,连续查 3 次的方法,可显著提高检出率。

(2) 十二指肠液检查:用十二指肠引流液直接涂片镜检可查出滋养体。也可用肠内试验法采集标

彩图
贾第虫滋养体
寄生于小肠黏
膜病理切片

本,禁食后,让受检者吞下一个装有尼龙线的胶囊,线的游离端留在口外。3~4小时后到达小肠上段,缓缓拉出尼龙线,取线上的黏附物镜检,查到滋养体即可确诊。

（3）小肠活组织检查:借助内镜在小肠十二指肠悬韧带附近摘取黏膜组织,先做压片初检,或固定后,用Giemsa染色镜检滋养体,此法不易为患者接受,故很少应用。

2.免疫学诊断　有较高的敏感性和特异性,作为辅助诊断。酶联免疫吸附试验(ELISA)的阳性率可达75%~81%。间接荧光抗体试验(IFAT)和对流免疫电泳(counter immunoelectrophoresis, CIE)等方法,适用于流行病学调查。

3.分子生物学方法　用生物素标记的贾第虫滋养体全基因组DNA或用放射性物质标记的DNA探针,或PCR技术等,具有较高的敏感性和特异性,但均尚未广泛用于临床。

【流行】

贾第虫病呈全球性分布,多见于温带和热带地区,在发展中国家和发达国家均有流行,据WHO估计全世界感染率为1%~30%。在我国呈全国性分布,农村感染率高于城市,儿童感染率高于成人,感染率一般为2%~10%。近年来,贾第虫合并HIV/AIDS感染及其在同性恋者中流行的报道不断增多。

1.传染源　为粪便中含有包囊的患者、带虫者和保虫宿主。人是主要传染源,尤其是无症状的带虫者。保虫宿主包括家畜(如牛、羊、猪、兔等)、宠物(如猫、犬等)和野生动物(如河狸、狼、美洲驼等),故贾第虫病是一种人兽共患寄生虫病。带虫者一次粪便中可排出4亿个包囊,一昼夜可排出9亿个。人及动物对包囊高度敏感,人在食入10个具有活力的包囊即可获得感染。包囊在外界抵抗力强,在4℃水中可存活2个月以上,通常标准浓度的消毒剂不能杀灭包囊。

2.传播途径　人食用被包囊污染的水或食物而感染,水源传播是感染本虫的重要途径。水源污染主要来自人或动物的粪便;食物可被食物操作者或管理者(贾第虫带虫者)污染;粪-口传播方式在贫穷、人口过度拥挤、用水不足以及卫生状况不良的地区更为普遍。同性恋者的肛交,也常导致包囊的间接粪-口传播。

3.易感人群　人群对本虫普遍易感,儿童、年老体弱者和免疫功能缺陷者尤其易感,故也属于机会性致病原虫。

【防治】

积极治疗患者和无症状带虫者;加强粪便管理,防止水源污染;搞好饮食卫生和个人卫生;共用的儿童玩具应定期消毒;艾滋病患者和其他免疫功能缺陷者,均应接受防止贾第虫感染的措施。常用治疗药物有甲硝唑(灭滴灵)、呋喃唑酮(痢特灵)、替硝唑等;中药苦参、白头翁等有一定疗效;感染本虫的孕妇可用巴龙霉素进行治疗。

积极防治宠物贾第虫病

第二节　阴道毛滴虫

阴道毛滴虫(*Trichomonas vaginalis* Donne,1837)由Donne(1836)首先发现。本虫主要寄生于女性阴道和泌尿道,引起滴虫性阴道炎和尿道炎,也可感染男性泌尿系统和生殖系统,造成相应部位的炎症病变。

【形态】

阴道毛滴虫的发育仅有滋养体期并无包囊期。活体无色透明,有折光性,新鲜虫体柔软多变,活动力强。固定染色后则呈梨形,体长5~15 μm,最长可达30 μm,宽为10~15 μm。1个椭圆形的泡状细胞核位于虫体前端1/3处,核上缘有5颗排列成环状的毛基体,由此发出4根前鞭毛和1根后鞭毛。虫体外侧前1/2处有一波动膜,其外缘与向后延伸的后鞭毛相连。虫体借助鞭毛的摆动前进,以波动膜的波动做旋转式运动。1根纤细透明的轴柱由前向后纵贯虫体并于后端伸出体外。胞质内有

彩图
阴道毛滴虫滋养体

深染的颗粒状物质,为本虫特有的氢化酶体(hydrogenosome),是一种能量代谢细胞器(图 18-3)。

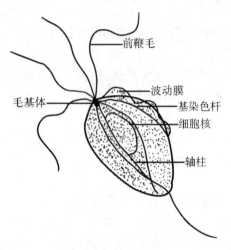

图 18-3 阴道毛滴虫滋养体

前鞭毛

波动膜
毛基体
基染色杆
细胞核

轴柱

【生活史】

阴道毛滴虫生活史简单。滋养体主要寄生在女性阴道,尤以后穹隆多见,偶可侵入尿道、膀胱、子宫和尿道旁腺等器官;男性感染部位多见于尿道或前列腺,也可侵及睾丸、附睾或包皮下组织。虫体以纵二分裂或多分裂法繁殖。滋养体既是阴道毛滴虫的繁殖阶段,又是感染阶段。通过两性直接性生活或间接接触方式在人群中传播(图 18-4)。

【致病】

1. 致病机制 阴道毛滴虫的致病力与宿主的生理状态、虫株毒力和阴道内菌群生态有关。

(1)宿主生理状态:健康女性阴道内环境,因乳酸杆菌酵解阴道上皮细胞的糖原产生乳酸而呈酸性(pH 3.8～4.4),借此可抑制虫体和(或)其他细菌生长繁殖,此为阴道自净作用。然而在阴道毛滴虫寄生时,虫体消耗了阴道内的糖原,阻碍乳酸杆菌酵解作用,降低了乳酸浓度,使得阴道内 pH 变为中性或碱性,从而破坏"阴道自净作用",使得滴虫得以大量繁殖并促进继发性细菌感染,造成阴道黏膜发生炎性病变。另有实验研究表明,滴虫性阴道炎的临床症状还受到阴道内雌激素浓度的影响。雌激素浓度越高,临床症状越轻,反之亦然。因此,临床上可在阴道内置入雌激素丸剂,用于提高局部雌激素浓度,从而达到治疗阴道毛滴虫感染的目的。

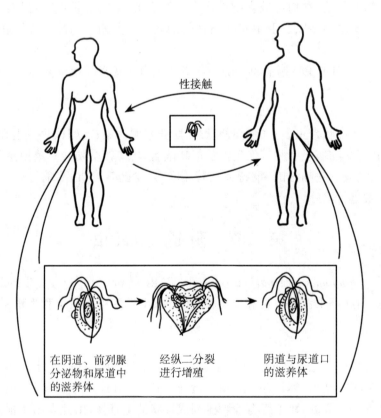

性接触

在阴道、前列腺
分泌物和尿道中
的滋养体

经纵二分裂
进行增殖

阴道与尿道口
的滋养体

图 18-4 阴道毛滴虫生活史

（2）阴道毛滴虫致病力：有实验表明，阴道毛滴虫自身具有接触依赖性细胞病变效应（contact-dependent cytopathic effect）。目前至少有 4 种毛滴虫表面黏附蛋白，可与泌尿生殖道上皮细胞的特定受体结合，使虫体产生直接的细胞毒性作用。此外，虫体的鞭毛还可分泌细胞离散因子（cell-detaching factor），该因子能够促使体外培养的哺乳动物细胞离散，这种现象与临床观察到的阴道黏膜病变上皮细胞脱落相仿。细胞离散因子的生成量与临床感染的严重程度相一致，有学者认为离散因子可能是阴道毛滴虫的毒力标志。

（3）阴道内局部菌群作用：在阴道内存在很多不同的菌种和菌株，可直接影响阴道毛滴虫的生物活性，主要分为 4 类：①对虫体生长有强烈抑制作用的细菌，如乳酸杆菌；②对虫体生长轻度抑制，但又可延长其生活力的细菌，如大肠杆菌、金黄色葡萄球菌等；③对毛滴虫生长无显著作用的细菌，如绿色链球菌；④可延长阴道毛滴虫生活力的细菌，如白色念珠菌。

2. 临床表现　多数女性感染者无临床表现或症状不明显；有临床症状者，最常见的主诉为阴道白带增多，外阴瘙痒或有烧灼感。阴道内镜检查可见分泌物增多，呈灰黄色，泡状，有异味，或呈乳白色的液状分泌物。合并细菌感染时，白带呈脓液状或为粉红色黏液状。阴道壁可见弥散性黏膜充血和鲜红色的点状损害，或仅见片状充血或正常黏膜，阴道上皮细胞变性脱落，白细胞浸润。多数病例，感染可累及尿道，患者出现尿急、尿频、尿痛等症状。少数病例可见膀胱炎。有学者认为，宫颈肿瘤的发生与阴道毛滴虫感染有关。

感染阴道毛滴虫的产妇，在阴道式分娩过程中，可将滴虫传染给婴儿。婴儿的感染主要见于呼吸道和眼结膜，主要表现为呼吸道和结膜的炎症病变。男性感染者虽常呈无临床表现的带虫状态，但可导致配偶连续重复感染。在其尿道分泌物或精液内有时可查得虫体。当感染累及尿道和前列腺时，可出现尿痛、夜尿、前列腺增大及触痛和附睾炎等症。有学者认为，阴道毛滴虫可吞噬精子，或因感染分泌物增多影响精子活力而导致男性不育症。

【诊断】

取阴道后穹隆分泌物、尿液沉淀物或前列腺液，用生理盐水涂片法或涂片染色法（瑞特或姬姆萨染色）镜检，若查得阴道毛滴虫滋养体即可确诊。也可采用培养法，将上述标本用肝浸液培养基或 Diamond 设计的 TYI-S-33 培养基在 37℃下培养 48 小时镜检。

也可用市售的检测阴道毛滴虫抗原的免疫学诊断试剂盒诊断，如酶免疫法（EIA）、直接荧光抗体试验（DFA）和乳胶凝集试验（LAT）。此外，PCR 技术和 DNA 探针也可用于本虫感染的辅助诊断。

【流行】

阴道毛滴虫呈全球性分布。在美国，每年有 200 万～300 万妇女感染本虫。本虫在我国的流行也很广泛，各地区感染率不等。导致流行的因素可有以下几方面。

传染源为滴虫性阴道炎患者和无症状带虫者，或为男性感染者。传播途径包括直接传播和间接传播两种方式。直接传播主要通过性交传播，为主要的传播方式。在性传播疾病中，阴道毛滴虫被认为是最具有传染性的非病毒性感染；间接传播主要通过使用公共浴池、浴具、公用泳衣裤、马桶等而传播。滋养体对外界环境有较强的抵抗力。在不同环境中保持活力的时间如下：半干燥环境 14～20 小时，-10℃至少 7 小时，潮湿的毛巾、衣裤中 23 小时，40℃（相当浴池水温）水中 102 小时，2～3℃水中 65 小时，普通肥皂水中 45～150 分钟。因此，人体可通过间接传播获得感染。

【防治】

应及时治疗无症状的带虫者和患者以减少和控制传染源。对夫妻或性伴侣，双方应同时进行治疗才可根治。临床上常用的首选口服药物为甲硝唑。局部治疗可用滴维净或 1:5000 高锰酸钾溶液冲洗阴道；也可用甲硝唑和扁桃酸栓。注意个人卫生与经期卫生。不使用公用泳衣裤和浴具。在公共浴室，提倡使用淋浴，慎用公共马桶。

阴道毛滴
虫病的治疗

第三节　其他消化道鞭毛虫

一、人毛滴虫

人毛滴虫(*Trichomonas hominis* Daraine,1860)寄生于人体盲肠和结肠。人毛滴虫生活史仅有滋养体阶段,无包囊。滋养体呈梨形或椭圆形,形似阴道毛滴虫。大小为(6~14)μm×(4~6.5)μm。有3~5根前鞭毛和1根后鞭毛。后鞭毛与波动膜外缘相连,向后延伸游离于虫体尾端。波动膜的内侧借助一弯曲、薄杆状的肋与虫体相连。肋与波动膜等长,染色后的肋是重要的诊断依据。活虫体可做快速而无方向的运动。在运动时波动膜起旋转作用,前鞭毛起推进作用。单个细胞核位于虫体前端,靠近前鞭毛的起始处。核内染色质分布不均匀。1根纤细的轴柱由前向后贯穿整个虫体。胞质内含食物泡和细菌(图18-5)。

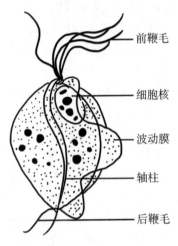

图18-5　人毛滴虫滋养体

虫体以纵二分裂法繁殖。滋养体在外界有较强的抵抗力,为感染阶段。目前,尚无证据表明,人毛滴虫对人体有致病作用。有报道认为,人毛滴虫为条件性致病寄生虫,当感染数量多或机体抵抗力降低时,可出现腹泻等症状;但有学者认为,腹泻与本虫感染相伴,并非本虫所致。用粪便直接涂片法检查出滋养体即可作出诊断,也可使用Bocek和Drobhla二氏培养基分离培养虫体。

人毛滴虫呈世界性分布,热带、亚热带较为常见。我国平均感染率为0.2%~9.4%,多见于儿童。本虫感染途径为粪-口传播。误食被滋养体污染的水和食物均可感染。常用治疗药物为甲硝唑和中药雷丸。

二、口腔毛滴虫

口腔毛滴虫(*Trichomonas tenax* Muller,1773)寄生于人体口腔,定居于齿龈脓溢袋和扁桃体隐窝内,常与齿槽化脓同时存在。生活史仅有滋养体期,外形与阴道毛滴虫相似,呈梨形或椭圆形,大小为(4~13)μm×(2~9)μm,有4根前鞭毛和1根后鞭毛,后鞭毛与波动膜外缘相连,末端不游离,波动膜较阴道毛滴虫长。虫体前中央部有1个卵圆形或椭圆形的细胞核,核内染色质粒丰富、深染。1根纤细的轴柱,自前向后伸出体外(图18-6)。

口腔毛滴虫在口腔内以食物残渣、上皮细胞和细菌为食,以二分裂法进行繁殖。本虫是否有致病力目前尚无定论。有学者认为,该虫为口腔共栖性原虫,但也有学者认为与牙周炎、牙龈炎、龋齿等口腔疾患发病有关。也曾有呼吸道感染及扁桃体隐窝内查到本虫的报道。口腔毛滴虫感染的诊断,可取齿龈刮拭物,做生理盐水直接涂片镜检或培养即可确诊。镜下可见由鞭毛和波动膜摆动而做活跃运动的滋养体。培养可用Noguchi和Ohira二氏的腹水培养基。

口腔毛滴虫在外界有较强抵抗力,室温下可活3~6日。接吻是口腔毛滴虫的直接传播方式;也可通过飞沫、食物、餐具间接传播。口腔毛滴虫一旦感染即难以根治,常用药物为甲硝唑,保持口腔卫生是预防本虫感染最有效的方法。

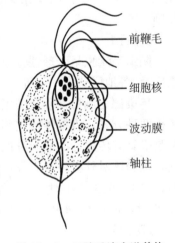

图18-6　口腔毛滴虫滋养体

三、脆弱双核阿米巴

脆弱双核阿米巴(*Dientamoeba fragilis* Jepps & Dobeel,1918)为一种阿米巴型鞭毛虫,寄居于盲肠和结肠黏膜陷窝内。生活史仅有滋养体期,无包囊期,大小为 7～12 μm。滋养体无鞭毛,外形多变,内外质分明,伪足宽大透明,边缘呈锯齿状,在胞浆内含有氢化酶体颗粒和食物泡。食物泡内可见被吞噬的细菌。核 2 个,偶见 3～4 个,2 核滋养体处于分裂停滞期。核膜内缘无核周染色质粒,核仁4～8 粒,呈颗粒状,对称排列。其细胞结构和抗原特性均与鞭毛虫相似,故其生物学分类仍属鞭毛虫科的鞭毛虫(图 18 - 7)。

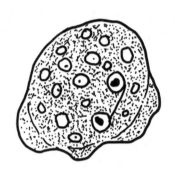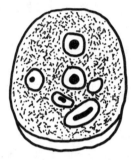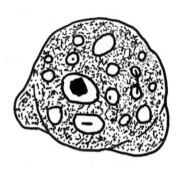

图 18 - 7　脆弱双核阿米巴滋养体

一般情况下脆弱双核阿米巴不吞噬红细胞,也不侵犯组织,不引起症状。但近年来国外资料显示,15%～27%的受染者可出现腹泻、腹痛、粪内带血或黏液,恶心、呕吐等症状,可能与虫体刺激肠黏膜表面有关。用粪便直接涂片或培养法可确诊,在排出的新鲜粪便标本内,滋养体运动十分活跃,但遇冷后很快变成圆形。

国外报道,在一般人群中,本虫感染率为 1.5%～20%,但特殊人群可能更高。国内江苏、浙江、山东、北京等省市有病例报道。本虫传播途径和致病机制目前尚不十分清楚。有调查资料显示,有蛔虫、蛲虫等线虫感染者可同时伴有本虫感染。因此,本虫可能通过线虫的虫卵传播。治疗可选用碘化对苯二酸(iodoquinol)、甲硝唑、巴龙霉素等。

(杨　彪)

第十九章
脉管与组织鞭毛虫

脉管与组织鞭毛虫是指主要寄生于人体的脉管与多种组织或细胞内的鞭毛虫,多需借助媒介节肢动物传播,包括利什曼原虫、锥虫和蠊缨滴虫等。其中利什曼原虫和锥虫引起的疾病为 TDR 要求重点防治的热带病,国内已有 100 余例蠊缨滴虫感染的病例报道。

第一节　利什曼原虫

利什曼原虫(*Leishmania spp.*)属锥虫科(Trypanosomatidae)、利什曼属(*Leishmania*),生活史有前鞭毛体(promastigote)和无鞭毛体(amastigote)两个时期,前鞭毛体寄生于白蛉的消化道内,无鞭毛体寄生于人、犬等脊椎动物的单核巨噬细胞内,通过白蛉吸血传播。

利什曼原虫种类较多,约有 20 种对人类致病,其中常见虫种包括:① 杜氏利什曼原虫[*Leishmania donovani*(Laveran and Mesnil,1903)Ross,1903],寄生于内脏的巨噬细胞内,可引起内脏利什曼病(visceral leishmaniasis,VL);② 热带利什曼原虫[*Leishmania tropica*(Wright,1903)Lühe,1906]和墨西哥利什曼原虫[*Leishmania Mexicana*(Biagi,1953)Garnham,1962],主要寄生于皮肤的巨噬细胞内,引起皮肤利什曼病(cutaneous leishmaniasis,CL);③ 巴西利什曼原虫(*Leishmania braziliensis* Vianna,1911),可引起黏膜皮肤利什曼病(mucocutaneous leishmaniasis,MCL)和皮肤利什曼病。在我国仅有杜氏利什曼原虫流行。

一、杜氏利什曼原虫

杜氏利什曼原虫为内脏利什曼病的病原体。该虫的无鞭毛体主要寄生于人或动物宿主肝、脾、骨髓、淋巴结等组织器官的巨噬细胞内,引起全身症状,如发热、肝脾大、贫血、鼻出血等。在印度,患者皮肤常有暗的色素沉着,并有发热,故称黑热病(kala-azar)。

【形态】

1. 无鞭毛体(amastigote)　又称利杜体(Leishman-Donovan body,LD body),寄生于人和其他哺乳动物的单核巨噬细胞内。虫体很小,卵圆形,大小为(2.9~5.7)μm×(1.8~4.0)μm。瑞特或姬姆萨染色后,原虫细胞质呈淡蓝色或淡红色。内有一个较大而明显的圆形核,呈红色或淡紫色。动基体位于核旁,着色较深,近深紫色,细小、杆状。虫体前端从颗粒状的基体发出一根丝体(图 19-1)。

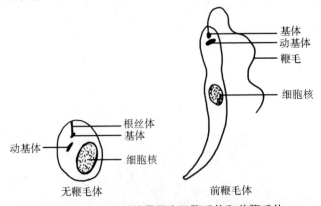

图 19-1　杜氏利什曼原虫无鞭毛体和前鞭毛体

2. 前鞭毛体(promastigote)　寄生于白蛉消化道。成熟的虫体呈梭形或长梭形,大小为(14.3～20)μm×(1.5～1.8)μm,核位于虫体中部,动基体在前部。基体在动基体之前,鞭毛即由此发出,伸出体外,为虫体运动器官。活的前鞭毛体运动活泼,鞭毛不停地摆动,在培养基内常以虫体前端聚集成团,排列成菊花状。体外培养时,前鞭毛体因发育程度不同,有时也可见到粗短形和椭圆形。经染色后,着色特性与无鞭毛体相同(图 19-1)。

【生活史】

杜氏利什曼原虫生活史需要两个宿主,即白蛉和人或哺乳动物,犬是其重要的保虫宿主。

1. 在白蛉体内发育　当雌性白蛉叮刺受感染的人或动物宿主时,血液或皮肤内含无鞭毛体的巨噬细胞被吸入胃内,然后巨噬细胞破裂,释放无鞭毛体,经 24 小时,无鞭毛体发育为早期前鞭毛体,48 小时后发育为粗短的前鞭毛体或梭形前鞭毛体,第 3、4 日出现大量成熟前鞭毛体,以纵二分裂法繁殖。在数量剧增的同时,虫体逐渐向白蛉前胃、食管和咽部移动。1 周后具感染力的前鞭毛体大量聚集在口腔及喙。当白蛉叮刺人体时,前鞭毛体随白蛉唾液进入人体。

2. 在人体内发育　前鞭毛体随白蛉分泌的唾液进入人体的皮下组织,一部分被多形核白细胞吞噬消灭,一部分则进入巨噬细胞。原虫进入巨噬细胞后,逐渐变圆,失去其鞭毛的体外部分,向无鞭毛体转化,在巨噬细胞内形成纳虫空泡。无鞭毛体在巨噬细胞内存活并进行分裂繁殖。无鞭毛体的大量繁殖,导致巨噬细胞破裂。游离的无鞭毛体可被携带到身体其他部位,又进入其他巨噬细胞,重复上述增殖过程。杜氏利什曼原虫对宿主的内脏环境有高度的适应性,尤其在脾、肝、骨髓、淋巴结内,繁殖更旺盛。虫数量大量增加,可大量破坏巨噬细胞,并刺激巨噬细胞大量增生(图 19-2)。

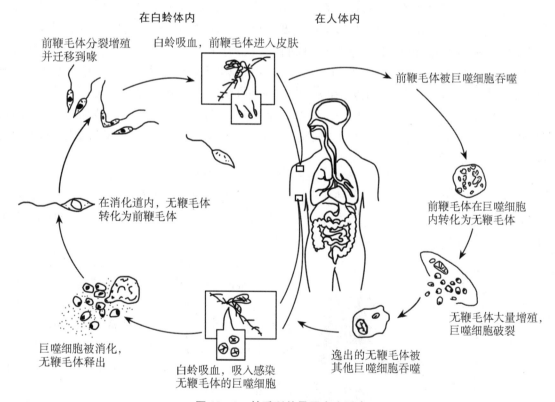

图 19-2　杜氏利什曼原虫生活史

杜氏利什曼原虫入侵巨噬细胞的机制:近年来体外试验研究证明,前鞭毛体的能动性只增加接触机会,使其黏附于巨噬细胞表面,不能主动入侵巨噬细胞,须随巨噬细胞的吞噬活动而进入巨噬细胞。黏附的途径可分为两种:① 配体-受体结合途径,前鞭毛体质膜中的分子量为 63 kDa 糖蛋白(GP63)

可以作为配体与巨噬细胞上 C3b 受体结合;前鞭毛体体表脱落一种糖偶合物,称为排泄因子(excretory factor,EF),能与巨噬细胞表面结合从而侵入巨噬细胞。②前鞭毛体吸附的抗体和补体与巨噬细胞表面的 Fc 或 C3b 受体结合途径。在调整或封闭这些受体后,可大大减少前鞭毛体与巨噬细胞的结合。

通过上述黏附作用,巨噬细胞将虫体吞噬入细胞内,形成纳虫空泡,细胞的溶酶体与之融合,使虫体处于溶酶体的包围之中,形成吞噬溶酶体。由于虫体表面抗原糖蛋白能灭活或抑制巨噬细胞的溶酶体酶,虫体分泌的超氧化物歧化酶和过氧化物酶可中和或清除巨噬细胞产生的对虫体有破坏作用的氧化代谢产物,使得虫体在纳虫空泡内可以存活并且分裂增殖。此外,无鞭毛体还能抑制巨噬细胞凋亡,使虫体在细胞内大量繁殖。

【致病】

1. 内脏利什曼病(visceral leishmaniasis,VL)　多见于婴幼儿及儿童,潜伏期一般为 3～5 个月,个别长达 9～11 个月,患者可出现下列症状和体征。

(1) 发热:黑热病最重要症状之一,常午后或夜晚发热,温度达 39 ℃以上,多为长期不规则发热,体温 1 日内有 2～3 次升降,双峰热型在早期患者中较为常见,伴有头痛、畏寒、盗汗等症状。

(2) 脾、肝、淋巴结肿大:无鞭毛体主要在脾、肝、淋巴结、骨髓等器官的巨噬细胞内大量繁殖,破坏巨噬细胞,并刺激机体巨噬细胞代偿性增生,引起脾、肝、淋巴结肿大。临床上以脾肿大最常见(图 19-3),出现率在 95% 以上。一般在初次发热半个月后即可触及,随病程进展至 2～3 个月,平均在左肋缘下约 10 cm 可触及;后期脾因网状纤维结缔组织增生而变硬。肝脏肿大者约 89.9%,多在 1～3 个月后在右肋缘下或剑突下触及。

(3) 贫血:黑热病重要症状之一,在发病初期不明显,但随病程发展而逐渐加重,晚期患者多有严重的贫血。红细胞计数多在 2×10^{12}/L 以下或更低,血红蛋白明显下降。贫血与多种因素相关:①脾功能亢进,大量血细胞在脾内被破坏,造成全血细胞(红细胞、白细胞及血小板)减少;②免疫溶血,虫体抗原附着在红细胞表面及原虫代谢产物中有 1～2 种抗原与人红细胞表面抗原相同,因此机体产生的抗原虫抗体与红细胞结合,使红细胞溶解;③虫体抑制骨髓造血功能;④出血。

(4) 白蛋白/球蛋白(A/G)比例倒置:患者肝功能受损,白蛋白合成障碍,同时肾功能也受损,白蛋白从尿中的排出量增加,致使患者血浆白蛋白量减少;由于浆细胞增生,血浆球蛋白量增加,出现白蛋白/球蛋白比例倒置现象。

(5) 蛋白尿和血尿:由于肾小球淀粉样变性及肾小球内免疫复合物沉积造成。

(6) 并发症:由于白细胞减少、免疫功能受损,患者易并发各种感染性疾病,如肺炎、急性粒细胞缺乏症、坏疽性口炎(俗称走马疳)等,是导致患者死亡的重要原因。此外,血小板减少导致鼻出血、齿龈出血及皮肤瘀点。晚期患者面部两颊可出现色素沉着。

2. 皮肤型利什曼病(post-kala-azar dermal leishmaniasis,PKDL)(皮肤型黑热病)　部分黑热病患者在治疗过程中或在治愈后数年甚至十余年后可发生皮肤型黑热病,患者在面部、颈部、四肢或躯干等部位出现许多含有杜氏利什曼原虫的皮肤结节,结节呈大小不等的肉芽肿,或呈暗色丘疹状,常见于面部及颈部,有的酷似瘤型麻风(图 19-3)。

3. 淋巴结型利什曼病(lymph glands visceral leishmaniasis,LGVL)(淋巴结型黑热病)　患者无内脏利什曼病史,临床表现主要是全身多处局部淋巴结增大,以腹股沟和股部最多见,常大小不一,在皮下较表浅处,无明显压痛或红肿。摘取淋巴结作连续切片

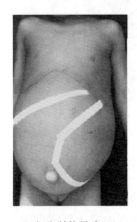
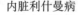
内脏利什曼病

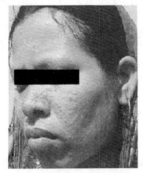
皮肤型利什曼病

图 19-3　利什曼病患者

常可查见杜氏利什曼原虫。患者的一般情况大多良好,少数可有低热和乏力,肝脾很少触及,嗜酸性粒细胞常增多。本病多数患者可以自愈。

4. 与免疫缺陷病毒(human immunodeficiency virus,HIV)合并感染　HIV 感染者可机会感染杜氏利什曼原虫。1985 年第 1 例合并感染病例被报道,到 2003 年已有 35 个国家报道了合并感染病例。我国四川、贵州等地也报道了合并感染的病例。其主要症状有两类:一类除发热、脾大、贫血外,常见胃肠道症状;另一类主要症状为在肢体裸露部位的皮肤溃疡和愈后形成的永久性瘢痕,还可侵犯鼻咽和唇的黏膜部位,产生的溃疡可使鼻咽发生缺损畸形,病变部位处的分泌物可引起吸入性肺炎或呼吸道阻塞而导致患者死亡。

此外器官移植者、免疫抑制剂治疗者和免疫功能低下者也可机会感染杜氏利什曼原虫。

【诊断】

1. 病原学检查　检出病原体即可确诊。

(1)穿刺检查:①涂片法,以骨髓穿刺涂片法最为常用,髂骨穿刺简便安全,原虫检出率为 80%～90%。淋巴结穿刺多选增大的淋巴结,如腹股沟、肱骨上滑车、颈淋巴结等,检出率在 46%～87%,也可做淋巴结活检。脾穿刺检出率较高,在 90.6%～99.3%,但不安全,一般少用或不用。②培养法,用无菌方法将上述穿刺物接种于 NNN 培养基,置 22～25 ℃温箱内。约 1 周后在培养物中若查见运动活泼的前鞭毛体,即判为阳性结果。此法较涂片法更为敏感,但需较长时间。用 Schneider 氏培养基,效果更好,3 日即可出现前鞭毛体。③动物接种法,把穿刺物接种于易感动物(如金黄地鼠、BALB/c 小鼠等),1～2 个月后取肝、脾作印片或涂片,瑞特染色镜检。

(2)皮肤活组织检查:在皮肤结节处用消毒针头刺破皮肤,取少许组织液,或用手术刀刮取少许组织作涂片,染色镜检。

2. 免疫学诊断

(1)检测血清循环抗原:单克隆抗体-抗原斑点试验(McAb-AST),用于诊断黑热病,阳性率达97.03%,敏感性、特异性、重复性均好,且具有简易可行,仅需微量血清等优点。该法还能反映现行感染,可用于疗效评价。

(2)检测血清抗体:如 ELISA、IHA、CIE、IF、DA 等均可采用。

近年来,人体寄生虫病免疫诊断的研究重点,已从检测抗体转移到检测循环抗原,从黑热病免疫诊断研究中也显示出后者的优越性。

3. 分子生物学方法

(1)PCR 技术:检测黑热病效果好,敏感性、特异性均高。

(2)kDNA 探针杂交法:敏感、特异,取材方便。采用该法检测四川黑热病流行区 71 只犬耳缘皮肤组织标本,阳性率为 40.8%,与骨髓涂片符合率为 85.9%,显示该法可用于犬利什曼病的现场流行病学调查及防治。

(3)Dip-stick 法:该法将免疫印迹、薄层层析和分子克隆技术相结合,将利什曼原虫重组抗原rk39 制备成 Dip-stick 试纸条,用于美洲内脏利什曼病的诊断,阳性率为 100%。国内采用该法检测黑热病,显示该法携带方便,操作容易,2～5 分钟内即可得到结果,便于推广。

【流行】

黑热病在世界上分布很广。在亚洲、欧洲、非洲、拉丁美洲均有此病流行。我国黑热病主要发生在新疆、内蒙古、甘肃、四川、陕西、山西 6 个省、自治区。近年来我国黑热病疫情有所回升,2005—2010 年,全国上报黑热病病例 2450 人,其中以新疆、甘肃和四川的患者居多。

1. 传染源　根据传染来源不同,黑热病在流行病学上可大致分为以下 3 种类型。

(1)人源型:又称为平原型,多见于平原地区,黑热病患者以青少年为主,婴儿少,犬很少感染,患者为主要传染源。传播媒介为家栖型中华白蛉和新疆长管白蛉。这类地区黑热病已被控制,近年未再发现新病例,但偶可发现皮肤型黑热病。

(2) 犬源型:又称为山丘型,多见于山丘地区,人的感染主要来自病犬。绝大多数患者为 10 岁以下的儿童,婴儿的感染率较高。传播媒介为近野栖型中华白蛉。这类地区为我国目前黑热病主要流行区。

(3) 自然疫源型:又称为荒漠型,多分布于新疆和内蒙古的某些荒漠地区。患者主要见于婴幼儿,进入这类地区的成人常患淋巴结型黑热病,病例散发。传播媒介为野栖吴氏白蛉和亚历山大白蛉。

2. 传播途径 白蛉是黑热病传播媒介,确定或疑似黑热病传播媒介的白蛉有 20 余种,在我国确定的有 4 种,分别为中华白蛉、长管白蛉、吴氏白蛉和亚历山大白蛉。

3. 易感人群 人群普遍易感,尤其是婴幼儿及从外地新进入疫区的成年人均易感染。

黑热病属于人兽共患病,在人与人、动物与人、动物与动物之间均可传播。

【防治】

1. 治疗患者 五价锑剂葡萄糖酸锑钠是目前治疗黑热病的首选药物,国产制剂为斯锑黑克(stibiihexonas);少数经锑剂反复治疗无效的患者,可用喷他脒(pentamidine)、二脒替(stilbamidine)、两性霉素 B(amphotericin)、灭特复星(miltefosine)等药物治疗,或与锑剂联合使用,效果更佳。对药物治疗无效、脾大伴脾功能亢进者,可考虑脾切除治疗。

2. 杀灭病犬 在犬源型黑热病流行区,必须对犬进行管理,定期普查,早发现、早捕杀病犬,同时对健康犬应采取切实有效的防护措施,避免感染。

3. 防制传播媒介 使用灭蛉药物对疫区内人口居住集聚地和发病较集中的村落进行喷洒。同时加强个人防护,正确使用防蛉设施,如纱窗、纱门、蚊帐、灭蛉器、驱避剂等,减少或避免白蛉叮咬。这些是防制黑热病的根本措施,能有效阻断传播途径。

热带医学巨星
——钟惠澜

二、热带利什曼原虫

热带利什曼原虫主要流行于东半球,主要地区有亚洲(以色列、约旦等)、非洲(阿尔及利亚、摩洛哥等)和欧洲(保加利亚、希腊、意大利等)。在我国新疆地区也有病例报道。热带利什曼原虫的形态与杜氏利什曼原虫相似,较小,大小为$(3.33\pm0.1)\mu m \times (1.99\pm0.1)\mu m$。生活史与杜氏利什曼原虫相同,也需通过白蛉及人或哺乳动物宿主完成生活史的发育过程,但寄生的白蛉种类不同。

热带利什曼原虫的无鞭毛体主要寄生于皮肤巨噬细胞内,引起皮肤利什曼病(CL),又称为东方疖。患者感染早期叮刺处皮肤出现小丘疹,直径为 1~3 mm,颜色为棕色或正常,病程发展慢,3~6 个月溃破,脓液少,通常不并发淋巴管炎,病变部位多见于头面部、上下肢、臀部、躯干、外生殖器等处,皮肤利什曼病能自愈,但往往需要 1 年或 1 年以上才能愈合,四季均可发病,少见暴发流行。近年来有报道称热带利什曼原虫还可以引起内脏利什曼病。

诊断时可以从溃疡边缘或基底部取材做涂片染色镜检或组织切片检查,或用 NNN 培养基培养 5~7 日可以查出虫体。本病传染源主要为患者,可采用治疗内脏利什曼病的五价锑剂进行药物治疗;对皮肤伤口可以进行局部治疗。

三、墨西哥利什曼原虫

墨西哥利什曼原虫主要分布于墨西哥、巴西、委内瑞拉、伯利兹等地。形态与生活史均与杜氏利什曼原虫近似,但无鞭毛体较大,前鞭毛体仅在白蛉体内的中胃与前胃发育繁殖。

墨西哥利什曼原虫在正常情况下感染森林中的哺乳动物,当人进入森林可被感染。主要临床表现为皮肤开始为结节状,然后破溃,溃疡与皮肤利什曼病相似,可以自愈。但当感染位于患者耳轮时,形成典型的胶工溃疡(chiclero's ulcer),不少患者耳部软骨可以破坏,致耳轮残缺。本虫不侵犯黏膜,也不侵犯内脏。从溃疡边缘或基底部取材做涂片染色镜检或用 NNN 培养基培养可查出病原体。本病传染源为患者和保虫宿主森林啮齿类野生动物,如树鼠、袋鼠、棉鼠等。防治同热带利什曼原虫。

四、巴西利什曼原虫

巴西利什曼原虫广泛分布于中、南美洲,尤其是巴西。该原虫为黏膜皮肤利什曼病的病原体。形态和生活史与其他利什曼原虫相似,但其他方面具有不同的特点:①在白蛉的胃和回肠中繁殖;②感染动物(仓鼠)后,在皮肤内虫体发育繁殖缓慢,仅产生皮肤小结节或溃疡,病变处原虫少;③比其他几种利什曼原虫能抵抗胆汁的溶解作用;④在 NNN 培养基内前鞭毛体繁殖缓慢。

巴西利什曼原虫的无鞭毛体期主要寄生于皮肤巨噬细胞内,也可以经淋巴或血液播散至鼻咽部的黏膜,引起黏膜皮肤利什曼病。一般情况下潜伏期短,可短至 15 日,病变开始为无痛小结节、奇痒,破溃后形成圆形浅溃疡,有明显的边缘。溃疡多见于腿部、足、前臂、头部、肛周、肘、躯干和鼻黏膜,严重者鼻中隔,甚至喉和气管的软骨也有损伤。皮肤病变多为单个干性溃疡。原虫偶可经淋巴转移至其他处皮肤,引起较多溃疡。早期可自皮肤、黏膜病变处查获病原体,晚期可用 NNN(含鼠血)培养基培养。本病传染源为患者和保虫宿主森林啮齿类动物,治疗多用五价锑剂、芳香脒剂、两性霉素 B。

(王卫杰)

第二节 锥 虫

锥虫(trypanosomes)是寄生于人体、哺乳类、鱼类、两栖类、爬行类及鸟类的血液或组织细胞内的鞭毛虫,约有 20 多种。寄生于人体的锥虫主要引起非洲锥虫病(African trypanosomiasis)和美洲锥虫病(American trypanosomiasis)。

非洲锥虫病又称非洲睡眠病(African sleeping sickness),病原体属于布氏锥虫复合体内的 3 个亚种,即布氏冈比亚锥虫(*T. brucei gamabiense*)、布氏罗得西亚锥虫(*T. brucei rhodesiense*)和布氏布氏锥虫(*T. brucei brucei*)。布氏冈比亚锥虫和布氏罗得西亚锥虫主要引起人体锥虫病,布氏布氏锥虫所致病例,临床报道极少,以下的布氏锥虫指该复合体的布氏冈比亚锥虫和布氏罗得西亚锥虫;美洲锥虫病是由克氏锥虫(*T. Cruzi*)引起的一种自然疫源性疾病。

一、布氏冈比亚锥虫与布氏罗得西亚锥虫

布氏冈比亚锥虫(*T. b. gambiense* Dutton,1902)与布氏罗得西亚锥虫(*T. b. rhodesiense* Stephens and Fantham,1910)属于人体涎源性锥虫,即通过媒介唾液传播的锥虫。前者分布于非洲西部和中部,多数病例为该锥虫感染;后者分布于非洲东部。两者主要寄生于人体血液、淋巴液和脑脊液中,引起非洲锥虫病,当虫体寄生于人中枢神经系统,严重时表现为嗜睡、昏睡,因此又称睡眠病。传播媒介为采采蝇(舌蝇)。两种锥虫在形态、生活史、致病及临床表现等方面具有共同之处。

【形态】

在人体内以锥鞭毛体(trypomastigote)的形式寄生,具多态性的特点,可分为细长型、粗短型和中间型。细长型大小为(20～40)$\mu m \times$(1.5～3.5)μm,前端较尖细,有一根长可达 6 μm 的游离鞭毛,动基体位于虫体后部近末端;粗短型大小为(15～25)$\mu m \times 3.5 \mu m$,游离鞭毛短于 1 μm,或不游离;中间型长 20～30 μm。锥鞭毛体在姬姆萨或瑞特染色的血涂片中,胞质呈淡蓝色,内有深蓝色的异染质(volutin)颗粒。有 1 个细胞核,位于虫体中央稍偏处,呈红色或红紫色。动基体为深红色,点状,位于虫体近后端。鞭毛起自基体,伸出虫体后,与虫体表膜相连。当鞭毛运动时,表膜伸展,形成被染为淡蓝色的波动膜(图 19-4)。

在舌蝇体内有细长型锥鞭毛体、上鞭毛体(epimastigotes)和循环后期锥鞭毛体等类型,形态略有不同。

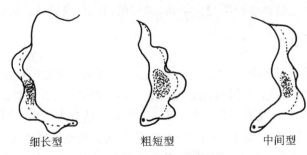

细长型　　　　粗短型　　　　中间型

图 19-4　布氏锥虫锥鞭毛体

【生活史】

感染布氏锥虫的舌蝇刺吸人血时,循环后期锥鞭毛体随唾液进入皮下组织,转变为细长型,繁殖后进入血液或淋巴液和脑脊液内寄生,进行二分裂增殖,由细长型通过中间型向粗短型转化,仅粗短型对舌蝇具感染性,但无繁殖能力。粗短型锥鞭毛体随血液被舌蝇吸入体内,在中肠内进行繁殖,变为细长型锥鞭毛体,以二分裂法增殖。约在感染 10 日后,锥鞭毛体从中肠经前胃到达下咽,然后进入唾液腺,附着于细胞上,转变为上鞭毛体。经过增殖最后转变为循环后期锥鞭毛体,无鞭毛,对人具感染性(图 19-5)。

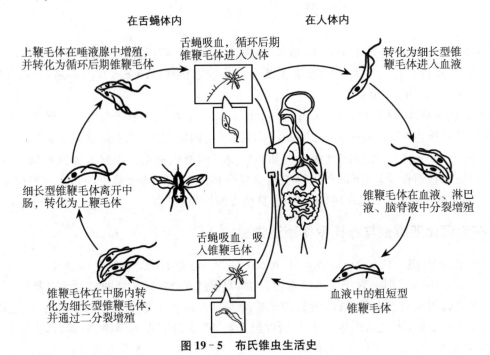

在舌蝇体内　　　　　　　　　　　　在人体内

上鞭毛体在唾液腺中增殖,　　舌蝇吸血,循环后期　　　转化为细长型锥
并转化为循环后期锥鞭毛体　　锥鞭毛体进入人体　　　鞭毛体进入血液

细长型锥鞭毛体离开中　　　　　　　　　　　　　　　锥鞭毛体在血液、淋巴
肠,转化为上鞭毛体　　　　　　　　　　　　　　　液、脑脊液中分裂增殖

锥鞭毛体在中肠内转　　　舌蝇吸血,吸　　　　　　血液中的粗短型
化为细长型锥鞭毛体,　　入锥鞭毛体　　　　　　锥鞭毛体
并通过二分裂增殖

图 19-5　布氏锥虫生活史

【致病】

两种锥虫所致的临床表现有许多共性,其病程可以分为以下 3 个时期。

1. **初发反应期**　患者被舌蝇叮咬后约 1 周,局部皮肤肿胀,中心出现一红点,此为锥虫下疳(trypanosomal chancre)。皮肤红肿触痛,伴有发热。"下疳"部位皮下组织可见淋巴细胞、组织细胞及少量嗜酸性粒细胞和巨噬细胞浸润,有时可见锥虫。数日后锥虫下疳直径可达 3 cm,局部皮肤病变为自限性,持续 2～3 周后即可消退。锥虫下疳在布氏罗得西亚锥虫病更多见。

2. **血淋巴期**　锥虫进入血液和组织间淋巴液后,可长期存在于血液和淋巴系统,引起广泛淋巴结增大,增大的淋巴结质韧、无压痛,不粘连,直径约 1 cm,淋巴结中的淋巴细胞、浆细胞和巨噬细胞增生。感染后 5~12 日,出现锥虫血症。由于虫体表面抗原间隔一段时间便发生变异,致使原产生的特异性抗体失去效应,从而导致血内锥虫数出现交替上升与下降现象,其间隔时间为 2~10 日。锥虫血症高峰可持续 2~3 日,伴有发热、头痛、关节痛、肢体痛等症状。发热持续数日,自行消退,隔数日后体温可再次升高。此期可出现全身淋巴结增大,尤以颈后、颌下、腹股沟等处者明显。颈后三角部淋巴结增大(Winterbottom 征)为布氏冈比亚锥虫病的特征,肿块为蚕豆大,橡胶样且无粘连,可持续数周至数月,最后萎缩。其他体征有深部感觉过敏(Kerandel 征)和脾大等。此外,感染还可累及心脏,出现心肌炎、心外膜炎及心包积液等症状。

3. 脑膜炎期　发病数月或数年后,锥虫可侵入中枢神经系统。常见病变为弥漫性软脑膜炎、脑皮质充血和水肿、神经元变性、胶质细胞增生。其主要临床症状为失眠或嗜睡,精神紊乱,个性改变,呈无欲状态,昏迷。出现异常反射,如深部感觉过敏、共济失调、震颤、痉挛等。

两种锥虫所致病程不尽相同,布氏冈比亚锥虫病呈慢性过程,病程可持续数月至数年,其间可有多次发热,但症状较轻,有时并无急性症状,发病后 12 个月或数年才出现中枢神经系统异常;布氏罗得西亚锥虫病则呈急性过程,病程为 3~9 个月,感染后 2~4 周即出现中枢神经系统症状,有些患者在中枢神经系统未受侵犯以前即已死亡。

【诊断】

1. 病原学检查　病程早中期血液中和其他体液中虫体数量较少,检测困难。可取患者血液进行厚薄血膜涂片染色镜检,每日重复检查可提高检出率。当血中虫数多时,锥鞭毛体以细长型为主;血中虫数因宿主免疫反应减少时,则以粗短型居多。也可取淋巴液、脑脊液、骨髓穿刺液、淋巴结穿刺物等做涂片检查。

2. 免疫学诊断　常用酶联免疫吸附试验、间接荧光抗体试验和间接血凝试验等方法。

3. 分子生物学方法　近年来将 PCR 及 DNA 探针技术应用于锥虫病诊断,特异性、敏感性均较高,但还未成为常规诊断方法。

【流行】

布氏冈比亚锥虫分布于西非和中非,布氏罗得西亚锥虫分布于东非和南非。流行于 36 个国家,近年来有扩大流行的趋势。

布氏冈比亚锥虫病的主要传染源为患者及带虫者。牛、猪、山羊、犬等动物可能是保虫宿主。其主要传播媒介为须舌蝇(*Glossina palpalis*)、*G. tachinoides* 和 *G. fuscipes*。这类舌蝇在沿河流或森林稠密植物地带孳生,嗜吸人血。

布氏罗得西亚锥虫病的传染源为受感染的动物及人,非洲羚羊、牛、狮、鬣犬等动物为其保虫宿主。其主要传播媒介为刺舌蝇(*G. morsitans*)、淡足舌蝇(*G. pallidipes*)及 *G. swynnertoni*。这类舌蝇孳生在东非热带草原和湖岸的森林及植丛地带,嗜吸动物血,在动物中传播锥虫,人因进入此种地区而感染。

【防治】

防治锥虫病的主要措施包括早期发现、治疗患者和消灭舌蝇。改变媒介昆虫孳生环境,如清除灌木林、喷洒杀虫剂等措施。治疗药物苏拉明(suramin)对两种锥虫病早期疗效良好;喷他脒对早期布氏冈比亚锥虫病疗效好;美拉胂醇为三价砷制剂,对两种锥虫病各期均有效,但毒性大,只用于晚期患者。

二、克氏锥虫

克氏锥虫(*Trypanoma cruzi* Chagas,1909)又称枯氏锥虫,属人体粪源性锥虫,即通过媒介粪便传播的锥虫,是克氏锥虫病即恰加斯病(Chagas' disease)的病原体,传播媒介为锥蝽。克氏锥虫主要分布于南美和中美,故又称美洲锥虫。

【形态】

克氏锥虫在生活史中有 3 种不同发育期,即无鞭毛体、上鞭毛体和锥鞭毛体。

1. 无鞭毛体　球形或卵圆形,大小为 2.4~6.5 μm,具有核和动基体,无鞭毛或有很短鞭毛。存在于宿主细胞、媒介锥蝽前肠内,行二分裂繁殖。

2. 上鞭毛体　纺锤形,长 20~40 μm,动基体在核的前方,游离鞭毛从核的前方发出。存在于锥蝽的消化道内,行二分裂繁殖。

3. 锥鞭毛体　大小为(11.7~30.4)μm×(0.7~5.9)μm,动基体较大,位于核后方,游离鞭毛自核的后方发出。在血液内,外形弯曲如新月状。存在于血液或锥蝽的后肠内(循环后期锥鞭毛体)。可侵入细胞或吸血时进入锥蝽消化道。本期虫体不进行增殖。

【生活史】

当感染锥虫的锥蝽吸血时,循环后期锥鞭毛体随锥蝽粪便排出并经皮肤伤口进入人体,也可通过口腔或鼻腔黏膜、眼结膜侵入,循环后期锥鞭毛体进入感染部位的细胞内转变为胞内无鞭毛体,无鞭毛体经二分裂增殖后形成假包囊,其内含数百个无鞭毛体,随后转化为锥鞭毛体,锥鞭毛体破囊而出释放到血液中成为血液型锥鞭毛体,并侵入不同的组织细胞内,再次转化为无鞭毛体。当锥蝽自人体或哺乳动物吸入含有锥鞭毛体的血液,数小时后,锥鞭毛体在前肠内失去游离鞭毛,转变为无鞭毛体,在细胞内以二分裂增殖。然后再转变为球鞭毛体进入中肠,发育为小型上鞭毛体。上鞭毛体以二分裂法增殖,发育为大型上鞭毛体。在吸血后第 3、4 日,上鞭毛体出现于直肠,并附着于上皮细胞上。第 5 日后发育为感染性的循环后期锥鞭毛体(图 19-6)。

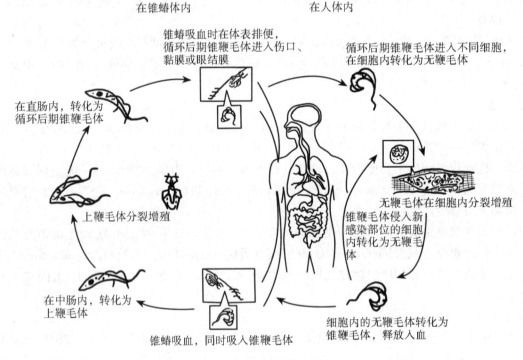

图 19-6　克氏锥虫生活史

此外,宿主还可通过输血、母乳、胎盘或食入被传染性锥蝽粪便污染的食物而被感染。

【致病】

克氏锥虫引起的疾病称为美洲锥虫病,其临床过程可以分为以下 3 期。

1. 潜伏期　一般为 1~3 周,如果经输血感染可长达数月。

2. 急性期　锥虫侵入部位的皮下结缔组织出现炎症反应,感染 1~2 周后,受叮咬局部出现结节,称为恰加斯肿(Chagoma)。若经眼结膜侵入,则可出现单侧眼眶周围水肿、结膜炎及邻近淋巴结增大,称为 Romana 征。但大多数患者并无此体征,而于感染后 2～3 周出现虫血症,可持续数月;虫血症期间或以后,锥虫侵入组织,引起心肌炎、脑膜脑炎与肝脾大。其主要临床表现为发热、头痛、倦怠和全身淋巴结增大以及肝脾大,还可出现呕吐、腹泻或脑膜炎症状。心脏病变症状为心外膜炎、心肌炎、心动过缓等。脑膜脑炎主要见于婴幼儿,预后不佳。此期持续 4～5 周,大多数患者自急性期恢复,病程进入隐匿期,患者无症状和体征,但体内仍有锥虫存活。

3. 慢性期　常在原发感染后 10～20 年后出现。心脏为最常见的受累器官,主要表现为心律失常、充血性心力衰竭、血栓性栓塞、胸痛、呼吸困难等症状。消化道病变最常见累及部位是食管和结肠,巨食管和巨结肠也为本病的重要临床表现,患者吞咽和排便均感极度困难,可能与相关的副交感神经丛的神经节损害有关。此期在血液和组织中很难找到锥虫。

【诊断】

1. 病原学检查　在急性期,血中锥鞭毛体数目多,可以采用外周血厚薄血膜涂片染色法;在隐匿期或慢性期,因血中锥虫数量少,可用血液接种鼠体或用 NNN 培养基培养,或试用接种诊断法,使人工饲养的未受感染锥蝽幼虫饲食受检者血液,10～30 日后检查锥蝽肠道内有无锥虫。

2. 免疫学检查　可提示是否存在感染,但不能判断是否在急性期。常用 ELISA、IFA、IHA 等。

3. 分子生物学检查　PCR 及 DNA 探针等技术,对于检测虫数极低的血液标本有很高的检出率。

【流行】

克氏锥虫分布于中美洲和南美洲,主要在贫困和居住条件差的农村流行。克氏锥虫有多种哺乳动物宿主,如狐、松鼠、食蚁兽、犰狳、犬、猫、家鼠等。本虫由锥蝽在野生动物之间传播,虫媒将锥虫从野生动物传播到家养动物,而后经家养动物在人群中流行。

【防治】

本病目前尚无疗效满意的治疗方法,以对症治疗为主,可用药物有硝呋替莫(Nifurtimox)和苄硝唑(Benznidazole)。改善居住条件和房屋结构,以防锥蝽在室内孳生与栖息。滞留喷洒杀虫剂可杀灭室内锥蝽;尽量消灭动物保虫宿主;对流行区孕妇与献血者应加强锥虫检查。

第三节　蠊缨滴虫

蠊缨滴虫(*Lophomonas blattarum*)主要寄生于白蚁和蜚蠊(蟑螂)的消化道,可侵入人体的上呼吸道及肺组织中,引起呼吸道和肺部感染。我国最早于 1992 年报道第 1 例蠊缨滴虫感染的患者,目前累积病例数 100 余例。

【形态】

蠊缨滴虫滋养体在生理盐水涂片中,活虫体多是圆形或椭圆形,半透明,大小不一,长径为 10～45 μm。一端有成簇的多根鞭毛,鞭毛不停地快速摆动,使虫体沿其纵轴向前旋转泳动,或左右摆动前进。经瑞特或姬姆萨染色或复合染色后可见虫体胞浆呈紫红色,细胞核大而明显,呈紫褐色、泡状,位于虫体前端,虫体的一端外侧有成簇鞭毛,呈深紫红色,环状排列,有 40～80 根,长 5～18 μm。旁基体(parabasal body)排列呈环状、无胞口。一束原纤维从体部向后延伸形成萼(calycial body),继续向后延伸形成轴柱(axostyle)。萼呈环领状包裹着细胞核(图 19-7)。

【生活史】

目前蠊缨滴虫的生活史尚不完全清楚。原虫以纵二分裂法繁殖,可形成包囊。虫体发育进入囊前期时,可伸缩的轴柱通常被吸收。

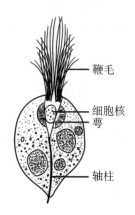

鞭毛

细胞核

萼

轴柱

图 19-7　蠊缨滴虫滋养体

　　蠊缨滴虫主要寄生于白蚁和蜚蠊(主要是东方蠊)的消化道内,随其粪便及呕吐物排出,污染食物或环境(空气)等,人体可能通过食入或吸入而感染,原虫经咽部进入气管、支气管,主要黏附于支气管黏膜上进行生长繁殖。

　　蠊缨滴虫主要侵袭人的呼吸系统,以支气管、气管、肺等组织多见,但也有在咽喉、鼻窦、上颌窦及尿液等处发现的报道。

【致病】

　　1. 致病机制　蠊缨滴虫进入支气管腔,黏附在支气管黏膜上,当人体抵抗力下降或支气管及肺部在原有病变的情况下,虫体及分泌物诱导机体发生I型超敏反应,可致支气管黏膜内嗜酸性粒细胞、IgE、分泌型IgA增多。蠊缨滴虫在支气管腔内迅速繁殖,抱团生长,可在支气管内形成黄白色团状物,直径可达1cm,能导致支气管完全或不完全阻塞,并容易合并细菌感染,进一步导致肺脓肿或支气管扩张。

　　2. 临床表现　蠊缨滴虫寄生的部位不同,患者临床表现不同:①寄生在呼吸道,早期可表现为低热,体温在38~39℃内波动,随着病情进展或合并其他病原体感染时,可出现咳嗽、咳痰,痰多为白色黏丝状痰或黄脓痰,可伴有胸闷、胸痛、气促等症状,严重者可发生呼吸困难或哮喘。听诊肺部呼吸音粗,部分感染者可闻及大量湿性啰音或细湿啰音,有的还可出现哮鸣音,严重时双肺满布哮鸣音。②寄生在上颌窦,表现为上颌窦持续性钝痛,寄生侧鼻面部肿胀、麻木并伴有疼痛,无明显鼻塞、流涕等症状。查体可见鼻黏膜慢性充血,鼻道内可见黄白色脓性分泌物。窦腔内充满暗褐色干酪物。

　　3. 机会性致病　已报道的病例中,以抵抗力较低的中老年患者占大多数,发病急、病程长,常合并细菌、病毒或真菌感染。另外,长期使用抗生素致菌群失调、使用免疫抑制剂和进行肾、肝等器官移植的人,有肺部感染蠊缨滴虫的报道,因此可能与免疫功能受到严重抑制有关。

【诊断】

　　1. 病原学检查　取痰液、咽拭子,或用支气管镜取可疑组织和分泌物,或用支气管肺泡灌洗液,进行生理盐水湿涂片或经染色(瑞特或姬姆萨染色)后,在显微镜下找到蠊缨滴虫是确诊依据。也有报道从咽部分泌物、尿液和上颌窦手术中取出该虫的报道。应注意与支气管纤毛上皮细胞相鉴别。

　　2. 辅助检查

　　(1) 支气管镜检查:镜下可见黏膜炎性改变,支气管口狭窄或阻塞,周围黏膜粗糙不平,黏膜充血水肿,在支气管腔有时可见成团的黏性分泌物,取材后镜检可见蠊缨滴虫。

蠊缨滴虫?
纤毛上皮细胞?

　　(2) 影像学检查:多数患者X线及CT检查显示肺部支气管影增粗及肺泡液渗出,肺纹理增强,有散在大小不等斑片状影,边缘模糊,肺门密度增高,表现为肺炎或间质性肺炎样改变。

　　(3) 血常规检查:多数患者外周血白细胞总数升高,约1/3的病例出现嗜酸性粒细胞增多。

【流行】

　　蠊缨滴虫的分布和感染与蜚蠊、白蚁宿主广泛分布、人与动物之间密切接触等因素有关。据美国调查,德国小蠊的蠊缨滴虫感染率高达47.62%。我国大部分地区适宜蜚蠊、白蚁孳生,尤其南方地区温暖潮湿,四季都适宜蜚蠊和白蚁生长繁殖,很容易造成蠊缨滴虫传播和流行。目前国内发现的病例主要分布于江苏、广东、浙江和上海等地。

【防治】

　　确诊为蠊缨滴虫感染的患者治疗药物有甲硝唑或替硝唑静脉滴注,或磺胺甲噁唑口服,可以有效除虫;同时应注意辅助抗生素治疗,以防治其他病原体并发感染。

　　本病的传播途径是虫体随白蚁或蜚蠊的分泌物、排泄物排出,包囊污染食物、衣物、用品传播,或通过飞沫及空气灰尘经咽部吸入人体呼吸道感染,目前未见人与人之间传染的报道。注意饮食、饮水卫生和消灭蜚蠊、白蚁是预防本病的重要措施。

（石　磊）

第二十章
消化道孢子虫

孢子虫(*Sporozoa*)均营寄生生活,具有细胞内寄生阶段,生活史复杂,多数有无性生殖和有性生殖的交替现象,通常以裂体增殖、配子生殖和孢子增殖等方式进行生殖,不同的生殖方式可在同一宿主或分别在两个宿主体内完成。

消化道孢子虫是指主要寄居于宿主肠壁细胞内的孢子虫,包括隐孢子虫、等孢球虫和人肠肉孢子虫等,多经口感染人体,主要引起消化道症状。

第一节　隐　孢　子　虫

隐孢子虫(*Cryptosporidium* Tyzzer,1907)广泛存在于多种脊椎动物体内。目前已知的隐孢子虫有 40 余种,对人有致病性的主要有微小隐孢子虫(*C. parvum*)和人隐孢子虫(*C. hominis*)。该虫是机会性致病原虫,可引起以腹泻为主要临床表现的隐孢子虫病(cryptosporidiosis)。隐孢子虫病自 1976 年美国报道首例以来,随着对隐孢子虫病认识的提高和检测技术的发展,发现的病例数日益增多。

隐孢子虫虫种

【形态】

卵囊(oocyst)呈圆形或椭圆形,大小因种而异,直径为 3.3～8.4 μm,成熟卵囊内含有 4 个裸露的月牙形子孢子和由颗粒物与空泡组成的一团残留体(residual body,图 20-1)。粪便中未经染色的卵囊很难识别;经姬姆萨染色后,胞质呈蓝色,可见数个致密的红色颗粒;用改良抗酸法染色后,卵囊被染成玫瑰红色,背景染为蓝绿色,因观察角度不同,囊内子孢子呈不规则排列,残留体呈暗黑色或棕色的颗粒状。

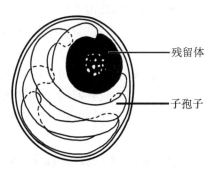

残留体

子孢子

图 20-1　隐孢子虫卵囊

【生活史】

隐孢子虫的生活史简单,完成整个生活史只需要 1 个宿主。生活史包括裂体增殖、配子生殖及孢子增殖 3 个阶段,历经滋养体、裂殖体、配子体、合子和卵囊 5 个发育时期。发育各期均在宿主肠上皮细胞内进行。

随宿主粪便排出的成熟卵囊为隐孢子虫的唯一感染阶段。人、牛及其他易感动物吞食成熟卵囊后,在消化液的作用下,囊内的 4 个子孢子在小肠脱囊而出,先附着于肠上皮细胞,再侵入细胞,在胞膜下与胞质之间形成纳虫空泡,在纳虫空泡内行裂体增殖,先发育为滋养体,经 3 次核分裂发育为 I 型裂殖体。成熟的 I 型裂殖体含 8 个裂殖子。裂殖子被释放后,又侵入其他上皮细胞,一部分重复上述裂体增殖,再次形成 I 型裂殖体,另一部分发育为第二代滋养体,第二代滋养体经 2 次核分裂发育为 II 型裂殖体。成熟的 II 型裂殖体内含 4 个裂殖子,这种裂殖子释出后侵入肠上皮发育为雌配子体、雄配子体,进入有性生殖阶段。雌配子体发育为雌配子,雄配子体可产生 16 个雄配子,雌雄配子结合形成合子,合子发育成卵囊,开始孢子增殖阶段。卵囊有薄壁(约占 20%)和厚壁(约占 80%)两种类型。薄壁卵囊仅有一层单位膜,其内的子孢子逸出后直接侵入宿主肠上皮细胞,继续进行裂体增殖,从而导致宿主自身体内重复感染；厚壁卵囊有两层囊壁，具有抵抗性，在宿主肠上皮细胞或肠腔内经孢子化形成含有 4 个子孢子的成熟卵囊后，随宿主粪便排出体外，即具感染性。完成整个生活史需5～11 日(图 20-2)。用人源卵囊感染 BALB/c 小鼠，感染后 10～11 日粪便检查找到卵囊。

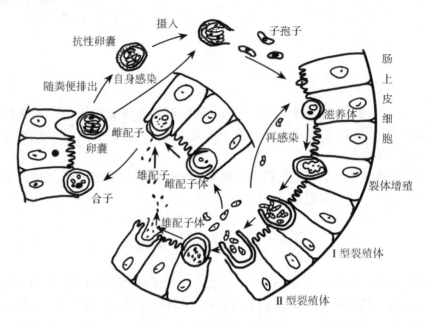

图 20-2　隐孢子虫生活史

【致病】

侵入人体的隐孢子虫主要寄居于小肠上皮细胞的刷状缘纳虫空泡内。空肠近端为感染虫体数量最多的部位，严重者可扩散到整个消化道，也可寄生在呼吸道、肺、扁桃体、胰、胆囊和胆管等器官。

本虫寄生于肠黏膜，感染轻者肠黏膜的变化不明显；感染重者小肠绒毛表面可出现凹陷，或呈火山口状，肠绒毛萎缩，变短变粗，或融合、移位和脱落，上皮细胞出现老化和脱落速度加快现象，固有层多形核白细胞、淋巴细胞和浆细胞浸润；因破坏了小肠正常生理功能，因此导致消化吸收障碍和腹泻。但隐孢子虫的致病机制尚未完全阐明，很可能由多因素引起，如肠黏膜表面积的缩小、多种黏膜酶的减少等。

患者临床症状的严重程度和病程长短与宿主的免疫功能和营养状况有关。免疫功能正常者感染隐孢子虫后症状一般较轻，潜伏期为 3～8 日，常表现为自限性腹泻，粪便呈水样或糊状，量大，一般无脓血，日排便 2～20 余次，可伴有腹部痉挛性疼痛、恶心、食欲减退或厌食、口渴、发热和全身不适等症状。病程一般持续 1～2 周，症状便逐渐减轻或消退。病程在 1 个月或以上者比较少见。少数患者迁延 1～2 个月或转为慢性反复发作。临床症状平稳后，患者粪便内卵囊的排出仍可持续数周。营养不良者、恶性肿瘤或艾滋病患者等免疫功能异常者感染本虫后，通常症状明显且病情重，以持续性霍乱样水泻最为常见，一日数次至数十次，粪便量每日 5～10 L，每日最多可达 17 L。常伴剧烈腹痛，水、电解质紊乱和酸中毒。病程可迁延数月至 1 年。也有患者同时并发肠外器官寄生，如呼吸道和胆道感染等，其病情更为严重复杂。隐孢子虫感染常为艾滋病患者并发腹泻而死亡的原因之一。目前国外已把检查隐孢子虫列为艾滋病患者的一项常规检查项目。

【诊断】

1. 病原学诊断　粪便内检获隐孢子虫卵囊即可确诊。有时呕吐物和痰也可作为受检标本。

检查方法多用粪便直接涂片染色法。检查时，取患者新鲜粪便(水样或糊状便为好)或经 10% 福尔马林固定保存(4℃ 1个月内)的含卵囊粪便,经自然沉淀后用吸管尽可能取底部粪便,于载玻片上涂成粪膜。未染色的卵囊无色透明,且易与标本中的非特异性颗粒相混淆,故需采用染色方法进行确诊。具体方法如下。

(1)金胺-酚染色法(auramine-phenol staining):新鲜或甲醛固定后的标本均可用此法,经染色的卵囊,须用荧光显微镜观察。低倍镜下,卵囊为圆形小亮点,呈现乳白色荧光,周边光滑,虫体数量多时可遍布整个视野。高倍镜下,卵囊呈乳白或略带绿色,壁薄,多数卵囊周围深染,中央淡染,似环状。本法简便、敏感,适用于批量标本的过筛检查。但有些标本可出现非特异的荧光颗粒,应注意鉴别。

(2)改良抗酸染色法(modified acid-fast staining):染色后,光学显微镜下观察,卵囊为玫瑰红色,圆形或椭圆形,壁薄,可见内部有1~4个不规则排列的月牙形子孢子,有时可见暗黑色或棕色的块状残留体。标本的背景呈蓝绿色。本法缺点为经染色后,标本中存在的非特异性红色抗酸颗粒易与卵囊相混淆,难以鉴别。

(3)金胺-酚改良抗酸染色法(auramine-phenol modified acid-fast staining):本法先用金胺酚染色后,再用改良抗酸染色法复染。用本法可克服改良抗酸染色法的缺点。用光学显微镜观察,卵囊同抗酸染色所见,但非特异性颗粒被染成蓝黑色,颜色与卵囊不同,有利于卵囊的检查,大大提高检出率和准确性,是目前检查隐孢子虫卵囊的最佳方法。

另外,要与环孢子虫(*Cyclospora cayetanensis*)及微孢子虫(*Microsporidium*)相鉴别。

2. 免疫学诊断

(1)粪便标本的免疫诊断:均需采用与卵囊具有高亲和力的单克隆抗体。常用方法有间接荧光抗体试验(indirect fluorescent antibody test,IFAT)和酶联免疫吸附试验(enzyme-linked immuno-sorbent assay,ELISA)。在IFAT的检测中,卵囊在荧光显微镜下呈明亮黄绿色荧光。该法特异性强、敏感性高,适用于对轻度感染者的诊断和流行病学调查。采用ELISA技术检测粪便中的卵囊抗原,不需要使用显微镜,敏感性高、特异性强。流式细胞计数法可用于卵囊计数,以考核疗效。

(2)血清标本的免疫诊断:常采用IFAT、ELISA和酶联免疫印迹试验(IBT),特异性强、敏感性高,可用于隐孢子虫病的辅助诊断和流行病学调查。

3. 分子生物学诊断 采用PCR和DNA探针技术检测隐孢子虫特异DNA,具有敏感性高、特异性强的特点。在PCR技术中,主要的靶基因为卵囊的膜蛋白基因、hsp基因、SSUrRNA基因。但各基因的PCR敏感性随虫株、分离的方法、卵囊的数量、DNA片段的不同而有差异。在PCR中使用相应的引物,可扩增出隐孢子虫DNA特异片段,其敏感性可达0.1 pg水平,相当于粪便中含有5个卵囊就可以检测。

【流行】

1. 流行概况 目前隐孢子虫呈世界性分布,已遍及南极洲之外的6大洲的90多个国家,在寄生虫性腹泻中占首位。国内外各地区腹泻患者中隐孢子虫检出率不等,最低者为0.6%,最高者可达69.6%。国内自1987年韩范等首次报道南京2例人体隐孢子虫感染后,随后安徽、内蒙古、福建、山东和香港地区等29个省、市、区相继也有报道。

隐孢子虫腹泻暴发流行时有发生,多发生于与患者或病牛接触后的人群,或幼儿园和托儿所等集体单位。一般认为隐孢子虫病多发生在2岁以下的婴幼儿,男女婴间无明显差异。艾滋病、器官移植患者等免疫缺陷或免疫抑制患者的发病率显著高于正常人群,其中同性恋并发艾滋病患者近半数感染隐孢子虫。旅游者多于非旅游者。农村较城市多,沿海港口城市较内地多,经济落后、卫生状况差的地区较发达地区多,畜牧地区较非畜牧地区多。

2. 流行环节

(1)传染源:感染隐孢子虫的人和动物都是传染源。隐孢子虫病患者、无临床症状的卵囊携带者的粪便和呕吐物中均含有大量具有感染力的卵囊,是主要的传染源。隐孢子虫宿主广泛,牛、羊、犬、猫等均可作为该虫的保虫宿主,它们排出的卵囊对人也有感染力。新生小牛、小山羊最易感染,也是重要的传染源。

(2) 传播途径:本虫主要经"粪-口"方式传播。人与动物可以相互传播,人际的相互接触是人体隐孢子虫病最重要的传播途径。人际传播可发生于直接或间接与粪便接触,食用被隐孢子虫卵囊污染的食物或水是主要感染方式。其中水源污染是造成隐孢子虫病在人群中暴发流行的主要原因。不良卫生条件、与动物接触、群居、饮水条件差、年幼、家庭性腹泻等都是隐孢子虫感染的危险因素。在中低收入国家,不良卫生条件是感染的主要原因;在工业化国家,游泳、与腹泻患者或动物接触、国际旅游等是感染的主要原因。此外,同性恋者之间的肛交也可导致隐孢子虫传播,痰中有卵囊者可通过飞沫传播。

(3) 易感人群:人对隐孢子虫普遍易感。婴幼儿、艾滋病患者、接受免疫抑制剂治疗的患者,以及其他先天或后天免疫功能低下者更易感染隐孢子虫。大量使用多种抗生素者、患水痘、麻疹和经常上呼吸道感染者均易感染隐孢子虫。

【防治】

预防人体隐孢子虫病应防止患者、病畜及带虫者的粪便污染食物和水,加强粪便管理和注意个人卫生,保护免疫功能缺陷或低下的人,增强其免疫力,避免与患者、病畜接触。凡接触患者、病畜者,应及时洗手消毒。医疗卫生单位应注意防止医源性传播。因卵囊对外界的抵抗力强,只要卵囊的双层厚壁保持完整,常用的消毒剂不能将其杀死,而且能在阴冷潮湿环境中生存数月。饮用水的常规氯化消毒对卵囊仅有很小甚至根本没有作用。卵囊干燥 1～4 日可失去活力,65 ℃以上灭活 30 分钟也可将其杀死。10%福尔马林和 5%氨水或工业用漂白粉也可将卵囊杀灭。因此,除增强免疫功能外,提倡饮开水是防止感染的一项重要措施。饮用牛奶也要彻底消毒。

隐孢子虫病治疗至今尚无特效药物。一般对免疫功能正常患者,应用对症和支持疗法,纠正因严重腹泻而导致的水、电解质紊乱可取得良好的效果。对免疫功能受损者,恢复其免疫功能、及时停用免疫抑制剂药物则是主要措施。针对隐孢子虫的特异治疗也尤其重要,但目前尚无有效的抗病原的药物。目前用螺旋霉素、巴龙霉素、阿奇霉素、红霉素等治疗。一些生物制剂,如高效价免疫牛初乳(hyperimmune bovine colostrum,HBC)、透析白细胞提取液(dialyzable leukocyte extract,DLE)、牛转移因子(bovine transfer factor,BTF)治疗也有一定疗效。国内用大蒜素(大蒜新素,allimin)胶囊治疗也有一定效果。

第二节　贝氏等孢球虫

等孢球虫(*Isospora*)是机会性致病原虫,广泛存在于哺乳类、鸟类和爬行类动物的肠道内。贝氏等孢球虫(*Isospora belli* Wenyou,1923)是最主要的感染人体的虫种,寄生于人体肠道内引起等孢球虫病(Isosporiasis),另外,纳塔尔等孢球虫(*I. natalensis* Elson-Dew,1953)也可感染人体。

【形态】

卵囊呈圆形或长圆形,大小为(20～33)μm×(10～19)μm。囊壁光滑透明,内外两层。内层薄膜状,外层较坚硬而通透性相对较低。新鲜粪便排出的卵囊通常含有 1 个大而圆的细胞,但有时也可有 2 个。成熟卵囊内含有 2 个椭圆形孢子囊(sporocyst),每个孢子囊大小为(9～11)μm×(7～12)μm,含有 4 个半月形的子孢子和一个残留体,无囊塞(图 20-3)。纳塔尔等孢球虫卵囊稍大,形态特点与贝氏等孢球虫相似。

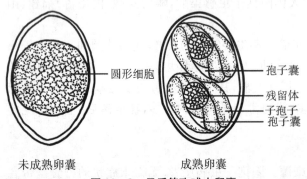

未成熟卵囊　　　　　成熟卵囊

圆形细胞

孢子囊
残留体
子孢子
孢子囊

图 20-3　贝氏等孢球虫卵囊

【生活史】

贝氏等孢球虫完成生活史不需要中间宿主,历经裂体增殖、配子生殖和孢子增殖三个阶段,前两者在宿主小肠上皮细胞内进行,卵囊的孢子形成可在宿主体内或外界进行。人误食被卵囊污染的食物或水后,囊壁在小肠中受消化液作用而破裂,子孢子逸出侵入肠黏膜细胞内发育成为滋养体,经裂体增殖形成裂殖体,裂殖体成熟后可以释出不同数量的裂殖子,然后侵入邻近的上皮细胞继续其裂体增殖过程。大约1周后,部分裂殖子形成雌配子体、雄配子体,继而发育为雌雄配子,两性配子结合形成合子并分泌囊壁发育成卵囊,卵囊落入肠腔随粪便排出体外完成其生活史(图20-4)。纳塔尔等孢球虫病仅在南非发现2例,生活史尚不完全清楚。

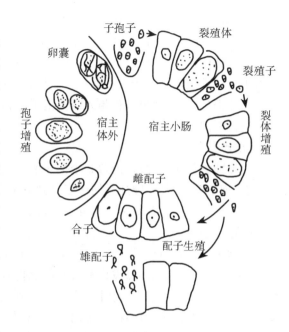

图20-4 贝氏等孢球虫生活史

【致病】

贝氏等孢球虫感染常无症状或具自限性,但也可出现慢性腹泻、腹痛、畏食等症状。有时可引起严重的临床症状,经7~11日的潜伏期后患者可有发热、持续性腹泻及体重减轻等症状,甚至可引起死亡。腹泻每日6~10次,呈水样便或软便。免疫受累的宿主或艾滋病患者可出现持续腹泻伴虚弱、厌食和体重减轻等症状。艾滋病患者可发生肠外感染,有些患者表现进行性呼吸困难和发热,同时伴有吞咽困难、恶心、呕吐、水样便等症状。患者在恢复期中,卵囊可持续排出120日。典型的病理表现有肠绒毛变平、变短、融合、变粗、萎缩,隐窝增生、肥大延长,肠上皮细胞出现增生等。

【诊断】

该病的诊断主要依靠粪便中检查卵囊,常采用直接涂片或浓缩后涂片法,但由于卵囊较小,无色透明,容易漏诊。在感染早期,由于原虫仍处于无性生殖阶段,尽管症状很严重,粪便检查也可呈阴性,只有在有性生殖阶段才可检获卵囊。应用抗酸染色(或改良抗酸染色)可以比较清晰地检出卵囊,囊壁轮廓清晰,囊内孢子囊为红色。必要时应用肠检胶囊法、十二指肠组织活检或内镜检查可以提高检出率。

【流行】

贝氏等孢球虫病呈世界性分布,热带和亚热带地区较常见。自从1915年报道第一例病例以来,人体感染贝氏等孢球虫的报道日益增多。

贝氏等孢球虫被认为是仅能引起人类感染的等孢球虫,而无其他保虫宿主。人体因摄入被成熟卵囊污染的水或食物而感染,亦可通过"粪-口"途径直接感染。等孢球虫病主要见于免疫缺陷人群,尤其在艾滋患者或同性恋男性中发病率较高。在美国艾滋病患者中的发病率为15%,我国也陆续有病例报道,如在广西壮族自治区艾滋病患者中的感染率为6.0%。

【防治】

卵囊对外界的抵抗力十分强,在寒冷或潮湿的环境中可存活数月。预防本病应注意饮水、饮食卫生和阻断"粪-口"途径传播等。甲氧苄啶是最常用的治疗药物,治疗免疫抑制病患者的慢性感染可用磺胺甲噁唑,对磺胺过敏者单用乙胺嘧啶治疗也有效。

第三节 人肠肉孢子虫

肉孢子虫(*Sarcocystis*)种类较多,一般认为,以人为终宿主的肉孢子虫有两种,即人肉孢子虫

人肌肉肉孢子虫

(*S. hominis* Railleita et Lucet，1891)，中间宿主为牛；猪人肉孢子虫(*S. suihominis* Taelros et Laarman，1976)，中间宿主为猪。这两种肉孢子虫均寄生于人的小肠，统称为人肠肉孢子虫，引起人类肉孢子虫病(sarcocystosis)。此外，人也可为中间宿主，在人的肌肉组织内形成肉孢子囊的为人肌肉肉孢子虫。人肌肉肉孢子虫可能存在多种，但现已明确的仅有内氏肉孢子虫(*S. nesbitti*)。因其不寄生在人体消化道，生活史过程与人肠肉孢子虫相似，且人体感染少见，感染者一般无临床症状，在这里就不进行专门介绍。

【形态】

成熟卵囊为长椭圆形，内含 2 个孢子囊，见于终宿主粪便中。因卵囊囊壁薄而脆弱，常在肠内自行破裂，孢子囊即脱出，因此粪便中多见到孢子囊。孢子囊呈椭圆形或卵圆形，囊壁双层而透明，内含 4 个子孢子，大小为(13.6～16.4)μm×(8.3～10.6)μm(图 20-5)。人肉孢子虫的孢子囊较猪人肉孢子虫的孢子囊稍大。

肉孢子囊(sarcocyst)见于中间宿主的肌肉内，呈圆柱形或纺锤形，大小差别很大；长径为 1～5 cm，横径为 0.1～1 cm，囊壁内有许多间隔把囊内缓殖子分隔成簇(图 20-6)。人肉孢子虫和猪人肉孢子虫的肉孢子囊形态基本相同，主要的区别在于其囊壁突起的形态和囊内缓殖子的大小。前者囊壁突起为直立的指状，呈栅栏状排列，缓殖子大小为(11.76±0.05)μm×(4.06±0.06)μm；后者包囊壁突起为浓密的毛发状，倾斜排列，缓殖子大小为 10.46 μm×4.61 μm。在电镜下，缓殖子的超微结构与弓形虫速殖子相似。

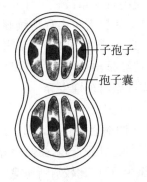

图 20-5　人肉孢子虫成熟卵囊

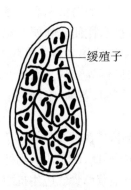

图 20-6　肉孢子囊

【生活史】

人肠肉孢子虫的生活史为双宿主型，终宿主为人和猕猴、黑猩猩等动物，中间宿主为牛或猪等食草类动物。终宿主粪便中的卵囊或其释出孢子囊被中间宿主吞食后，孢子囊内的子孢子在小肠内逸出，穿过肠壁进入血液，在多数器官的血管壁内皮细胞中进行一代或几代的裂体增殖，产生的裂殖子进入肌肉组织中发育为肉孢子囊。肉孢子囊内滋养母细胞(或称母细胞)增殖生成缓殖子。肉孢子囊多见于骨骼肌及心肌。一旦中间宿主肌肉中的肉孢子囊被终缩主(包括人)吞食后，囊壁被蛋白水解酶破坏，缓殖子释出并侵入小肠黏膜固有层，无需经过裂体增殖就直接形成配子，雌雄配子结合形成合子，最终形成卵囊，逐渐发育成熟(图 20-7)。肉孢子囊破裂时，缓殖子可循血流到达肠壁，并进入肠腔随粪便排出体外，也可见于鼻涕或其他分泌物中。因此，肉孢子虫也可由缓殖子通过粪便或分泌物途径而传播。

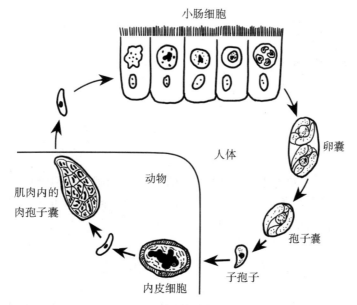

图 20-7 肉孢子虫生活史

【致病与诊断】

人主要通过食入牛、猪等中间宿主肌肉中的肉孢子囊而感染人肠肉孢子虫,囊内的缓殖子侵入肠壁细胞而致病,可出现间歇性腹痛、腹胀、腹鸣、腹泻、食欲缺乏、恶心、呕吐等非特异性的消化道症状。感染猪人肉孢子虫后除了上述症状外还可出现血性腹泻。

目前诊断本病的方法常用直接涂片法、蔗糖浮聚法或硫酸锌浮聚法查孢子囊或卵囊,镜下以含4 个子孢子的孢子囊多见。注意与等孢球虫的卵囊及弓形虫的卵囊相区别。

【流行与防治】

肉孢子虫病为人兽共患寄生虫病,呈世界性分布,主要对畜牧业造成危害。本虫最早于 1882 年在猪肉中发现,到 20 世纪初才被确认为常见于牛、羊、马和猪等动物的寄生虫,人体感染比较少见。人肠肉孢子虫在我国分布于云南、广西和西藏,亚洲地区除我国外,泰国、印度也有流行。

本病以预防为主,注意不食未煮熟的肉类,切生、熟肉的砧板要分开,加强猪、牛等动物的饲养管理,加强肉类卫生检疫。目前治疗尚无特效药物,对患者可试用磺胺嘧啶、复方新诺明、吡喹酮等治疗。

(向 征)

第二十一章
脉管与组织孢子虫

脉管与组织孢子虫是指主要寄生在人体脉管与多种组织细胞内的孢子虫,包括疟原虫、刚地弓形虫、微孢子虫、巴贝虫等,对人体危害较严重。其生活史多种多样,疟原虫和巴贝虫为虫媒传播型,刚地弓形虫为循环传播型,微孢子虫为人际传播型。

第一节 疟 原 虫

疟原虫属真球虫目(Eucoccidiorida)、疟原虫科(Plasmodiidae)、疟原虫属(*Plasmodium*),种类繁多。至今已知有 200 余种,多数虫种寄生于人及多种哺乳动物,少数寄生于鸟类和爬行类动物。疟原虫有严格的宿主选择性,仅极少数的种类可寄生在亲缘相近的宿主。寄生于人体的疟原虫主要有 4 种,即间日疟原虫[*Plasmodium vivax*(Grassi and Feletti, 1890)Labb'e, 1899]、恶性疟原虫[*Plasmodium falciparum*(Welch, 1897)Schaudinn, 1902]、三日疟原虫[*Plasmodium malariae*(Laveran, 1881)Grassi and Feletti, 1890]和卵形疟原虫[*Plasmodium Ovale*(Graig, 1900)Stephens, 1922],分别引起间日疟疾、恶性疟疾、三日疟疾和卵形疟疾。间日疟原虫、恶性疟原虫和卵形疟原虫均专性寄生人体,三日疟原虫可感染人及非洲的猿类。此外,以猴类为宿主的诺氏疟原虫(*Plasmodium knowlesi*),近年来在东南亚地区感染人类的病例报道不断增加,被列为是第五种能感染人体的疟原虫。我国疟疾流行期间,以间日疟原虫和恶性疟原虫为主,三日疟原虫少见,卵形疟原虫罕见。

我国学者屠呦呦

疟原虫寄生于人体引起的疟疾(malaria)是人类的一种古老疾病,在我国已有 3000 多年历史。古代的中外医学家均认为疟疾与恶浊的空气有关,我国称为"瘴气"。直到 17 世纪,意大利学者正式用 malaria(疟疾)一词命名,该词由 mala(不良)与 aria(空气)组合而成,与"瘴气"之意相近。19 世纪末期,人类对疟疾病因的认识才有了根本性的突破。1880 年,法国学者 Laveran 在恶性疟疾患者血液中发现了疟原虫,从而证实了疟疾的病原体是疟原虫。这是疟疾研究史上重要的里程碑。1897 年,驻扎印度的英国军医 Ross 证实了按蚊是疟疾的传播媒介,阐明了疟原虫在按蚊体内的发育过程及通过蚊叮咬进行传播。由于 Laveran 和 Ross 各自对人类疟疾研究的杰出贡献,他们分别获得了诺贝尔生理学或医学奖。20 世纪中叶,恶性疟原虫、间日疟原虫、卵形疟原虫和三日疟原虫在人体肝细胞内的发育相继被证实。1977 年,Lysenko 等发现间日疟原虫的子孢子进入肝细胞后发育速度不同,提出子孢子休眠学说。Krofoski 等(1980、1982、1986)也证实了在感染猴疟原虫和间日疟原虫的灵长类动物肝细胞内存在休眠子。至此,科学家们经过了一个世纪漫长的探索,才基本阐明了人体疟原虫的生活史。20 世纪六七十年代,中国科学家屠呦呦团队经过艰苦卓绝的努力,先驱性地发现了青蒿素,开创了疟疾治疗新方法,使疟疾患者的死亡率显著降低,全球数亿人因这种"中国神药"而受益。在 2015 年,屠呦呦因此获得了诺贝尔生理学或医学奖,这是中国医学界迄今为止获得的最高奖项。目前,以青蒿素为基础的复方药物已经成为疟疾的标准治疗药物,世界卫生组织将青蒿素和相关药剂列入其基本药品目录。

目前,疟疾流行于世界 80 多个国家和地区,严重威胁着全人类的健康和生命,同时影响和制约着社会经济的发展。因此,WHO 将疟疾列为要在全球重点防治的热带病之首。进入 20 世纪后,科学家们在研究疟疾防治措施方面,集中开展了大量的工作。但由于全球气候变暖、疟原虫和蚊虫抗药性扩散、输入性疟疾增多等原因,使全球疟疾防治工作更加复杂和困难。加之全球疟疾流行有回升趋势,今后的疟疾防治工作仍任重道远。

【形态】

疟原虫的形态包括在人体肝细胞、红细胞内和在按蚊体内的各期形态。

疟原虫的基本结构包括胞膜、胞质和胞核,以及其消化分解血红蛋白后的代谢产物——疟色素(malarial pigment)。用瑞特或姬姆萨染色后,寄生在红细胞内的疟原虫胞质为天蓝色或深蓝色,胞核呈紫红色,疟色素呈棕黄色、棕褐色或黑褐色。人体5种疟原虫的基本结构相同,但各期形态又有差异,可资鉴别虫种。此外,被疟原虫寄生的红细胞在形态上也可能出现变化,红细胞形态有无变化及变化的特点也有助于鉴别疟原虫的种类。如被间日疟原虫和卵形疟原虫寄生的红细胞可以胀大、变形、褪色,常有明显的鲜红色薛氏小点(Schuffner's dots);而被恶性疟原虫寄生的红细胞大小正常或略小,细胞上有粗大的紫红色茂氏点(Maurer's dots);被三日疟原虫寄生的红细胞上可有齐氏点(Ziemann's dots)。

1. 红细胞内发育各期的形态 疟原虫在红细胞内按发育先后顺序一般分为3个发育期6种形态,即滋养体期(小滋养体、大滋养体)、裂殖体期(未成熟裂殖体、成熟裂殖体)、配子体期(雌配子体、雄配子体)。

(1)滋养体(trophozoite):是疟原虫在红细胞内最早出现的摄食、生长和发育阶段。按发育先后,又分为小滋养体和大滋养体两种。小滋养(早期滋养体)呈环状,故又称环状体(ring form),胞质少,中间有空泡,核小,位于环的周缘;随着虫体逐渐长大,胞质增多,变得不规则,有伪足伸出或有大空泡形成,胞质中开始出现疟色素,胞核一个,圆形。被寄生的红细胞形态发生相应的变化,此时称为大滋养体(或晚期滋养体,书末彩图Ⅰ)。

彩图
间日疟原
虫红内期形态

(2)裂殖体(schizont):大滋养体发育成熟,虫体变圆,胞质进一步增多,空泡消失,核开始分裂为两个或以上,称为未成熟裂殖体(immature schizont)(或早期裂殖体)。之后核继续分裂达到一定数目,胞质随之分裂,每一个核都被已分裂的部分胞质包裹,形成一定数目的裂殖子(merozoite),疟色素集中成团,含有裂殖子的虫体称为成熟裂殖体(mature schizont)。4种主要疟原虫成熟裂殖体内所含裂殖子数量和排列形式不同(书末彩图Ⅰ)。成熟裂殖体最终可胀破红细胞,其内的裂殖子可释放到红细胞外。裂殖子常呈卵圆形,大小随虫种不同而略有差别,平均长1.5 μm,宽1 μm。顶端有一形似截圆锥形突起的顶突(apical prominence)。虫体内有1个细胞核和一些细胞器,体外被以细胞膜复合膜。在光镜下常难以观察到。

(3)配子体(gametocyte):经过数次裂体增殖后,疟原虫部分裂殖子侵入红细胞中发育,核增大而不再分裂,胞质增多而无伪足,可发育为圆形、卵圆形或新月形的个体,称为配子体。配子体有雌、雄(或大、小)之分:雌(大)配子体虫体较大,胞质致密,核致密而偏向虫体的一侧或居中,疟色素多而粗大;雄(小)配子体虫体较小,胞质稀薄,核疏松,常位于虫体中央,疟色素少而细(书末彩图Ⅰ)。

人体5种疟原虫的形态特征见表21-1和书末彩图Ⅰ。

表21-1 5种疟原虫红内期形态鉴别要点(吉姆萨染色)

种类	被寄生的红细胞变化	滋养体		裂殖体		配子体	
		早期(环状体)	晚期(大滋养体)	未成熟	成熟	雌	雄
间日疟原虫	除小滋养体外,其余各期均胀大,褪色,常呈长圆形或多边形;大滋养体期开始出现鲜红色的薛氏点	环大,约为红细胞直径的1/3;核常1个,偶有2个,胞质淡蓝色;红细胞内多只含1个原虫,偶有2个	虫体渐大,形状不规则,有伪足伸出,空泡明显;疟色素棕黄色,小杆状,分散在胞质中	核开始分裂,核愈多则虫体渐呈圆形,空泡消失;疟色素开始集中	虫体占满胀大的红细胞,含12～24个裂殖子,通常为16～18个,排列不规则;疟色素集中成团	圆形或卵圆形,虫体占满了胀大的红细胞,胞质深蓝色,核小致密,深红色,偏于一侧;疟色素分散	圆形,略大于正常红细胞,胞质淡蓝色而偏红,核大,疏松,淡红色,常位于中央;疟色素分散,颗粒状

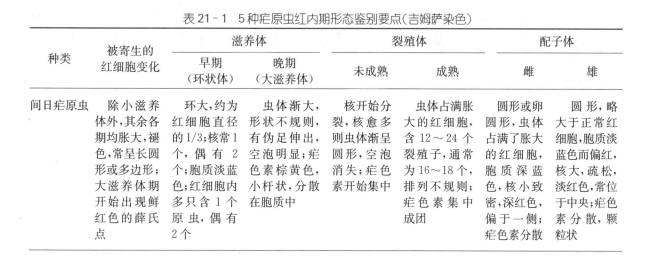

续　表

种类	被寄生的红细胞变化	滋养体		裂殖体		配子体	
		早期（环状体）	晚期（大滋养体）	未成熟	成熟	雌	雄
恶性疟原虫	大小正常或稍缩小,紫蓝色,边缘常皱缩;常有几颗粗大紫红色的茂氏点	环纤细,约为红细胞直径的1/5;核1～2个;红细胞内可含2个以上原虫,虫体常位于红细胞的边缘	体小;胞质深蓝色;空泡不明显;疟色素集中一团,黑褐色;原虫一般不出现在外周血,主要集中在内脏毛细血管	核分裂成多个;疟色素黑褐,集中。在外周血不易见到	含8～36个裂殖子,通常18～24个,排列不规则;疟色素集中成一团。在外周血不易见到	新月形,两端较尖,胞质深蓝色;核致密,深红色,位于中央;疟色素黑褐色,分布于核周	腊肠形,两端钝圆,胞质淡蓝色而偏红,核疏松,淡红色,位于中央;疟色素黄棕色,小杆状,分布在核周围
三日疟原虫	大小正常,有时缩小,颜色无变化;偶可见齐氏点	环较粗壮,约为红细胞直径的1/3;核1个;胞质深蓝色;红细胞内多含有1个原虫	体小,呈圆形或宽带状,空泡小或无;亦可呈大环状,有1个大空泡,核1个;疟色素棕黑色,颗粒状,常分布于虫体的边缘	虫体呈圆形或宽带状,空泡消失;核分裂成多个,疟色素集中较迟	虫体占满整个红细胞,含6～12个裂殖子,通常8个,排成一环;疟色素多集中在中央	圆形,如正常红细胞大,胞质深蓝色,核致密,深红色,偏于一侧;疟色素多而分散	圆形,略小于正常红细胞,胞质淡蓝色,核疏松,淡红色,位于中央;疟色素分散
卵形疟原虫	略胀大,褪色,部分红细胞变长,边缘锯齿状;薛氏点在环状体期即出现,且较间日疟原虫粗大	与三日疟原虫相似	虫体呈圆形,似三日疟原虫,但较大;疟色素似间日疟原虫但粗大、较少	虫体呈圆形或卵圆形,空泡消失;核分裂成多个;疟色素集中较迟	含6～14个裂殖子,通常8个;疟色素集中在中央或一侧	虫体似三日疟原虫,疟色素似间日疟原虫	虫体似三日疟原虫,疟色素似间日疟原虫
诺氏疟原虫	似三日疟原虫	似恶性疟原虫,但环稍大、稍粗,为红细胞直径的1/5～1/4	似三日疟原虫	似三日疟原虫	似三日疟原虫,但裂殖子可多至16个	似间日疟原虫,疟色素呈黑色颗粒状	似间日疟原虫,疟色素呈黑色颗粒状

2. 子孢子(sporozoite)　在雌性按蚊唾液腺内的子孢子是疟原虫对人的感染阶段。子孢子形状细长,长约 11 μm,直径 1 μm,常弯曲呈 C 形或 S 形,前端稍细,顶端较平,后端钝圆,体表光滑。子孢子内的细胞器基本上与裂殖子相似。细胞核 1 个,长形。

【生活史】

寄生于人体的 5 种疟原虫生活史基本相同,需要人和按蚊两种宿主。在人体内,疟原虫先后在肝细胞和红细胞内进行裂体增殖,并可在红细胞内形成雌雄配子体。在雌性按蚊体内,先后进行配子生殖和孢子增殖(图 21-1)。

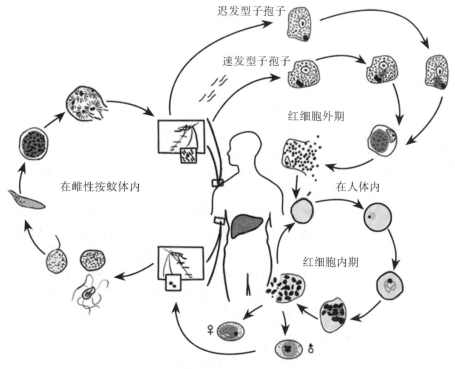

迟发型子孢子

速发型子孢子

红细胞外期

在雌性按蚊体内

在人体内

红细胞内期

♀

♂

图 21 - 1 疟原虫生活史

1. **在人体内的发育** 分为红细胞外期(在肝细胞内发育)和红细胞内期(在红细胞内发育)两个时期。

(1) 红细胞外期(exo-erythrocytic stage,简称红外期):疟原虫的子孢子是对人体的感染阶段。当唾液腺中带有成熟子孢子(sporozoite)的雌性按蚊刺吸人血时,子孢子即随唾液进入人体。约经 30 分钟后,子孢子即从外周血液中消失而随血流侵入肝细胞,摄取肝细胞内的营养进行发育并裂体增殖,形成红细胞外期裂殖体。成熟的红外期裂殖体内含有数以万计的裂殖子。裂殖子胀破肝细胞后释出,一部分裂殖子被巨噬细胞吞噬,其余部分侵入红细胞,开始红细胞内期的发育。间日疟原虫完成红细胞外期发育所需时间约 8 日,恶性疟原虫约 6 日,三日疟原虫为 11～12 日,卵形疟原虫为 9 日。

目前学者们认为,间日疟原虫的子孢子具有遗传学上不同的两种类型,即速发型子孢子(tachysporozoites,TS)和迟发型子孢子(bradysporozoites,BS)。速发型子孢子进入肝细胞后,很快完成红外期的裂体增殖过程;而迟发型子孢子视虫株的不同,需经过一段或长或短(数月至年余)的休眠期后,才能进行红外期的裂体增殖,此种子孢子被称为休眠子(hypnozoite)。卵形疟原虫的子孢子遗传类型同间日疟原虫,而恶性疟原虫、三日疟原虫和诺氏疟原虫无休眠子。

(2) 红细胞内期(erythrocytic stage,简称红内期):

1) 裂体增殖:从肝细胞释放出来的红外期裂殖子,进入血液后很快侵入红细胞,发育成环状体。环状体摄取并消化红细胞的血红蛋白,产生的氨基酸被虫体利用,发育为大滋养体、未成熟裂殖体,间日疟原虫最后形成含有 12～24 个裂殖子的成熟裂殖体。红内期的成熟裂殖体胀破红细胞后,裂殖子释出,一部分被巨噬细胞吞噬,其余再侵入其他正常红细胞,重复红细胞内期的裂体增殖过程。完成一代红细胞内期裂体增殖所需要的时间称为红内期裂体增殖周期。间日疟原虫完成一次红内期裂体增殖周期约需 48 小时,恶性疟原虫需 36～48 小时,三日疟原虫为 72 小时,卵形疟原虫为 48 小时。恶性疟原虫的环状体在外周血液中经十几个小时的发育后,逐渐隐匿于深部毛细血管内,在内脏和皮下脂肪的毛细血管中继续发育成大滋养体和裂殖体,故这两个时期在外周血液中一般不易见到。

2) 配子体形成:红内期疟原虫经过几代裂体增殖后,部分裂殖子侵入红细胞后不再进行裂体增殖,而是发育为雌配子体、雄配子体。恶性疟原虫的配子体主要在肝、脾、骨髓等器官的血窦或微血管里发育,成熟后才出现于外周血液中,在无性体出现后7~10日才见于外周血液中。间日疟原虫、三日疟原虫和卵形疟原虫配子体出现于外周血液中的时间分别为其无性体出现后2~3日、10~14日和5~6日。配子体在人体内可存活30~60日,其继续发育需在按蚊胃中进行。

不同疟原虫进行红内期发育时,对红细胞的选择性有所不同。间日疟原虫和卵形疟原虫主要寄生于网织红细胞,恶性疟原虫可寄生于各发育期的红细胞,三日疟原虫多寄生于较衰老的红细胞。

人体红细胞内配子体的形成,为疟原虫进一步在按蚊体内的发育奠定了基础。

2. 在按蚊体内的发育 包括在按蚊胃腔内进行的有性生殖——配子生殖(gametogony)和在按蚊胃壁进行的无性生殖——孢子增殖(sporogony)两个阶段。

(1) 配子生殖:当雌性按蚊刺吸患者或带虫者血液时,在红细胞内发育的各期疟原虫均随血液进入按蚊胃,各期无性体阶段的原虫均被消化,仅有雌配子体、雄配子体能在按蚊胃内存活下来并继续发育。在按蚊胃腔内,雌配子体(macrogametocyte)发育为雌配子(female gamete);雄配子体(microgametocyte)核先分裂为4~8块,胞质也向外伸出4~8条细丝,然后,每一小块核进入一条细丝中,形成雄配子(male gamete)。细长的雄配子在按蚊胃腔中游动,钻进雌配子内,受精后形成合子(zygote)。之后,合子变长,能活动,成为动合子(ookinete)。动合子穿过按蚊胃壁上皮细胞或其间隙,在胃壁弹性纤维膜下形成圆球形的卵囊(oocyst)。

(2) 孢子增殖:卵囊逐渐长大,向胃壁外突出。囊内的核和胞质反复分裂进行孢子增殖。从成孢子细胞(sporoblast)表面芽生子孢子,形成数以万计的子孢子(sporozoite)。子孢子随卵囊破裂释出或由囊壁上的微孔钻出,经血淋巴集中于按蚊的唾液腺,发育为成熟子孢子。当唾液腺中含有子孢子的按蚊再次刺吸人血时,子孢子即可随唾液进入人体,又开始在人体内的发育(图21-1)。在最适条件下,疟原虫在按蚊体内发育至成熟子孢子所需时间:间日疟原虫为9~10日,恶性疟原虫为10~12日,三日疟原虫为25~28日,卵形疟原虫约为16日。

【致病】

疟原虫的主要致病时期是其生活史中的红细胞内期裂体增殖期。其对人致病力的强弱与侵入的虫种、虫株、虫体数量,以及人体免疫状态、是否服过抗疟药等多种因素有关。红细胞外期疟原虫虽对肝细胞有损害,但常无明显临床症状。在疟疾发作期,感染者出现周期性寒战、发热和出汗退热;发作数次后,可出现贫血及脾大;严重者还可引起凶险型疟疾,常见于恶性疟;若未彻底治疗可出现再燃;间日疟原虫和卵形疟原虫还可出现疟疾复发。

1. 潜伏期(incubation period) 从疟原虫侵入人体到出现疟疾发作的间隔时间称为潜伏期。它包括疟原虫经历红细胞外期发育的时间以及疟原虫经数代红细胞内期裂体增殖,使血液中达到一定数量的疟原虫所需时间的总和。若经输血感染疟疾则只需后一段时间,且无复发现象。

潜伏期的长短主要取决于疟原虫的种、株生物学特性,也与进入人体子孢子的数量、机体免疫力和服用抗疟药等因素有关。间日疟患者的潜伏期短者一般11~25日,长者6~12个月,个别可长达625日。恶性疟潜伏期为7~27日,三日疟为18~35日,卵形疟为11~16日。我国疟疾流行期间,各地均兼有间日疟长潜伏期、短潜伏期的2种类型,但随着纬度自北向南,短潜伏期间日疟逐渐增多,而长潜伏期间日疟有逐渐减少的趋势。当侵入人体的疟原虫数量多,或经输血输入大量红内期疟原虫,或机体免疫力降低时,潜伏期通常较短;服抗疟药者则潜伏期可能延长。

2. 疟疾发作(paroxysm) 在人体红细胞内期裂体增殖周期中,裂殖体成熟后胀破红细胞可导致临床周期性寒战、发热和出汗退热,称为疟疾发作。引起疟疾发作的前提是血液中的疟原虫数量要达到发热阈值(threshold),即引起疟疾发作的每立方毫米血液中疟原虫的最低数量。此阈值因疟原虫种株的不同、宿主免疫力和耐受力的差别有一定差异。例如,间日疟原虫为10~500个/mm³,恶性疟原虫为 500～1300 个/mm³,三日疟原虫为 140/mm³。疟疾发作的主要原因是由红细胞内期疟原虫裂体增殖所致。红内期成熟裂殖体胀破红细胞后,释放出的大量裂殖子、疟原虫的代谢产物、残余变性的血红蛋白以及红细胞碎片等一并进入血流,相当部分被巨噬细胞和中性粒细胞吞噬,刺激这些细胞产生内源性热原质,与疟原虫代谢产物共同作用于下丘脑的体温调节中枢引起发热。随着血内刺激物被吞噬和降解,机体通过大量出汗,体温逐渐恢复正常,机体进入发作间歇阶段。

典型的疟疾发作表现为周期性的寒战、高热和出汗退热 3 个连续阶段。发作的周期性与疟原虫红内期裂体增殖周期一致,因此典型的间日疟和卵形疟为隔日发作一次,恶性疟 36～48 小时发作一次,三日疟为间隔 2 日发作一次。非典型发作时,多见于以下几种情况:寄生的疟原虫增殖不同步时,如初发患者;不同种的疟原虫混合感染时或有不同批次的同种疟原虫重复感染时;儿童病例等。发作的次数主要与治疗以及人体免疫力的增长速度有关。未经治疗且无免疫力的初发患者,可连续发作数次或十余次。若无重复感染,随着发作次数的增多,人体对疟原虫产生免疫力,大部分原虫被消灭,发作可自行停止。

临床上疟疾发作的初期,由于患者外周血管收缩以减少散热,表现为全身颤抖,皮肤呈鸡皮样,面色苍白,口唇与指甲发紫,此为发作最初的寒战期。经 1～2 小时后体温上升,可达 39～40 ℃,外周血管扩张,颜面绯红,皮肤灼热,则进入高热期。体温高低与疟原虫的种株特性、原虫密度及机体免疫力有关。高热期患者可伴有剧烈头痛,全身酸痛。小儿或病重成人有时可发生惊厥、谵妄或昏迷。高热期经 4～6 小时或更长时间后,进入出汗期,大汗淋漓,体温急剧下降,患者感到乏力。

3. 再燃与复发(recrudescence and relapse)　患者疟疾初发停止后,也无再感染,体内有少量残存的红内期疟原虫,由于宿主抵抗力和特异性免疫力的下降及疟原虫发生抗原变异,疟原虫又重新大量繁殖起来,再一次引起的疟疾发作,称为疟疾再燃。寄生于人体的 5 种主要的疟原虫都可能发生再燃。

疟疾初发后,红内期疟原虫已被消灭,未再经蚊媒传播感染,由于红外期的休眠子在一定条件下结束休眠,经过一段时间后,又出现疟疾发作,称为疟疾复发。恶性疟原虫和三日疟原虫因无迟发型子孢子而不引起复发,而间日疟原虫和卵形疟原虫因有迟发型子孢子可出现复发。至于什么因素引起休眠子的复苏尚不清楚。不论再燃或复发,都与不同种、株疟原虫的遗传特性有关。间日疟原虫的不同地理株,在复发表现型上有很大差别。一般在初发后 2～3 个月内出现复发称为近期复发,经 3 个月以上的称为远期复发。曾经我国某些地区的间日疟也有近期复发和远期复发。

4. 贫血(anemia)　疟疾发作数次后,可出现贫血症状。尤以恶性疟患者的贫血更为严重。孕妇和儿童最为常见。流行区的高死亡率与严重贫血有关。一般发作次数越多,病程越长,贫血就越重。疟疾患者发生贫血的原因:① 直接破坏红细胞,由于红细胞内期疟原虫的裂体增殖,造成了红细胞的直接破坏,是疟疾患者贫血的原因之一。但疟疾患者贫血的程度往往超过了疟原虫直接破坏红细胞所造成的后果。② 脾吞噬红细胞的功能亢进,疟原虫的感染不仅使脾巨噬细胞的数量大大增加,而且使其吞噬功能增强。结果造成:一方面,巨噬细胞不仅吞噬受染的红细胞,也吞噬了大量正常的红细胞;另一方面,由于红细胞被吞噬后,含铁血红素沉着于单核-吞噬细胞系统中,铁不能被重复利用于血红蛋白的合成而加重了贫血。③ 红细胞生成障碍,在严重贫血、网织红细胞数低的疟疾患儿,骨髓可出现明显的红细胞生成障碍的变化,另外还发现骨髓中巨噬细胞大量吞噬红细胞的现象。经治疗(或自愈)以后,网织红细胞明显增加,血红蛋白的水平上升,骨髓的细胞形态恢复正常,这说明疟原虫对红细胞生成障碍是起作用的。④ 免疫病理损害,一般认为这种免疫损害属Ⅱ型超敏反应。在疟疾感染的急性期,宿主产生特异性抗体后,容易形成抗原抗体复合物,附着在正常红细胞膜上,在补体参与下,使红细胞膜发生显著改变而具有自身免疫原性,并可引起红细胞溶解或被巨噬细胞吞噬。此外,有些疟疾患者可能由于疟原虫寄生于红细胞后,使隐蔽的红细胞抗原暴露,刺激机体产生自身抗体(IgM),而导致红细胞破坏。

5. 脾、肝大(splenomegaly,hepatomegaly) 疟疾患者常见脾大,尤以恶性疟患者显著。在非洲和亚洲某些热带疟疾流行区,有一种称为热带巨脾综合征(tropical splenomegaly syndrome,TSS),现又称为超反应性疟疾脾大,多见于非疟区迁入的居民疟疾反复发作者。初发者多在发作 3~4 日后,脾开始增大,可增大 2~6 倍,甚至可达脐水平线以下。其主要原因是脾充血和单核-吞噬细胞增生。早期经积极治疗,增大的脾可恢复正常大小。但长期不愈或反复感染者,虽经抗疟药根治,脾也不能回缩到正常体积,原因是脾高度纤维化,包膜增厚,质地坚硬。

急性疟疾患者也常有肝大。恶性疟、部分间日疟患者还可伴肝损害。其临床表现除了疟疾的主要特征外,伴有肝大、肝区不适、叩痛、皮肤巩膜黄染、胃肠不适、恶心、厌油腻食物、食欲缺乏等。疟疾所致的肝损害与病毒性肝炎临床表现相似,应从以下三方面进行鉴别:一是伴有疟疾发作,可随疟疾治愈而消退;二是多伴有脾大,为轻中度增大,若不反复发作,经抗疟治疗后,脾短期内可回缩;三是常伴有贫血。

6. 凶险型疟疾(pernicious malaria) 指患者血液中查见疟原虫,排除其他疾病的可能性,而出现了典型临床症状,如脑型疟、肾功能衰竭、重症贫血、水和电解质紊乱、黄疸、高热等称为凶险型疟疾。此型疟疾常常来势凶猛、病情险恶、病死率高。其中以脑型疟常见,多发生在恶性疟高度地方性流行区的少年儿童以及疟区无免疫力的外来人群,由于贻误治疗或治疗不当而致。间日疟患者偶尔也有发生脑型疟者。

脑型疟(cerebral malaria,CM)的临床表现为剧烈头痛、谵妄、急性神经紊乱、高热、昏睡或昏迷、惊厥等。昏迷并发感染、呕吐和惊厥是常见的死因。儿童脑型疟的病死率可高达 15% 以上。约有 10% 的脑型疟患儿,在疟疾治愈后仍会有神经系统后遗症,如偏瘫、小脑共济失调、全身痉挛等。成人的后遗症极少。病理组织学发现,有昏迷症状的患者脑部微血管中聚集大量含有成熟红内期疟原虫的红细胞。脑型疟的发病机制至今仍在深入研究中,主要有机械阻塞学说、炎症学说、弥漫性血管内凝血学说等。大多数学者支持机械阻塞学说。

7. 疟性肾病(nephropathy with malaria) 恶性疟、间日疟、三日疟都可引起肾损害。主要表现为急性肾小球肾炎和肾病综合征。

(1)急性肾小球肾炎:见于恶性疟或间日疟长期反复发作且未经有效治疗的患者,尤其多见于儿童。表现为典型疟疾热型或不规则发热或持续低热,伴有水肿、少尿、血尿,有的血压升高。一般认为此症是一过性、可逆的,预后佳。经抗疟治疗后数周内症状可消失。

(2)肾病综合征:以三日疟长期反复发作患者多见。主要表现为全身性水肿、持续性蛋白尿、低蛋白血症、高血压,可导致肾衰竭。此综合征的初期是由Ⅲ型超敏反应所致的免疫病理改变;后期是一种自我延续的、对病损肾细胞产生自身抗体的免疫疾病,并可能与遗传有关。一般抗疟药治疗不能改变肾病综合征症状,激素治疗也很少见效。

8. 黑尿热(blackwater fever) 以恶性疟患者多见,偶见间日疟和三日疟患者。黑尿热是疟疾患者突然发生急性血管内溶血伴血红蛋白尿、溶血性黄疸和高热的一种严重并发症。目前认为,此病是抗红细胞抗体增加所致的自身免疫现象。轻者仅出现一过性血红蛋白尿;重者可有意识障碍、抽搐、肾严重受损,可在数日内死亡。其死亡的主要原因是肾功能衰竭。

9. 妊娠疟疾(placental malaria) 多见于感染了恶性疟的初孕妇女或对疟原虫无免疫力和免疫力低下的经产妇女。患者除有重症疟疾的临床表现外,还可出现流产、早产、胎儿严重发育不良,甚至死胎或产妇死亡。其发生可能是被感染的孕妇体内的疟原虫表达了一种特有的抗原分子与子宫滋养层上皮细胞受体结合,使受染红细胞聚集在子宫毛细血管内所致。

10. 其他类型疟疾 如先天性疟疾、婴幼儿疟疾、输血疟疾等。

【免疫】

1. 遗传抗性和固有免疫 人类对疟原虫的遗传抗性表现为人对其他脊椎动物的疟原虫不感染

或不易感染,即人对异种疟原虫具有先天性免疫力;90%以上的西非黑人因先天缺少 Duffy 血型抗原的红细胞,故对间日疟原虫有抗性;由于遗传基因造成的镰状红细胞(HbS)贫血患者或红细胞缺乏葡萄糖-6-磷酸脱氢酶(G-6-PD)的人对恶性疟原虫具有抵抗力等方面。固有免疫是机体防御疟原虫侵害的第一道防线,是感染疟原虫的宿主体内首先所产生的免疫反应。对固有免疫及其识别模式和受体的研究表明,宿主的固有免疫对抵抗疟原虫感染发挥着重要作用。

2. 适应性免疫 · 又称获得性免疫,疟疾的获得性免疫不仅有种、株的特异性,还存在期的特异性。

(1) 宿主的免疫应答:疟疾引起的宿主免疫应答极为复杂和特殊。

1) 疟原虫抗原:疟原虫的保护性抗原比较复杂,主要来源于虫体表面或内部,包括裂殖子形成过程中疟原虫残留的胞质、含色素的膜结合颗粒、死亡或变性的裂殖子、疟原虫空泡内容物、裂殖子分泌物及疟原虫侵入红细胞时被修饰或脱落的表面物质等。种内和种间各期疟原虫可能有共同抗原,而另外一些抗原则具有种、期特异性。这些具有种、期特异性的抗原在产生保护性抗体方面可能有重要的作用。

2) 体液免疫:疟原虫复杂抗原成分激发机体产生的绝大多数抗体是反应性抗体,而具有特异性的保护作用抗体仅是少数。当原虫血症出现后,血清中 IgG、IgM 和 IgA 抗体水平明显增高,但具有特异作用的仅 5%左右,以 IgM 为主。抗体在疟疾免疫中有重要作用,如中和抗体,对子孢子的单克隆抗体能中和相应子孢子而阻止其侵入肝细胞,对裂殖子的中和作用可能是促使裂殖子凝集,并干扰裂殖子和红细胞表膜上的相应受体结合;调理素抗体,可增强巨噬细胞或中性粒细胞吞噬受染红细胞的作用;传播阻断抗体,如抗配子的抗体,能抑制疟原虫在按蚊体内的发育。

3) 细胞免疫:疟疾的细胞免疫是 T 淋巴细胞依赖的。免疫效应细胞主要是激活的巨噬细胞,其次为中性粒细胞和自然杀伤细胞(NK 细胞)。巨噬细胞提呈疟原虫抗原,诱导淋巴细胞致敏、激活,对疟疾产生保护性免疫极为关键。在具有免疫力的宿主体内,巨噬细胞对于受染红细胞及血中裂殖子的吞噬能力明显增强,同时巨噬细胞产生的肿瘤坏死因子、白细胞介素和活性氧(OH^-、H_2O_2、O^{2-})等,可通过破坏红细胞使其中的疟原虫变性死亡。实验证明,疟原虫所引起的抗体反应中辅助性 T 细胞的激活,是产生特异性抗体的先决条件。红外期疟原虫的一些抗原可在肝细胞表面表达,激活杀伤性 T 细胞,特异性地杀伤被寄生的肝细胞。

4) 带虫免疫及免疫逃避:人体感染疟原虫后产生的免疫力,能抵抗同种疟原虫的再感染,但同时其血液内又有低水平的原虫血症,此免疫力可随体内疟原虫的清除而消失,这种免疫状态称为带虫免疫(premunition)。它说明机体有特异性抗体抑制疟原虫在红内期发育的免疫效应。然而,带虫免疫仅能使机体维持较低的原虫血症而难以清除体内已有的所有原虫,可能是部分疟原虫有逃避宿主免疫效应的能力,与宿主保护性抗体共存,这种现象称为免疫逃避(immune evasion)。疟原虫逃避宿主免疫攻击的机制十分复杂,主要包括下面几个因素。①细胞内寄生:不论寄生在肝细胞或红细胞内的疟原虫,均在宿主细胞内生长发育,在细胞外停留时间很短,可躲避血清抗体的中和反应,从而逃避宿主的免疫攻击。②抗原变异(antigenic variation):疟原虫变异性最高的抗原肽段常常是免疫原性最强的抗原决定簇,如一个红细胞内期抗原 PfEMP1 基因有 50 个变异型,疟原虫正是通过这些肽段序列上频繁的基因突变而逃避宿主免疫系统的识别,从而继续存活和繁殖。③改变宿主的免疫应答性:发生急性疟疾时,机体的免疫应答性和淋巴细胞亚群在外周血液、脾和淋巴结中的分布都有明显改变。一般均有 T 细胞的绝对值减少,B 细胞相对值增加,与此同时,表现出免疫抑制、多克隆淋巴细胞活化,毒杀淋巴细胞抗体(lymphocytotoxic)及可溶性循环抗原等。

(2) 保护性免疫研究:疟原虫和媒介按蚊抗药性的产生和迅速扩散,使当前疟疾防治形势日趋严峻。加速疟疾疫苗的研制是防疟措施研究中的关键环节。人们长期、积极地探索研究对疟疾的保护性免疫,虽然目前尚无成功的疫苗问世,但仍取得了很多方面的进展。

正在研制的疫苗根据疟原虫生活史可分为 3 种:抗红外期原虫疫苗、抗红内期原虫疫苗和传播阻断疫苗。由于疟原虫抗原有其特异性，因此每种疫苗有其特殊的靶点和相应的候选抗原。抗红外期原虫疫苗的靶点是子孢子及被感染的肝细胞。该疫苗可阻断子孢子入侵肝细胞，其中环子孢子蛋白（circumsporozite protein，CSP）是最重要的候选抗原之一；抗红内期原虫疫苗设计的重点是阻止裂殖子侵入红细胞。一些裂殖子表面蛋白被认为是重要的疫苗候选抗原，如裂殖子表面蛋白1、2（MSP1、MSP2）等；传播阻断疫苗主要是针对有性期疟原虫，阻断疟原虫在蚊体内发育、繁殖，从而阻止子孢子在蚊体内的形成，达到阻断疟疾传播的目的。雌配子体、雄配子体表面蛋白、合子、动合子表面蛋白是这种疫苗的主要靶抗原。

理想的疟疾疫苗应是安全、廉价、并可诱导足够长持续时间的保护性免疫力。目前疫苗研制面临许多困难，包括缺乏保护作用强的候选抗原；对疟疾保护性免疫机制、疟原虫抗原变异和其多途径入侵机制等方面均缺乏了解；尚未找到理想的动物模型等。疟疾疫苗研制的重要发展方向是继续筛选新的疟疾疫苗候选分子、发展多期多价疫苗、使用新的强效佐剂和疫苗表达传递系统等。

【诊断】

病原学诊断以从血液中查见疟原虫为确诊依据。而免疫学和分子生物学诊断具有临床辅助诊断价值。

1. 病原学诊断　从患者周围血液中检出疟原虫，是疟疾确诊的直接依据。一般取受检者耳垂或指尖血，最好在服药以前取血，作薄血膜和厚血膜涂片，以姬姆萨或瑞特染色后镜检。薄血膜涂片经染色后疟原虫形态结构完整，清晰，可辨认原虫的种类和各发育阶段的形态特征，适用于临床诊断，但因虫数较少容易漏检。厚血膜涂片在处理过程中疟原虫皱缩，变形，而且红细胞已经溶解，鉴别有困难，但原虫较集中，易于发现，熟悉其形态特征后可提高检出率，因此常用于流行病学调查。最好是一张玻片上同时制作薄、厚两种血膜。注意采血时间可提高检出率，恶性疟应在发作开始时，而间日疟在发作后数小时至10余小时采血。恶性疟初发时只能查到环状体，配子体在周围血液中出现的时间是在查到环状体之后10日左右。除重症患者外，一般在周围血液中难查到恶性疟的大滋养体和裂殖体。

2. 免疫学诊断

（1）循环抗体检测：可作为临床的辅助诊断手段，主要用于疟疾的流行病学调查、防治效果的评估及输血对象的筛选。因为抗体在患者治愈后仍能持续一段时间，且个体差异较大，因此抗体的检测不能反映患者是否有活动性感染。间接免疫荧光法、间接血凝试验和酶联免疫吸附试验等方法检测特异性疟原虫抗体，已在流行病学调查中广泛使用。

（2）循环抗原检测：循环抗原的有无和多少取决于宿主体内虫体的有无和多少，所以通过血清学方法检测疟原虫的抗原能更好地说明受检对象是否有活动性感染，因而具有重要的辅助诊断价值。临床常用的方法有放射免疫试验、酶联免疫吸附试验等。对于现场普查则需更简便、快速的方法，目前 Dipstick 快速检测技术已得到应用。

3. 分子生物学诊断　PCR 技术和核酸探针已用于疟疾的诊断，分子生物学检测技术最突出的优点是对低原虫血症检出率较高。用核酸探针检测恶性疟原虫，其敏感性很高。国内学者采用套式PCR 技术扩增间日疟原虫和恶性疟原虫，可在一次扩增中同时检出间日疟和恶性疟，现场应用敏感性、特异性较好，结果稳定。

【流行】

1. 流行概况　疟疾呈世界性分布，是一种严重危害人体健康的寄生虫病。目前流行于世界上84个国家和地区，受威胁的人口接近50%。据 WHO 统计，全球每年有2亿多人感染疟疾，是亚非拉广大地区的重要公共卫生问题。

疟疾也曾是严重危害我国人民身体健康和生命安全、影响社会经济发展的重要虫媒传染寄生虫病。经过60多年的不懈努力，疟疾暴发流行已得到控制，自2017年，已无本土原发感染疟疾病例报

我国在疟疾防治中取得了伟大胜利

告。但由于疟疾流行因素复杂,具有传播快、易反复的特点,以及流动人口和周边国家疫情对我国边境地区的影响,目前我国部分地区仍存在疫情反复的潜在危险。

2. 流行环节

(1) 传染源:指外周血液中含有成熟配子体的现症患者和带虫者。间日疟原虫配子体在感染者外周血中的疟原虫无性体出现 2~3 日后即可发现,因此间日疟患者在发病早期即可使蚊媒感染。恶性疟原虫配子体是在原虫血症之后 7~10 日才出现。血液中带红内期疟原虫者可经输血传播给其他人。

(2) 传播媒介:雌性按蚊是疟疾的传播媒介。按蚊种类很多,全世界报告的有 450 多种,其中已报道能作为媒介的按蚊不超过 20%。我国传疟按蚊主要有 4 种:中华按蚊、嗜人按蚊、微小按蚊和大劣按蚊。

(3) 易感人群:除由于遗传基因决定对某些疟原虫表现出不易感的人群及高疟区可从母体获得一定抵抗力的婴儿外,其他人群对疟原虫普遍易感。尤其是非疟区的无免疫力人群进入疟区,可引起疟疾暴发流行。流行区内成人反复感染的机会多,可呈带虫状态,而易感者主要是儿童。孕妇生理功能特殊,免疫力低,易感疟疾。

3. 影响流行的因素　理论上认为,只要具备上述 3 个基本流行环节,疟疾即可流行。但疟疾流行程度严重与否,还受自然因素和社会因素的影响。

(1) 自然因素:气候、雨量、地形、蚊媒等因素可影响疟疾的传播。尤其气候条件对疟原虫及其媒介按蚊的生存影响甚大,温度低于 16℃,疟原虫不能在按蚊体内发育,一般对疟原虫具有流行病学意义的温度界限为 22~28℃。温度决定疟疾的传播季节和地理分布;雨量影响蚊虫孳生环境,并直接影响蚊媒的种群数量变动。疟疾发病高峰常与雨量有关,雨量的改变可导致疟疾暴发流行。令人忧虑的是,全球气候变暖以及厄尔尼诺现象增强所引起的温度和降雨的变化,势必会影响疟疾原有的分布格局,如我国疟疾分布就可能从北纬 45°以南的大部分地区向北扩散。

(2) 社会因素:如经济水平、居民文化素质、生活习惯、卫生状况、医疗与疾控机构健全与否以及人口流动等直接或间接影响疟疾的传播和流行。

【防治】

1. 治疗　疟疾治疗不仅可控制患者的症状发作,还可消除传染源、防止传播。现症患者要及早诊断,及时根治。间日疟采用氯喹和伯喹(氯伯)治疗。恶性疟可单服氯喹。对间日疟患者,抗复发治疗可用伯喹。在恶性疟对氯喹产生抗性的地区(如海南省、云南省)应采用几种抗疟药合并治疗,如青蒿素(artemisinin)、咯萘啶(pyronaridine)与磺胺多辛(sulfadoxine)和乙胺嘧啶配伍合用。

抗疟药种类很多,按其对疟原虫生活史各期作用的不同,主要有以下几类:①杀灭红细胞外期裂殖体及休眠子,伯喹、乙胺嘧啶对疟原虫红外期有一定杀灭作用,且对间日疟有抗复发作用,又称根治药。②杀灭红细胞内裂体增殖期,氯喹、奎宁、咯萘啶、喹派、青蒿青及蒿甲醚等,用于控制临床发作。③杀灭配子体,伯喹用于切断传播。④杀灭孢子增殖期,乙胺嘧啶可抑制蚊体内的孢子增殖。

2. 预防　指对疟疾易感人群的防护,包括个体预防和群体预防。个体预防是指对疟区居民或短期进入疟区的个人,为了防蚊叮咬、防止发病或减轻临床症状而采取的防护措施;群体预防是对高疟区、暴发流行区或大批进入疟区较长期居住的人群,除包含个体预防的目的外,还要防止传播。可根据传播途径的薄弱环节,选择经济、有效,易为群众接受的防护措施。预防措施有蚊媒防制和预防服药。①蚊媒防制:灭蚊和使用蚊帐及驱蚊剂(详见本书医学节肢动物章节)。②预防药物:常用氯喹(chloyoquine),对抗氯喹的恶性疟,可用哌喹(piperaquine)或哌喹加乙胺嘧啶(pyrimethamine)或乙胺嘧啶加伯氨喹啉(primaquine)。不论个体或群体进行预防服药时,每种药物疗法不宜超过半年。

第二节 刚地弓形虫

刚地弓形虫（*Toxoplasma gondii* Nicolle & Maxceaux, 1908）简称弓形虫，是由法国学者 Nicolle 和 Maxceaux 从非洲刚地梳趾鼠（*Ctenodactylus gondii*）的脾单核细胞内发现的。因其发现于刚地鼠体内和虫体的滋养体呈弓形，故命名为刚地弓形虫，国内曾译为弓形体、弓浆虫等。目前多数学者认为全世界只有一个种，但存在毒力、药敏性等生物学特性不同的虫株。该虫呈世界性分布，人和许多动物都能感染，引起人兽共患的弓形虫病（toxoplasmosis）。弓形虫是一种重要的机会性致病原虫（opportunistic protozoan），所致先天性弓形虫病可影响胎儿的发育，严重者致畸甚至死胎，在免疫功能低下人群可致严重的获得性弓形虫病。

彩图
弓形虫滋养体

【形态】

刚地弓形虫生活史过程主要包括滋养体、包囊、裂殖体、配子体和卵囊 5 种形态阶段。

1. 滋养体（trophozoite） 根据其在中间宿主体内生长发育速度的快慢，分为速殖子（tachyzoite）和缓殖子（bradyzoite）。游离的滋养体外形呈香蕉形或新月形，一边扁平，另一边隆起；一端钝圆，另一端较尖。长 4～7 μm，宽 2～4 μm。经姬姆萨或瑞特染色后，可见胞浆呈蓝色，有少量颗粒，胞核呈紫红色，位于虫体中央稍近钝圆端（图 21-2）。

在疾病的急性期，速殖子可单个或成对地散布于血液、脑脊液和渗出液中，以内二芽殖、二分裂及裂体增殖 3 种方式不断繁殖。也常见数个至十多个速殖子寄生在一个膨胀的吞噬细胞内，被细胞膜包绕呈纺锤形或椭圆形，这种虫体的集合体由于没有真正的囊壁而称为假包囊（pseudocyst，图 21-2）。

2. 包囊（cyst） 是慢性感染时虫体在宿主组织内的存在形式。包囊圆形或椭圆形，直径为 5～100 μm，具有一层富有弹性的坚韧囊壁，内含数个至数百个滋养体，称为缓殖子。其形态与速殖子相似，仅个体较小，核稍偏后，增殖缓慢。包囊多见于脑、骨骼肌、心肌及眼内，在一定条件下可破裂，缓殖子重新侵入新的细胞形成新的包囊，或活化成速殖子（图 21-2）。

3. 卵囊（oocyst） 随终宿主猫粪便刚排出的是未成熟卵囊，呈圆形或椭圆形，大小为 10～12 μm，具两层光滑透明的囊壁，其内充满均匀小颗粒。在适宜的温度、湿度下，数小时后，卵囊开始孢子化，2～4 日后发育为成熟卵囊（mature oocyst），内含 2 个孢子囊，每个孢子囊内含 4 个新月形的子孢子（图 21-2）。

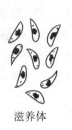 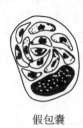 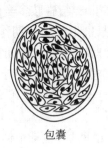

滋养体　　　　假包囊　　　　　包囊　　　　成熟卵囊

图 21-2 刚地弓形虫

4. 裂殖体（schizont） 在终宿主猫科动物小肠绒毛上皮细胞内发育增殖。经姬姆萨染色后成熟的裂殖体胞质着色较浅，内含 4～29 个裂殖子，以含 10～15 个多见，呈扇状排列。裂殖子形如新月状，大小为（3.5～4.5）μm×1 μm，前尖后钝，较滋养体小。

5. 配子体（gametocye） 由游离的裂殖子侵入另一个肠上皮细胞发育形成配子母细胞，进而发育为雌配子体、雄配子体。雌配子体呈圆形，发育成熟后为雌配子，其体积可不断增大达 15～20 μm，姬姆萨染色后,核呈深红色,较大,胞质深蓝色;雄配子体量较少,成熟后形成 12～32 个雄配子。雄配子形似新月,两端尖细,长约 3 μm,光镜下不易见到鞭毛,电镜下可见其前端有 2 根鞭毛。雌雄配子结合受精发育为合子(zygote),而后发育成卵囊。

【生活史】

刚地弓形虫生活史较复杂,包括有性生殖和无性生殖两个阶段,完成生活史需两种宿主。在猫科动物体内完成有性生殖,同时也进行无性生殖,故猫科动物是弓形虫的终宿主兼中间宿主;在人体或其他动物体内只能进行无性生殖,因而人或其他动物是其中间宿主。有性生殖只在猫科动物小肠上皮细胞内进行,称为肠内期发育;无性生殖可在肠外其他组织、细胞内进行,称为肠外期发育。刚地弓形虫对中间宿主和寄生组织的选择均不严格,哺乳动物、爬行类、鸟类、鱼类和人等都可以作为其中间宿主;可寄生在除红细胞外的所有有核细胞内(图 21 - 3)。

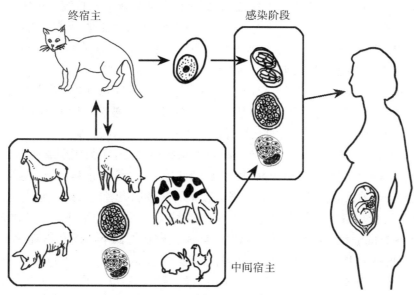

图 21 - 3　刚地弓形虫生活史

1. 中间宿主体内的发育　当猫粪内的卵囊或动物肉类中的包囊或假包囊被中间宿主,如人、羊、猪、牛等吞食后,在小肠腔内逸出子孢子、缓殖子或速殖子,随即侵入肠壁经血液或淋巴进入单核-吞噬细胞系统的细胞内寄生,并扩散至全身各组织器官,如脑、淋巴结、肝、心、肺、肌肉等,在细胞内发育增殖,直至细胞破裂后,速殖子重新侵入新的组织、细胞,在胞质或胞核内反复进行繁殖。在免疫功能正常的机体内,部分速殖子侵入宿主细胞后,特别是在脑、眼、骨骼肌的虫体繁殖速度减慢,分泌物质形成囊壁而成包囊。包囊可在中间宿主体内存活数月、数年,甚至终生,是中间宿主之间或中间宿主与终宿主之间相互传播的主要形式。当机体免疫功能低下或长期服用免疫抑制剂时,组织内的包囊可破裂,释出缓殖子,进入血流和其他新的组织细胞迅速发育繁殖,活化为速殖子或形成假包囊。

2. 终宿主体内的发育　当中间宿主动物的肌肉或内脏里的包囊或假包囊被猫科动物吞食,或食(饮)入被成熟卵囊污染的食物、水后,包囊或假包囊内的缓殖子或速殖子、成熟卵囊内的子孢子在终宿主小肠腔内逸出,侵入小肠上皮细胞内发育繁殖,经 3～7 日,上皮细胞内的虫体形成含有多个核的裂殖体,成熟后释出裂殖子,侵入新的肠上皮细胞形成第二、第三代裂殖体。经数代增殖后,部分裂殖子发育为配子母细胞,继而发育为雌雄配子体,经减数分裂后成为雌雄配子,两者结合为合子,发育为卵囊,从肠上皮细胞逸出,进入肠腔,随粪便排出体外。刚排出的未成熟卵囊不具感染性。在适宜温度、湿度环境中经 2～4 日即发育为具感染性的成熟卵囊。猫吞食不同发育期虫体后,排出卵囊的时间不同,一般吞食包囊后 3～10 日就能排出卵囊,而吞食假包囊或卵囊后需 19～48 日才能排出卵囊。

受感染猫一般每日可排出卵囊 1000 万个,排囊期可持续 10～20 日,其间排出卵囊数量的高峰时间为 5～8 日,是传播的重要阶段。卵囊具双层囊壁,对外界抵抗力较强。

【致病】

1. 致病机制　人体感染弓形虫后是否发病或发病的严重程度与虫株的毒力、宿主的免疫状态密切相关。

根据虫株的侵袭力、繁殖速度、包囊形成与否及对宿主的致死率等,刚地弓形虫可分为强毒和弱毒株系。目前国际上公认的强毒株的代表为 RH 株,强毒株的虫体繁殖速度快,可致宿主迅速死亡;弱毒株的代表为 Beverley 株,弱毒株虫体增殖缓慢,受宿主的免疫状态影响,在脑或肌肉等组织形成包囊,很少引起死亡。弱毒株虫体在动物连续传代后可提高毒力。

速殖子是急性弓形虫病的主要致病阶段,以其对宿主细胞的侵袭力和在有核细胞内独特的内二芽殖法增殖破坏宿主细胞。通常速殖子破坏细胞逸出后,又可重新侵入其他的正常细胞,并刺激淋巴细胞、巨噬细胞的浸润,导致组织的急性炎症和坏死。电镜下观察到虫体借尖端类锥体和极环接触宿主细胞膜,使细胞出现凹陷,虫体借助棒状体分泌一种酶,称为穿透增强因子(penetration enhancing factor,PEF),协同虫体旋转运动穿入细胞内发育繁殖。

包囊内的缓殖子是引起慢性或隐性感染的主要形式。包囊可因其内的缓殖子增殖而体积增大,挤压器官,导致功能障碍。包囊增大到一定程度,可因多种因素而破裂。游离的虫体可刺激机体产生迟发型超敏反应,并形成肉芽肿病变,后期的纤维钙化灶多见于脑、眼部等。

宿主感染弓形虫后,在正常情况下,可产生有效的保护性免疫,多数无明显症状。当宿主免疫缺陷或免疫功能低下时,可引起急性弓形虫病,即使是隐性感染,也可因包囊活化、复苏,缓殖子转化为速殖子导致复发或致死的播散性感染,如近年报道较多的艾滋病患者因弓形虫脑炎而致死。

2. 临床表现　弓形虫寄生于人体,在人群中具有高感染、低发病的特征。大多数人体的弓形虫感染是隐性感染,无明显的症状和体征。但先天性感染和免疫功能低下者的获得性感染常引起严重的弓形虫病。临床上将弓形虫病分为先天性和获得性弓形虫病两类。

(1) 先天性弓形虫病(congenital toxoplasmosis):妊娠期内感染弓形虫的妇女,可将弓形虫经胎盘传播给胎儿,多见于免疫功能正常的孕妇在妊娠期间初次感染弓形虫,或者免疫功能低下的孕妇感染弓形虫。母体妊娠早期感染的,后果严重,可致死产、流产、早产、无脑儿、脑积水、小头畸形等;母体妊娠中晚期感染的,受染胎儿或婴儿多数表现为隐性感染,有的出生后数月甚至数年才出现症状。研究表明,婴儿出生时出现症状或发生畸形者病死率为 12%,而存活者中 80% 有精神发育障碍,50% 有视力障碍。先天性弓形虫病的典型表现为脑积水、大脑钙化灶、视网膜脉络膜炎和精神、运动障碍等。此外,还可伴有全身症状,如新生儿期有发热、皮疹、呕吐、腹泻、黄疸、肝脾大、贫血、心肌炎、癫痫等。

弓形虫与宿主的意识

(2) 获得性弓形虫病(acquired toxoplasmosis):指人体出生以后从外界获得感染后所致的弓形虫病。可因虫体侵袭部位和机体反应性的不同而呈现出不同的临床表现。因无特异症状,需与有关疾病鉴别。患者多数与职业、生活方式、饮食习惯有一定关系,尤其与猫等动物的饲养、接触史有密切关系。常以淋巴结增大,尤其颈后与颌下淋巴结增大是获得性弓形虫病最常见的临床表现。其次弓形虫常累及脑、眼部或有不规则发热。弓形虫眼病的主要特征以视网膜脉络膜炎为多见,多见双侧性病变,除视力障碍外常伴有全身反应或多器官病损。在免疫功能低下者,常表现为脑炎、脑膜脑炎、癫痫和精神异常。获得性弓形虫病常继发于艾滋病、霍奇金淋巴瘤、白血病及使用大剂量细胞毒或免疫抑制剂之后。据美国疾病控制中心(CDC)报告,在 14510 例艾滋病患者中并发弓形虫脑炎有 508 例,大多在 2～8 个月内死亡。另有资料表明,在 81 例弓形虫病患者中伴有霍奇金淋巴瘤 32 例,淋巴肉瘤 9 例,白血病 15 例。

【诊断】

1. 病原学诊断　具有确诊意义,但因虫体寄生细胞内,且无组织器官选择性而较难检出。

（1）涂片染色法：取急性期患者的腹水、脑脊液、血液、骨髓、羊水、胸腔积液等经离心沉淀物涂片，或采用活组织穿刺物涂片，经姬姆萨染色后，镜检弓形虫滋养体或假包囊。此法简便，但阳性率不高，易漏检。阴性者需进一步用免疫酶或荧光染色法，观察特异性反应，可提高虫体的检出率。

（2）动物接种分离法或细胞培养法：查找滋养体。采用敏感的实验动物小鼠，样本接种于腹腔内，1 周后剖杀取腹腔液镜检，阴性需盲目传代至少 3 次；样本也可接种于离体培养的单层有核细胞。动物接种和细胞培养是目前较常用的病原学检查方法。

2. 免疫学诊断　是目前广泛应用的重要临床辅助诊断手段。急性期以检出特异性 IgM 抗体或循环抗原为可靠指标，慢性期以检测特异性 IgG 抗体为主。常用方法如下。

（1）染色试验（dye test，DT）：为弓形虫病特异经典的血清学方法，其特异性、敏感性、重复性良好。采用活滋养体在有致活因子的参与下，与样本内特异性抗体作用，使虫体表膜破坏而不被着色剂亚甲蓝所染。镜下 60% 虫体不蓝染者为阳性，虫体多数被蓝染者为阴性。

（2）间接血凝试验（indirect haemagglutination test，IHA）：由于此法简便、快速、特异、灵敏，适用于流行病学调查及抗体筛查，现应用广泛。但偶因非特异性凝集出现假阳性反应，且重复性欠佳。

（3）间接荧光抗体试验（indirect fluorescent antibody test，IFAT）：以完整速殖子为抗原，采用荧光标记的二抗检测特异 IgM、IgG 抗体。有高度特异性、敏感性和稳定性。因其所测抗体多为虫体表膜抗原诱导的特异性抗体而具早期临床诊断价值。

（4）酶联免疫吸附试验（enzyme-linked immunosorbent assay，ELISA）：检测宿主的特异循环抗体或抗原，已有多种改良法广泛用于早期急性感染和先天性弓形虫病的诊断。

（5）免疫酶染色试验（immunoenzyme staining test，IEST）：效果与 IFAT 相似。用一般光学显微镜观察，便于基层推广应用。

3. 分子生物学诊断　近年来，PCR 及 DNA 探针技术也应用于检测弓形虫感染，更具灵敏、特异、早期诊断的意义。目前也开始试用于临床。

【流行】

1. 流行概况　弓形虫呈世界分布，且人兽共患。人群感染相当普遍。国外血清学调查人群抗体阳性率为 25%～50%，欧洲一些发达国家高达 80% 以上。估计全世界约有 10 亿人受弓形虫感染，但绝大多数人是隐性感染。我国人群弓形虫感染率低于世界平均水平，但呈现逐年上升趋势。据调查，我国人群的弓形虫感染率，1992 年为 5%，2004 年为 7.9%，2010 年上升至 12.3%。除人类以外，绝大多数哺乳动物、家畜及家禽等均有自然感染，成为人类弓形虫病的重要传染源，并严重影响畜牧业的发展。

造成弓形虫广泛流行的原因：①生活史多个期均具感染性；②中间宿主广泛，家畜家禽均易感；③可在终宿主与中间宿主之间、中间宿主与中间宿主之间相互传播；④包囊可长期存活于中间宿主组织内；⑤卵囊排放量大，且对外界抵抗力强。卵囊具双层囊壁，对酸、碱、消毒剂均有相当强的抵抗力，在室温下可生存 3～18 个月，猫粪便内可存活 1 年；对干燥和热的抵抗力较差，80℃ 1 分钟即可杀死，因此加热是防止卵囊传播最有效的方法。

2. 流行环节

（1）传染源：动物是弓形虫病的传染源，其中猫和猫科动物是重要的传染源。人在经胎盘的垂直传播时才具有传染源的意义。

（2）传播途径：可有先天性和获得性两种传播途径。先天性是妇女妊娠期感染者出现虫血症，速殖子经胎盘感染胎儿。获得性主要经口感染，因食入未煮熟的含弓形虫的肉制品、蛋类、奶类或被卵囊污染的食物和水而感染。经损伤的皮肤和黏膜也可感染。经输血、器官移植也可引起感染。节肢动物（如蝇、蟑螂等）携带卵囊也具有一定的传播意义。

（3）易感人群：人群对弓形虫普遍易感。胎儿和婴幼儿对弓形虫的易感性比成人高。老年人、肿瘤患者及应用免疫抑制剂者对弓形虫的易感性增加。

【防治】

1. 预防　预防措施主要包括：①定期对孕妇做弓形虫常规检测，孕期内避免接触猫，以防止先天性弓形虫病的发生。②对免疫缺陷者、输血者、器官移植需用免疫抑制剂者，应检测以警惕弓形虫病的发生。③加强对家畜、家禽和可疑动物的监测和隔离。④肉类加工应建立必要的检疫制度，加强饮食卫生管理，教育群众不食生的或半生的肉制品。⑤饲养动物尤其是养猫最好用干饲料或烧煮过的食物喂养，定期清扫窝圈。

2. 治疗　对急性期患者应及时治疗，但至今尚无理想的特效药物。乙胺嘧啶、磺胺类对增殖期弓形虫有抑制生长的作用。常用制剂为复方新诺明，也可与乙胺嘧啶联合应用提高疗效。孕妇可用螺旋霉素，其毒性小，器官分布浓度高。此外，米诺环素、克林霉素和阿奇霉素也有较好疗效。疗程中适当配伍免疫增强剂，可提高宿主的抗虫能力，发挥辅佐作用。目前的药物治疗不足以在短期内杀灭组织内的包囊。

（杜　峰）

第三节　其他脉管与组织孢子虫

一、微孢子虫

微孢子虫的发现及研究进展

微孢子虫（*Microsporidium*）为一类专性细胞内寄生的单细胞的原始真核生物，一般认为微孢子虫属于微孢子虫目（Order Microsporida）、微孢子虫科（Family Microsporidae）。目前已经发现的微孢子虫超过 1500 种，分布于 144 个属，能感染从无脊椎动物到人的几乎所有的动物。常见感染人的主要有匹里虫属（*Pleistophora*）、脑炎微孢子虫属（*Encephalitozoon*）、肠上皮细胞微孢子虫属（*Enterocytozoon*）和微粒子虫属（*Nosema*）。可引起人类微孢子虫病（microsporidiosis），属于机会性致病原虫，是引起 HIV 感染者腹泻的重要病原体。

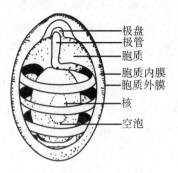

图 21-4　微孢子虫孢子

【形态与生活史】

成熟孢子（图 21-4）呈圆形或椭圆形，其大小为（2.0～3.0）μm×（1.5～5.0）μm，但不同属微孢子虫的孢子大小各异。孢子具折光性，呈绿色，革兰染色呈阳性；姬姆萨或 HE 染色，着色均较淡，孢子壁光滑。孢子内含有极管（polar tube），又称极丝（polar filament），呈螺旋状围绕着细胞核。孢子的前端有一固定盘（anchoring disc）与极管相连，形成一突起，后端有一空泡。极管的螺旋数依不同属的微孢子虫而异。

孢子是微孢子虫生活史中唯一可在宿主细胞外生存的发育阶段，为本虫的感染阶段。成熟孢子被宿主吞食后，孢子受到刺激，其极管伸出，刺入邻近宿主细胞膜，将其有感染性的孢子质注入新的宿主细胞而使其受染。孢子质在宿主细胞核附近的空泡内形成分裂体，分裂体以二分裂或多分裂方式增殖，逐渐向周围细胞扩散或经血液循环播散至肝、肾、脑、肌肉等组织器官，进入孢子增殖阶段，最终形成孢子（图 21-5）。不同微孢子虫的发育周期虽有不同，但都由裂体增殖开始并扩散到其他细胞，然后是孢子增殖，且都在同一宿主体内进行，无有性生殖期。完成一周期一般需要 3～5 日。

【致病】

微孢子虫病患者多无特异性症状和体征，但多数患者可能患有艾滋病或 HIV 抗体阳性，或有同性恋史或其他原因引起的免疫功能受损情况。不同种的微孢子虫对人体的致病力不同，感染后是否出现临床症状与宿主的免疫状态相关。例如，肠上皮细胞微孢子属的虫种感染好发部位为空肠，其次为十二指肠远端，主要症状为消瘦及慢性腹泻。呈水样便、无黏液或脓血，而常见有未消化的食物。每日 4～8 次，伴有恶心、食欲缺乏或腹痛等。也可累及胆囊、角膜等部位引起病变。感染脑炎微孢子虫属的虫种后，患者中枢神经系统受染，可出现头痛、喷射性呕吐，并可致眼部及肝、肾病变，发病者以艾滋病患者多见；微孢子虫属的虫体寄生在内脏组织，主要累及肝、肾、眼等器官，可表现肝炎、肾炎、尿道炎、角膜炎等临床症状；微孢子虫肝炎患者早期有乏力、消瘦，后出现黄疸，腹泻加重，伴发热并迅速出现肝细胞坏死。免疫功能正常的宿主往往出现慢性或持续性感染或仅有少量的体征和症状，而免疫功能不全的宿主可致严重疾病甚至死亡。

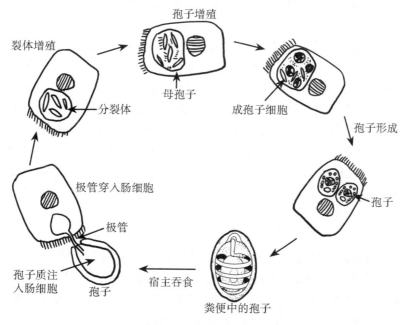

图 21－5　微孢子虫生活史

【诊断】

电镜检查病原体是目前最可靠的诊断方法，但其敏感性稍低；利用染色的活组织印片、涂片或切片光镜检查，也具有诊断价值。可用粪便直接涂片法或姬姆萨染色法检查尿液、十二指肠液、胆汁等体液。粪便直接涂片用改良三色染液染色，孢子呈红色，粪便中的细菌和残渣染成绿色，可提高检出率。另外，鸡胚、小鼠腹腔接种或 ELISA 等免疫学诊断也可试用。

【流行】

微孢子虫病是一种人兽共患病，呈世界性分布。自从 1959 年首次报道第一例人类感染微孢子虫病例以来，微孢子虫病的病例逐渐增加。目前认为，摄入环境中成熟孢子可能是主要感染方式。人类微孢子虫感染与宿主的免疫功能严重受抑制有密切关系，男性患者明显多于女性，各年龄组均可感染。在 HIV 感染者中微孢子虫病的发病率为 7%～50%。传播方式有经口传播、经鼻吸入、性传播及胎盘垂直传播等。

【防治】

注意个人卫生及饮食卫生，增强机体免疫力，能减少感染的机会，是重要的预防措施。加强对腹泻患者的检查并及时治疗，减少传染源。对此病尚无满意的治疗方法，虽然一些药物，包括甲硝唑、依曲康唑、阿苯达唑等均可用于治疗，但仅阿苯达唑对部分病例奏效；另外，烟曲霉素盐类衍生物 TNP－

470 不良反应较小,是有前景的抗微孢子虫病药物。

二、巴贝虫

巴贝虫的
历史沿革

巴贝虫是寄生于哺乳动物和鸟类等脊椎动物红细胞内的蜱媒原生动物,可引起疟疾样的巴贝虫病(babesiosis,piroplasmosis)。能感染人体的重要巴贝虫有微小巴贝虫(*B. microti*)、歧异巴贝虫(*B. bigenminia*)、牛巴贝虫(*B. bovis*)和马巴贝虫(*B. equi*)。

【形态】

巴贝虫虫体大小为 1~5 μm,典型虫体形态为梨形,但也可为圆形、椭圆形、长形或雪茄烟形。在红细胞中单个或成对的虫体常排列呈特征性的角度,尖削端相对。电镜下观察,其顶端复合器(apical complex)位于虫体宽钝端。多个虫体可寄生于同一红细胞内。

【生活史】

巴贝虫生活史尚未完全阐明。人巴贝虫病通过硬蜱在人与动物之间传播。当人被感染性蜱叮咬吸血时,蜱将巴贝虫子孢子通过唾液注入人组织液、血液,侵入红细胞。在红细胞内进行无性出芽生殖(budding),形成 2 个虫体,有时 4 个虫体。细胞破裂后,释出的虫体又可侵入新的红细胞。当硬蜱吸食患者或被本虫感染的其他脊椎动物血液时,红细胞内的巴贝虫被蜱吸入,虫体在蜱肠道上皮细胞内进行有性生殖,形成合子(zygote),接着进行裂体增殖产生可动的长棒状虫状体,虫状体迁移到蜱的其他组织,特别是卵巢,进一步繁殖产生多个虫状体。蜱卵巢内的虫状体侵入蜱卵,雌蜱产卵后,随着虫卵的发育,巴贝虫在孵化出的幼蜱组织中继续繁殖,最后虫状体进入唾液腺的腺泡,数日内形成感染性的子孢子。巴贝虫能通过卵巢对雌蜱进行两代或多代传播,称为垂直传播。除硬蜱叮咬感染外,也可经输血感染。

【致病】

巴贝虫在红细胞内分裂、繁殖,可分泌毒素,终致红细胞发生溶解。感染巴贝虫病的动物的肺、脑、肾等实质器官小血管和毛细血管中的红细胞呈线状或集落状凝集,导致血管管腔堵塞,最终使受累器官局部缺血坏死。常见病变是肝淤血、肝细胞肿胀、变性坏死。脾、骨髓等造血组织增生,脾增大可达 2~5 倍。肾亦可肿胀和出血。脑膜和脑实质充血水肿。

巴贝虫病潜伏期 1~6 周。通过输血传播的巴贝虫病的潜伏期为 1~9 周。临床症状的严重程度与感染的巴贝虫的虫种以及宿主的免疫功能有关。无症状的感染者可持续数月至数年,特别是 40 岁以下健康人可能在整个感染过程中保持亚临床状态。脾切除者、HIV 感染者等免疫功能缺陷者是巴贝虫感染的高危人群,症状较严重,病死率高。常见的临床表现有寒战、发热,体温在 38~40 ℃,同时有出汗、头痛、肌肉关节疼痛和恶心、呕吐、肝脾大等。当红细胞感染率超过 10% 时,可出现溶血性贫血和黄疸。严重溶血性贫血时,可发生血红蛋白尿。重症患者可出现休克、昏迷、弥散性血管内凝血和肾衰竭,甚至死亡。

【诊断】

巴贝虫病诊断可根据近期是否曾在疫区居住,有无被蜱叮咬史或输血史,当地有无动物巴贝虫病等流行病学资料及典型的临床表现,如寒战、发热、出汗、头痛、肌肉和关节疼痛、贫血和脾大等,即可作出初步的临床诊断。血涂片中发现巴贝虫即可确诊,在成熟红细胞内,显微镜检查血涂片用瑞特或姬姆萨染色,有多个环状或梨形小体,颇似恶性疟原虫,但常排列成十字形四联小体,细胞内无色素颗粒,受染红细胞不胀大,红细胞内无配子体及裂殖体,可与疟原虫相鉴别。也可将患者的血液接种到仓鼠或沙土鼠,然后观察接种鼠的原虫血症,以提高检出率。IFA 及 ELISA 等血清学试验、PCR 技术或 DNA 探针检测血液中的巴贝虫 DNA 也有助于诊断。

【流行】

巴贝虫病呈全球性分布,欧洲和美国常见。1957 年欧洲证实第一例人体巴贝虫病,美国于 1968

年报告第一例人体病例,现在美国 FDA 报道大约有 70 例人通过输血感染巴贝虫病病例,其中 12 例死亡。目前全球已有 100 多例人体感染的报道。我国已至少有 6 例人体病例报道(台湾和云南各 2 例,内蒙古 1 例,浙江 1 例),但家畜巴贝虫病在我国分布较广,如牛巴贝虫病在华中、华南、华东、西南 12 个省均有发现。马巴贝虫病在东北、华北及西北 7 个省被发现。四川的恒河猴、台湾的野鼠体内也发现有巴贝虫感染。

本病为典型的动物源性疾病,其传染源为患畜、感染和带虫的啮齿类动物。表面健康的无症状带虫者供血时,则对接受输血者也构成传染。传播途径主要为人被带原虫的蜱类叮咬而致感染发病。输入带虫者的血液也为传播途径之一。人群普遍易感,但各地的感染率有很大差别,各年龄组均可受染,脾切除者、老年人及免疫功能低下者较易感染。从事畜牧业者为有职业倾向的感染对象。

【防治】

避免被硬蜱叮咬可有效预防巴贝虫感染。避免媒介蜱类活动季节进入疫区,若进入疫区,应用驱避剂。集体和个人均应采取防蜱措施,如注意从衣服上检蜱,穿着防护衣袜,使用杀蜱和驱蜱剂。对家畜要定期灭蜱,包括畜体和畜舍及其环境的灭蜱处理。应早期发现、隔离及治疗感染的家畜。尽量避免与野生啮齿动物接触。除防止蜱传播外,还应认真地检查献血者防止经输血传播。目前常用且有效的药物有克林霉素和奎宁,阿托伐醌和阿奇霉素可作为二线药物。两种药物联合给药效果较好,但毒性较明显,如听力障碍、低血压、胃肠不适等。此外,也有报道用奎宁、氯喹与乙胺嘧啶合用效果更好。对严重溶血病例需输血或换血。

（赵　丹）

第二十二章
消化道其他原虫

第一节　结肠小袋纤毛虫

结肠小袋纤毛虫的发现

结肠小袋纤毛虫（*Balantidium coli* Malmsten，1857）属纤毛虫门（*Phylum Ciliophora*）、直口纲（Class Litostomatea）、胞口目（Order Vestibulifera）、肠袋科（Family Balantidiidae），是人体最大的寄生原虫。该虫主要寄生于人体结肠内，引起结肠小袋纤毛虫痢疾（balantidial dysentery）。

【形态与生活史】

结肠小袋纤毛虫生活史中有滋养体和包囊两个时期。滋养体呈椭圆形，大小为（30～200）μm×（30～100）μm，无色透明或淡灰略带绿色。外被表膜，全身覆盖斜纵行的纤毛（cilia），可借纤毛的摆动迅速旋转前进。滋养体富弹性极易变形，前端有一凹陷的胞口（cytostome），下接漏斗状胞咽（cytopharynx），借助胞口纤毛的摆动，将颗粒状食物，如淀粉粒、细胞、细菌、油滴状物等送入胞咽，形成食物泡（food vacuole），消化后残留物经胞肛（cytopyge）排出胞外。虫体中、后部各有一伸缩泡（contractile vacuole）用以调节渗透压。苏木素染色后可见一个肾形的大核（macronucleus）和一个附在大核凹侧缘的圆形小核（micronucleus）。包囊呈圆形或卵圆形，直径为40～60 μm，活体时呈淡黄绿色。囊壁厚而透明，分内外双层（图22-1），新鲜的包囊内可见有明显纤毛、活动的滋养体，经染色的包囊可见一个肾形细胞核。

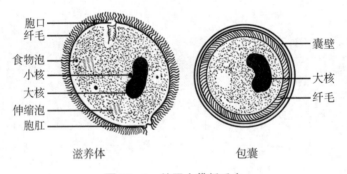

图 22-1　结肠小袋纤毛虫

包囊是结肠小袋纤毛虫的感染阶段。包囊随污染的食物、饮水经口进入宿主体内，在小肠内经消化液的作用而脱囊，滋养体逸出。滋养体移行至结肠内并定居，以淀粉颗粒、细菌和肠壁脱落的细胞等为食，以横二分裂法进行繁殖，在分裂早期虫体变长，中部形成横缢并收缩，后面的个体另长出胞口，小核首先分裂，大核延长并在中部收缩形成两个核，然后从横缢处分开。前面的伸缩泡进入前面子体，后端的伸缩泡则进入另一子体。刚形成的子体较母体小，通过接合生殖逐渐恢复原来大小。在繁殖过程中由于肠内理化环境的变化，部分滋养体变圆并分泌囊壁形成包囊，包囊随着粪便排出体外。包囊在外界无囊内增殖。滋养体若随粪便排出，也有可能在外界成囊。人体肠腔内的滋养体较少形成包囊,而在猪体肠腔内则可大量形成包囊。滋养体在一定条件下也可侵入肠黏膜及黏膜下组织(图 22-2)。

【致病与诊断】

结肠小袋纤毛虫滋养体寄生于结肠,滋养体分泌透明质酸酶等物质并借助机械性运动,侵入肠黏膜甚至黏膜下层,形成溃疡。严重病例可出现大面积结肠黏膜的破坏和脱落,病理变化似阿米巴痢疾,也可形成口小底大、边缘不整的溃疡,其表面覆盖黏液和坏死组织,在其四周可检获滋养体。溃疡有时可达肌层,甚至引起肠穿孔。滋养体偶尔可经淋巴管播散至肝、肺或泌尿生殖器官等。

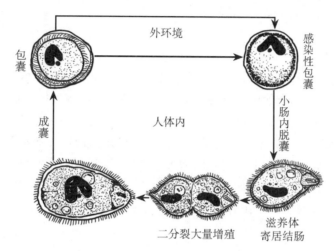

图 22-2　结肠小袋纤毛虫生活史

人体感染本虫后,一般无临床症状。无症状带虫者是该病重要的传染源,在流行病学上有重要意义。慢性患者表现为长期周期性腹泻,大便每日 3～5 次,呈糊状或水样,带黏液而无脓血,也可便秘与腹泻交替出现。急性型又称痢疾型,患者发病突然,腹痛、腹泻,黏液血便,每日十多次,里急后重明显;严重者可出现脱水、营养不良及显著消瘦等临床表现。

确诊本病可用粪便直接涂片法检查滋养体和包囊。由于虫体排出呈间歇性,故送检粪便保持新鲜并反复送检可提高检出率。对虫体鉴定有疑问时可进行苏木素染色,必要时可用乙状结肠镜镜检,取活组织做病理学检查。用阿米巴培养基也可培养本虫。

【流行与防治】

结肠小袋纤毛虫呈世界性分布,以热带、亚热带地区较多。目前已知包括人在内的 33 种动物可以感染此虫,其中以猪感染最为普遍,感染率为 14.2%～72.2%,是最重要的传染源。人体的感染较少,呈散在发生。我国西藏、云南、广西、广东、福建、四川、湖北、河南、河北、山东、山西、陕西、吉林、辽宁、台湾等省、市、自治区都有散在病例报道。

人体感染主要是通过吞食被包囊污染的食物或饮水引起的。本病的传播途径除了与猪接触外,尚可通过蝇的携带而传播。结肠小袋纤毛虫滋养体对外界环境有一定的抵抗力,在厌氧环境和室温条件下能存活 10 日,但在胃酸中很快被杀死,不是主要传播时期。包囊抵抗力较强,在室温中可存活 2 周至 2 个月,在潮湿环境里能存活 2 个月,在干燥而阴暗的环境里能活 1～2 周,在直射阳光下经 3 小时后才死亡。包囊对于化学药物的抵抗力较强,在石炭酸中包囊能存活 3 小时,在 10% 福尔马林中能存活 4 小时。

防治本虫的原则与溶组织内阿米巴相同。重点在于预防,应加强卫生宣传教育,注意个人卫生和饮食卫生,管理好人粪、猪粪,避免虫体污染食物和水源。患者可用甲硝唑、硝基咪唑、金霉素或黄连素等药物进行治疗。

第二节　人芽囊原虫

人芽囊原虫(*Blastocystis hominis*)是寄生在高等灵长类和人类肠道内引起腹泻的原虫,在世界范围内广泛分布。由 Brumpt 在 1912 年首次描述命名,并将其归属于寄生在人类肠道内的酵母类。有关其分类地位争论较久,目前一般认为人芽囊原虫属色虫界(Kingdom Chromista)、色物亚界(Subkingdom hromobiota)、双环门(Phylum Bigyra)、牙囊纲(Class Blastocystea)、牙囊目(Order Blastocystida)、牙囊科(Family lastocystidae)。

【形态】

人芽囊原虫形态结构复杂,大小差异较大。直径为 4～63 μm,多数为 6～15 μm,体外培养有空泡型、颗粒型、阿米巴型、复分裂型和包囊型 5 种类型虫体。在成形的粪便中虫体典型形态为空泡型,大小为 6～40 μm,而在水样腹泻粪便中则能发现阿米巴型虫体。经碘液染色后,光镜下可见空泡型虫体呈圆形,直径为 4～15 μm,虫体中央见一个透亮的大空泡,核有 1～4 个不等,呈月牙状或块状。颗粒型虫体由空泡型发育而来,虫体中心充满颗粒状物质,分为代谢颗粒、脂肪颗粒和繁殖颗粒 3 种,只有在培养基中血清含量高时可见此型。阿米巴型虫体在生理盐水直接涂片时观察形似溶组织内阿米巴滋养体,形态多变,体内有许多明显的小颗粒物质和细菌,伪足伸缩过程中虫体移动极缓慢。复分裂型虫体含多个胞质相连的核,一个虫体可分裂成 3 个、4 个或更多。包囊型为圆形或卵圆形,内含1～4 个核及数个糖原泡。

【生活史】

人芽囊原虫生活史尚不完全清楚,为专性厌氧性原虫,寄生在人和其他灵长类动物的回盲部。一般认为,包囊是感染阶段,分为薄壁包囊和厚壁包囊两种。薄壁包囊可以在肠腔内增殖,造成自体感染,而厚壁包囊则与肛-口传播的肠外途径有关。有学者通过观察研究,认为其生活史主要形式为空泡型—阿米巴型—空泡型。空泡型也可转变为颗粒型和复分裂型。阿米巴型是致病阶段。其生殖方式包括:①二分裂;②空泡型虫体中心出现颗粒,转变为颗粒型虫体,虫体中的生殖颗粒发育成子细胞;③内二芽殖;④裂体增殖(图 22 - 3)。

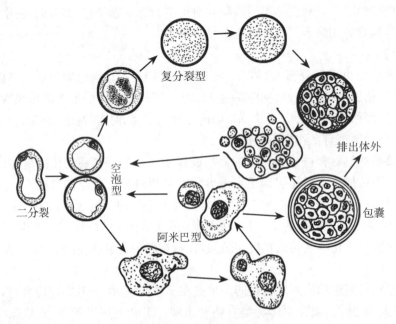

复分裂型

排出体外

二分裂

空泡型

包囊

阿米巴型

图 22 - 3　人芽囊原虫生活史

【致病与诊断】

人芽囊原虫为机会性致病原虫,具体致病机制尚未阐明。临床表现轻重不一,与机体免疫功能密切相关。高达 44.12% 的感染者无临床症状,为带虫者;感染重者可有消化道症状,主要表现为腹泻,每日 20 余次,呈水样便或血样便,伴有腹胀、厌食、嗳气、恶心、呕吐,甚至出现发热、寒战等全身症状。急性病例很少见,多见慢性迁延性病例,其症状会反复出现,持续数日至数周,甚至数年。免疫功能正常的患者多数为自限性,病程 1~3 日。免疫功能低下者尤其是艾滋病患者极易感染人芽囊原虫,而且症状严重,治疗十分困难。

从粪便中检获虫体可确诊,常用方法有碘液染色法、铁苏木素染色、改良抗酸染色、固定染色法(如姬姆萨或瑞特染色法)以及培养法。碘液染色后虫体具有较大的中央空泡和环状胞质,表膜较薄。有时由于水的混入等可以破坏虫体而造成假阴性,也应与溶组织内阿米巴、哈门内阿米巴、微小内蜒阿米巴的包囊、微小隐孢子虫的卵囊及真菌等相鉴别。血清学诊断方法有 ELISA 和 IFA 等,但尚未用于临床。

【流行】

人芽囊原虫呈世界性分布,主要分布于热带、亚热带地区,在东南亚、南美等发展中国家感染率较高。但各地发病率不尽相同,检出率为 0~18%。我国贵州感染率最高,为 5.69%,其次为广西 4.52%,湖南 1.45%,目前仍呈上升趋势。人芽囊原虫病的传染源为粪便中排出人芽囊原虫的患者、带虫者或保虫宿主。传播途径主要是粪便管理不当,通过污染的水源、食物或用具经口感染。此外,接触动物(宠物)可引起"粪-口"途径感染。个人卫生习惯、环境卫生条件等均与传播有关。蝇和蟑螂等媒介昆虫在传播中也起到了一定作用。人群普遍易感,在免疫功能低下、弱智、精神障碍、衰弱患者或热带地区旅游者中最为常见。

【防治】

预防人芽囊原虫感染的有效措施是加强卫生宣传教育,注意个人卫生和饮食卫生;粪便无害化处理,保护水源,杀灭苍蝇和蟑螂等传播媒介昆虫;发现带虫者或患者应及时治疗,尤其是对从事饮食行业人员要定期检查并及时治疗。免疫功能正常者和轻微症状者无需治疗,当虫体大量寄生或出现严重症状者,可用甲硝唑,也可用甲氟喹或碘化喹宁(iodoquinol)治疗。甲硝唑是目前最常用的药物,服用 7~10 日,症状可完全消失,但有复发现象;对甲硝唑有抗性的虫株可用磺胺甲噁唑、呋南唑酮(痢特灵)等。

(赵　丹)

第四篇

医学节肢动物学

第二十三章
医学节肢动物概论

医学节肢动物(medical arthropod)是指通过骚扰、刺螫、吸血、毒害、寄生和传播病原体等方式危害人类健康的节肢动物,属于动物界中的无脊椎动物,在动物分类上属于节肢动物门(Phylum Arthropoda),种类繁多,有 100 万种以上,占全球动物种类的 2/3 以上。研究医学节肢动物的形态、分类、生活史、生态、地理分布、与疾病的关系及防制措施的科学,称为医学节肢动物学(medical arthropodology),由于昆虫纲在节肢动物中占绝大多数,医学节肢动物学的发展早期是由研究医学昆虫开始,所以通常称为医学昆虫学(medical entomology)。医学节肢动物学是人体寄生虫学、流行病学和公共卫生学的重要组成部分,它本身又是一门独立的学科。

节肢动物成虫具有以下主要特征:① 躯体分节,左右两侧对称,具有成对而分节的附肢。② 体表骨骼化,由几丁质及醌单宁蛋白组成的表皮,又称外骨骼。③ 循环系统开放式,体腔称为血腔,含有无色或不同颜色的血淋巴。④ 节肢动物在发育过程中大多有蜕皮和变态现象。

第一节　医学节肢动物的主要类群

医学节肢动物在整个节肢动物门中仅占很小的一部分。节肢动物门共包括 10 多个纲,与医学有关的主要涉及 5 个纲,分别叙述如下。

1. 昆虫纲(Insecta)　成虫虫体分头、胸、腹三部分。头部有触角 1 对,胸部腹面有足 3 对,有翅或无翅,有的有翅昆虫后翅退化为平衡棒。与医学有关的昆虫有蚊、蝇、白蛉、蠓、蚋、虻、蚤、虱、臭虫、蟑螂、锥蝽、桑毛虫、松毛虫、毒隐翅虫等。

2. 蛛形纲(Arachnida)　虫体分头胸部和腹部,或头胸腹愈合成躯体。成虫有足 4 对,无触角,无翅。能传播疾病或引起疾病的有硬蜱、软蜱、恙螨、疥螨、蠕形螨、尘螨、粉螨、蜘蛛和蝎子等。

3. 甲壳纲(Crustacea)　虫体分头胸部和腹部。头胸部前方有触角 2 对,两侧有步足 5 对,无翅,大多数种类水生,有些是蠕虫的中间宿主。常见与医学有关的有淡水蟹、淡水虾、蝲蛄、剑水蚤、镖水蚤。

4. 唇足纲(Chilopoda)　虫体窄长,背腹扁平,分为头和躯体两部。头部有触角 1 对,躯体由若干相似的体节组成,有 10 节以上,除最后两节外,每一体节各有足 1 对。第一体节有 1 对毒爪,螫人时,毒腺排出有毒物质伤害人体,如蜈蚣。

5. 倍足纲(Diplopoda)　虫体呈长管形,分为头和躯体两部。头部有触角 1 对,躯体由若干形状相似的体节组成,除第一体节外,每节有足 2 对,所分泌的物质常引起皮肤过敏,如马陆。

医学上具有重要意义的节肢动物主要集中于昆虫纲中的双翅目和蛛形纲中的蜱螨亚纲。

第二节　医学节肢动物对人体的危害

医学节肢动物对人体的危害可由直接或间接两种方式造成。医学节肢动物直接损害人体健康称为直接危害,直接危害引起虫源病(insect-source disease);节肢动物作为传播媒介,传播某些病原体导致人体疾病则称为间接危害,间接危害引起虫媒病(vector borne disease)。间接危害往往比直接危害更为严重。

一、直接危害

1. 叮刺、吸血和骚扰　蚊、白蛉、蠓、蚋、虻、蚤、臭虫、虱、蜱、螨等都能叮刺吸血,造成骚扰,影响人们工作和休息,此外还可引起丘疹、斑疹和皮炎等。例如,蚊虫在夏天一般2日吸血一次。

2. 毒害　节肢动物通过分泌毒性物质或叮刺时将毒液注入人体所导致的危害,严重时可致人死亡。例如,蜈蚣、蝎子、毒蜘蛛等螯人后,不仅局部产生红、肿、痛,而且可引起全身症状;桑毛虫、松毛虫的毒毛及毒液可引起皮炎、结膜炎;松毛虫还可致骨关节疼痛,严重者可致骨关节畸形、功能障碍等;蠓、蚋、虻等叮刺人体后可出现红肿,甚至溃烂;硬蜱叮刺后唾液可使宿主出现蜱瘫痪;毒隐翅虫的体液接触皮肤可致皮炎。

3. 超敏反应　节肢动物的唾液、分泌物、排泄物和皮壳等作为过敏原,接触有过敏体质的人,可引起人体发生超敏反应。例如,尘螨可引起过敏性哮喘、鼻炎等;粉螨、蒲螨、革螨可引起螨性皮炎;蚊、蠓、蚤、臭虫等螯刺后,有时人体也会出现超敏反应。

4. 寄生　有些节肢动物可寄生于人、畜的体内或体表引起损害。例如,绿蝇、金蝇、麻蝇等的幼虫寄生于眼、消化道等部位,引起蝇蛆病;疥螨寄生于人体皮肤薄嫩处,引起疥疮;潜蚤寄生于脚趾、生殖器附近等处,引起潜蚤病;蠕形螨寄生毛囊和皮脂腺内,引起蠕形螨病;粉螨等侵入肺、肠,引起肺螨病和肠螨病。

二、间接危害

一些节肢动物可作为病原体(包括细菌、病毒、立克次体、螺旋体、原虫和蠕虫等)的传播媒介,其传播的疾病通常称为虫媒病。传播疾病的节肢动物称为传播媒介或病媒节肢动物。按照媒介节肢动物类群的不同,虫媒病可分为蚊媒病、蜱媒病、蝇媒病、蛉媒病等,我国主要虫媒病及其主要病媒节肢动物见表23-1。

表 23-1　我国主要虫媒病及其病媒节肢动物

类别	传播疾病	病原体	主要病媒节肢动物
蚊媒病	疟疾	疟原虫	中华按蚊、嗜人按蚊、微小按蚊、大劣按蚊
	丝虫病	马来布鲁丝虫	中华按蚊、嗜人按蚊
		班氏吴策线虫	致倦库蚊、淡色库蚊
	流行性乙型脑炎	日本脑炎病毒	三带喙库蚊
	登革热	登革病毒	埃及伊蚊、白纹伊蚊
蜱媒病	森林脑炎	森林脑炎病毒	全沟硬蜱
	新疆出血热	新疆出血热病毒	亚东璃眼蜱
	蜱媒回归热	波斯疏螺旋体	钝缘蜱
	莱姆病	伯氏疏螺旋体	全沟硬蜱
	Q 热	贝氏立克次体	硬蜱和软蜱
蝇媒病	结膜吸吮线虫病	结膜吸吮线虫	果蝇
蛉媒病	黑热病	杜氏利什曼原虫	中华白蛉、长管白蛉、吴氏白蛉

			续 表
类别	传播疾病	病原体	主要病媒节肢动物
蚤媒病	鼠疫	鼠疫耶尔森菌	印鼠客蚤
	地方性斑疹伤寒	莫氏立克次体	印鼠客蚤
螨媒病	恙虫病	恙虫病东方体	地里纤恙螨、红纤恙螨
	流行性出血热	流行性出血热病毒	革螨
虱媒病	流行性斑疹伤寒	普氏立克次体	人虱
	虱媒回归热	俄拜疏螺旋体	人虱

根据病原体与节肢动物的关系,将节肢动物传播疾病的方式分为两大类。

1. 机械性传播(mechanical transmission) 有些节肢动物在传播疾病时,病原体附着于媒介节肢动物体表、口器或通过消化道而散播,没有明显的形态或数量变化,并保持感染力,节肢动物在病原体传播过程中只起携带输送的作用,这种传播方式称为机械性传播。机械性传播的节肢动物媒介主要是蝇类和蟑螂,传播的病原体主要是能引起痢疾、伤寒、霍乱的病原微生物和一些寄生虫包囊或蠕虫虫卵等。

2. 生物性传播(biological transmission) 有些节肢动物传播疾病时,病原体在媒介节肢动物体内经历发育和(或)繁殖的阶段,才具有感染性,通过一定途径感染新宿主,这个过程是病原体完成生活史或传播中必不可少的环节,这种传播方式称为生物性传播。根据病原体在媒介节肢动物体内发育、繁殖的情况,分为以下 4 种传播方式。

(1)发育式(developmental type):病原体在节肢动物体内只发育(有形态变化),不增殖(无数量增加)。例如,丝虫的微丝蚴进入蚊胃内,到达蚊胸肌,可发育为感染期幼虫丝状蚴(数量上没有增加),然后进入蚊喙部,蚊虫叮咬人吸血时,经皮肤侵入人体。

(2)繁殖式(proliferational type):病原体在节肢动物体内只有数量的增加,但无形态的变化。例如,登革病毒在伊蚊体内、恙虫立克次体在恙螨体内、鼠疫杆菌在蚤体内均可大量繁殖,媒介昆虫叮人吸血时侵入人体。

(3)发育繁殖式(developmental and proliferational type):病原体在节肢动物体内必须经历发育和繁殖的过程,既有形态的变化,也有数量的增加。例如,疟原虫的雌配子体、雄配子体在雌性按蚊体内经配子生殖依次形成合子、动合子和卵囊,在卵囊内经孢子增殖形成数千个子孢子,子孢子进入唾液腺,经蚊虫叮人吸血而感染人体。

(4)经卵传递式(trans-ovarian type):有些病原体不仅在节肢动物体内繁殖,而且可侵入雌虫的卵巢,经卵传递,以致节肢动物下一代仍具感染性。经卵传递式多见于蜱螨类及蚊等。恙螨幼虫叮刺恙虫病宿主后,病原体可经卵传递给下一代,使大量幼虫具有感染性。蜱体内的森林脑炎病毒、贝氏立克次体等,蚊体内的乙型脑炎病毒和登革病毒,都可经卵传递。

节肢动物传播病原体的过程可通过不同的途径实现:①叮刺吸血,可经唾液注入、血液反流注入、经口器逸出,如蜱传播回归热螺旋体、蚤类传播鼠疫耶尔森菌、蚊虫传播丝虫病;②粪便污染,如虱传播流行性斑疹伤寒、蚤传播地方性斑疹伤寒、锥蝽传播枯氏锥虫病;③虫体破碎,如虱传播虱媒回归热;④虫体分泌物污染,如软蜱传播蜱媒回归热;⑤宿主食入,如食入感染性天牛或金龟子可感染棘头虫病。

第三节　病媒节肢动物的判定

在流行区虫媒病的调查中,确定某种疾病的传播媒介是何种病媒节肢动物,对于虫媒病的防治非常重要。病媒节肢动物的判定,必须具备以下几方面证据。

1. 生物学证据(biological evidences) 在流行区,作为传播媒介的节肢动物种群数量较大,是当地的优势种或常见种;这种节肢动物一定与人的关系密切,如有叮吸人血的习性,或非吸血节肢动物体内外可携带病原体污染食物等;寿命较长,能确保病原体在其体内完成发育和繁殖所需的时间,如传播疟疾的按蚊寿命应长于疟原虫在其体内发育繁殖并出现在唾液腺内所需的时间。

2. 流行病学证据(epidemiological evidences) 病媒节肢动物虫种的地理分布和季节消长应与某种虫媒病的流行地区和流行季节基本相一致。

3. 实验室证据(experimental evidences) 在实验条件下,将引起虫媒病的病原体人工感染节肢动物,病原体如能够在节肢动物体内发育或繁殖至具有感染性,并可感染易感实验动物,即可证明这种节肢动物可能成为疾病的传播媒介。

4. 自然感染证据(evidences of natural infection) 在疾病流行区和流行季节采集节肢动物,经实验分离到自然感染的病原体。如果病原体是原虫和蠕虫,须查到其感染期。

综合以上四方面的证据可初步判定该节肢动物为该种疾病在该地区的传播媒介。由于各地区地理及气候条件的差异,同一虫媒病在同一国家出现的时间可能不同,在不同流行区的传播媒介可有差异。同一地区的传播媒介也可能不止 1 种,可区分为主要媒介和次要媒介。

第四节 医学节肢动物的防制

医学节肢动物的防制是预防和控制各种虫媒病的重要手段,其基本原则是综合防制(integrated control)。综合防制的基本思想:从媒介节肢动物与生态环境和社会条件的整体观念出发,根据标本兼治、治本为主、安全有效、经济实用的原则,把环境治理放在首位,将物理防制、化学防制、生物防制等防制措施和方法系统地组成一套合理的防制方案,因时因地制宜,把媒介节肢动物控制在不足以造成危害的水平,以达到除病灭害和减少骚扰的目的。

一、环境治理

环境治理是指根据媒介节肢动物的生态习性和生物学特点,通过改造和处理其孳生地和栖息地环境及改善人群居住条件等,使之不利于病媒节肢动物的生存和繁殖,以达到预防和控制虫媒病的目的。环境治理是防制医学节肢动物的治本措施,例如通过基础卫生设施的改造、修建和改善居民环境卫生,减少蚊虫等的孳生地,减少病媒节肢动物与人的接触机会,从而减少虫媒病的传播。

二、物理防制

物理防制是指利用各种机械、光、热、电等手段来捕杀或驱赶害虫的方法,如安装纱门、纱窗防止蚊、蝇等进入室内;食物加盖纱罩防蝇和蟑螂接触;挂蚊帐防止蚊虫叮咬;用高温或低温灭虱;用捕蝇笼诱捕苍蝇等。

三、化学防制

化学防制是指使用天然或化学合成的化合物(包括杀虫剂和驱避剂)对媒介节肢动物进行防制的方法,具有使用方便、见效快、适宜大面积喷洒等优点。理想的杀虫剂应具有高效、广谱、低毒、低残留等特点。

常用的化学杀虫剂,主要有:①有机氯杀虫剂,如 DDT 等,具有长效、低毒、广谱、价廉等优点,但由于降解慢,污染环境,易产生抗性,易残留,正逐渐被其他杀虫剂取代;②有机磷杀虫剂,如敌敌畏、杀螟松、马拉硫磷、辛硫磷等,具有广谱、高效的优点,且易降解或水解,但易引起人、畜中毒;③氨基甲酸酯类杀虫剂,如混灭威、残杀威等,具有高效、低毒、低残留、环境污染小等优点,但价格高,对哺乳动物毒性较高;④拟除虫菊酯类杀虫剂,如苄呋菊酯、胺菊酯、溴氰菊酯、丙烯菊酯等,具有毒效高、击倒快、降解快、对哺乳动物毒性低等优点;⑤昆虫生长调节剂,如烯虫酯、灭幼脲Ⅰ号,通过阻碍或干扰节肢动物的正常发育而致其死亡,具有生物活性高、作用特异性强、对非靶标生物无毒或毒性小等优点;⑥驱避剂,如邻苯二甲酸二甲酯(驱蚊油)、避蚊胺、三甲基胺等,可趋避或引诱媒介节肢动物。

化学防制是目前应用最广泛的防制方法,但容易引起环境污染、节肢动物抗药性的产生,且对人、畜造成残留毒害,因此要有计划地、合理地与其他方法配合使用。

四、生物防制

生物防制是指利用捕食性生物或致病性生物防制病媒节肢动物,其特点是对人、畜安全,不污染环境。捕食性生物,如鱼、蜻蜓、剑水蚤、水蛭等可捕食蚊虫幼虫;致病性生物,如病毒、苏云金杆菌、球形芽孢杆菌、白僵菌、原虫、寄生蜂等寄生于节肢动物体内,可致其死亡。

五、遗传防制

遗传防制是指通过改变或置换病媒节肢动物的遗传物质,降低其繁殖能力、生存竞争能力或改变其生物学习性,达到控制媒介种群数量的目的。遗传防制的方法有辐射不育、化学不育、杂交不育、染色体易位等。如使用一定的方法培育出大量人工绝育的雄虫,释放于自然界后,由于其数量远远超过自然种群的雄虫,与自然种群的雌虫交配后,产生未受精卵,使其自然种群数量逐渐减少。

六、法规防制

我国昆虫学家陆宝麟

法规防制指利用国家制定的法律、法规或条例,进行海关进出口检验检疫、卫生监督和强制措施防制,阻止、消灭媒介节肢动物。例如,新加坡为了消灭登革热,采取强迫防制埃及伊蚊的措施,若发现家庭积水器中有埃及伊蚊孳生则重罚,执行后效果显著。

(谭文彬)

第二十四章
昆 虫 纲

第一节　昆虫纲概述

昆虫纲是节肢动物中最大的一个纲,与人类的生活、健康、经济等各方面有十分密切的关系,也是医学节肢动物最重要的组成部分。

【形态】

昆虫纲的主要特征是成虫虫体分为头、胸、腹三部分,胸部有 3 对足,故又称为六足纲(Hexapoda,图 24 - 1)。

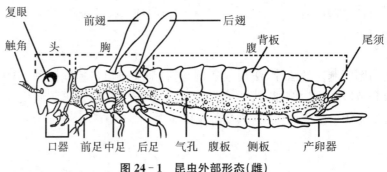

图 24 - 1　昆虫外部形态(雌)

1. 头部　头部有眼、触角、口器等,是昆虫的感觉和取食部位中心。大多数昆虫有复眼 1 对,由许多蜂房状小眼面组成,单眼一般 2～3 个,位于头顶部;触角 1 对,形态多样,具触觉、嗅觉、味觉、听觉等功能,口器一般位于头部前下方,由上唇、上颚、下颚、舌和下唇组成,下颚和下唇又分别具有分节的下颚须和下唇须。医学昆虫的口器主要分为 4 种类型。

(1) 咀嚼式口器:是一种原始的口器类型,上颚发达,具齿,适于咀嚼固体食物,如蜚蠊的口器。

(2) 刺吸式口器:是由咀嚼式口器特化而来,各组成部分都特化为细长的口针,形成喙,适于刺入吸食液体食物,如蚊和白蛉成虫的口器。

(3) 舐吸式口器:上颚、下颚均退化,但下唇发达,其末端具特别发达的盘状唇瓣,适于摄取半流体食物,如家蝇成虫的口器。

(4) 刮吸式口器:上颚尖细而长,可切断或撕裂宿主皮肤,下唇末端的唇瓣收集食物,如虻的口器。

2. 胸部　胸部是昆虫的运动中心。胸部有 3 个体节,分前胸、中胸和后胸,各胸节的腹面均有足 1 对,分别称为前足、中足和后足。足分节,由基部向端部依次称为基节、转节、股节、胫节和跗节(tarsus),跗节又分为 1～5 节,跗节末端具爪(claw)。多数昆虫的中胸及后胸的背侧各有翅 1 对,分别称为前翅和后翅,双翅目昆虫仅有前翅,后翅退化成棒状的平衡棒(halter),有些昆虫适应了寄生生活,先天性无翅,如蚤、虱。

3. 腹部　腹部内含大部分内脏和生殖系统,是昆虫生殖和代谢的中心。腹部通常由 11 节体节组成,末端数节特化为外生殖器,雌虫的产卵器通常着生于第 8、9 腹节,雄虫的交配器着生于第 9 腹节,外生殖器的形态构造因种而异,特别是雄性外生殖器,是鉴定昆虫种类的重要依据。

【发育与变态】

昆虫的发育需要经过胚胎发育和胚后发育。胚胎发育在卵内完成,胚后发育从卵孵化为幼体(幼虫、若虫)到成虫性成熟为止。所谓变态(metamorphosis)是指昆虫从幼体到成虫的发育过程中,在外部形态、内部构造、生理功能、生活习性以及行为和本能等方面发生的一系列变化。医学昆虫的发育主要有完全变态和不完全变态两大类。

1. 完全变态(complete metamorphosis)　昆虫的生活史发育过程包括卵、幼虫、蛹、成虫 4 个时期,其幼虫在外部形态和生活习性等方面与成虫显然不同,这种发育过程称为完全变态,如蚊、蝇、白蛉、蚤等。

2. 不完全变态(incomplete metamorphosis)　昆虫的生活史发育过程包括卵、若虫、成虫 3 个时期,其若虫的形态特征和生活习性与成虫相似,通常表现为虫体较小,生殖器官未发育完全,这种发育过程称为不完全变态,如虱、臭虫、蜚蠊等。

【与医学有关的种类】

昆虫纲共分 34 个目,与医学有关的昆虫分属其中 9 个目,其中有重要医学意义的种类有蚊、蝇、白蛉、蚤、虱、蜚蠊、蠓、蚋、虻、臭虫、毒隐翅虫等,本章根据昆虫能否传播病原体引起虫媒病,分为病媒昆虫和病原昆虫来阐述。

第二节　病媒昆虫

病媒昆虫指能够作为媒介传播多种疾病,并可通过叮刺、吸血、毒害、寄生或致敏等方式直接危害人体健康的昆虫,种类较多,其中重要的有蚊、蝇、白蛉、蚤、虱、蜚蠊等。

一、蚊

蚊属于双翅目(Diptera)蚊科(Culicidae),是最重要的医学昆虫类群。全世界已知 112 属 3500 多种,我国已发现 18 属近 400 种。其中半数以上的蚊种分别属于按蚊属(Anopheles)、库蚊属(Culex)和伊蚊属(Aedes),也是主要传播疾病的 3 个属。

【形态】

1. 成虫　体细长,为 1.6～12.6 mm,呈灰褐色、棕褐色或黑色。体分为头、胸、腹三部分(图 24 - 2)。

(1) 头部:似球形,两侧有发达的复眼 1 对,触角 1 对,触须 1 对;头的前下方有一向前伸出的刺吸式口器,又称喙。触角 15 节,第一为柄节,第二为梗节,第三节及以后均为鞭节,各鞭节间轮生一圈毛,雌蚊的轮毛短而稀少,雄蚊的轮毛长而密。在雌蚊触角上,除轮毛外,还有另一类短毛,分布在每一鞭节上,这些短毛对空气中化学物质的变化有反应,对二氧化碳和湿度尤其敏感,在雌蚊寻觅吸血对象时起重要作用。蚊的口器,共由 6 根口针构成,即 1 对上颚、1 对下颚、1 个上唇和舌,这 6 根口针包藏于鞘状下唇内,上颚和下颚末端尖,并呈锯齿状,是蚊虫吸血时主要的切割器官;舌中空,内有唾液道;上唇与舌之间形成的食物道,使吮吸的血液流入胃内。雄性蚊上颚和下颚退化,不能刺入人体吸食血液,只能以植物汁液为食。

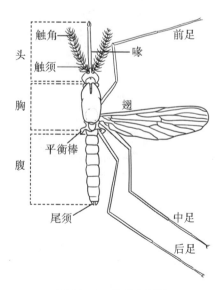

图 24 - 2　蚊成虫(雌)

触须又称下颚须,分5节,位于喙的两旁。蚊的触须是分类的重要依据。按蚊属雌蚊、雄蚊的触须均
与喙等长,雄蚊触须的末端两节膨大且向外弯曲;库蚊属和伊蚊属的雌蚊触须比喙短,雄蚊触须比喙
长(图 24 - 3)。

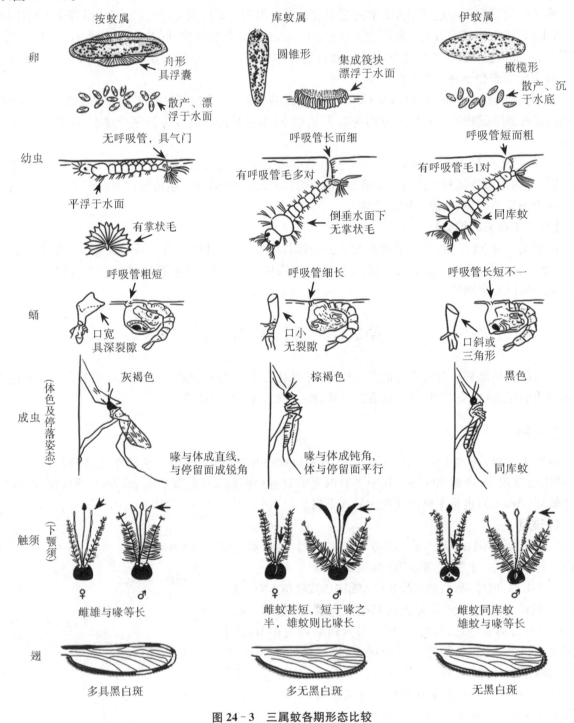

图 24 - 3 三属蚊各期形态比较

　　(2)胸部:由前胸、中胸和后胸 3 节组成。每节有足 1 对,细长,分别称为前足、中足、后足。足细
长,常有鳞片形成黑白斑点和环纹,为分类特征之一;中胸发达,有翅 1 对,翅窄长、膜质,翅脉简单,纵
脉(V)2、4、5 各分两支,其余纵脉均不分支,被有鳞片,鳞片所组成的斑纹是蚊虫分类的重要依据,后
胸的后翅退化为平衡棒,飞行时起平衡身体的作用(图 24 - 3)。

(3) 腹部:由 11 节组成。第 1 节不易见,2~8 节明显可见,末 3 节特化为外生殖器。有的蚊种背面有淡色鳞片组成的淡色横带、纵条或斑。雌蚊腹部末端有尾须 1 对,雄蚊末端特化为抱握器,构造复杂,是蚊虫分类的重要依据。

2. 卵 较小,长不足 1 mm,刚产出时为灰白色,后逐渐变深为褐色或黑色。常见 3 属蚊卵形状各异。按蚊卵呈舟形,两侧有浮囊,浮于水面;库蚊卵呈圆锥形,无浮囊,相互竖立黏结,形成卵筏,浮于水面;伊蚊卵一般呈橄榄形,无浮囊,产出后单个沉于水底(图 24-3)。

3. 幼虫 俗称子孓,体分为头、胸、腹三部分。头部为扁梨形或近长椭圆形,其背面两侧着生有触角、复眼、单眼各 1 对,复眼为发育中的成虫眼,单眼为幼虫眼;口器为咀嚼式;两侧有细毛密集的口刷,迅速摆动,使水流进入口内来获取水中的食物。胸部,略呈长方形,不分节。腹部,细长,可见分 9 节,前 7 节形状相似,第 8 节背面有气孔器与气门(按蚊属)或细长的呼吸管(库蚊属、伊蚊属)。第 9 节背面有尾鞍,末端有尾毛、尾刷和 4 个尾鳃。按蚊属幼虫第 1~7 节背面有成对的掌状毛,第 8 节背面没有呼吸管,有气门,使之停留时平行地漂浮于水面;库蚊属和伊蚊属幼虫第 8 节背面有呼吸管,库蚊属幼虫呼吸管细长,伊蚊属幼虫呼吸管粗短,停留时,虫体均倒挂于水面之下,并与水面形成一定角度(图 24-3)。

4. 蛹 逗点状,分头胸部和腹部。胸背两侧具 1 对喇叭状呼吸管。腹部分为 9 节,第 1 节背面有 1 对树状毛,第 8 节末端有 1 对尾鳍(图 24-3)。

【生活史】

蚊的生活史发育过程包括卵、幼虫、蛹、成虫 4 个阶段,为完全变态。卵、幼虫和蛹 3 个阶段生活于水中,成虫生活于陆地上。成虫在羽化后 1~2 日进行交配,交配后的雌成虫吸血、产卵。雌蚊产卵于水中,夏天大部分在 2 日内孵化出幼虫,幼虫生活于水中,在水面进行呼吸,以水中的微生物和有机质为食,经过 4 次蜕皮变为蛹。蛹不食能动,常停息于水面,遇惊扰则沉于水底。夏季通常 2~3 日羽化为成虫。蚊的整个生活史发育所需时间取决于外界环境温度、湿度、食物等因素,在适宜条件下需 9~15 日。一年可繁殖 7~8 代(图 24-4)。

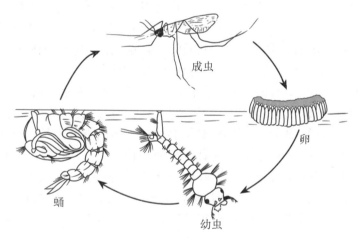

图 24-4 蚊生活史

【生态】

1. 孳生习性 成蚊产卵地就是幼虫的孳生地。了解蚊虫孳生地,对调查和防制蚊虫具有重要意义。蚊孳生于水中,各种蚊对其孳生的水环境具有一定的选择性,可分为 5 种类型。

(1) 田塘型:主要包括稻田、沼泽、池塘、沟渠、草塘、清水坑等水面广阔、清洁、静止的大型水体,该孳生地的代表蚊种是中华按蚊和三带喙库蚊。

（2）缓流型：主要包括山涧、溪流、灌溉沟渠或溪床等清洁、流动的水体，该孳生地的代表蚊种是微小按蚊。

（3）丛林型：主要包括丛林浓荫下的山溪、石穴、泉潭等小型清洁积水，该孳生地的代表蚊种是大劣按蚊。

（4）污水型：主要包括地面洼地积水、阴沟、下水道、污水坑粪池等各种污染水。该孳生地的代表蚊种是淡色库蚊、致倦库蚊。

（5）容器型：主要包括缸、罐、坛、桶、碗、瓶、轮胎积水、树洞、竹筒、石穴等小型生活容器或自然形成的容器的积水，该孳生地的代表蚊种是埃及伊蚊、白纹伊蚊。

2. 交配与活动　成蚊羽化后 1~2 日便可以交配，交配多发生在吸血之前，主要在飞舞时进行。雄蚊通常在黄昏或黎明时出现群舞现象，即几个甚至几百、数千个雄蚊成群地在草地上空、屋檐下或人畜上空飞舞的一种性行为。少数雌蚊飞入舞群与雄蚊进行交配，然后离去。雌蚊一生只需交配一次。雌蚊交配后，多需吸血，卵巢发育，才能产卵。一般雌蚊均在傍晚或清晨到其孳生场所产卵。蚊一生中能产卵多次，产卵量因种而异，通常几十个至几百个不等。多数蚊种在清晨、黄昏或黑夜活动，伊蚊多在白日活动。因此，一般伊蚊多在白日吸血，按蚊、库蚊多在夜晚吸血。

3. 吸血习性　雄蚊不吸血，只吸食植物汁液及花蜜；雌蚊也可以靠吸食植物汁液维持自身生存，但雌蚊必须吸血其卵巢才能发育，繁衍后代。雌蚊多在羽化后 2~3 日开始吸血，温度、湿度、光照等多种因素可影响蚊的吸血活动。气温在 10 ℃以上时开始吸血，温度 25~30 ℃、湿度 50% 以上是蚊吸血的最适宜条件；吸血对象，随蚊种而异，大劣按蚊、嗜人按蚊、埃及伊蚊、白纹伊蚊、致倦库蚊、淡色库蚊等偏嗜人血，中华按蚊、三带喙库蚊则偏嗜动物的血，能兼吸人血，故蚊可传播人兽共患病。蚊的嗜血习性与疾病的传播、流行有着密切的关系。偏嗜人血的蚊种，传播人体疾病的机会较多，往往是蚊媒疾病的主要媒介。

4. 栖息习性　掌握蚊种的栖息场所是制订灭蚊措施及考核灭蚊效果的依据。蚊羽化后和吸血后均须寻找栖息场所。一般而言，蚊喜欢在隐蔽、阴暗和通风不良的地方栖息，如屋内多在床下、柜后、门后、墙缝以及畜舍、地下室等，室外多在草丛、山洞、地窖、桥洞、石缝等处。根据栖息习性把蚊分为以下 3 种类型：①家栖型，如淡色库蚊、嗜人按蚊，吸血和栖息都在室内，待卵巢发育成熟后飞往室外寻找产卵场所。②半家栖型，如中华按蚊、日月潭按蚊等，吸血后随即或稍在室内停留后，飞到室外栖息。③野栖型，如大劣按蚊、白纹伊蚊等，自吸血至产卵都在野外。

5. 季节消长与越冬　不同蚊种的季节消长和温度、湿度、雨量等密切相关，也受蚊种自身习性或环境因素特别是农作物或耕作制度的影响。我国幅员辽阔，南北气候、环境差异较大，不同地区的同一蚊种季节消长差异明显；同一地区的不同蚊种也会呈现不同的季节消长。越冬是蚊对冬季气候变化产生的一种周期性生理性适应现象，是一种休眠或滞育状态。在外界温度低于 10 ℃时，蚊虫进入越冬状态。不同蚊种，其越冬虫期不同：库蚊多以成虫越冬（如淡色库蚊、致倦库蚊）；伊蚊多以卵越冬（如白纹伊蚊）；按蚊有以成虫越冬的（如中华按蚊），也有以幼虫越冬的（如微小按蚊），少数可以以卵越冬（如嗜人按蚊）。在热带和亚热带地区，全年温度都在 10 ℃以上，蚊虫无越冬现象。

【重要种类】

1. 中华按蚊（*Anopheles sinensis*）　灰褐色，体型较大。雌蚊触须具 4 个白环，顶部 2 个较宽；翅前缘具 2 个白斑，尖端白斑较大，第五纵脉后一分支（V5.2）端缘处有一白斑。腹侧膜上有 T 形暗斑。分布广泛，是我国最常见的按蚊，特别是在我国大部平原地区的水稻种植区。中华按蚊是疟疾和马来丝虫病的主要传播媒介，也是班氏丝虫病的次要传播媒介。

2. 嗜人按蚊（*Anopheles anthropophagus*）　该种体型与中华按蚊非常近似，与中华按蚊的主要区别在于触须较细，顶白环较亚顶白环宽，第 4 个白环很窄，有时或缺；翅尖端白斑小，V5.2 无白斑或偶有不明显；腹侧膜上没有 T 形暗斑。嗜吸人血，多栖息于人类房屋。分布于我国北纬 22°~33°之间的广人地区,主要在山区和丘陵地带。嗜人按蚊是疟疾最重要的传播媒介,也是马来丝虫病的主要传播媒介。

3. 微小按蚊(*Anopheles minimus*)　棕褐色,蚊体较小,雌蚊触须深棕色,具 3 个白环,末端 2 个白环等长,基白环很窄。翅前缘通常有 4 个较宽白斑,除 V6 外,各纵脉都有缘缨白斑。足深褐色,跗节均暗色或有背端白斑或很窄的端白环。主要分布于我国北纬 33°以南的山区、丘陵地区。疟疾的主要传播媒介。

4. 大劣按蚊(*Anopheles dirus*)　灰褐色,体型中等。雌蚊触须有 4 个白斑,顶端白环最宽,为其后白环的 1.5 ～ 2 倍;翅前缘有 6 个白斑,第五纵脉有 6 个黑斑;各足股节、胫节和 1～2 跗节上都有明显的白星斑。分布于我国海南、云南、台湾地区,为我国热带丛林、山林和山麓地区疟疾重要传播媒介。

5. 淡色库蚊(*Culex pipiens pallens*)　淡褐色,体形中等。头顶敷有淡黄色窄鳞片,喙褐色,无白环;各足跗节全部暗色,无白环;第 2～7 腹节背面有基白带,带的后缘平直。在我国,分布于北纬 33°以北地区。淡色库蚊是我国班氏丝虫病的主要传播媒介。

6. 致倦库蚊(*Culex pipiens quinque fasciatus*)　成蚊与淡色库蚊相似,但其腹部背面的基白带下缘呈弧状或半圆形。分布于热带、亚热带,在我国广泛分布于北纬 33°以南地区,是班氏丝虫病和乙型脑炎的重要传播媒介。

7. 三带喙库蚊(*Culex triaeniorhynchus*)　棕褐色,体型较小。喙中段有一宽阔白环,触须末端为白色;各足跗节基部有一细窄的白环;第 2～7 腹节背面基部均有中间稍向下突出的淡黄色狭带。在我国,除新疆、西藏未发现外,遍布全国各地,是流行性乙型脑炎的重要传播媒介。

8. 白纹伊蚊(*Aedes albopictus*)　黑色有银白色斑纹,体型小。中胸背板前半部正中有一明显银白色纵纹;腹部背面 2～6 节有基白带,后足跗节 1～4 节基部有白环,末节全白色。在我国分布广泛,北到辽宁省,西至西藏。白纹伊蚊是登革热的重要传播媒介,在我国还能传播乙型脑炎。

【与疾病的关系】

蚊除骚扰、叮刺吸血直接危害人体外,更重要的是可传播多种对人类危害严重的疾病。

1. 丝虫病(filariasis)　我国班氏丝虫病的主要传播媒介是淡色库蚊和致倦库蚊,其次是中华按蚊;马来丝虫病的主要传播媒介是中华按蚊和嗜人按蚊。

2. 疟疾(malaria)　我国疟疾主要的传疟媒介是按蚊,不同的疟疾流行区,传播媒介也不尽相同。平原地区尤其是水稻种植区,主要传播媒介是中华按蚊;长江流域以南的山区和丘陵地带的主要传播媒介是嗜人按蚊;南方山区和丘陵地带的主要传播媒介是微小按蚊;海南的热带雨林和山麓地带的主要传播媒介是大劣按蚊;台湾的主要传播媒介是日月潭按蚊。

3. 流行性乙型脑炎(epidemic B encephalitis)　是由病原体日本脑炎病毒引起的急性脑膜脑炎,该病毒可经蚊卵传递,随蚊越冬,故蚊不但是传播媒介,也是病毒的储存宿主。主要传播媒介是三带喙库蚊,白纹伊蚊、淡色库蚊也可传播。

4. 登革热(dengue fever)　是由登革病毒引起的以骨关节剧烈疼痛为特征的热带传染病,主要流行于东南亚,我国广东、广西和海南有流行。主要由埃及伊蚊、白纹伊蚊传播。

5. 黄热病(yellow fever)　病原体是黄热病病毒,主要由埃及伊蚊传播,该病主要流行于非洲、南美洲,我国没有该病的报道。

【防制】

1. 环境治理　清除各种水体以防蚊虫的孳生,是防制蚊虫的治本之策。例如,稻田型孳生地可采用湿润灌溉、间歇灌溉、铲除田边杂草等措施可减少中华按蚊和三带喙库蚊的孳生;容器型孳生地可采用翻缸倒罐、堵塞树洞、填平坑洼等减少伊蚊的孳生;污水型可采用疏通下水道及污水沟、改造排水系统等减少库蚊的孳生。

2. 化学防制　即使用杀虫剂杀灭蚊虫。目前常用的杀虫剂主要是菊酯类化合物,如溴氰菊酯、苄呋菊酯等,小范围喷洒,具有很好的杀虫效果;目前市场销售的气雾型杀虫剂大多为拟除虫菊酯复配,适于速杀室内蚊虫;蚊香对蚊虫也具有驱避和击倒作用。

3. 物理防制　主要是防蚊灭蚊,如安装纱门、纱窗,使用电子驱蚊器等,用物理的方法使蚊虫远离人群,减少或杜绝其与人接触的机会。

4. 生物防制 目前国内外主要使用的生物杀虫剂是苏云金杆菌(Bt)和球形芽孢杆菌(Bs),两者联合使用对幼虫有很好的毒杀效果;将柳条鱼、鲤鱼、鲫鱼等放入稻田养殖,可大量捕食蚊幼虫。

5. 遗传防制 通过改变或取代遗传物质的方法,降低蚊的生殖潜能来达到灭蚊的目的,如采用雄性不育、杂交不育、基因替换等方法处理蚊虫。

6. 法规防制 利用法律、法规防止媒介蚊虫的传入、监督对蚊的防制及强制性灭蚊。主要是加强机场、海关的检验、检疫,防止媒介蚊虫被携带进入我国境内。

二、蝇

蝇属于双翅目(Diptera),环裂亚目(Cyclorrhapha)。全世界已知 34000 余种,我国记录的有 4200 余种。与人类疾病有关的多属蝇科(Muscidae)、丽蝇科(Calliphoridae)、麻蝇科(Sarcophagidae)、狂蝇科(Oestridae)等。

【形态】

1. 成虫 体长 4～14 mm,呈暗灰、黑色、黄褐色、暗褐色等,许多科类带有金属光泽,全身被有鬃毛。

(1)头部:近似球形。复眼 1 对,大,红黑色,两眼间距离多以雄蝇较小,雌蝇较宽;头顶有 3 个排列成三角形的单眼;颜面中央有 1 对触角,分 3 节,第 3 节最长,其基部外侧有 1 根触角芒。大部分蝇类的口器为舐吸式,由基喙、中喙和 1 对唇瓣组成;吸血蝇类为刺吸式口器;不食蝇口器退化。

(2)胸部:前胸、后胸退化,中胸特别发达。中胸背板上的鬃毛,斑纹等特征是分类的依据。前翅 1 对,有 6 条纵脉,均不分支。第 4 条纵脉弯曲形状不一,可作为某些种属的分类依据。后翅退化为平衡棒。足 3 对,跗节末端有爪和爪垫各 1 对,爪垫发达,密布纤毛并分泌黏液,能在光滑面上爬行,并可携带多种病原体(图 24-5)。

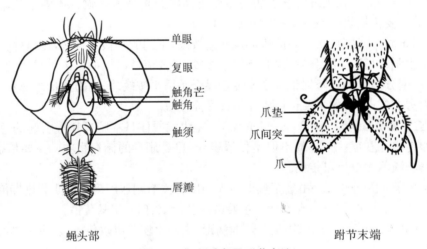

蝇头部　　　　　　　　　　　　跗节末端

图 24-5 蝇头部及跗节末端

(3)腹部:由 10 节组成,一般仅见 5 节,后 5 节演化为外生殖器,雌蝇外生殖器为产卵管,常藏于腹部,产卵时伸出;雄蝇外生殖器是分类的重要依据。

2. 卵 香蕉形,乳白色,长约 1 mm,背面有两条明显的肋状突起,常数十粒或百粒堆积成块状。

3. 幼虫 又称蛆,圆柱形,多为乳白色,前端尖细,后端呈钝性断面,无眼无足。幼虫分 3 龄,长 1～13 mm 不等。虫体分头、胸、腹 3 部分,除头节外,体分 13 节,腹部第 8 节后侧有后气门 1 对,由气门环、气门裂和气门孔组成,是主要的呼吸孔道。后气门(posterior spiracle)形状是幼虫分类的重要依据(图 24-6)。

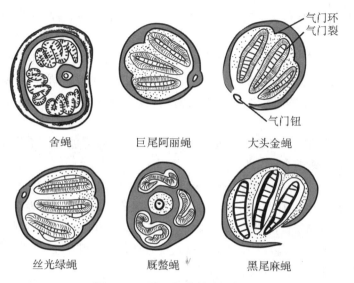

气门环
气门裂

舍蝇　　　　巨尾阿丽蝇　　　　大头金蝇

气门钮

丝光绿蝇　　　厕蝇　　　　黑尾麻蝇

图 24 - 6　常见蝇种幼虫后气门

4. **蛹**　圆筒形,长 5～8 mm,体表被有成熟幼虫表皮硬化而成的蛹壳,其颜色可由浅变深,直至棕褐色或黑色,不食不动。

【生活史】

蝇的生活史发育过程包括卵、幼虫、蛹、成虫 4 个阶段,为完全变态(图 24 - 7)。少数为卵胎生,如狂蝇、舌蝇、多数麻蝇等。

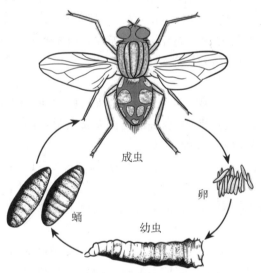

成虫

卵

蛹

幼虫

图 24 - 7　蝇生活史

成蝇羽化后 1～2 日即可进行交配,一般一生仅交配 1 次,数日后雌蝇产卵,一次可产卵数十个到数百个,一生可产卵 4～6 次。在夏季,卵产出后 1 日即可孵化出幼虫,幼虫蜕皮 2 次共有 3 龄,第三龄幼虫约经 3 日发育后,停止进食,不蜕皮即前后收缩而变为蛹。在夏秋季,经过 3～6 日,蛹前端开一环裂而羽化出成虫。成虫刚羽化出时,两翅尚未展开只能爬行,过数十分钟翅即展开,开始飞行生活。完成生活史需 7～30 日,发育时间的长短因蝇种、外界温度、湿度、食物等因素而异。成蝇寿命为 1～2 个月。

【生态习性】

1. **孳生地**　蝇类孳生于腐败的有机物中,根据孳生物性质的不同,可将孳生地分为四大类。

（1）粪便类：包括人粪、畜粪及禽粪，厕所、粪坑、厩舍等，孳生的蝇种较多，如舍蝇、大头金蝇、丝光绿蝇等。

（2）垃圾类：包括垃圾箱、垃圾站和生活中的各种垃圾，混有多种物质，随季节不同其成分也不同，不易管理，因而是城市蝇类幼虫孳生的主要场所，主要孳生的蝇类有舍蝇、丝光绿蝇、厩腐蝇等。

（3）腐败植物类：包括腐败的蔬菜、瓜果及畜禽饲料，主要孳生舍蝇、厕蝇，酱缸、腌菜缸则为麻蝇幼虫的孳生地。

（4）腐败动物类：动物尸体、肉联加工废丝料、畜骨、血料、皮毛加工厂割刮下的杂肉、黏膜以及蛋厂、水产厂等，主要孳生的蝇类有丝光绿蝇、麻蝇、丽蝇等。

2. 食性 蝇类食性非常复杂，根据成蝇的取食习性，可分为三大类。

（1）非吸血蝇类：绝大多数蝇类属于此种类型，为舐吸式口器，大多数为杂食性，可取食腐败的动物、植物、人的食物、动物的饲料、排泄物、分泌物等，且有边吃、边吐、边排的习性。

（2）吸血蝇类：为刺吸式口器，以人和动物的血液为食，雌、雄都吸血，如厩腐蝇。

（3）不食蝇类：口器退化，不能取食，如狂蝇。

3. 栖息与活动 蝇有趋光性，多在白日活动，夜间则栖息在天花板、空悬的绳索及电线或杂草上；活动场所非常广泛，垃圾堆、畜禽圈舍、食堂、住室、厨房等地；蝇的活动与温度密切相关，如家蝇，4～9 ℃仅能爬行，12 ℃能飞行，15 ℃开始进食，17～18 ℃开始产卵，30 ℃活动最为活跃；蝇善于飞行，但通常是在栖息地附近觅食，主要在以孳生地为中心的 100～200 m 半径内活动。

4. 季节消长与越冬 蝇的季节消长随蝇种和地区不同而有差异，按繁殖盛期蝇可分为：春秋型（巨尾阿丽蝇、厩腐蝇）、夏秋型（大头金蝇、丝光绿蝇）、夏型（厩螫蝇）和秋型（家蝇）四类，其中夏秋型和秋型与肠道传染病关系最为密切。蝇的越冬虫期随蝇种不同而异，可以幼虫、蛹、成虫进行越冬，厕蝇属、黑蝇属的蝇种以幼虫越冬者居多，越冬的幼虫多在孳生物底层；厩螫蝇、金蝇等的一些蝇种以蛹越冬者居多，越冬的蛹在孳生地附近的土壤中；厩腐蝇、红头丽蝇等以成虫越冬，越冬的成虫则在暖室、地窖、地下室、墙缝、屋角等较温暖且隐蔽处。

【重要种类】

1. 舍蝇（*Musca domestica*） 成蝇体长 5～8 mm，灰黑色；复眼红褐色。翅第 4 纵脉末段向上急弯成折角，梢端与第 3 纵脉靠近；腹部橙黄色，基部两侧尤其明显，并具黑色纵纹。幼虫主要滋生于禽畜粪或垃圾中，成蝇常进入人的居室或附近活动。

2. 巨尾阿丽蝇（*Aldrichina grahami*） 成蝇体型大，体长 5～12 mm，胸部青蓝色，覆薄的淡色粉被。中胸盾沟前部中央有 3 条明显的黑色纵条，中间的 1 条较宽，腹部背面有深蓝色金属光泽。翅前缘基部鳞黑褐色；雄性尾器特别巨大、突出，肉眼可见。幼虫主要孳生于人的稀便及尿液中，成蝇主要在室外活动。

3. 丝光绿蝇（*Lucilia sericata*） 成蝇体长 5～10 mm，具绿色的金属光泽，颊部银白色。翅第 4 纵脉强弯曲，与第 3 纵脉相距颇近。胸背部鬃毛发达。幼虫主要孳生于动物尸体或腐败的动物质中，成蝇多于腐败动物质或垃圾处活动，也可进入人的居室或食品店。

4. 大头金蝇（*Chrysomyia megacephala*） 成蝇体长 8～11 mm，具青绿色金属光泽，粉被灰色。体躯肥大，头比胸宽，复眼鲜红，复眼上部 2/3 的小眼面很大，下部 1/3 的小眼面很小，两者界限显明，在整个长度内约有小眼面 25 排。颊部呈橙黄色。腋瓣棕色有毛。幼虫主要孳生于人、畜粪便中，成蝇于腐败的瓜果、蔬菜及粪便周围活动，也可飞入室内。

5. 厩螫蝇（*Stomoxys calcitrans*） 成蝇体长 5～8 mm，呈暗灰色，许多种类带有金属光泽，全身被有鬃毛，刺吸式口器，胸部背面有不清晰的 4 条黑色纵纹，翅第 4 纵脉末端呈弧形弯曲。幼虫主要孳生于畜禽粪及腐败植物质中，成蝇在室外活动，刺吸人、畜血。

6. 厩腐蝇（*Muscina stabulans*） 成蝇体长 6～9 mm，灰褐色，胸背部有 2 条黑色纵纹，其两侧各有 2 块黑斑,小盾片端部呈黄棕色或红色,翅第 4 纵脉末端向上呈弧形。幼虫孳生于腐败植物、动物尸体及各种粪便中,成虫多在马、牛厩舍内活动,夏季炎热时很少出现,春季和秋季出现多。

7. 黑尾黑麻蝇(*Helicophagella melanura*) 成蝇体型大,体长 8~12 mm,灰褐色。胸背面有 3 条黑色纵纹,腹部背面有黑白相间的棋盘状斑,雄蝇第 9 腹节尾器亮黑色。幼虫孳生于人、畜粪便中,成蝇多在室外活动。

【与疾病的关系】

蝇除骚扰人类、污染食物、吸血蝇叮咬吸血外,更重要的是可传播多种疾病,且幼虫直接寄生可引起蝇蛆病。

1. 机械性传播疾病 是蝇类主要的传病方式。蝇全身多毛、多鬃;足部有 1 对发达的爪垫,爪垫上不仅生有许多纤毛,还可分泌黏液;蝇有搓足与刷身的习惯,以及蝇边吃、边吐、边泻的习性;消化道内也可贮存病原体;蝇喜在污秽物与人类食物之间飞翔、觅食、停落,这些特点均有利于蝇携带、扩散和传播病原体。蝇机械性传播的疾病主要有:① 消化道疾病,如伤寒、痢疾、霍乱及肠道寄生虫病,多发于夏秋季节;② 呼吸道疾病,如肺结核、肺炎等;③ 眼病,如沙眼、结膜炎;④ 皮肤病,如细菌性皮炎、炭疽、破伤风。重要的传病媒介是蝇科、丽蝇科、麻蝇科的一些蝇种。

2. 生物性传播疾病 某些果蝇和家蝇可作为结膜吸吮线虫(*Thelazia callipaeda*)的中间宿主;我国的厩螫蝇可作为小胃口线虫、大胃口线虫的中间宿主;在非洲,采采蝇(舌蝇,*Glossina*)可传播非洲锥虫病(African trypanosomiasis,睡眠病),它们个体较大,雌雄均吸血。

3. 蝇蛆病(myiasis) 是由于蝇类的幼虫寄生于人体和动物的组织或器官而引起的疾病。在临床上根据蝇蛆寄生部位的不同分为下述 5 类:① 眼蝇蛆病(ophthalmic myiasis),由于雌蝇产卵或幼虫于眼内所致,主要致病蝇种为狂蝇属,羊狂蝇(*Oestrus ovis*)引起的最为常见,常见于牧区。眼有异物感、痒、痛和流泪等症状为主,从眼内取出蝇蛆即愈。② 口腔、耳、鼻咽蝇蛆病(oral, auricularand nasopharyngeal myiasis),因这些器官的分泌物招致蝇在此产卵或产幼虫而致,多由家蝇、腐蝇、金蝇、绿蝇、麻蝇等属的蝇种引起。③ 胃肠蝇蛆病(gastrointestinal myiasis),多由于蝇卵或幼虫随食物或饮水进入人体胃肠所致,主要致病蝇种有家蝇、丽蝇、厕蝇、金蝇等。④ 皮肤蝇蛆病(cutaneous myiasis),多由纹皮蝇(*Hypoderma lineatum*)和牛皮蝇(*H. bovis*)的一龄幼虫偶然进入人体皮肤引起,出现移行性疼痛、幼虫结节等症状。金蝇、绿蝇的幼虫可侵入皮肤伤口处引起创伤蝇蛆病。⑤ 泌尿生殖道蝇蛆病(urinogenital myiasis),多由绿蝇、金蝇、麻蝇等属的蝇种的幼虫转入阴道或尿道等部位引起,可致相应部位的炎症。

【防制】

防制蝇类是除害灭病的重要手段,应采取综合性防制措施,即以环境治理为主,辅以化学防制、物理防制和生物防制等行之有效的方法,使蝇的密度降到不足以危害的水平。

1. 环境治理 通过消除、隔离孳生物和改变孳生物的性状,控制或消除孳生地。例如,对粪便进行无害化处理,建立垃圾处理工厂、生物发酵室、卫生填埋、垃圾密闭管理。粪便的处理:修建水冲厕所、完善污水处理排放系统设施,改良旱厕;提高环境卫生质量:完善农贸市场、餐饮"三防"、公共场所等硬件设施。

2. 化学防制 在蝇的活动、栖息场所喷洒药物可杀灭蝇幼虫和成虫,常用的药物有敌百虫、马拉硫磷、辛硫磷、溴氰菊酯等。

3. 物理防制 安装纱门、纱窗防止成蝇飞入居室;食品和餐具加盖防蝇网罩防止蝇接触食物;使用粘蝇纸、粘蝇绳、捕蝇笼、灭蝇灯等进行诱捕、杀灭;用蝇拍直接拍打成蝇。

4. 生物防制 如苏云金杆菌 H-9 被蝇幼虫吞食后,可致其中毒死亡;寄生蜂寄生于蝇蛹中可致其死亡。

三、白蛉

白蛉在分类上属双翅目(Diptera)、毛蛉科(Psychodidae)、白蛉亚科(Phlebotominae),是一类体小多毛的吸血昆虫,全世界已知 700 多种,我国已报告 40 余种(亚种)。

【形态】

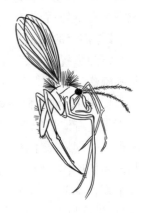

成虫体长 1.5～4.0 mm,呈灰黄色,全身密被细毛。头部球形,复眼 1 对大而黑,触角 1 对细长,分为 16 节。触须 1 对,分 5 节,向下后方弯曲。口器为刺吸式,喙约与头等长,喙内的食管向后延至头内为口腔及咽,口腔形似烧瓶,其内大多有口甲和色板;咽似舌状,内有咽甲。口甲、色板和咽甲的形态是白蛉分类的重要依据。胸背隆起呈驼背状。翅 1 对,狭长,末端尖,上有许多长毛。停歇时两翅向背面竖立,与身体约成 45°角。3 对足,细长,多毛。腹部分为 10 节,第 1～6 腹节背面长有长毛,第 1 节的长毛竖立,第 2～6 节的长毛在不同蛉种或竖立或平卧或两者交杂,据此常将白蛉分为竖立毛、平卧毛与交杂毛 3 类,最后两节特化为外生殖器(图 24-8)。

图 24-8 白蛉成虫(雌)

【生活史】

白蛉的生活史发育过程包括卵、幼虫、蛹、成虫 4 个阶段,为完全变态昆虫(图 24-9)。雌蛉通常产卵于地面泥土里以及墙缝、洞穴内。卵近椭圆形,大小为 0.38 mm×0.12 mm,灰白色。在适宜条件下,6～12 日孵化。幼虫小毛虫状,白色。分为 4 龄。一龄幼虫长 0.5～1.5 mm,四龄幼虫长约 3 mm。幼虫尾端具尾鬃,一龄幼虫只有 1 对,二至四龄幼虫有 2 对。幼虫以土壤中有机物为食,一般 25～30 日化为蛹。蛹体外无茧,尾端连附有四龄幼虫蜕下的皮,初为乳白色,后转为淡黄色或灰褐色,长约 3 mm。蛹不食不动,6～10 日后羽化为成虫,羽化后 1～2 日内即可交配。雌蛉一生仅交配一次,多在吸血前进行,可产卵多次。整个生活史所需时间与温度、湿度及食物有关。21～28 ℃是白蛉发育的最适温度,从卵至成虫需 6～8 周。雄蛉交配后不久死亡,雌蛉可存活 2～3 周。一般 1 年只繁殖 1 代。

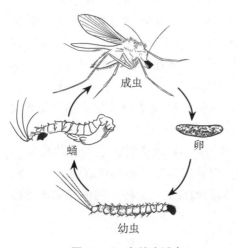

图 24-9 白蛉生活史

【生态】

1. 孳生地 白蛉各期幼虫均生活在土壤中,以地面下 10～12 cm 处为多见。凡隐蔽、温度湿度适宜、土质疏松且富含有机物的场所,如人房、畜舍、厕所、窑洞、墙缝等处,均适于白蛉幼虫孳生。

2. 食性 雄蛉不吸血,以植物汁液为食。雌蛉羽化 24 小时后吸血,多在黄昏与黎明前进行。吸血对象因蛉种不同而异,通常竖立毛类蛉种偏嗜吸人及哺乳动物的血液;平卧毛类蛉种偏嗜吸鸟类、爬行类与两栖类动物的血液。

3. 栖息与活动 成虫通常栖息于室内外阴暗、无风的场所,如屋角、墙缝、畜舍、地窖、窑洞、桥洞等处。同一蛉种可因环境不同而栖息地不同,如中华白蛉指名亚种,在平原地区为家栖型,栖息于人房、畜舍内;在西北高原为野栖型,多见于各种洞穴内。白蛉的活动能力较弱,其活动范围通常在 30 m 以内。

4. 季节消长与越冬 白蛉的季节消长与当地的温度变化有关。通常一年出现 3～5 个月。例如,在北方,中华白蛉指名亚种始见于 5 月中下旬,6 月中旬达高峰,9 月中下旬消失。白蛉以幼虫潜藏于 10 cm 以内的地表浅土内越冬。

【重要种类】

与人类疾病有关的仅为白蛉属（*phlebotomus*）蛉种，我国主要有以下两种。

1. 中华白蛉指名亚种（*Phlebotomus chinensis chinensis*）　成虫体长 3.0～3.5 mm，淡黄色，竖立毛类。口甲不发达，无色板。咽甲的前部、中部有众多尖齿，基部有若干横脊。受精囊纺锤状，分节，但不完全；囊管长度是囊体长度的 2.5 倍。雄蛉上抱器第 2 节有长毫 5 根，2 根位于顶端，3 根位于近中部，生殖丝长度约为注精器的 5 倍。中华白蛉指名亚种在我国广泛分布于北纬 18°～42°，东经 102°～124°之间的地区，是黑热病的重要传播媒介。

2. 中华白蛉长管亚种（*Phlebotomus chinensis longiductus*）　形似指名亚种，两者主要区别在于该亚种的受精囊管长度是囊体长度的 5.8 倍，生殖丝长度约为注精器的 10.6 倍。国外分布广泛，我国仅限于新疆。

【与疾病的关系】

白蛉除叮人吸血外，更重要的是能传播多种疾病。在我国仅传播黑热病。

1. 利什曼病

（1）黑热病（kala-azar）：又称内脏利什曼病（visceral leishmaniasis），病原体是杜氏利什曼原虫。该病分布广泛。在我国广大流行区的主要媒介为中华白蛉指名亚种，仅新疆为中华白蛉长管亚种、硕大白蛉吴氏亚种（P. major wui）和亚历山大白蛉（P. alexandri）。内蒙古和甘肃部分地区为硕大白蛉吴氏亚种。近年来发现，在我国川北和陇南山区存在以中华白蛉为主要媒介的黑热病自然疫源地。

（2）东方疖（oriental sore）：又称皮肤利什曼病（cutaneous leishmaniasis），病原体是热带利什曼原虫。该病主要分布于地中海、中东及印度等地。

（3）皮肤黏膜利什曼病（mucocutaneous leishmaniasis）：病原体是巴西利什曼原虫。该病分布于南美洲。

2. 白蛉热（sand fly fever）　病原体为病毒，可经白蛉卵传至后代。该病流行于地中海地区至印度一带。

3. 巴尔通病（bartonellosis）　病原体为杆菌状巴尔通氏体，分布于拉丁美洲。

【防制】

根据我国防制中华白蛉的经验，因白蛉活动范围小，飞行力弱，对药物敏感，故以药物杀灭成蛉为主，结合环境治理和做好个人防护的综合防制措施可收到明显效果。

1. 药剂杀灭成蛉　在白蛉高峰季节之前，使用马拉硫磷、杀螟松进行室内滞留喷洒，或用敌敌畏熏杀。

2. 环境治理　整治人类房屋、畜舍及禽圈卫生，使其保持清洁干燥，并清除周围环境内的垃圾，清除幼虫孳生地。

3. 个人防护　使用蚊帐，安装纱门纱窗，涂擦驱避剂或用艾蒿烟熏。

四、蚤

蚤（fleas）俗称跳蚤，属于蚤目（siphonaptera），是哺乳动物和鸟类的体外寄生虫。世界已知约 2500 余种（亚种），我国记录约 650 种（亚种）。重要传媒多属于蚤科（Pulicidae）、角叶蚤科（Ceratophyllidae）、多毛蚤科（Hystrichopsyllidae）和细蚤科（Leptopsyllidae）等。

【形态】

成虫棕黄色至深褐色，两侧扁平，体长一般为 3 mm。体表着生向后方伸延的鬃（bristle）、刺和栉（comb）。头部略似三角形。触角藏于触角窝内，触角分 3 节，末节膨大并又可分为 6～9 小节。触角是重要的感觉器官。眼位于触角窝前方，其形状、大小和发育程度不同，因种而异，有的种类完全退化。口器为刺吸式。触须通常为 4 节。下唇须的长度和节数因种而异。胸部分 3 节，每节由背板、腹板各一块及侧板2块构成。有的种类前胸背板后缘具有前胸栉(pronotal comb)。足长而发达,分为基节、转节、股节、胫节和跗节5节,跗节又分为5节,末节有爪1对。腹部的前7节为正常腹节,每节由背板和腹板组成。雄蚤8、9腹节、雌蚤7～9腹节特化为外生殖器。第7节背板后缘两侧各有一组臀前鬃,其后方为臀板(pygidium)。臀板为感觉器官,略呈圆形,板上有若干杯状凹陷。雌蚤腹部末端钝圆,在7～8腹板位置的体内有骨化较厚的受精囊。雄蚤第9背板和腹板分别形成上抱器和下抱器。雌性受精囊和雄性上、下抱器的形状是重要分类特征(图24-10)。

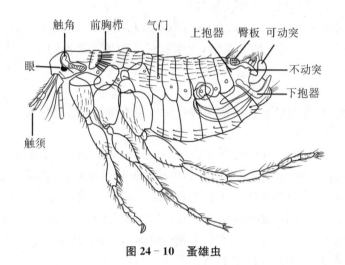

图 24-10　蚤雄虫

【生活史】

蚤发育过程有卵、幼虫、蛹(茧)和成虫4期(图24-11)。卵椭圆形,长0.4～2.0 mm,暗黄色,表面光滑。卵在适宜的温度、湿度条件下,经3～7日孵出幼虫。幼虫分3龄,形似蛆,但较小,体白色或淡黄色,头部有咀嚼式口器和触角1对。胸部3节。腹部分10节,各节生有稀疏长鬃1～2列,末节端部有1对肛柱。幼虫在阴暗潮湿的条件下,经2～3周发育,蜕皮2次,变为成熟幼虫,其体长可达4～6 mm。成熟幼虫吐丝作茧,在茧内第3次蜕皮化蛹。茧呈黄白色,体外常黏着一些灰尘或碎屑。蛹具成虫雏形,头、胸、腹及足均已形成,并逐渐变为淡棕色。蛹期通常1～2周,有时可达1年,主要受温度和湿度影响。蛹羽化时需外界的刺激,如空气的震动、动物走近、接触压力以及温度的升高等,均可诱使成虫破茧而出。由卵发育为成虫需3～8周。在自然条件下,我国北方地区多数蚤种1年繁殖一

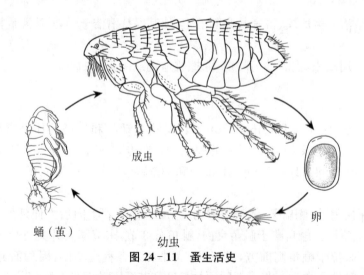

图 24-11　蚤生活史

代,少数两代;南方地区1年数代。成虫通常在吸血后进行交配,并在1~2日后产卵。雌蚤一生一般产卵数百粒,有的可达数千粒,如蠕形蚤。蚤的寿命较短者2~3个月,较长者可达1~2年。

【生态】

1. **孳生地**　雌蚤通常在宿主皮毛上和窝巢中产卵。由于卵壳缺乏黏性,宿主身上的卵最终都散落到其窝巢及活动场所,这些地方也就是幼虫的孳生地,如鼠洞、畜禽舍、屋角、墙缝、床下以及土坑等阴暗处。幼虫以尘土中宿主脱落的皮屑、成虫排出的粪便及粪便中未消化的血块等有机物为食,温暖潮湿的环境利于幼虫和蛹发育。

2. **吸血**　蚤两性都吸血,通常1日需吸血数次,每次吸血2~10分钟。常边吸血边排便,此与传病有关。蚤在低温条件下有耐饥能力,有些种类的耐饥时间可长达3~9个月。根据蚤对宿主的依附程度和吸血频繁的程度,可将蚤的寄生方式分为3种类型:①游离型,成蚤可在宿主体上吸血或在巢穴自由活动。游离型又分为巢蚤(如人蚤)和毛蚤(如印鼠客蚤)。毛蚤在传播虫媒病上有重要意义。②半固定型,雌蚤吸血时间长(1~2周),如蠕形蚤。③固定型,雌蚤毕生营寄生生活,整个身体钻入宿主皮下,如潜蚤。

3. **宿主**　蚤的宿主范围很广,包括哺乳类和鸟类,但主要是小型哺乳动物,尤以啮齿类为多。蚤对宿主的选择性可分为,多宿主型(如人蚤)、寡宿主型(如缓慢细蚤)和单宿主型(如松鼠跗蚤)。对宿主选择性不严格的种类,在传播疾病上意义较大。蚤善跳跃,如人蚤跳高可达70 cm,跳远可达31 cm。蚤成虫对宿主体温反应敏感,当宿主因发病而体温升高或在死亡后体温下降时,蚤都会很快离开,去寻找新的宿主。这一习性对了解蚤传播疾病具有重要意义。

4. **季节消长与越冬**　蚤类季节消长大致可分为5型,即春季型(如斧形盖蚤)、夏季型(如北方的人蚤)、秋季型(如谢氏山蚤)、冬季型(如缓慢细蚤)、春秋型(如方形黄鼠蚤松江亚种)。同一种蚤在不同地区的消长高峰不相同,如印鼠客蚤在东北为8~9月、雷州半岛为4~6月。蚤类的越冬,宿主不冬眠的,蚤可继续发育和繁殖;宿主冬眠的,蚤以成虫和蛹越冬。

【重要种类】

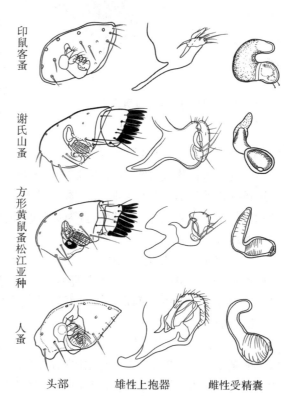

印鼠客蚤

谢氏山蚤

方形黄鼠蚤松江亚种

人蚤

头部　　　雄性上抱器　　　雌性受精囊

图 24 - 12　4 种蚤的形态区别

1. 印鼠客蚤(*Xenopsylla cheopis*)　眼鬃1根,位于眼的前方。雄蚤上抱器第1突较短,略呈三角形,第2突窄长,呈细指形。雌蚤受精囊尾部基段微宽或等宽于头部(图24-12)。主要宿主为褐家鼠、黄胸鼠和小家鼠。在国内除宁夏、新疆、西藏无记录外,广泛分布。

2. 谢氏山蚤(*Oropsylla silantiewi*)　眼较小,眼鬃3根,前胸栉刺的长度短于其前胸背板的长度。雄蚤上抱器不动突较宽短,可动突棒状,后缘呈弧形。雌蚤受精囊略呈球形,尾部末端有发达的乳突(图24-12)。主要宿主为旱獭。分布于新疆、青海、甘肃、内蒙古、西藏、四川西部和云南西北部。

3. 方形黄鼠蚤松江亚种(*Citellophilus tesquorum sungaris*)　额鬃1根,眼鬃3根,具前胸栉。雄蚤上抱器可动突略呈三角形,末端较宽,后缘有2根短刺鬃。雌蚤受精囊头部呈椭圆形,尾部呈纺锤形(图24-12)。主要宿主为黄鼠。分布于东北、内蒙古和河北。

4. 人蚤(*Pullex irritans*)　在眼下方有眼鬃1根。雄蚤上抱器突起宽大呈半圆形,围绕着2个钳状突起。雌蚤受精囊的头部圆形,尾部细长弯曲(图24-12)。宿主主要是犬、猫、猪、人、旱獭和野生食肉动物等。在我国分布广泛。

【与疾病的关系】

蚤叮咬后,局部皮肤可出现红斑或丘疹,重者可出现丘疹样荨麻疹。潜蚤(*Tunga spp*)的雌蚤可寄生于动物和人体皮下,引起潜蚤病,该病在人体见于中南美洲和热带非洲,在我国山东曾报道1例。蚤对人类更严重的危害是传播以下疾病。

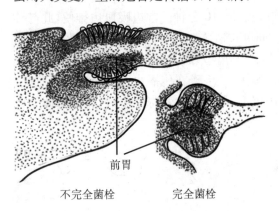

前胃

不完全菌栓　　　完全菌栓

图 24-13　蚤前胃菌栓

1. 鼠疫(plague)　病原体是鼠疫耶氏菌(*Yersinia pestis*)。由蚤类在啮齿动物之间传播。人类接触带菌动物或经蚤类叮咬而感染。当蚤吸入病鼠血后,该菌在蚤前胃的刺间增殖形成菌栓,造成前胃不完全栓塞或栓塞(图24-13)。当栓塞时,再次吸血时血液不能到达胃内,反而携带菌回流到宿主体内,使其感染。受染蚤因饥饿,吸血频繁,使更多宿主感染。黄鼠、旱獭、长爪沙鼠和黄胸鼠等约13种为主要贮存宿主。印鼠客蚤、谢氏山蚤、黄鼠蚤和人蚤等约18种(亚种)为主要媒介。在我国鼠间鼠疫时有发生,人间感染偶有报道。

2. 地方性斑疹伤寒(endemic typhus)　又称鼠型斑疹伤寒。病原体是莫氏立克次体(*Rickttsia mooseri*)。由蚤类在鼠类之间传播。立克次体在蚤的中肠上皮细胞内繁殖,细胞破裂后随粪便排出。人类因蚤粪污染皮肤伤口和黏膜而感染。也可通过干燥蚤粪尘埃经鼻、口、眼结膜进入体内而感染。立克次体在印鼠客蚤可经卵传递。在我国褐家鼠和黄胸鼠是主要贮存宿主。印鼠客蚤为重要的传播媒介,缓慢细蚤为鼠间流行的重要媒介。在东北、华北及西南等地区有散发病例。

3. 绦虫病　印鼠客蚤、犬栉首蚤和人蚤等可作为微小膜壳绦虫的中间宿主;具带病蚤、缓慢细蚤、犬栉首蚤、人蚤和印鼠客蚤可作为缩小膜壳绦虫的中间宿主;犬栉首蚤、猫栉首蚤、不等单蚤和人蚤等可作为犬复孔绦虫的中间宿主。人可因误食蚤类而感染。

【防制】

堵塞鼠洞,清扫禽畜棚圈,保持室内地面墙角光洁。定期给犬、猫药浴。用敌敌畏、溴氰菊酯、二氯苯醚菊酯、残杀威和灭幼脲等或用鸡血藤、巴豆仁及除虫菊花的乙醇提取物等药物喷洒室内及禽畜棚圈以杀灭蚤及其幼虫。在鼠疫流行时应采取紧急灭蚤措施,并加强个人防护,如穿防蚤袜、裸露皮肤涂擦避蚊胺等。捕杀或毒杀室内外的鼠类。

五、虱

人体寄生的虱(louse)属虱目(Phthiraptera)吸虱亚目(Anoplura),虱科(Pediculidae)和阴虱科(Pthiridae)中的人虱(*Pediculus humanus*)和耻阴虱(*Phthirus pubis*)。人虱又分为两个亚种,即人体虱(*P. h. humanus*)和人头虱(*P. h. capitis*)。

【形态】

1. 人虱　成虫灰白色,背腹扁平,体狭长,雌虫体长为2.5～4.2 mm,雄虫稍小。头部小,略呈菱形,触角分5节,各节粗细一致。眼只具一个小眼面。口器为刺吸式,由吸喙和口针组成。口针不用时缩入头内的口针囊中。胸部3节融合,前部稍窄,中胸背面两侧有气门1对。足粗壮,3对足大小相似,各足胫节远端内侧具1指状胫突,跗节仅1节,其末端有一弯曲的爪,爪与胫突合拢形成强有力的攫握器,能紧握宿主的毛发或衣物纤维。腹部第 1、2 节融合。第 3～8 节两侧有骨化的侧背片,每片上均有气门。雌虱腹部末端呈 W 形,有 2 片瓣状尾叶,第 8 节腹面有一生殖腹片和 1 对生殖肢。雄虱腹部末端圆钝,3～7 节背面各有两个小背片,腹部后端有缩于体内的阳茎。

人头虱和人体虱形态区别甚微,仅在于人头虱体略小、体色稍深、触角较粗短。

2. 耻阴虱 成虫灰白色,体形宽短似蟹。雌虱体长为 1.5～2.0 mm,雄性稍小。胸部宽而短。前足及爪均较细小,中、后足胫节和爪明显粗壮。腹部前宽后渐窄,气门 6 对,第 3～5 节融合,前 3 对气门排成斜列。第 5～8 腹节侧缘各具锥形侧突,上有刚毛,第 8 节侧突较长(图 24-14)。

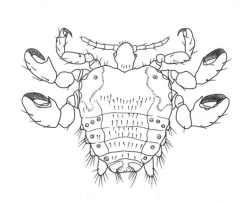

图 24-14 耻阴虱

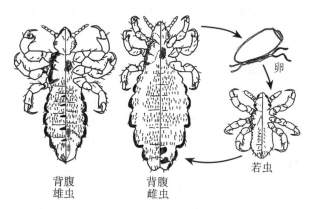

背腹 雄虫　　背腹 雌虫　　卵　　若虫

图 24-15 人虱生活史

【生活史与生态】

发育过程有卵、若虫和成虫 3 期(图 24-15)。卵椭圆形、长 0.8 mm,乳白色。其游离端有盖,盖上有一些气室及小孔。雌虫产卵时分泌胶液,使卵黏附在毛发或衣物纤维上。卵经 7～8 日孵化。若虫外形与成虫相似,体较小,尤以腹部较短。若虫分 3 龄,其发育时间人虱需 8～9 日,耻阴虱需 27～34 日。完成生活史人虱需 16～25 日,耻阴虱需 34～41 日。成虫羽化后 12 小时即可交配,1～3 日内即可产卵。人虱一生产卵平均 230 粒,耻阴虱约 30 粒。人虱寿命为 20～30 日,耻阴虱寿命稍短。

人头虱寄生在人头上长有毛发的部分,产卵于发根。人体虱主要生活在贴身衣裤的衣缝、皱褶处,卵多产于衣服皱褶的纤维上。耻阴虱寄生于体毛较粗而稀疏之处,主要在阴部及肛周围等处,也可寄生在眼睫毛上。

在自然条件下虱若虫和雌虫、雄虫都仅嗜吸人血。每日吸血多次,每次需 3～10 分钟,有边吸血边排粪的习性;离开宿主生存时间,在 24℃下为 5 日,15℃为 10 日。虱的最适温度为 30℃,相对湿度 70%。当人体发热或出汗之后,虱即爬离原来的宿主。以上习性与传播疾病有关。人虱的播散是通过人与人之间的直接或间接接触,耻阴虱的传播主要是通过性接触传播。WHO 已将耻阴虱感染列为性病之一。

【与疾病的关系】

虱叮咬后,局部皮肤可出现瘙痒和丘疹,搔破后可继发感染。寄生于睫毛上的耻阴虱多见于婴幼儿,引起眼睑奇痒、睑缘充血等。更重要的是可传播以下疾病。

1. 流行性斑疹伤寒(epidemic typhus) 病原体为普氏立克次体(*Rickettssia prowazekii*)。人体虱为主要传播媒介,实验证明人头虱、耻阴虱也可传播此病。立克次体仅在虱中肠上皮细胞内增殖,上皮细胞破裂,立克次体随虱粪便排出,虱粪中的立克次体在室温中可存活 60 日以上。人因虱粪或压破虱体,立克次体污染皮肤伤口或黏膜而感染,也可经呼吸道感染。我国仅有少数散发病例。

2. 战壕热 又称五日热,病原体是五日热罗卡里马体(*Rochalimea quintana*),仅在虱肠腔繁殖,不侵入肠上皮细胞内。人体感染方式与流行性斑疹伤寒相似。

3. 虱媒回归热(louse borne relapsing fever) 又称流行性回归热,病原体是回归热疏螺旋体 (*Borrelia recurrentis*)。人体虱为主要传播媒介。实验证明,人头虱可传播此病。螺旋体仅在虱的血腔内繁殖,虱体被抓破后体液中的病原体经皮肤伤口或黏膜而感染。我国已基本消灭本病,但 WHO 将其列为监测传染病。

【防制】

勤换洗衣服、被褥被单、勤洗发等,以防生虱。衣物可蒸煮、干热、熨烫等,不耐高温的衣物可在 −20℃冷冻一夜灭虱,也可用敌敌畏、倍硫磷、二氯苯醚菊酯等喷洒、浸泡、药笔涂抹,或用环氧乙烷熏蒸。对人头虱和耻阴虱可剃去毛发,用二氯苯醚菊酯、百部酊等涂擦毛发灭虱。洁身自好,预防耻阴虱感染。

六、蜚蠊

蜚蠊(cockroach)俗称蟑螂,属网翅目(Dictyoptera)蜚蠊亚目(Blattaria),全世界约有 5000 余种,我国记录有 250 余种。在室内常见种属于姬蠊科(Blattellidae)、蜚蠊科(Blattidae)、光蠊科(Epilampridae)和地鳖科(Polyphagidae)等。

【形态】

成虫淡灰色、棕褐色或黑褐色,体表具油亮光泽,椭圆形,背腹扁平,体长者可达 90 mm,小的仅 2 mm。室内常见者 10∼35 mm(图 24 - 16)。头部小且向下倾斜。复眼发达,有的种类退化或消失。单眼 1 对或退化。触角细长呈丝状,其节数可达 100 余节。口器为咀嚼式。触须 5 节。前胸背板宽扁,覆盖头的大部,略呈扇形,有的种类表面具有斑纹;中、后胸较小。翅 2 对,前翅革质,后翅膜质,翅脉分支甚多。有的种类翅退化或消失。足基节扁宽,几乎覆盖腹板全部,跗节分 5 节,末节具 2 爪和 1 个袋状爪间盘。腹部扁宽。最末腹节背板上着生 1 对尾须。雄虫的最末腹板后缘两侧着生 1 对腹刺,雌虫无腹刺(雌性若虫有腹刺)。雌虫的第 7 腹板为分叶状构造,具有夹持卵荚的作用。

【生活史】

蜚蠊发育过程有卵、若虫和成虫 3 期(图 24 - 16)。雌虫产卵前先排泄一种物质形成坚硬、暗褐色的长约 1 cm 的卵荚。卵成对垂直排列储于其内。雌虫排出卵荚后常挟持于腹部末端,再分泌黏性物质使卵荚黏附于隐蔽场所或物体上,有的种类卵荚一直附在雌虫腹部末端直至孵化(如德国小蠊)。每个卵荚含卵 16∼48 粒。卵荚形态及其内含卵数因种而异。需 1∼2 个月孵化。刚孵出的若虫需经一次蜕皮后才能活动。若虫无翅,生活习性与成虫相似。若虫经 7∼13 次蜕皮羽化为成虫。若虫期需 30∼450 日。成虫羽化后数日即可交配,约 10 日后开始产卵荚。雌虫一生可产卵荚数个至数十个,产卵荚间隙 7∼28 日。整个生活史约需数月或 1 年以上。如德国小蠊发育 1 代需 2 个多月,而大蠊属蜚蠊一般 1 年多发育 1 代。雌虫寿命为 0.5∼1.0 年多,雄虫稍短。生殖方式多为卵生,有些种类可孤雌生殖。

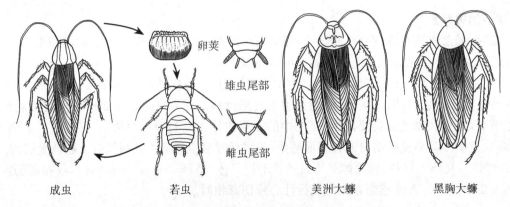

成虫　　　　　若虫　　　　　美洲大蠊　　　　黑胸大蠊

图 24 - 16　德国小蠊生活史、两种蜚蠊及成虫尾部

【生态】

1. 食性　蜚蠊为杂食性昆虫,以人和动物的各种食物、排泄物、分泌物以及垃圾等为食,此外还啃咬布匹、纸张、书籍、纤维板等。嗜食糖类和发酵的食物,并需经常饮水。蜚蠊吃食时边吃、边吐、边排便,该习性可传播多种疾病。蜚蠊耐饥不耐渴,如美洲大蠊雌虫,在有食无水的情况下可存活40日,在无食有水时可存活90日。在过度饥饿时,有时可见蜚蠊残食其同类及卵荚。

2. 栖息与活动　多数种类栖息于野外,少数种类栖息于室内。家栖种类喜栖息于室内温暖、潮湿、阴暗、隐蔽并靠近水源和食物丰富的地方,如厨房、碗柜的缝隙,垃圾以及下水道沟槽等场所。因此,家庭、医院、旅馆、火车、轮船等处均有蜚蠊栖息与活动。蜚蠊分泌聚集和性信息素,可引诱群栖和交配。昼伏夜出,一般从19:00至次晨5:00。其活动高峰因种而异,如德国小蠊为21:00,次晨2:00为次峰;美洲大蠊为24:00和次晨1:00;而黑胸大蠊为20:00,23:00和次晨2:00为次峰。蜚蠊爬行迅速,每分钟达21m,通常活动范围为数十至数百米。在24～32℃时最活跃。低于15℃时,绝大多数不动或微动。

3. 季节消长与越冬　蜚蠊的季节消长因地而异。北方地区多在4月中下旬出现,10月开始越冬,而南方地区多在3月上旬出现,12月开始越冬。海南地区无越冬现象。在有取暖设备的房间可常年活动。蜚蠊的季节高峰多在7～9月。蜚蠊的季节消长高峰多为单峰型,有的种类为双峰型。当室温低于7.5℃时,便进入越冬状态。各期均可越冬,但以卵荚多见,成虫以雌虫为主。越冬场所与栖息场所基本一致,只是更隐蔽、更不受干扰的地方。

【重要种类】

室内优势种有:① 德国小蠊(*Blattella germanica*),体长10～14mm,淡褐色,前胸背板上有两条直的暗黑色纵带(图24-16);② 美洲大蠊(*Periplaneta americana*),体长28～32mm,红褐色,前胸背板淡褐色,中部有黑褐色蝶形斑,接近前缘处有"T"形淡黄色斑(图24-16);③ 黑胸大蠊(*P. fuliginosa*),体长24～30mm,棕褐色,前胸背板与体色一致,无花纹(图24-16)。

【与疾病的关系】

蜚蠊可携带数十种病原体。从其体内分离出细菌、病毒、真菌以及蠕虫卵和原虫包囊等。细菌以肠道致病菌为主,呼吸道病菌次之,尚有其他多种致病菌;病毒以肠道病毒为主。病原体在蜚蠊体内可存活较长时间,如Eltor弧菌可活6日、耶尔森菌10日、鼠伤寒沙门氏菌16日、乙肝病毒5日、黄曲霉菌3个月。蜚蠊体内外可机械性携带多种病原体,通过污染食物和餐具而传播。此外,蜚蠊还可作为美丽筒线虫、东方筒线虫、念珠棘头虫和缩小膜壳绦虫等的中间宿主。蜚蠊的分泌物和粪便作为变应原,可引起过敏性哮喘、过敏性皮炎等。

【防制】

保持室内清洁卫生,妥善贮藏食品,及时清除垃圾,堵塞缝隙。清除柜、箱、橱等缝隙内的卵荚,予以焚烧或烫杀。

用诱捕器或诱捕盒捕杀或采用化学药物杀灭成虫。用乙酰甲胺磷、溴氰菊酯、顺式氯氰菊酯或残杀威等喷洒、烟熏或药笔涂抹杀灭蜚蠊。用杀虫剂与伏虫脲1号复配可达到持效长和延缓抗性的产生。在蔬菜汁或麦芽糖中加杀虫剂和蟑螂酮B制成毒饵或胶饵诱杀蜚蠊。用啮小蜂幼虫寄生于卵荚内残食虫卵,用噻替派毒饵可使蜚蠊绝育。

对蜚蠊变应原皮试阳性的哮喘和鼻炎患者,可用蜚蠊重组变应原进行脱敏治疗。

七、蠓

蠓(midge)俗称墨蚊,属双翅目、长角亚目、蠓科(Ceratopogonidae)。其中库蠓(*Culicoides*)、细蠓(*Leptoconops*)和铗蠓(*forcipomyia*)等属是嗜吸人畜血液的类群,通称吸血蠓(biting midges)。世界已知吸血蠓有1760余种,我国有410余种。

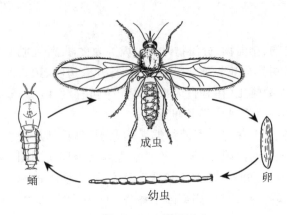

成虫

蛹

卵

幼虫

图 24-17 蠓生活史

【形态】

成虫褐色或亮黑色,较细长,长 1～4 mm。复眼发达。触角丝状分为 15 节,各节上有轮毛,雄性比雌性多。在触角基部上方有浅色的单眼 1 对。口器较短,与头等长,为刺吸式。触须分为 5 节,第 3 节稍膨大。胸部背面呈圆形隆起。翅较短宽,末端钝圆,翅上常有微毛和形状位置不同的明斑、暗斑,或无斑。足细长。雌蠓腹部末端有尾须 1 对;雄蠓的第 9、10 腹节特化为外生殖器(图 24-17)。

【生活史与生态】

发育过程有卵、幼虫、蛹和成虫 4 期(图 24-17)。卵长纺锤形,长 0.5～0.7 mm,表面有纵列的小结节。卵产出时为灰白色,渐变深色。约经 5 日孵化。幼虫细长,呈蠕虫状,分为 4 龄,1 龄幼虫体长近 1 mm,4 龄幼虫体长 5～6 mm。幼虫生活于水中或潮湿泥土表层,以菌、藻类及一些原生动物为食。经 22～38 日化蛹。蛹分头胸部和腹部,头胸愈合膨大。体长 2～5 mm,前胸背侧面有呼吸管 1 对,胸部、腹部具有结节。蛹不活动,可见于水中或稍有积水的淤泥中,5～7 日羽化。在适宜条件下,整个生活时期需 4～7 周。在温带地区 1 年可繁殖 1～2 代,热带地区 1 年可有多代。吸血蠓类交配有群舞现象,交配后吸血,3～4 日后卵巢发育成熟产卵。通常一批产卵多在 100 粒以内。雌虫寿命约 1 个月,雄虫于交配 1～2 日后即死亡。

雄蠓吸食植物汁液,雌蠓吸血。雌蠓吸血范围广,有的种类嗜吸人血,有的种类嗜吸禽类或畜类血,有的种类人畜血兼吸。库蠓一般多在黄昏和黎明活动,而铗蠓和细蠓多在白日烈日下活动。成虫分为家栖、野栖和半野栖,多栖息于树丛、竹林、杂草、洞穴、畜舍等避风、避光处。当温度、光照适合且无风时,成虫即成群飞出。蠓的飞行能力不强,其活动多限于栖息地周围以 200～500 m 为半径的范围内。吸血蠓类的孳生地广泛,多数库蠓为水生或水陆兼栖;铗蠓为陆生,多孳生在潮湿松土;细蠓主要孳生在江河湖海岸边的湿润沙土,以及荒漠沙滩等处,多为水陆兼栖。以卵或幼虫越冬。

【重要种类】

我国分布范围最广的是同体库蠓(Culicoides homotomus),其次是许氏库蠓(C. schultzei)。而地理生态位宽度最大的是荒川库蠓(C. arakawae),其次是台湾铗蠓(Forcipomyia taiwan)。

【与疾病的关系】

某些库蠓是流行于非洲和拉丁美洲的常现曼森丝虫病、流行于非洲的链尾曼森丝虫病和流行于拉丁美洲和西印度群岛的奥氏曼森丝虫病的传播媒介。在我国,蠓与人体疾病的关系还不清楚。在福建和广东从铗蠓体内分离出日本乙型脑炎病毒,媒介作用尚待证实。

另外,蠓刺吸人血时,被叮刺部位可引起皮炎,局部出现红斑、丘疹、肿胀、水泡,严重时引起过敏性休克。

【防制】

蠓的种类多,数量大,孳生地广泛,必须采取综合性防制措施。

1. 个人防护 在有吸血蠓类地带野外作业的人员可涂擦驱避剂,或燃点艾草、树枝,以烟驱蠓。

2. 消灭孳生场所 在人群聚居区,应搞好环境卫生,填平洼地;对成蠓出入的房屋、畜舍和幼虫孳生地的沟、塘、水坑等环境用马拉硫磷或溴氰菊酯等进行喷洒。

八、蚋

蚋(black fly)我国东北俗称"挖背",属双翅目、长角亚目、蚋科(Simuliidae)。全世界已知 1660 余种,我国已知约 300 余种。

【形态】

成虫通常呈黑色或黑棕色，较短粗，体长 1.5～5.0 mm（图 24 - 18）。头部复眼明显，雄蚋复眼较大，与胸背约等宽，两复眼几乎相连；雌蚋的复眼略窄于胸部，两复眼明显分开。无单眼。触角较粗短，如牛角状，具 9～12 节，各节形状相似。触须分为 5 节。口器粗短，为刺吸式。胸部背面隆起，如驼背状。翅宽短，末端圆，膜质透明，无色斑和细毛。仅翅前部的纵脉发达。足短，较粗壮，跗节分为 5 节，末节具爪 1 对。雌性外生殖器、雄性外生殖器为重要的分类依据。有的种类腹部背面有银色闪光斑点。

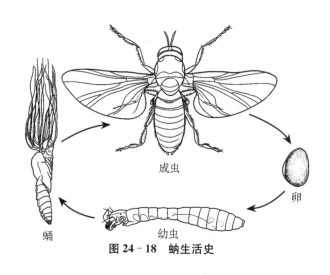

成虫

卵

蛹　　　　　幼虫

图 24 - 18　蚋生活史

【生活史与生态】

发育过程有卵、幼虫、蛹和成虫 4 期（图 24 - 18）。卵略呈圆三角形，长 0.15～0.45 mm，褐色，通常一批产卵 50～100 个，排列成鳞片状或成堆，在 20～22℃的流水中，约 5 日孵化。幼虫圆柱形，后端膨大，刚孵出的幼虫长 0.5～1.0 mm，淡黄色，以后颜色变暗，幼虫有 6～9 龄，成熟幼虫长 5～13 mm。头部前端有 1 对由放射状刚毛组成的头扇，前胸腹面中部有一个具小钩的伪足，腹部尾端有后钩环和可伸缩的肛鳃各 1 个。幼虫以后钩环附着在物体上，以水中微小生物为食，3～10 周发育成熟。成熟幼虫在茧内化蛹。蛹形似成虫，前端两侧有一些丝状物组成的呼吸鳃。茧体的后端黏附于水中石块或植物上，2～6 周羽化。整个生活史 2.0～3.5 个月。1 年发育 1 代，或 2～3 代。雌蚋寿命 1～2 个月。

雄蚋不吸血。雌蚋交配后开始吸血。蚋嗜吸畜、禽血，兼吸人血，多数种类在白日活动，也有的只在黄昏和黎明活动。产卵于河流、溪流、泉水等清净流水中的水草与树枝、树叶或石块上。成虫栖息于野草及河边灌木丛，飞行距离一般可达 5 km。蚋出现于春、夏、秋三季，以 6～7 月为活动高峰。以卵或幼虫在水下越冬。

【重要种类】

我国重要种类有斑布蚋（*Simulium maculata*）、黄足纺蚋（*S. aureohirtum*）、宽足纺蚋（*S. vernum*）、双齿蚋（*S. bidentatum*）等。

【与疾病的关系】

蚋叮刺人造成骚扰，叮刺部位可引起皮炎，严重者可有强烈的超敏反应、继发感染、过敏性休克，有时还会并发"蚋热病"和过敏性哮喘。蚋可传播人的盘尾丝虫病和奥氏曼森丝虫病。在我国，蚋类是否传播人的疾病缺少研究报道。

【防制】

清除有幼虫和蛹的水草、树叶、石块等孳生地。用药物喷洒畜禽圈舍消灭成虫。在野外工作时，使用驱避剂进行个人防护。

九、虻

虻（tabanid fly）俗称牛虻，属双翅目、短角亚目（Brachycera）、虻科（Tabanidae）。全世界已知约 4230 余种，我国已记录约 420 余种。

【形态】

成虫棕褐色或黑色，多数有鲜艳色斑和光泽，体粗壮，体长 5～26 mm，体表多软毛（图 24 - 19）。

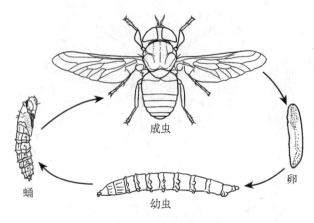

图 24 - 19 虻生活史

头部宽大,复眼明显,多具金属光泽。雄虻两眼相接,雌虻两眼分离。单眼有或无。头部一般有称为胛的瘤状物,其位置、形状、数目等因种而异。触角短,分为 3 节,第 3 节端部有 3~7 个小环节。雌虻口器较短,为刮舐式,取食时刺破皮肤由唇瓣上的拟气管吸血。触须分为 2 节。翅较宽,透明或具横带、云雾斑或暗斑,在翅中央有长六边形的中室。足粗壮,跗节分为 5 节,末节具爪、爪垫各 1 对和垫状爪间突 1 个。腹部背面颜色和纹饰是分类特征。腹部外观 7 节,第 8 节起特化为外生殖器。

【生活史与生态】

发育过程有卵、幼虫、蛹和成虫 4 期(图 24 - 19)。卵呈纺锤形,长 1.0~2.5 mm,褐色,一批产卵数十粒至数百粒,聚集成堆或成块,经 4~14 日孵化。幼虫细长,纺锤形,褐色,腹部前 7 节各节前 1/4 处有伪足 4 对,排列成环形。尾部有呼吸管和肛叶。幼虫有 4~13 龄,成熟幼虫体长 1~6 cm。发育时间一般为 2 个月至 1 年。成熟幼虫移至土中化蛹。蛹为裸蛹,褐色,可见明显的头、胸和腹部,体表有许多瘤突、刚毛和棘刺。经 1~3 周羽化。温带地区多数种类 1 年 1 代,有的 1 年 2 代,有的 2~3 年 1 代。热带地区有的种类 1 年完成 2~3 代。一般雄虻的寿命仅数日,雌虻可存活 2~3 个月。

雄虻以植物汁液为食,雌虻吸血,通常嗜吸牛、马、骆驼等大型家畜的血,有时也侵袭其他动物和人。成虫活动可分为上午、中午、下午和黄昏、黎明等。多数种类在交配后经吸血才能产卵,少数种类不经吸血可产卵。虻的孳生地大体上可分为水生、半水生和陆生,可在不流动的积水区、溪流、潮湿的苔藓、草地及林地孳生,但以在潮湿泥土中为主。虻多产卵于植物茎、叶上。幼虫多为肉食性的,捕食昆虫幼虫、甲壳类和蚯蚓等,也可叮咬人。有些以腐殖质为食。成虫栖息于草丛树林中,多见于河边植被上。虻的飞翔能力很强,每小时可飞行 45~60 km。我国北方虻的活动季节在 5 月中旬至 8 月下旬之间,以 7 月为高峰。虻以幼虫越冬,常在堤岸 3~25 cm 深的土层中。

【重要种类】

我国常见种类有四裂斑虻(*Chrysops vanderwulpi*)、中华斑虻(*C. sinensis*)、华广原虻(*Tabanus signatipennis*)、三重原虻(*T. trigeminus*)、江苏原虻(*T. kiangsuensis*)、土灰原虻(*T. amaenus*)、骚扰黄虻(*Atylotus miser*)、中华麻虻(*Haematopoata sinensis*)等。

【与疾病的关系】

虻传播家畜的锥虫、血孢子虫、梨浆虫等原虫病,传染性贫血病毒以及人畜共患的土拉弗菌病和炭疽等细菌性疾病。此外,可传播流行于非洲的人猴共患罗阿丝虫病。

在稻田区,虻幼虫叮咬人的手脚,轻者可产生伤口或肿块,重则引起继发感染;成虫叮咬人体可引起荨麻疹样皮炎,我国曾有几例虻叮咬引起休克的报道。

【防制】

虻孳生地高度分散,孳生地类型多样,防制比较困难。防制主要针对成虫,以防护为主,药物杀灭为辅。在野外工作时,裸露皮肤涂擦驱避剂。在稻田工作时也应做好个人防护,防止幼虫叮咬。在虻的栖息场所喷洒杀虫剂。

(谭文彬)

第三节　病原昆虫

病原昆虫是指没有明确证据显示其与某种疾病的传播、流行相关,主要通过叮刺、吸血、毒害或致敏等方式直接危害人体健康的昆虫,其中重要的种类有臭虫、毒隐翅虫等。

一、臭虫

臭虫(bed bugs)属半翅目(Hemiptera)臭虫科(Cimicidae),有 80 余种。其中,温带臭虫(*Cimex lectularius*)和热带臭虫(*C. hemipterus*)为吸食人血的家栖种。

【形态】

成虫红褐色,卵圆形,背腹扁平,大小约 5 mm×3 mm,遍体生有细毛(图 24 - 20)。头部两侧有 1 对突出的复眼。触角能弯曲的有 4 节,末 2 节较细。口器为刺吸式,下唇分为 3 节,由头部前下端发出,不吸血时向后弯折在头、胸部腹面的纵沟内,口器末端未达到足基节 II。前胸背板大而明显,其前缘有一凹陷,头部即嵌在凹陷内,侧缘弧形,后缘向内微凹。中胸小,其背板呈倒三角形。后胸背板被 1 对翅基遮盖。在中、后足基部间有 1 对新月形的臭腺孔。足跗节分为 3 节,末端具爪 1 对。腹部宽阔,外观可见 8 节。雌虫腹部后端钝圆,末端有生殖孔(只供排卵用),第 5 节腹面后缘右侧有 1 个三角形凹陷的交合口,称为柏氏器(Berlese's organ),是精子的入口。雄虫腹部后端窄而尖,端部有一镰刀形的阴茎,向左侧弯曲,储于阴茎槽中。

温带臭虫卵圆形,长 5.6 mm,前胸背板前缘凹陷较深,两侧缘向外延伸成翼状薄边,腹部较短胖,柏氏器管状,不明显;热带臭虫长椭圆形,长 7.0 mm,前胸背板前缘的凹陷较浅,两侧缘不外延,腹部较瘦长,柏氏器块状,较明显(图 24 - 20)。

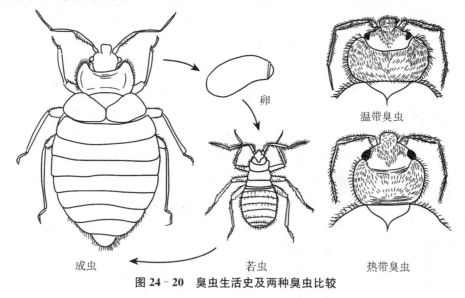

卵

温带臭虫

成虫　　　　　　　　若虫　　　　　　热带臭虫

图 24 - 20　臭虫生活史及两种臭虫比较

【生活史与生态】

发育过程有卵、若虫和成虫 3 期(图 24 - 20)。卵黄白色,长圆形,长 0.8～1.3 mm,一端有略偏的小盖,卵壳上有网状纹,常黏附在成虫活动和隐匿处,在 18～25 ℃时经 6～10 日孵出若虫。若虫与成虫外形相似,体较小,缺翅基。若虫分为 5 龄,每龄需时约 1 周。成虫羽化后 1、2 日即可交配,雌虫吸血后经数日开始产卵,每次产卵 2～8 粒。一生可产卵 75～200 粒,最多可达 540 粒。整个生活史需

6～8周。臭虫在温带地区1年可繁殖3～4代,热带地区可达6代。成虫寿命通常9～18个月。

臭虫主要栖息于室内墙壁、木制家具的缝隙、草垫、床席等处;亦可栖息在交通工具及公共场所的桌椅缝隙中。臭腺分泌的聚集信息素,使其有群集现象,分泌警戒信息素,有激动和驱赶作用。臭虫对宿主无严格的选择性,除人外,也可吸啮齿类、禽类和家畜的血。白日隐匿,夜晚活动吸血。臭虫每分钟可爬行1.0～2.1 m,在5℃以下不动,在15～35℃之间,其活动随温度增高而加剧。若虫和成虫可多次吸血。成虫每次吸血需10～15分钟,若虫需6～9分钟。成虫耐饥饿力达6～7个月,有时长达1年,若虫为70日。活动高峰多在就寝后1～2小时,和拂晓前一段时间为甚。5月开始活动,8月最多,10月以后较少出现,在全年气温不低于13℃时可常年活动。多以末龄若虫和成虫越冬。温带臭虫的分布广泛,遍及全国,以长江以北地区为主。热带臭虫的分布仅局限于热带和亚热带地区,国内以广东、广西、海南为主要分布区。

【与疾病的关系】

臭虫夜晚吸血骚扰,影响睡眠。叮咬后可使皮肤敏感性高的人局部皮肤出现红肿、痛痒。臭虫抗原与过敏性哮喘关系密切。臭虫长期被疑为传播疾病的媒介。用实验方法可使臭虫感染多种病原体,并发现少数病原体有自然感染。但在自然条件下,其能否传播人类疾病尚未得到确证。

【防制】

消除栖息场所,如填塞床椅、家具、墙壁、地板的缝隙;可用敌敌畏、倍硫磷和溴氰菊酯等药物杀灭臭虫,或用沸水烫杀及蒸汽喷杀。

二、毒隐翅虫

毒隐翅虫属于鞘翅目(*Coleoptera*)、隐翅虫科(*Staphylinidae*)、毒隐翅虫亚科(*Paederinae*)、毒隐翅虫属(*Paederus*)。该属世界已知600余种,我国有20余种。常见种有褐足毒隐翅虫(*Paederus fuscipes*)、圆胸毒隐翅虫(*P. gemellius*)和黑足毒隐翅虫(*P. tamulus*)等。

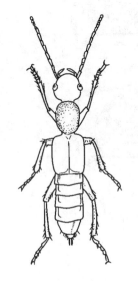

图 24 - 21 褐足毒隐翅虫

【形态】

以褐足毒隐翅虫为例(图 24 - 21)。成虫红褐色,有光泽,体长6.5～7.0 mm,全身被覆细毛。头部黑色,刻点粗大。复眼褐色。触角11节,丝状,第3节长约为第2节的2倍,除基部3、4节外,其余各节黑褐色。咀嚼式口器。触须4节。前胸背板比头略窄,呈长圆形,后部略窄。前翅特化为鞘翅,长方形,比前胸背板大,呈黑色,带有青蓝色金属光泽,刻点粗大。后翅膜质,静止时叠置鞘翅下。足粗短,后足股节末端及各足跗节V黑色。腹部可见8节,前2节被鞘翅所掩盖,外露的前4节两侧有下陷而后隆起的镶边,其后两节黑色,末端有黑色尾须1对。

【生活史与生态】

毒隐翅虫的发育过程有卵、幼虫(两龄)、蛹和成虫4期。多孳生在隐蔽潮湿的环境内,幼虫和成虫营捕食性生活,捕食农田中的害虫。昼伏夜出,白日栖息于潮湿的草地或石下阴暗处。在潮湿闷热的夜晚受到灯光的引诱时常飞入室内。出现季节为4～11月,7～9月为高峰。每年发生1～3代。以成虫越冬。

【致病】

毒隐翅虫的血淋巴液内含有剧烈的接触性毒素,称为毒隐翅虫素(pederin),该毒素是复杂的非蛋白质物质。在发育各期都含有这种毒素,具防御性功能。当虫体被压破或击碎时,毒素与皮肤接触引起毒隐翅虫皮炎(paederus dermatitis),又称线状皮炎(dermatitis linearis)。接触方式,一是直接与破碎虫体接触;二是毒液经手指携带到身体其他部位或其他人的皮肤和黏膜,引起炎症。主要表现为受损部位有灼热感、痒感及热痛,严重者出现头痛、低热及附近淋巴结增大。局部皮肤初呈红斑,稍水肿,随后发生密集小丘疹,继之可出现水疱、脓疱等。病程一般为7~8日。皮损以线状多见,其余依次为斑片状、混合型和点状等。好发于头面部,其次为颈部、上肢与躯干,少数可侵犯阴囊、腹部和腰部等。皮损可见表皮有轻度角化,水疱及脓疱均发生于角质层下。表皮细胞内水肿,有网状变性。真皮上部有水肿,小血管扩张,胶原纤维有水肿变性。

【流行与防制】

我国自 1959 年在四川首次报道以来,已有 13 个省(区、市)有散发或暴发流行,主要分布于东部、南部、西部,北部少见。好发于农村或城郊附近居民。好发季节为夏秋季,以秋季多见。

防制主要包括:清除杂草等孳生地;关好纱门纱窗,防止成虫飞入室内;切忌在皮肤上拍打压碎虫体;在虫活动高峰季节,在室内外喷洒药物杀虫。当皮肤与虫体接触后应立即清洗或涂以碱性溶液,如氨水等;皮损处涂薄荷炉甘石洗剂或氧化锌油。在皮肤水肿和糜烂处用高锰酸钾水溶液、半边莲加藤黄酒精浸液、新鲜马齿苋捣烂湿敷等。

(木 兰)

第二十五章
蛛 形 纲

第一节 蛛形纲概述

蛛形纲(Arachnida)的形态特征是身体分为头胸部和腹部,或者头胸腹愈合为一个整体称为躯体,成虫足4对,无触角,无翅。目前蛛形纲至少可分为9个亚纲,有医学意义的是蜱螨亚纲(Acari)、蝎亚纲(Scorpiones)和蜘蛛亚纲(Araneae),而其中以蜱螨亚纲最为重要。

【形态】

蜱螨亚纲现已知种类大约有5万种(其中蜱类约800种),属于小型节肢动物,小者体长仅0.1mm左右,大者可达10mm以上(最大不超过30~40mm)。虫体外形圆形或卵圆形,由颚体(gnathosoma)(假头)和躯体组成。颚体位于躯体的前端或前部的腹面,包括颚基和口器两部分,口器由口下板、1对螯肢和1对须肢组成。躯体的表皮有的较柔软,有的形成不同程度骨化的背板;表皮上还有各种条纹、刚毛等。腹面有足4对,气门位于第4对足基节的前外侧或后外侧,腹面前半部有生殖孔,后半部有肛门(图25-1)。

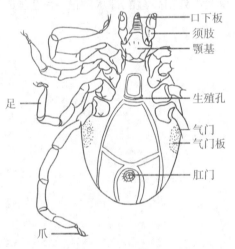

图25-1 硬蜱腹面(雄)

【生活史】

蜱螨类的生活史分为卵、幼虫、若虫和成虫(图25-2)。幼虫3对足,若虫与成虫则是4对足。通常若虫期1~3个或更多,若虫与成虫形态相似,但是生殖器官未成熟;成熟雌虫可产卵、产幼虫,有的可产若虫,有些种类可行孤雌生殖(parthenogenesis)。

【与医学有关的种类】

蜱螨亚纲中的很多种类可叮刺、吸血、毒害、寄生或致敏,也能贮存和传播多种病原体,其中有重要医学意义的种类有蜱、革螨、恙螨、疥螨、蠕形螨、尘螨和粉螨等,本章根据其能否传播病原体引起虫媒病,分为病媒蜱螨和病原蜱螨来阐述。

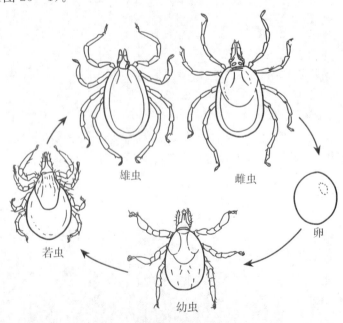

雄虫   雌虫   卵   若虫   幼虫

图25-2 蜱螨亚纲生活史

第二节 病媒蜱螨

病媒蜱螨是指能够作为媒介传播疾病,并可通过叮刺、吸血、毒害、寄生或致敏等方式直接危害人体健康的蜱螨,其中重要的种类有硬蜱、软蜱、革螨、恙螨等。

一、蜱

蜱(*tick*)属于蜱螨亚纲的寄螨目(Parasitiformes)、蜱总科(Ixodoidea),是专性体表寄生虫。若成虫在躯体背面有壳质化较强的盾板(scutum),统称为硬蜱(*hard tick*),属硬蜱科(Ixodidae);若成虫背面无盾板,统称为软蜱(*soft tick*),属软蜱科(Argasidae)。

【形态】

成虫椭圆形,由颚体和躯体组成,未吸血时腹背扁平,成虫体长 2～10 mm,饱食后可达 30 mm。

1. 硬蜱 颚体位于躯体前端,故背面可见(图 25-3)。颚体由颚基、螯肢、须肢及口下板组成。颚基与躯体的前端相连接,雌蜱的颚基背面则有 1 对孔区,有感觉及分泌体液帮助产卵的功能;螯肢末端具齿状的定趾和动趾,是重要的刺割器,从颚基背面中央伸出;须肢 1 对位于螯肢两侧,由 4 节组成,第 4 节短小,嵌生于第 3 节端部腹面的凹陷内,各节活动不灵活;口下板位于螯肢腹面,与螯肢合拢时形成口腔。口下板腹面有较发达的倒齿,是吸血时固定于宿主皮肤组织的固着器官(图 25-4)。

彩图 硬蜱成虫

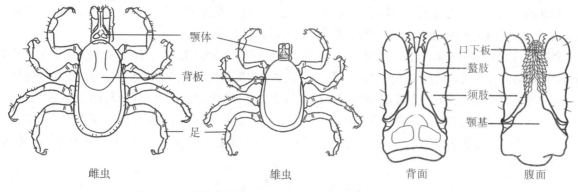

图 25-3 硬蜱背面　　　　　图 25-4 硬蜱颚体

躯体两侧对称,背面有盾板。雄蜱盾板覆盖着整个躯体,而雌蜱的盾板仅覆盖背面的前部;有的蜱在盾板后缘会形成不同的花饰称为缘垛。有足 4 对,分基节、转节、股节、胫节、后跗节和跗节,跗节末端具爪 1 对及爪垫 1 个,第 1 对足跗节具哈氏器(Haller's organ),具嗅觉功能。气门 1 对,位于第Ⅳ对足的后外侧,气门板宽阔。生殖孔位于腹面的前半,肛门位于躯体的后部,常有肛沟。

彩图 软蜱成虫

2. 软蜱 颚体小且位于躯体腹面前部,故从背面看不见。雌蜱颚基背面无孔区。须肢各节均较长,活动灵活。足跗节虽有爪,但无爪垫。

躯体体表多呈颗粒状小疣、皱纹、乳突或盘状凹陷,背面无盾板。气门板小,位于第Ⅳ对足前外侧。成虫和若虫的第Ⅰ～Ⅱ对足之间有基节腺的开口。基节腺的分泌液有调节水和电解质及血淋巴成分的作用,某些软蜱种类在吸血时,病原体可随基节腺液的分泌污染宿主伤口而造成感染。雌雄区别不明显(图 25-5)。

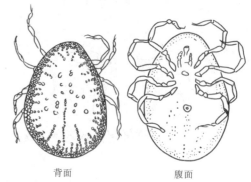

图 25-5 软蜱

【生活史】

蜱的生活史分为卵、幼虫、若虫和成虫 4 个时期。在适宜条件下卵经 2～4 周孵出幼虫,幼虫形似若虫,但体小,足 3 对;幼虫饱食后经 1～4 周蜕变为若虫;硬蜱若虫只有 1 期,软蜱可有 1～6 期,若虫足 4 对,没有生殖孔;若虫饱食后经 1～4 周发育为成虫。在自然条件下,硬蜱完成生活史所需时间可为 2 个月至 3 年,因蜱种而异。多数软蜱完成生活史需 6 个月至 2 年,在不适宜条件下可延长至 3～5 年或更长。硬蜱寿命通常为数月至 1 年。软蜱则寿命较长,一般可存活 5～6 年,有些种类可存活数十年以上。

【生态】

1. 产卵及孳生　成虫吸血后交配落地产卵,卵呈球形或椭圆形,直径 0.5～1.0 mm,淡黄色至褐色,常聚集成堆。产卵地点通常为树根、草根、畜舍等处的表层缝隙中。硬蜱多生活在森林、草原、灌木等处,软蜱多栖息于家畜的圈舍、鸟巢、野生动物的洞穴及人房的缝隙中。硬蜱一生只产卵一次,数量几百至数千个,有些可产卵 2 万个以上,因种而异。软蜱一生可产卵多次,一次产卵 50～200 个,总数可达千余个。雌蜱产卵后即死亡,雄蜱一生可交配数次。

2. 吸血习性与宿主关系　蜱的生活史包括幼虫、各龄若虫、雌雄成虫时期,各时期都吸血。硬蜱多选择在白日侵袭宿主,吸血时间长,一般需要数日;而软蜱多在夜间侵袭宿主,吸血时间较短,一般数分钟到 1 小时。蜱的吸血量非常大,各发育期饱血后虫体可胀大几倍至几十倍,雌性硬蜱甚至可达 100 多倍。

蜱的嗅觉很敏锐,通过感知动物的汗臭和二氧化碳主动寻觅宿主。吸血多在皮肤较薄、不易被搔抓的部位,如动物或人的颈部、耳后、腋窝、腹股沟、大腿内侧和阴部等处。

蜱对宿主选择范围非常广泛,包括鸟类、爬行类、两栖类和陆生哺乳类,其中有些种类侵袭人体,这在流行病学上有着重要意义。蜱在生活史中有更换宿主的现象,根据其更换宿主的次数可分为以下 4 种类型。

(1) 单宿主蜱:生活史发育各期都在同一宿主体上寄生,雌虫饱血后落地产卵,如微小牛蜱。

(2) 二宿主蜱:幼虫和若虫寄生于同一宿主,而成虫寄生于另一宿主,如残缘璃眼蜱。

(3) 三宿主蜱:幼虫、若虫、成虫分别在 3 个宿主体上寄生(图 25 - 6),如全沟硬蜱、草原革蜱。

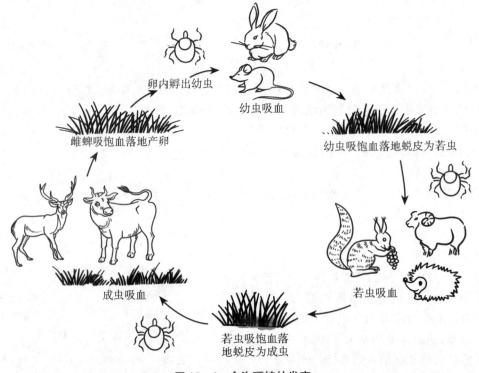

图 25 - 6　全沟硬蜱的发育

90%以上的硬蜱为三宿主蜱,蜱媒疾病的重要媒介大多也是三宿主蜱。

（4）多宿主蜱:幼虫、各龄若虫和成虫以及雌蜱每次产卵前都需要寻找宿主寄生进行吸血,每次饱血后离去。软蜱多为多宿主蜱。

3. 季节消长与越冬　影响蜱季节消长的因素较多,如温度、湿度、土壤、植被、宿主等都可影响蜱的季节消长及活动,故蜱在不同季节的活动,取决于其种类以及自然条件。在温暖地区,多数蜱种在春、夏、秋季活动;在炎热地区,有些种类在秋、冬、春季活动。而软蜱因多在宿主洞巢内,故终年都可活动。

硬蜱可在土块下、动物的洞穴、宿主体表或枯枝落叶层中越冬;软蜱主要在宿主动物住处越冬。越冬虫期因种类而异。

【重要种类】

我国重要的传病媒介硬蜱有全沟硬蜱（*Ixodes persulcatus*）、草原革蜱（*Dermacentor nuttalli*）及亚东璃眼蜱（*Hyalomma asiaticum kozlovi*）等;软蜱有乳突钝缘蜱（*Ornithodoros papillipes*）等。

【与疾病的关系】

蜱在叮咬吸血时多无痛感,但是由于螯肢和口下板均刺入了宿主皮肤内,因而可造成局部的充血、水肿、急性炎症反应,也可引起继发性感染。某些硬蜱在叮刺吸血过程中唾液中的神经毒素可导致宿主运动性神经纤维的传导障碍,引起上行性肌肉麻痹,重者可导致呼吸衰竭而死亡,称为蜱瘫痪（tick paralysis）。与成人相比,蜱瘫痪更常见于儿童。除去蜱后,蜱瘫痪可迅速逆转。此病在山西等地有人体病例报告。

蜱的医学重要性主要在于其能够作为传播媒介传播一系列的疾病（蜱媒病）,目前已发现 20 余种。多数蜱媒病同时又是人兽共患病。

1. 森林脑炎（forest encephalitis）　又称俄罗斯春夏脑炎（Russian spring-summer encephalitis）,是一种由森林脑炎病毒引起的神经系统急性传染病,为森林地区的自然疫源性疾病。它主要分布于欧洲、俄罗斯远东地区及中国东北等地,我国新疆、云南等地也有病例报告。本病主要流行于春、夏季节,患者常为森林作业人员。传染源主要为野生脊椎动物（野生哺乳类、鸟类等）,病毒通过硬蜱叮刺吸血传给人。可以传播森林脑炎的蜱有 10 余种。我国的主要媒介是全沟硬蜱。多发生在 5～8 月份。人群普遍易感。潜伏期为 8～15 日,轻型患者起病多缓慢,有发热、头痛、全身酸痛、耳鸣、食欲缺乏等症状,经 3～4 日后出现神经系统症状。重型患者起病急,突发高热,并有头痛、恶心、呕吐、神志不清、意识障碍、肌肉瘫痪等,迅速出现脑膜刺激症,数小时内进入昏迷、抽搐、延髓麻痹而死亡。

2. 新疆出血热（Xinjiang hemorrhagic fever,XHF）　是由新疆出血热病毒引起、硬蜱传播的荒漠牧场的自然疫源性传染病。主要流行于我国的新疆、非洲和欧洲等地,患者主要是牧民。疫区牧场的绵羊及塔里木兔为主要传染源,其次是急性期患者。传播媒介主要是亚东璃眼蜱,病毒可经卵传递;本病除经蜱传播外,也可以通过羊血经皮肤伤口、医务人员接触急性期患者的新鲜血液等传播。潜伏期 2～10 日,起病急骤,寒战、发热、头痛、黏膜和皮肤有出血点,病程中有明显出血现象和（或）低血压休克等。本病应与流行性出血热相鉴别,流行性出血热有一定流行地区,临床上有明显的肾损害,血清学试验可以区别。

3. 蜱媒回归热（tick-borne relapsing fever）　又称地方性回归热（endemic relapsing fever）,是由钝缘蜱传播的自然疫源性螺旋体病,不规则间歇发热为其主要临床特征。我国新疆有该病流行,病原体可经卵传递。主要传播媒介是乳突钝缘蜱和特突钝缘蜱,动物传染源主要是鼠类,患者也可作为本病的传染源。病原体可以通过唾液腺或基节腺排出体外,经叮刺吸血或基节腺分泌物污染皮肤伤口传播。多在 4～8 月份发病,人群普遍易感。

4. 莱姆病（Lyme disease）　此病因最先发现于美国康乃狄克州莱姆镇而得名,是一种自然疫源性疾病,病原体为伯氏疏螺旋体（*Borrelia burgdorferi*）,传播媒介为硬蜱。分布于全球众多的国家,我国多地有本病流行。传染源为啮齿动物、其他大型哺乳动物及患者。在我国主要是通过全沟硬蜱的叮刺吸血传播。本病是多器官、多系统受累的炎性综合征,症状早期以慢性游走性红斑为主,中期表现神经系统及心脏异常,晚期主要是关节炎和慢性神经系统综合征。

5. **Q热**(Q fever) 是由Q热立克次体(*Rickettsia burneti*,*Coxiella burneti*)引起的急性自然疫源性传染病,常在野生动物(啮齿类)与家畜之间传播流行。家畜是人体Q热主要的传染源,主要感染途径是经呼吸道、消化道、损伤的皮肤或黏膜感染,或通过蜱的叮咬传播。硬蜱和软蜱可为传播媒介。病原体能在蜱体内长期存在,并经卵传递,本病临床特点为起病急骤,有畏寒、发热、剧烈头痛、肌肉疼痛,可发生肺炎及胸膜炎等。

6. **北亚蜱传立克次体病**(North Asian tick-borne typhus) 又称西伯利亚蜱传斑疹伤寒(Siberian tick born typhus),是西伯利亚立克次体通过硬蜱传播的一种自然疫源性疾病。传染源主要是小型啮齿动物,草原革蜱为其主要媒介。临床上以发热、初疹、局部淋巴结增大及皮疹为主要特征。在我国主要流行于新疆、内蒙古、黑龙江一带。

7. **人粒细胞无形体病**(human granulocytes anaplasmosis,HGA) 本病主要通过携带病原体的蜱的叮咬造成传播,由嗜吞噬细胞无形体侵染人末梢血的中性粒细胞引起的急性传染病。以发热伴白细胞、血小板减少和多脏器损害为主要表现。1994年美国报告首例病例后,相继在世界各地被发现,且感染数量呈逐年增加趋势。我国于2006年在安徽省发现首例人粒细胞无形体病病例,近年来许多地区已有本病的报道。

8. **发热伴血小板减少综合征** 俗称"蜱咬病",病原体为发热伴血小板减少综合征布尼亚病毒(*severe fever with thrombocytopenia syndrome bunya virus*,SFTSV),主要通过蜱叮刺吸血传播,人传人的现象极少见,但接触急性期患者或患者尸体血液也可能被传染。流行高峰为5~7月。近年来,在我国湖北、河南、山东、江苏、安徽和辽宁等省相继发现病例。在丘陵、森林、山地等地区生活的居民以及赴该类地区户外活动的旅游者感染风险较高。

9. **人巴贝虫病**(Babesiasis) 病原体为巴贝虫(*Babesia*),主要寄生在牛、马、羊等哺乳动物的红细胞内,通过硬蜱叮刺吸血传播。偶可感染人,我国云南和内蒙古有报道。

10. **其他** 能够通过蜱传播的还有一些细菌性疾病,如鼠疫、布氏菌病、野兔热。蜱能长时间保存一些病原菌,并经卵传递。

发热伴血小
板减少综合
征的发现

【**防制**】

蜱的综合防制以环境防制、化学防制、生物防制及个人防护为主。

1. **环境防制** 即结合垦荒,清除灌木杂草,清理动物圈舍,堵洞嵌缝以防蜱类孳生;捕杀啮齿动物。草原地区可采用牧场轮换和牧场隔离的办法灭蜱。

2. **化学防制** 在蜱类栖息及越冬的场所喷洒化学杀虫剂,如敌敌畏、马拉硫磷、杀螟硫磷等。为解决环境安全问题,目前各国多采用拟除虫菊酯类化合物和抗生素类药物灭蜱。牲畜可定期药浴杀蜱。

3. **生物防制** 自然界中有多种病原体对蜱有致死作用,也可利用一些天敌对蜱进行防制。

4. **个人防护** 避免蜱的叮咬是降低感染的主要措施。进入有蜱地区应做好个人防护,如穿防护服、长袜、长靴及戴防护帽等。皮肤外露部位可涂驱避剂(如避蚊胺、避蚊酮)。避免在蜱类栖息地,如草地、树林等环境中长时间坐卧。如发现被蜱叮咬或蜱钻入皮肤,可用氯仿、乙醚或乙醇使蜱麻醉,也可用煤油、甘油、凡士林、液体石蜡等油类涂于蜱体表使其窒息,再用尖头镊子取出蜱,不要生拉硬拽,以免损伤皮肤或将蜱的头部留在皮肤内。取出蜱后,用碘酒或乙醇进行局部消毒,并随时观察身体状况,如出现发热,叮咬部位发炎、破溃及出现红斑时要及时就诊。

二、革螨

革螨属于寄螨目、革螨总科(Gamasoidea),目前全世界已知革螨种类达800多种,我国约600多种。有重要医学意义的是寄生于脊椎动物(尤其是鼠类)的种类,如柏氏禽刺螨、鸡皮刺螨、格氏血厉螨等。

【形态】

成虫体卵圆形,淡黄色或褐黄色,长为0.2～0.5 mm,有些种类可达1.5～3.0 mm。虫体分为颚体和躯体两部分(图25-7)。

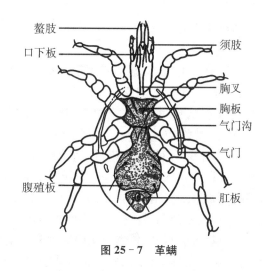

图25-7 革螨

颚体位于躯体前端,由颚基、螯肢及须肢组成;颚基与躯体相连,形状不一,故有分类意义;螯肢1对,由螯杆和螯钳组成;须肢1对呈长棒状。

躯体背面有背板1块,有少数的种类为2块;腹面前缘多具有叉形胸叉。雄螨腹面为一块全腹板,雌螨腹面有胸板、生殖板、腹板、肛板等几块骨板;雌虫生殖孔位于胸板之后,雄虫生殖孔位于全腹板前缘。气门1对,位于第3对、第4对足基节间的外侧,向前延伸形成管状的气门沟。足4对,第1对足跗节背面亚末端有1个跗感器,司感觉功能。

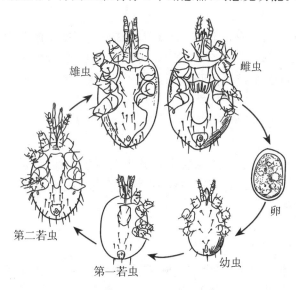

图25-8 革螨生活史

【生活史】

革螨发育过程包括卵、幼虫、第一若虫、第二若虫和成虫5个时期(图25-8)。

卵产出后1～2日孵出幼虫,幼虫不摄食,在24小时内蜕皮为第一若虫,第一若虫经2～6日蜕皮为第二若虫,第二若虫经2～5日蜕皮发育为成虫,多数种类的第一若虫和第二若虫均摄食;完成整个生活史需1～2周。革螨可以卵生,也可以直接产幼虫或若虫为卵胎生,有些种类可进行孤雌生殖。自生型寿命通常较寄生型短。

【生态】

1. 生活习性 革螨大多数营自生生活,多孳生于草丛、土壤、枯枝烂叶下、禽畜粪堆和仓库贮藏物中。营寄生生活的革螨宿主包括小型哺乳类、鸟类和爬行类动物,其中以啮齿动物为常见,也可侵袭人。多数寄生于宿主体表;少数寄生于体内,如鼻腔、外耳道、肺部等。

2. 食性 自生生活的革螨主要捕食小型节肢动物,也可以腐败的有机物质为食。寄生性革螨则以刺吸宿主的血液和组织液为食。若虫、雌雄成虫均吸血,并可多次吸血。与医学有关的革螨有的专性吸血,有的兼性吸血。

3. 季节消长 大多数革螨虽然整年活动,但有明显的繁殖高峰。其季节消长取决于宿主活动的季节变化,宿主巢穴内微小气候条件等因素。通常9月以后数量会逐渐增多,在10～11月可出现高峰,入冬后逐渐下降,春夏最少。

【重要种类】

我国有重要医学意义的革螨有柏氏禽刺螨(*Ornithonyssus bacoti*)、鸡皮刺螨(*Dermanyssus gallinae*)、格氏血厉螨(*Haemolaelaps glasgowi*)和毒厉螨(*Laelaps echidninus*)等。

【与疾病的关系】

1. 直接危害

（1）革螨性皮炎：患者被革螨叮咬后局部皮肤出现红色小丘疹或风团样损害，中央有针尖大的"咬痕"、奇痒，这种皮肤的炎症性损害，称为革螨性皮炎。

（2）螨病：少数体内寄生的革螨，如肺刺螨属（Pneumonyssus）的革螨寄生肺部可引起肺螨病等。

2. 传播疾病

（1）肾综合征出血热（hemorrhagic fever with renal syndrome, HFRS）：又称流行性出血热（epidemic hemorrhagic fever, EHF），病原体为汉坦病毒（*Hantaan virus*）。传染源主要是小型啮齿动物，病毒能通过宿主动物的唾液、尿、便排出，污染尘埃、食物或水源后经呼吸道、消化道传播，也可接触破损皮肤或黏膜传播，还可通过革螨叮刺传播。国内已证实多种革螨可作为本病的传播媒介，病毒在革螨体内可经卵传递。我国绝大多数地区都有流行，人群普遍易感，青壮年发病率高，一年四季均可发病。临床上以发热、出血和肾损害为三大主症，典型病例表现为 5 期经过，即发热期、低血压期、少尿期、多尿期及恢复期。此病死亡率高，患者可死于休克、肾衰竭及肺水肿等并发症。

（2）立克次体痘（rickettsia pox）：又称疱疹性立克次体病，病原体为小蛛立克次体（*Rickettsia akari*），传染源主要是鼠类，主要媒介革螨是血异刺皮螨（*Allodermanyssus sanguineus*），通过叮刺吸血传播，患者出现发热并伴原发性局部损伤和全身性丘状水泡疹。

（3）其他：革螨还被怀疑与森林脑炎、Q 热、野兔热等多种疾病的传播有关。

【防制】

防制措施主要是灭鼠，清理鸽巢和禽舍。药物灭螨可用马拉硫磷、倍硫磷、杀螟松、溴氰菊酯和混灭威等喷洒，用敌敌畏熏杀鼠洞螨类。个人防护，野外工作时衣裤口要扎紧，可涂擦驱避剂，如邻苯二甲酸二甲酯于裸露部位，可有数小时的驱避效果；亦可将布带浸泡驱避剂系于手腕、踝关节上可防止革螨侵袭。

三、恙螨

恙螨（chigger mite）属于真螨目、恙螨科（Trombiculidae）。恙螨成虫和若虫营自生生活，仅幼虫营寄生生活，可寄生在家畜和其他动物体表，吸取宿主组织液，并能传播恙虫病。全世界已知的种类约有 3000 多种及亚种，我国已记录约 500 多种及亚种。

【形态】

因恙螨若虫和成虫营自生生活，故目前分类仍以幼虫形态为主。

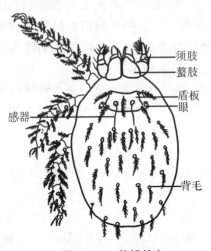

图 25 - 9　恙螨幼虫

恙螨幼虫（图 25 - 9）大多呈椭圆形，体色可为红、橙、黄或乳白色，初孵出时的虫体长约 0.2 mm，饱食后可达 0.5 ～ 1.0 mm 以上。虫体由颚体和躯体两部分组成。

颚体位于躯体前端，由螯肢及须肢各 1 对组成。螯肢位于颚体中部，分基节和端节。须肢在螯肢两侧，呈圆锥形，分为 5 节，第 4 节末端有爪，第 5 节着生在第 4 节腹面内侧缘如拇指状。

躯体背面的前端有一盾板，形状因种而异，因而是重要的鉴别特征。盾板上有 5 根毛，中部有 1 对圆形的感器基，由此生出呈丝状、羽状或球杆状的感器。多数种类在盾板的左右两侧有眼 1 ～ 2 对。盾板后方的躯体上有横列的背毛，数目与位置因种类而不同。足 3 对，各分为 6 ～ 7 节，末端有爪 1 对和爪间突 1 个。

【生活史】

恙螨生活史分为卵、前幼虫、幼虫、若蛹、若虫、成蛹及成虫7个时期(图25-10)。雌虫产卵于泥土缝隙中,卵呈球形,直径约200 μm,淡土黄色。适宜温度下5～7日卵内幼虫形成,卵壳破裂,逸出一个包有薄膜的前幼虫;再经7～14日发育蜕皮为幼虫,幼虫足3对,可爬行至泥土表面的最高处或草丛上等待宿主,遇适宜宿主即爬到体上寄生,在宿主皮薄而湿润处叮刺,经2～3日饱食后,落至地面缝隙中,3～7日后形成若蛹;若蛹为静止期,不食不动,约经7日蛹内若虫发育成熟后逸出。若虫足4对,十分活跃,以小昆虫及其卵为食,经10～35日静止变为成蛹;成蛹再经7～15日蜕皮为成虫。成虫呈葫芦形,体被密毛,状似绒球,足4对。雄虫性成

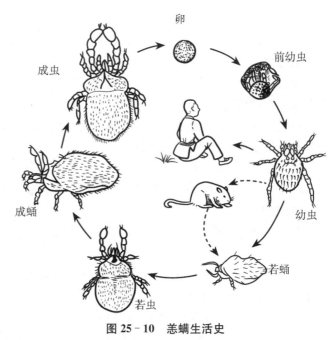

图25-10 恙螨生活史

熟后,产精胞以细丝粘于地表,雌螨通过生殖吸盘摄取精胞并在体内受精,受精后18～25日开始产卵。恙螨自卵发育为成虫约需3个月至1年。

【生态】

1. 分布与孳生　恙螨分布于世界各地温度较高且潮湿的地区,尤其热带雨林中更多。全世界恙螨最集中及种类最繁多的地区为东南亚地区,我国以东南沿海至西南边境省区为恙螨主要分布地区。孳生地为隐蔽潮湿、多草、经常有宿主(主要是鼠类)活动或栖息的场所,如村落周围草地、田埂及沟渠边杂草地、溪流两岸的灌木丛、墙角、瓦砾堆等处;在自然界中,恙螨的孳生地常孤立而分散,呈点状分布,称为螨岛(mite island)。恙螨幼虫的扩散,主要靠宿主的携带或洪水泛滥。

2. 宿主与食性　成虫和若虫主要以土壤中的小节肢动物和昆虫卵为食,而幼虫以宿主被分解的组织和淋巴液为食。恙螨幼虫选择的宿主范围很广泛,包括哺乳类(以鼠类为主)、鸟类、爬行类、两栖类等。大多数恙螨幼虫是体外寄生性的,喜寄生在宿主体上阴暗、潮湿、皮薄有皱褶且分泌物多的地方,如鼠的耳窝与会阴部,鸟类的腹股沟与翼腋下,人的腰、腋窝、腹股沟、阴部等处。幼虫在宿主皮肤叮刺吸吮时,其螯肢爪刺入皮肤,分泌含多种溶组织酶的唾液,溶解皮下组织,使宿主组织出现凝固性坏死,并形成一条小吸管(称为茎口)通到幼虫口中,被分解的组织和淋巴液,通过茎口进入幼虫消化道。

3. 季节消长和越冬　恙螨季节消长可受其本身的生物学特点、温度、湿度、雨量等因素影响,大致可分为3型:①夏季型,长江以南地区多属于此型,每年夏季出现一次高峰;②春秋型,有春秋两个季节高峰;③秋冬型,出现在10月以后至次年2月,冬季出现1个高峰。夏季型和春秋型的恙螨多以若虫和成虫越冬,秋冬型无越冬现象。

【重要种类】

我国重要的恙螨种类有地里纤恙螨(*Leptotrombidium deliense*)、小盾纤恙螨(*L. scutellare*)、红纤恙螨(*L. akamushi*)等,其中最重要的是地里纤恙螨。

【与疾病的关系】

1. 恙螨皮炎(trombiculosis)　恙螨幼虫叮刺人体时,由于其唾液能够溶解宿主皮下组织,造成组织的凝固性坏死,产生炎症性损害。故叮刺处有痒感并出现红色丘疹,继而形成水泡,之后形成黑褐色焦痂。有时可发生继发感染。

2. 恙虫病(scrub typhus)　又称丛林斑疹伤寒,是典型的自然疫源性疾病,临床表现以发热、头痛,皮肤溃疡、焦痂,浅表淋巴结及肝、脾、淋巴结增大为主;皮肤焦痂或溃疡是本病的一个特征。如果延误治疗,由于恙虫病发展迅速,可能很快出现发热并引发心肌炎、胸膜炎、脑炎以及多器官功能障碍综合征,甚至导致死亡。人群对本病普遍易感,但患者以青壮年居多。本病病原体为恙虫东方体,也称恙虫立克次体,鼠类是主要的传染源和贮存宿主,当恙螨幼虫叮刺宿主时,将病原体吸入体内,并经卵传递到下一代幼虫,然后再通过叮刺传给新宿主。在我国南方主要传播媒介为地里纤恙螨,北方主要为小盾纤恙螨,台湾为红纤恙螨。

3. 流行性出血热(epidemic hemorrhagic fever)　又称肾综合征出血热,病原体为汉坦病毒(*Hantavirus*),小盾纤恙螨是传染源黑线姬鼠体外优势螨种,可经叮咬传播和经卵传递。

【防制】

防制措施包括环境防制、化学防制及个人防护为主的综合防制措施。

1. 环境防制　搞好环境卫生、定期清除杂草、堵塞鼠洞及灭鼠,消灭孳生场所。

2. 化学防制　在人经常活动的地方及鼠洞附近孳生地喷洒化学杀虫剂,如敌敌畏、倍硫磷、氯氰菊酯、溴氰菊酯和残杀威等。

3. 个人防护　旅游及野外作业者应使用驱避剂(如邻苯二甲酸二甲酯)涂在衣领、袖口和裤脚上,并扎紧以防幼螨上身。外露皮肤可涂驱避剂。另外,在野外旅游或作业者要注意不在草地上坐卧休息。

第三节　病　原　蜱　螨

病原蜱螨是指没有明确证据显示其与某种疾病的传播、流行相关,主要通过直接寄生或其代谢物、分泌物的致敏等方式危害人类健康的蜱螨,其中重要的种类有疥螨、蠕形螨、粉螨及尘螨等。

一、疥螨

疥螨(*itch mite*)俗称疥虫,属真螨目、疥螨科(Sarcoptidae)、疥螨属(*Sarcoptes*),是一类永久性寄生螨,寄生于人和哺乳动物(如牛、羊、犬和兔等)的皮肤表皮角质层内。寄生于人体的疥螨为人疥螨(*Sarcoptes scabiei*),可引起一种有剧烈瘙痒的顽固性皮肤病,称为疥疮(scabies),传染性很强,传播迅速,分布遍及全世界。寄生于动物的疥螨,如犬疥螨、兔疥螨、羊疥螨等偶可传播给人,但症状较轻。

Fain(1968)曾记述疥螨约有 30 个种和 15 个变种。但近年来,研究倾向于单种说,认为疥螨只有一个种,起源于灵长类动物,经演化变异传播到驯养的动物体上,并最终传播到野生动物。很多科学家的分子生物学研究肯定了疥螨仅有 1 个种的观点。

【形态】

人疥螨成虫体小,肉眼见之仅一小点,椭圆形,背面隆起,乳白色半透明。雌螨大小为(0.30~0.50)mm×(0.25~0.40)mm,雄螨略小,为(0.20~0.30)mm×(0.15~0.20)mm。螨体不分节,无眼无气门。整个螨体由颚体和躯体两部分组成。颚体短小,位于前端,由螯肢、须肢和口下板组成。螯肢钳状,尖端有小齿,适于啮食宿主皮肤的角质层组织。须肢分为 3 节。躯体体表有大量的波状横纹、成列的齿状皮棘及成对的粗刺和刚毛等,背部前端有盾板,雄螨背面后半部还有 1 对后侧盾板。腹面光滑,仅有少数刚毛。足 4 对,粗短,圆锥形,前两对与后两对之间距离较远。雌雄螨前两对足的末端均有长柄吸垫,但后两对足的末端雌雄不同,雌螨足末端均为长鬃,而雄螨仅第 3 对足的末端为 1根长鬃,第 4 对足末端具长柄的吸垫。雄螨的外生殖器位于第 4 对足之间略后处。雌螨产卵孔呈横裂状,位于腹面足体的中央。肛门位于躯体后缘正中(图 25 - 11)。

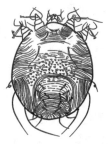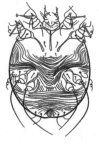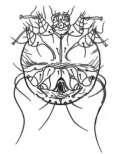

A. 雌疥螨背面观　B. 雌疥螨腹面观　C. 雄疥螨腹面观

图 25‑11 疥螨

【生活史与生态】

疥螨生活史包括卵、幼虫、前若虫、后若虫及成虫 5 个时期。全部生活史在宿主皮肤角质层其自掘的"隧道"内完成,需 10～14 日。"隧道"一般多出现在柔嫩皱褶皮肤处的角质层内,疥螨钻入皮肤角质层深部,以角质组织和淋巴液为食,并以螯肢和前跗爪挖掘,逐渐形成一条与皮肤平行的"隧道",最长可达 15 mm。雌螨在"隧道"内产卵 (图 25‑12)。卵呈椭圆形,淡黄色,壳很薄,大小为 0.18 mm×0.08 mm,一般于 3～7 日内孵化为幼虫。幼虫形似成虫,有足 3 对,2 对在体前部,末端具吸垫,1 对在体后部,具长鬃。幼虫很活跃,可生活在原"隧道"中,也可重新再

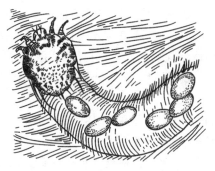

图 25‑12 "隧道"中的雌疥螨和卵

凿一"隧道"生活,经 3～4 日蜕皮为前若虫,又经 2～3 日蜕皮为后若虫,若虫形似成虫,有足 4 对,但体形小。雄性若虫只有 1 期,经 2～3 日蜕皮为雄螨;雌性有 2 个若虫期,后若虫阴道已形成,常于夜间与雄螨在宿主皮肤表面交配;交配后,雄螨大多不久即死亡,但也可在雌螨的"隧道"内或自行挖掘一"隧道"而短期生活。雌性后若虫则在交配后 20～30 分钟内重新钻入宿主皮内,蜕皮变为雌性成螨。受精后的雌螨非常活跃,每分钟可爬行 2.5 cm,最易感染新宿主。2～3 日后即在"隧道"内产卵,每次可产卵 2～3 粒,一生可产卵 40～50 粒。雌螨寿命 6～8 周。

疥螨常寄生于人体皮肤的柔软嫩薄之处,常见于指间、手背、腕屈侧、肘窝、腋窝前后、脐周、腹股沟、阴囊、阴茎、乳房下等处;在儿童则全身皮肤均可被侵犯。在侵犯部位有浅红色丘疹和水泡,其内为灰白色或浅黑色弧形或线状隧道,尽头常见一小白点,就是雌疥螨。

疥螨有较强烈的热趋向性,能感受到宿主体温、气味的刺激,当脱离宿主后,在一定范围内(实验表明 63% 的疥螨在距离小于 5.6 cm 时)可再次移向宿主。疥螨离开宿主后在高湿低温环境中更易存活;温度较低、湿度较高时寿命较长,而高温低湿则对其生存很不利。最适宜扩散的温度为 15～35 ℃,有效扩散时限为 1～6 日,在此时间内活动正常并具感染能力。离体雌螨在 20 ℃潮湿环境可存活 6～7 天,在干燥环境可存活 3 天,中性及弱碱性条件对其生存有利。

【致病】

1. 致病机制

(1) 疥螨在皮肤角质层凿隧道所引起的皮肤机械性损害。

(2) 疥螨的排泄物和分泌物以及死亡虫体的崩解物刺激使皮肤瘙痒。近年来很多实验证实,疥疮的症状及体征是免疫应答导致的,属典型的由 T 淋巴细胞介导的迟发型超敏反应。皮肤的病理性损伤是由于疥螨在皮内挖掘"隧道"移行所造成的。疥螨发育的各个时期均在"隧道"内寄生,因而当疥螨在皮肤内钻掘"隧道"时,皮肤受到损伤,而引起出血点;由于疥螨的分泌物能溶解宿主皮肤组织,故

可导致寄生部位周围血管过敏、充血、炎性渗出,在皮肤上出现红斑和结痂,并刺激皮肤使皮下组织增生,角质层增厚,棘细胞水肿、坏死;同时由于真皮乳头层水肿,炎性细胞浸润进而导致过敏性炎症反应,在临床上表现为剧痒。瘙痒白日较轻,夜晚加剧,睡后更甚,可能由于疥螨夜间在温暖的被褥内活动和啮食较强所致。

2. 临床表现 疥螨常侵犯皮肤薄嫩部位,最常见的症状是皮肤剧烈瘙痒,夜间尤甚;皮肤上会出现散在性针头大小淡红色丘疹,直径 2～4 mm 的小水疱,乳黄色的脓疱及长约 1 cm 的隧道,多为对称分布。由于搔抓瘙痒部位可产生抓痕、血痂、色素沉着等继发性损害,日久重者可产生湿疹样改变、苔藓化,或继发化脓感染。此外,在阴囊、阴茎等部位可发生红褐色结节性损害。更有甚者因疥螨的分泌物和细菌感染等因素可以作为抗原作用于人体,继而出现肾炎,患者可感到乏力、水肿、腰痛等。

【诊断】

根据疥疮的好发部位、接触史及临床症状、体征,特别是典型的"隧道"可做出初步诊断,检出疥螨则可确诊。常用的检查方法如下。

1. 寻找隧道的方法 用蓝墨水滴在可疑隧道皮损上,再用棉签揉擦 30 秒至 1 分钟,然后用乙醇棉球清除表面黑迹,可见染成淡蓝色的"隧道"痕迹。

2. 针挑方法 选用消毒针头在"隧道"末端挑破皮肤,挤出疥螨镜检。

3. 刮片法 用消毒外科手术刀片沾少许矿物油,寻找新发的炎性丘疹,平刮数下以刮取丘疹顶部的角质部分,至油滴内有细小血点为度,连刮 6～7 个丘疹后,将刮取物移至载玻片,镜下可发现各期螨体、虫卵及虫粪。

4. 解剖镜检查 直接检查皮损部位,发现有隧道和其盲端的疥螨轮廓,用手术刀尖端挑出疥螨,即可确诊,阳性率可达 97.5%。

【流行】

疥疮是一种世界范围的接触传染性皮肤病。许多学者认为,该病流行具周期性,其流行规律一般以 30 年为一周期,每次流行可持续 15 年左右,然后有 15 年的间歇。发生周期性的原因可能与人群对疥螨的免疫水平出现周期性下降有关。人与人的密切直接接触是疥疮传播的主要途径,如与患者握手、同床睡眠等。特别是在夜间睡眠时,疥螨活动十分活跃,常在宿主皮肤表面爬行和交配,增加了传播机会。性接触是疥螨的一种常见传播方式,故西方认为疥疮是性传播病。在我国由于居室环境较差,多发生于学龄前儿童及卫生条件较差的家庭和集体住宿的人群中。疥螨离开人体能生活 2～3 日,故疥疮也可以通过用具等间接传播,使用患者用过的衣服、被褥、鞋袜、帽子、毛巾、手套等被传染。造成现代疥疮流行除上述原因之外,人口大量流动,群众缺乏防治疥疮的科学知识等也是造成流行不可忽视的因素。

【防治】

应坚决贯彻"预防为主"的方针,广泛深入地开展卫生宣传教育,普及疥疮的防治知识。注意性卫生,避免与患者直接接触,不使用患者的衣、被、毛巾等用具,勤洗澡,常换衣。发现患者应及时治疗,原则是杀螨、止痒、预防再感染和处理并发症。治疗疥疮的常用药物有 10% 硫黄软膏、10% 苯甲酸苄酯搽剂、1%DDT 霜剂、1% 丙体 666 霜剂、复方敌百虫霜剂、10% 优力肤霜及伊维菌素等。患者治疗前均需用热水洗净患部,用药须涂抹,尤其是皮肤皱褶部位如指缝等,需多次用力涂抹。每晚一次,效果较好。疗程 1 周左右,治疗中正确用药和坚持全疗程甚为重要。患者的衣服、毛巾、被褥等物品应冷冻、晾晒、煮沸或蒸汽处理,患者的房间应用杀螨剂处理,可阻断传播。同一家庭的患者需同时治疗。

二、蠕形螨

蠕形螨(follicle mite)俗称毛囊虫,是永久性寄生的小型螨类,隶属真螨目(Acariformes),蠕形螨科(Demodicidae),共分 5 属,已知的种和亚种已达 140 余种,大多数寄生于各种哺乳动物的毛囊和皮脂腺内。寄生于人体的仅两种,即毛囊蠕形螨(*Demodex folliculorum*)和皮脂蠕形螨(*D. brevis*)。由蠕形螨寄生在人的毛囊或皮脂腺内所引起的慢性炎症称为蠕形螨病(demodicidosis),又称毛囊虫皮炎。

【形态】

寄生于人体的两种蠕形螨形态基本相似,虫体乳白色,半透明状。体长 0.1~0.4 mm,虫体由颚体和躯体两部分构成,颚体短小,略呈梯形,具螯肢 1 对,呈刺针状;须肢 1 对,各分 3 节,第 3 节端部腹面有 5 个倒生的刺形须爪。躯体分足体和末体两部分,足体腹面具足 4 对,粗短如芽突,基节与体壁愈合为基节板,不能活动,其余各节均很短,能活动、伸缩,跗节有 1 对锚叉形爪,每爪分为 3 叉。雄性生殖孔位于足体背面的第 2 对足之间,雌性的阴门位于腹面第 4 对足基节板之间的后方。末体细长如指状,体表有明显的环状横纹。毛囊蠕形螨较狭长,末体钝圆,约占虫体长度的 2/3~3/4;皮脂蠕形螨较粗短,末体末端略尖细呈锥状,长占虫体的 1/2(图 25-13)。

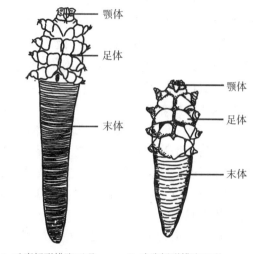

A. 毛囊蠕形螨腹面观　　B. 皮脂蠕形螨腹面观

图 25-13　蠕形螨成虫

【生活史与生态】

人体蠕形螨的生活史可分 5 期,即卵、幼虫、前若虫、若虫和成虫。雌雄成虫均寄生于毛囊或皮脂腺内,雌虫也产卵于此。卵呈蘑菇状或椭圆形,无色半透明,大小约 104.7 μm×41.8 μm,约经 60 小时孵出幼虫。幼虫体细长,足 3 对,在毛囊或皮脂腺内取食和发育,约经 36 小时蜕皮为前若虫;前若虫足 3 对,虫体较成虫细长,颚体似幼虫,能取食,经 72 小时发育蜕皮为若虫;若虫足 4 对,形态似成虫,生殖器官未发育成熟,此期不食不动,经 60 小时蜕皮为成虫。雌雄成虫经 5 日发育成熟,于毛囊口交配,雄螨在交配后即死亡,雌螨则进入毛囊或皮脂腺内产卵。完成一代生活史需 2~4 周。雌螨寿命约 4 个月以上。

蠕形螨是一种专性寄生虫,对宿主有严格的选择性。一般证实,人是人体蠕形螨唯一的宿主。但也有实验证实人畜之间有相互感染的可能性。人体蠕形螨广泛寄生于人体各部位的毛囊和皮脂腺内,如额、鼻、鼻沟、头皮、眼睑、外耳道、颈、肩背、胸部、乳头、大阴唇、阴茎和肛门等处,以皮脂腺较丰富的颜面部感染率最高。毛囊蠕形螨寄生于毛囊内,常 3~6 个甚至更多虫体群居。皮脂蠕形螨常单个寄生于皮脂腺和毛囊内。蠕形螨主要以皮脂腺分泌物、角质蛋白、宿主上皮细胞内容物和细胞代谢产物为食。因此,皮脂腺、毛囊发达,分泌旺盛的人为蠕形螨提供了一个适宜的生活环境。

人体蠕形螨对温度较敏感,其活动力可随温度上升而增强,但 45 ℃ 以上活动减弱,54 ℃ 可致死。皮脂蠕形螨的运动能力明显比毛囊蠕形螨强,蠕形螨属于负趋光性,多在夜间爬出,在皮肤表面求偶。低温对蠕形螨生长发育不利,故以夏季寄生人体的密度最高。由于蠕形螨具有较强的生活能力,因此对低温和外界多种不良环境因素有一定的抵抗力,如在 5 ℃ 时成虫可活 1 周左右,在干燥空气中则能活 1~2 日,日常生活中的一些洗涤用品,如肥皂、香皂等均无杀灭作用。

【致病与诊断】

有关人体蠕形螨的致病性多年来一直众说纷纭,虽然人群感染率很高,但绝大多数是无症状的带虫者。因蠕形螨具有高感染率和低发病率的特征,且临床症状与感染螨的数量不完全相关,使得人们一直质疑蠕形螨的致病性。目前,基本认定人体蠕形螨的致病主要与宿主对蠕形螨的特异性免疫缺陷有关。在此类患者中,大量增殖的蠕形螨通过机械破坏及分解酶的作用,导致皮肤屏障的损坏;虫体进入真皮层,刺激周围角质细胞增生,并诱导Ⅳ型超敏反应,形成以蠕形螨为中心的肉芽肿。另一方面,相关因子可导致皮肤共生的表皮葡萄球菌大量增殖,导致炎症反应发生,出现丘疹和脓疱。

常见的蠕形螨病的临床表现为鼻尖、鼻翼两侧、颊等处血管扩张,出现弥漫性潮红、充血、红斑、丘疹、脱屑、瘙痒等症状,引起痤疮、酒糟鼻、睑缘炎及其他皮肤病。

根据症状,通过检出虫体可确诊。实验室检查方法有:① 挤压刮拭法:在颜面部皮损或易感部位用消毒器械挤出皮脂,刮取并转涂在载玻片上,加70%甘油1滴,涂开后加盖片镜检;②透明胶纸粘贴法,晚上睡前用透明胶纸粘贴于面部的额、鼻、鼻沟、鼻翼及颏部等处,至次晨取下贴于载玻片上镜检。此法简便易行,无痛苦,检出率高,在普查中值得推广。

【流行与防治】

人体蠕形螨的分布遍及全世界,一般感染率为0.8%~81.0%,也有报告人群感染率可高达100%。各年龄组均易感,感染的年龄从出生后48日至90岁,成年男性感染率高于女性,且有随年龄增长而逐渐增高的趋势。多数调查显示,感染以毛囊蠕形螨最常见,而皮脂蠕形螨以及混合感染者较少。蠕形螨的感染途径和方式主要为直接接触,如贴脸、亲吻、抚摸等行为,也可间接传播,如共用脸盆、毛巾等。很多调查均显示出家庭成员密切接触而造成蠕形螨传播的重要性,尤其是母亲传播给子女的机会较大。

预防感染的主要措施是避免与患者直接接触和使用患者的生活用品,家庭中患者应与家人分开盥洗用具,并注意个人卫生。

治疗本病,可口服甲硝唑(灭滴灵)及维生素 B_2,兼外用2%甲硝唑霜;外用的药物还有10%硫黄软膏、苯甲酸苄脂乳剂、二氯苯醚菊酯霜剂等都有一定疗效。也有报道中西医美容治疗方法具有安全、有效、疗效持久等优点。

三、尘螨

尘螨(dust mites)属于真螨目、蚍螨科(Pyroglyphidae),共有10余属40种左右,与人类过敏性疾病有密切关系的主要是屋尘螨(*Dermatophagoides pteronyssinus*)、粉尘螨(*D. farinae*)和埋内欧尘螨(*Euroglyphus maynei*)。

【形态】

尘螨为小型螨种,成螨长0.17~0.5 mm。体卵圆形,乳黄色,饱食后半透明。颚体位于躯体前端,有1对粗短钳状的螯肢和1对须肢。躯体表皮具有细密或粗皱的皮纹,雌雄虫躯体背部前端均有一狭长的前盾板,肩部1对长鬃,后端2对长鬃。生殖孔位于腹面中央,雌螨为产卵孔,雄螨为阳茎。肛门呈纵形裂孔状,位于躯体后端腹面。足4对,腹部前、后各有2对,跗节末端具钟形吸盘。雄螨第1对足异常粗壮,而第4对足特别细短,容易与雌螨区分。雄虫体背后部还有1块后盾板,肛侧有1对肛吸盘(图25-14)。

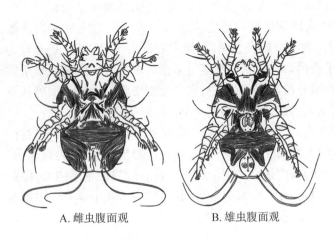

A. 雌虫腹面观 　　B. 雄虫腹面观

图 25-14　尘螨成虫

【生活史与生态】

尘螨的生活史分为卵、幼虫、前若虫、后若虫及成虫5个时期,在适宜条件下完成一代需20~30日。虫卵长椭圆形,乳白色,有珠光,经8日左右孵出幼虫。幼虫体型小,足3对,无生殖器等结构。若虫足4对,但生殖器尚未发育。雌雄成虫在孵化出1~3日内交配,雄螨终生都能交配,雌螨仅在前半生进行交配,一般为1~2次。交配后3~4日开始产卵,每日产卵1~2个,一生产卵20~40个,也可多达 300 个,产卵期为 1 个月左右。雄螨寿命 60～80 日,雌螨可长达 150 日。

尘螨分布广泛,屋尘螨孳生于人居住的卧室、起居室以及理发室、教室中,以枕巾、被褥、软垫椅、毛毯、地毯、旧棉衣、长毛玩具上较多见。粉尘螨主要在陈旧面粉中、棉纺厂、食品仓库等地面。埋内欧尘螨普遍存在于卧室、被褥、羊毛衣物等中。尘螨是啮食性自生螨,营自生生活,以人和动物皮屑、面粉、棉籽饼、霉菌等粉末性食物为食。尘螨发育的最适温度为 25℃±2℃,10℃以下发育和活动停止,高于 35℃则逐渐死亡。在合适的温度下,湿度是尘螨发育和繁殖的重要条件,是影响尘螨数量的决定因素,最适的相对湿度在 80% 左右。故尘螨早春的密度最低,以后随气温的上升而繁殖,至夏末初秋时密度达到最高峰,秋后尘螨数量下降,但因各地区气温不同,季节消长也不同。

【致病与诊断】

警惕过敏
元凶"尘螨"

在室内的灰尘中,存在着许多螨类,每克灰尘中有 10～2000 只,大量的分泌物、排泄物、蜕下的皮壳及死亡的虫体均可成为过敏原,引起外源性超敏反应。现代医学已证实,尘螨是最强烈的过敏原,80% 过敏性疾病由尘螨引起。据调查,人群的尘螨过敏率一般在 10% 左右,也有高达 40%,但发病与否与人的过敏素质有关,所以患者往往有家族史或个人过敏史。过敏体质的人吸入尘螨过敏原后,机体产生较多的对尘螨特异性的 IgE 抗体,引起Ⅰ型超敏反应。临床常见的类型如下。

1. 尘螨过敏性哮喘　是尘螨过敏性疾病中危害最大的。好发于春秋两季,儿童发病率高于成人。患者往往在年幼时期有婴儿湿疹史,或兼慢性细支气管炎。发作前常有先驱症状,如干咳或连续喷嚏等,继而胸闷、气急、不能平卧、吸气性呼吸困难,咳大量白色泡沫痰,由于缺氧,患者出现口唇、指甲发绀,胸部听诊有哮鸣音。本病呈突发性反复发作(多为睡后或晨起),症状较重,但持续时间较短,并可突然消失。患者离开过敏原场所到室外活动可缓解症状。

2. 尘螨过敏性鼻炎　连续打喷嚏不止、鼻流清涕和鼻塞是三大主要症状。接触过敏原可突然发作,离开过敏原后症状消失也快。过敏性鼻炎患者发生哮喘的危险性高于健康人,是健康人的 2～3 倍。反之,过敏性鼻炎也常见于哮喘患者。检查可见鼻黏膜苍白水肿,鼻涕中有大量嗜酸性粒细胞。

3. 尘螨过敏性湿疹　多见于婴儿期,表现为面部湿疹。成人则表现为四肢屈面、肘窝、腋窝、腘窝等处的湿疹。

4. 慢性荨麻疹　一过性风团,时发时愈。

临床上可以通过详细询问病史和尘螨抗原皮试确诊。询问病史,如过敏史、发病季节、典型症状及生活在潮湿多尘的环境等。常用的实验诊断方法有皮内试验、皮肤点刺试验、鼻腔黏膜诱发试验及酶联免疫吸附试验等。

【流行】

尘螨是世界性分布的螨类,在温暖潮湿的温带、亚热带沿海地区特别多。海拔愈高,温度愈低,尘螨愈少。由于尘螨发育所需的温湿度,尘螨性哮喘好发于春秋两季,但微小环境的作用也很重要,故少数也可终年发病。尘螨过敏性哮喘的发生与尘螨的水平有密切关系。在室内尘螨密度高的地区,其哮喘的发病率也相应增高,且患者血清中特异性 IgE 均值也显著增高。有调查显示,在高水平尘螨房间居住的特应性儿童,其哮喘发病率是生活在低水平尘螨房间内特应性儿童的 7～32 倍。有关室内尘螨水平达到何种程度才能使机体致敏或引起哮喘,世界卫生组织有一暂行的标准。

1. 诱发机体致敏的尘螨水平　每克室尘中含有 100 个尘螨足以使特异性患者致敏。

2. 诱发尘螨过敏性哮喘者急性发作的尘螨水平　每克室尘中含有 500 个尘螨可诱发尘螨过敏性哮喘患者的急性发作或出现较重的哮喘症状。

近年来过敏性疾病的发生率急剧上升,而其中螨性占 80%,世界卫生组织认为这是一个世界性的重大卫生问题。

【防治】

清除尘螨,减少过敏原是预防尘螨过敏性疾病发生的重要措施。低水平的过敏原环境对过敏者非常有益(室内每克屋尘中的尘螨数量最好不超过 10 只)。方法有清洁除尘;降低室内相对湿度(50%以下)以保持室内通风干燥;勤洗、晾晒衣被可以将附着的尘螨及其代谢产物去除;用特殊的防螨材料包装床垫和枕头减少暴露的尘螨及其过敏原;使用高效但对人体无毒的杀螨剂,如尼帕净、灭螨磷、苯甲酸苄脂等。

治疗主要用尘螨浸液的脱敏疗法,从小剂量开始多次注射,逐渐增加浓度,使机体产生免疫耐受性,从而减轻症状,控制发作。发作时也可用抗过敏药物及其他药物进行对症处理和治疗。

四、粉螨

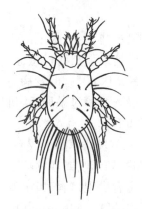

图 25-15　粉螨成虫

粉螨属真螨目、粉螨总科(Acaroidea),是螨类中的一大类群,种类很多,分布广泛。与人类健康有关的主要种类是粉螨科的螨种,如粗脚粉螨(*Acarus siro*)、腐食酪螨(*Tyrophagus putrescentiae*),可孳生于食糖、杏干、红枣、蜜桃干、山楂、柿饼、桂圆肉、腊肉、火腿、中草药等储藏食品中,故粉螨是严重危害储藏的粮食及其他储藏物的螨类,又是危害人类健康的病原体。

【形态与生活史】

粉螨虫体呈长椭圆形,通常呈白色粉末状,大小为 0.12~0.50 mm,螨体柔软,角皮薄,半透明,由颚体和躯体构成,由关节膜相连。体上具很多光滑的长刚毛(seta),体前端背部有一盾板。足 4 对。雌雄生殖孔均位于躯体的腹面(图 25-15)。

粉螨生活史包括卵、幼虫、第一若虫(前若虫)、第二若虫、第三若虫(后若虫)和成虫 6 期,其中第二若虫往往在环境不利时静止不动,吸附在其他节肢动物体上散布到其他部位。有时第二若虫可消失,生活史只具 2 期若虫。大多营自生生活的粉螨为卵生,即卵孵化出幼虫,经过一段活动时期,便开始进入 24 小时静息期,然后蜕皮为第一若虫,再经过 24 小时蜕皮为第三若虫,再经 24 小时蜕皮为成虫。在适宜条件下,完成一代发育约需 25 日。

【生态】

粉螨可孳生在饲料厂、中药厂、棉纺厂和食品仓库等处,常以粮食、花粉、霉菌孢子和植物纤维等为食。喜温暖潮湿,最适温度为 20~30 ℃,相对湿度为 60%~80%,故粉螨的密度以春秋季最高。

【致病与诊断】

粉螨可侵袭皮肤,引起螨性皮炎,即俗称的谷痒症。若螨体随食物进入肠腔,可寄生在肠腔,也可侵犯肠壁,导致炎症、坏死和溃疡,称为肠螨病,出现恶心、嗳气、腹痛、腹泻、肛门灼感、乏力、消瘦、精神不振等症状。螨体小而轻,常悬浮于尘埃中,随尘埃一起被吸入呼吸系统,可致肺螨病,患者胸痛、咳嗽,表现慢性支气管炎症状。此外螨体还可侵入泌尿生殖道引起尿螨病。

疑似肠螨病、肺螨病、尿螨病的患者可分别从粪便、痰液和尿液中分离螨体并鉴定即可确诊。

【流行与防治】

粉螨呈世界性分布,我国感染率较高。其感染率与职业有密切关系,在面粉厂、中药厂、药材库、烟厂、毛纺厂等职业人群感染率较高。

粉螨防治最主要是保持仓库等储藏场所干燥和通风以降低湿度,经常打扫也有利于清除螨类;必要时可用一些相对低毒的杀螨剂;对于储藏的食品要密封,也可冰冻或高温处理。

临床上尚无特效治疗药,一般可使用卡巴肿、甲硝唑和伊维菌素等,同时需进行对症治疗。螨性皮炎的治疗可用 10%硫黄软膏。

第五篇

人体寄生虫学实验诊断技术
及常用抗寄生虫药物

第二十六章
病原学检查技术

寄生虫学实验室诊断技术主要有病原学检查、免疫学检查和分子生物学检查技术3个方面,而病原学检查是寄生虫病的确诊依据。病原学检查可通过对排泄物、分泌物、体液、活组织等的检查,确诊寄生虫感染,为进一步治疗提供依据。

第一节 粪便检查

粪便检查是寄生虫病诊断常用的检测方法。为使结果准确,送检粪便必须新鲜,一般不宜超过24小时。盛放粪便的容器须洁净、干燥;待检粪便中不可混入尿液、体液等其他干扰物。检查肠道原虫滋养体时,若无法立即检查,则须暂时在35~37℃下保存待查。

一、直接涂片法

直接涂片法(direct smear method)操作简便、快捷,但阳性率低,视野中杂质较多。为避免遗漏,一般需连续检查3张涂片。

1. 生理盐水直接涂片法 检查蠕虫卵或原虫活滋养体可用生理盐水直接涂片法,操作如下:①取洁净的载玻片一张,滴1~2滴生理盐水于中央。②用牙签挑取绿豆大小粪便,置生理盐水中涂抹均匀,形成厚薄适中半透明粪膜。检查痢疾阿米巴原虫时,要挑取带有脓血的粪便。③加盖玻片,镜检。

2. 碘液涂片法 检查原虫包囊时可在干净的载玻片上滴加碘染液代替生理盐水以提高检出率。此时,挑取粪便量应少于生理盐水涂片法取样,制成的粪膜略薄,以利于检出。

在原虫检查时,可在同一玻片两端分别制片,一端用碘液涂片法,检查包囊;另一端用生理盐水直接涂片法,检查活滋养体。

碘染液配制:碘化钾4g溶于少量水中,然后加碘2g溶解,再加蒸馏水至100ml定容。

二、定量透明厚涂片法

定量透明厚涂片法(quantitative transparentize thick method)又称改良加藤法(modified Kato's smear),可定性或定量检查各类蠕虫卵。适于流行病学调查,可通过计数虫卵估计人体寄生虫的感染度(虫荷),亦可用于考核驱虫疗效。取少许粪便标本,将100目网筛覆盖在粪便标本上,用塑料刮片在网筛上刮取约50mg粪样,置于载玻片上的定量板模孔内(图26-1),填满,移除定量板及多余粪便,载玻片上留下一长条形粪便。定量板为改良聚苯乙烯板,大小为40.00×30.00×1.37mm,模板中央为一长模孔(8×4mm),两端成半圆形,所取粪样平均约41.7mg。用浸透甘油-孔雀绿溶液的玻璃纸条覆盖在粪条上,轻压致粪便铺开约20mm×25mm。室温下待粪膜稍干透明(或置于30~36℃温箱约0.5小时),镜检。操作时需注意粪膜厚度和透明时间,粪膜过厚,透明时间短,难以发现虫卵;透明时间过长则虫卵易变形,不易辨认。用此法检查钩虫卵时,透明时间应在30分钟以内为宜。

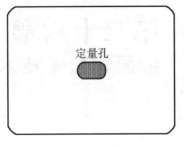

图 26-1 定量板

如需计数,可将所得虫卵数乘以 24,再乘以粪便性状系数,即为每克粪便虫卵数(eggs per gram,EPG)。

粪便性状系数:成形粪便为 1,半成形粪便为 1.5,软湿形粪便为 2,粥状粪便为 3,水泻形粪便为 4。

玻璃纸准备:将小片玻璃纸(约 22 mm×30 mm),浸于甘油-孔雀绿溶液(含纯甘油 100 ml,水 100 ml 和 3%孔雀绿水溶液 1 ml)中浸泡 24 小时以上至呈现绿色备用。

三、浓聚法

1. 沉淀法(sedimentation method)

(1)自然沉淀法:即重力沉淀法。原虫包囊和蠕虫卵一般比重大于 1.0,多用此法检查。比重较大虫卵在水底浓集,经水洗后,视野更清晰,取沉渣易检出。但有些虫卵,如钩虫卵,比重较轻仅有 1.06,还有某些原虫包囊比重较轻,应用此法效果不佳。

取粪便 20~30 g,加水制成混浊液,用 40~60 目金属筛或 2~3 层湿纱布滤去粪渣,用清水冲洗残渣;滤液与冲洗液混合于沉淀杯中,静置 25 分钟,弃去上清液,重新加满清水静置;每隔 15~20 分钟换水一次(3~4 次),至上清液澄清为止。倒去上清液,取沉渣镜检(图 26-2)。

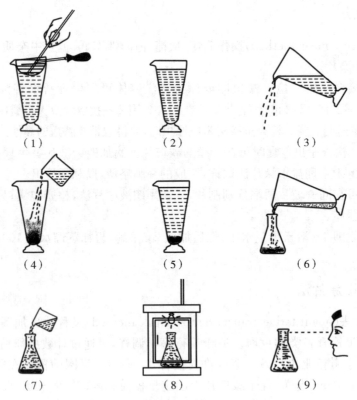

(1)　　　　(2)　　　　(3)

(4)　　　　(5)　　　　(6)

(7)　　　　(8)　　　　(9)

图 26-2 自然沉淀法及毛蚴孵化法

具体操作时应注意,检查包囊时,换水间隔时间宜延长至约 6 小时。检查血吸虫卵时,沉淀时间不宜过长,室温超过 15℃时,卵内毛蚴易孵化。

(2)离心沉淀法:将上述滤去粗渣的滤液经 1500~2000 r/min 离心 1~2 分钟,倒去上清液,注入清水,重复上述步骤 3~4 次,至上清液澄清为止,取沉渣镜检。本法较自然沉淀法省时、省力,适用于临床检查。

（3）汞碘醛离心沉淀法：本法兼具浓集、固定、染色作用，适于检查原虫包囊、滋养体以及蠕虫虫卵和幼虫。

称取 1 g 粪便（可作蠕虫卵定量检查），加 10 ml 汞碘醛液，充分调匀，用双层脱脂纱布过滤；加乙醚 4 ml，振荡 2 分钟，2000 r/min 离心 1 分钟，即分成乙醚、粪渣、汞碘醛及沉淀物 4 层，取沉渣镜检。

汞碘醛液配制如下。

1）汞醛（MF）液：1/1000 硫柳汞酊 200 ml，甲醛（40％）25 ml，甘油 50 ml，蒸馏水 200 ml。

2）卢戈液：碘 5 g，碘化钾 10 g，蒸馏水 100 ml。保存不宜超过 1 周。

3）汞碘醛液：取汞醛液 9.4 ml 及卢戈液 0.6 ml 混合制成汞碘醛液备用。混合液保存 8 小时后即变质，不应再用。

（4）醛醚沉淀法：此法浓集效果好，对包囊和虫卵的形态无损伤，易于观察和鉴定。取粪便 1～2 g 与水 10～20 ml 调匀；将混悬液过滤（2 层纱布或 100 目金属筛网）；2000 r/min 离心 2 分钟，倒去上层粪液；加水 10 ml 重复离心一次，弃去上液；加 10％甲醛 7 ml，静置 5 分钟；加乙醚 3 ml，塞紧管口充分摇匀；离心 2 分钟。取出可见管内分为 4 层，取管底沉渣涂片镜检。

本方法对于含脂肪较多的粪便，效果优于硫酸锌离心浮聚法，但对布氏嗜碘阿米巴包囊、蓝氏贾第鞭毛虫包囊及微小膜壳绦虫卵等的检查效果较差。

2. 浮聚法（flotation method） 利用比重较大的液体，使蠕虫卵或原虫包囊集中浮于液体表面，常用的方法有 3 种。

（1）饱和盐水浮聚法：用于检查钩虫卵效果最好，也可用于检查线虫卵和微小膜壳绦虫卵。用竹签取黄豆粒大小的粪便置于盛有少量饱和盐水（比重 1.20）的漂浮杯（高 3.5 cm，直径约 2 cm 的圆形直筒瓶）中，混匀；再慢慢加入饱和盐水至液面略高于瓶口但不溢出为止。此时于瓶口覆盖一载玻片，静置 15 分钟，将载玻片提起并迅速翻转，直接镜检（图 26 - 3）。

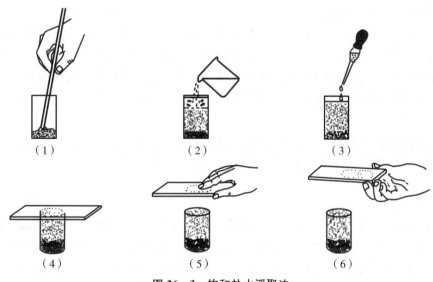

（1）　　　　　　　　（2）　　　　　　　　（3）

（4）　　　　　　　　（5）　　　　　　　　（6）

图 26 - 3　饱和盐水浮聚法

饱和盐水配制：将食盐徐徐加入沸水中，不断搅动至食盐不再溶解，冷却即为饱和盐水。

（2）硫酸锌离心浮聚法：此法适于检查线虫卵、微小膜壳绦虫卵和原虫包囊。取粪便 1 g，加 10～15 倍的水，充分搅碎；反复离心 3～4 次（同离心沉淀法），至溶液澄清为止；倒去上清液，在沉渣中加入浓度为 33％硫酸锌溶液（比重 1.18）混匀；加硫酸锌溶液至距管口约 1 cm 处，离心 1 分钟。离心后应立即用金属环轻触表面的粪液,迅速置于载玻片上,加碘液 1 滴(查包囊),镜检。

常见蠕虫卵、包囊的比重见表 26-1。

表 26-1 常见虫卵和包囊的比重

虫卵或包囊	比重
华支睾吸虫卵	1.170~1.190
布氏姜片吸虫卵	1.190
肝片形吸虫卵	1.200
日本血吸虫卵	1.200
带绦虫卵	1.140
微小膜壳绦虫卵	1.050
钩虫卵	1.055~1.080
毛首鞭形线虫卵	1.150
蠕形住肠线虫卵	1.105~1.115
受精蛔虫卵	1.110~1.130
未受精蛔虫卵	1.210~1.230
毛圆线虫卵	1.115~1.130
溶组织内阿米巴包囊	1.060~1.070
结肠内阿米巴包囊	1.070
微小内蜒阿米巴包囊	1.065~1.070
蓝氏贾第鞭毛虫包囊	1.040~1.060

3. 尼龙袋集卵法　主要用于检查血吸虫卵,具有集卵时间短,损失少,易携带,操作简便等优点,目前血吸虫病疫区仍主要沿用此法进行大规模筛查。

将孔径略小与血吸虫卵的 260 目尼龙袋包被于孔径略大于血吸虫卵的 120 目尼龙袋外侧(两袋底部无粘连,分别用金属夹夹住)。将 30 g 待检粪便加水捣匀,经 60 目铜筛过滤。收集滤液,倒入 120 目尼龙袋内。将两个套叠尼龙袋一起在清水中缓慢上下荡洗,或经自来水缓慢冲洗,至滤液澄清,弃去内袋粪渣。取下金属夹,自底部将外袋内粪渣全部洗入三角量杯内,静置 15 分钟,取沉渣镜检虫卵。

尼龙袋每次使用后,为避免孔径发生改变,不能用开水烫洗、用刷子刷洗或用手搓洗,应用来苏水浸泡半小时以上,取出用清水冲洗干净,晾干备用。

四、肛门拭子法

肛门拭子法(anal swab)主要用于蛲虫卵和带绦虫卵的检查,包括棉签拭子法和透明胶纸法。

1. 棉签拭子法　①将棉签蘸取生理盐水,挤出多余水分;②用湿棉签在肛门周围皮肤擦拭;③将棉签放入盛有饱和盐水的试管中,用力搅拌,迅速提起棉签,在试管内壁挤干盐水后弃去;④加饱和盐水至管口处,覆盖一载玻片接触液面,5 分钟后取载玻片镜检。

本法也可用清水替代饱和盐水,静置 10~15 分钟,或经离心后,取沉渣镜检。

2. 透明胶纸法　取长约 6 cm,宽约 2 cm 的透明胶纸贴于载玻片上。检查时将胶纸掀起 3/4,粘贴肛门周围的皮肤,然后回贴于玻片上。为避免气泡使视野清晰,可在胶面下滴加一滴生理盐水或二甲苯,然后镜检。

五、淘虫检查法

从粪便中淘取蠕虫进行鉴定与计数,用于考核驱虫疗效。取患者服药后 24～72 小时内的全部粪便,加水充分搅拌溶解,用 40 目筛或纱布滤去粪液,反复冲洗,置于盛有清水的大型玻璃皿内。在玻璃皿下衬以黑纸,检查粪渣中混有的虫体。若为绦虫应检查有无头节。

六、带绦虫孕节检查法

从粪便中挑出节片用清水洗净,置于两玻片间,轻轻压平,对光观察子宫分支情况鉴定虫种。或可用注射器从孕节后端正中插入子宫,徐徐注射墨水或卡红染液,再观察子宫分支数目。

卡红染液配制:钾明矾饱和液 100 ml、卡红 3 g 与冰醋酸 10 ml 混合,置 37 ℃ 温箱过夜,过滤后可用。

七、毛蚴孵化法

毛蚴孵化法(miracidium hatching method)适用于血吸虫病患者的粪便检查。取粪便 30 g,用沉淀法浓集处理。将粪便沉渣倒入锥形瓶内,加清水(城市中须用去氯水)至瓶口。血吸虫卵内的毛蚴在适宜温度(20～30 ℃)的清水中可孵化。经 4～6 小时后若可见水面下有白色点状物做直线往复游动,即是毛蚴;若无,24 小时内每隔 4～6 小时观察一次(见图 26 - 2)。

八、钩蚴培养法

钩蚴培养法(culture method for hookworm larvae)用于钩虫病患者的粪便检查,检出率较粪便直接涂片法高,主要根据钩虫卵内幼虫在适宜条件下可在短时间内孵出而设计的检查方法。操作如下:① 将滤纸剪成与 10 ml 试管等宽但较试管稍长的"T"形纸条,于横条部分记录受检者信息。② 加冷开水约 1 ml 于试管内。③ 取粪便 0.2～0.4 g,均匀地涂抹在滤纸竖条部分的上 2/3 处,将纸条插入试管,末端浸泡于水中,粪便不得接触水面。④ 置于 20～30 ℃ 温箱培养 72 小时。⑤ 肉眼或放大镜检查试管底部(图 26 - 4)。

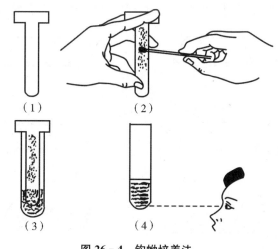

图 26 - 4 钩蚴培养法

钩蚴在水中常做蛇行游动,虫体透明。若未发现钩蚴,应继续培养观察至第 5～7 日。培养期间应每日沿管壁补充冷开水,以保持水面高度。

此法也可用于分离阿米巴滋养体及人毛滴虫滋养体,但每管粪便量应为 1.0 g,需 25～30 ℃ 培养 2～4 日。临床上常于 48 小时后镜检,以便及时报告致病原虫。

九、金胺-酚改良抗酸染色法

金胺-酚改良抗酸染色法(auramine-phenol modified acid fast staining)是目前隐孢子虫卵囊检查的最佳方法。对于新鲜粪便或经 10％ 福尔马林固定保存(4 ℃ 1 个月内)的含卵囊粪便均可检测。染色过程是先用金胺-酚染色,再用改良抗酸染色法复染。

1. 金胺-酚染色 滴加第一液于晾干的粪膜上,10～15 分钟后水洗;滴加第二液,1 分钟后水洗;滴加第三液,1 分钟后水洗,待干。

(1) 第一液(1 g/L 金胺-酚染色液):金胺 0.1 g,石炭酸 5.0 g,蒸馏水 100 ml。

（2）第二液（3％盐酸乙醇）：盐酸 3 ml，95％乙醇 100 ml。

（3）第三液（5 g/L 高锰酸钾溶液）：高锰酸钾 0.5 g，蒸馏水 100 ml。

2. 改良抗酸染色 滴加第一液于晾干的粪膜上，1.5～10 分钟后水洗；滴加第二液，1～10 分钟后水洗；滴加第三液，1 分钟后水洗，待干。

（1）第一液（石炭酸复红染色液）：碱性复红 4 g，95％乙醇 20 ml，石炭酸 8 ml，蒸馏水 100 ml。

（2）第二液（10％硫酸溶液）：纯硫酸 10 ml，蒸馏水 90 ml（边搅拌边将硫酸徐徐倾入水中）。

（3）第三液（2 g/L 孔雀绿液）：20 g/L 孔雀绿原液（2 g 孔雀绿溶于 100 ml 蒸馏水）1 ml，蒸馏水 9 ml。

金胺-酚染色后，经改良抗酸染色法复染，背景为绿色，卵囊呈玫瑰红色，囊内 4 个月牙形子孢子均染为玫瑰红色。其他非特异颗粒则染成蓝黑色，极易鉴别，使检出率和准确性大大提高。

第二节 体 液 检 查

一、血液检查

血液检查是疟疾和丝虫病诊断的基本方法。载玻片用前需经铬酸洗液（工业浓硫酸 100 ml，重铬酸钾 80 g，水 1000 ml）处理，蒸馏水冲洗，在 95％乙醇中浸泡，擦干或烤干后使用。

（一）疟原虫检查

1. 制作血涂片 持采血针取末梢血涂制血膜制作血涂片。

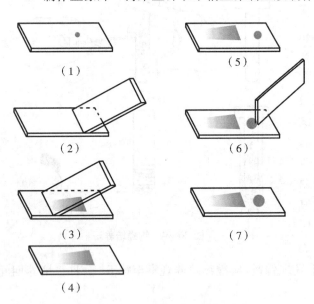

图 26-5 薄、厚血膜涂片

（1）薄血膜涂片：在载玻片 1/3 处蘸血一小滴，另选一端缘光滑的载片为推片，将推片的一端与血液接触，与载片成 30°～45°夹角，待血液沿推片端缘扩散后，自右向左迅速推成薄血膜。血细胞单层均匀分布，细胞间无空隙，血膜末端呈扫帚状或舌状为理想薄血膜。

（2）厚血膜涂片：于载玻片上蘸血一小滴，以推片的一角，将血滴自内向外做螺旋形涂抹，制成直径 0.8～1.0 cm 厚薄均匀的厚血膜。滴加数滴蒸馏水于晾干后的血膜上，溶血；至血红蛋白完全脱去，血膜呈灰白色，弃去蒸馏水，晾干。

薄、厚血膜可涂制在同一张载玻片上（图 26-5）。

2. 固定与染色 血涂片必须充分晾干以免染色时脱片。用甲醇或无水乙醇进行固定，晾干后，用姬姆萨染色法或瑞特染色法染色。

（1）姬姆萨染色法（Giemsa's staining）：染色效果良好，血膜褪色较慢，保存时间较久，但染色时间较长。将姬姆萨染液用 pH 7.0～7.2 的缓冲液以 1:（15～20）比例稀释。用玻璃铅笔划出染色范围，将稀释的姬姆萨染液滴于已固定的薄、厚血膜上，染色约半小时，用上述缓冲液冲洗。晾干后镜检。

染液配制：将粉状姬姆萨染剂 1 g 置于研钵中，将 50 ml 甘油分若干次加入研钵，逐次研磨，倒入棕色玻瓶中。然后用 50 ml 甲醇分若干次冲洗钵中的甘油染粉，将每次的冲洗液也倒入棕色玻瓶，盖塞摇匀，置 65 ℃温箱内 24 小时或室温下 1 周后，过滤备用。

(2) 瑞特染色法(Wright's staining)：操作简便,适用于临床诊断,但较易褪色,保存时间不长,多用于临时性检验。瑞特染剂含甲醇,血膜不需先固定。用玻璃铅笔划出染色范围,以防滴加染液时外溢。使染液覆盖薄、厚血膜 0.5~1 分钟后,滴加等量的蒸馏水,吸耳球轻轻吹动混匀,液面出现一层灿铜色浮膜,3~5 分后用水缓慢从玻片一端冲洗(注意勿先倒去染液或直对血膜冲洗),晾干后镜检。

染液配制：瑞特染剂 0.1~0.5 g,甘油 3 ml,甲醇 97 ml。瑞特染剂与甘油充分研磨,然后加少量甲醇,研磨后收集至瓶内。用剩余甲醇分若干次冲洗研钵,分次收集瓶内。摇匀,37℃温箱 24 小时或室温 1~2 周后,过滤待用。

(二) 微丝蚴检查

1. 鲜血检查法　晚间 21:00 到次晨 2:00 取血 1 滴滴于载玻片上,加盖片,直接在低倍镜下观察,发现蛇形游动的幼虫则为阳性。此法简便易行,但无法鉴定虫种。

2. 厚血膜法　方法同疟原虫检查,但需取血 3 滴(图 26-5)。此外,也可用苏木素染色,效果更好。

3. 离心沉淀法　在离心管内加蒸馏水半管,取外周血血样 10~12 滴,再加生理盐水混匀,3000 r/min 离心 3 分钟。或取静脉血 1 ml 置于盛有 0.1 ml 枸橼酸钠(3.8%)的试管中,摇匀;加水 9 ml,待红细胞溶解后,再离心 2 分钟,弃去上清液。两种沉淀法均可取沉渣镜检活体微丝蚴。

二、脑脊液检查

脑脊液中可查见弓形虫、溶组织内阿米巴滋养体、致病性自生生活阿米巴(耐格里属阿米巴或棘阿米巴)、棘球蚴的原头节、粪类圆线虫幼虫及广州圆管线虫幼虫等。临床上一般用腰椎穿刺术采集脑脊液。

由于上述寄生虫在脑脊液中数量很少,检出率低。通常留取脑脊液 2~3 ml,2000 r/min 离心 5~10 分钟,取沉渣涂片镜检。广州圆管线虫感染者的脑脊液中嗜酸性粒细胞显著增多;检查弓形虫和自生生活阿米巴时需用姬姆萨或瑞特染色法染色,方法同疟原虫检查;若检查阿米巴滋养体时,由于离心可导致阿米巴活动力降低,故经自然沉淀后,取沉渣涂片镜检。

第三节　排泄物与分泌物的检查

一、痰液检查

痰液中可能查见卫氏并殖吸虫卵、溶组织内阿米巴滋养体、棘球蚴的原头蚴、粪类圆线虫幼虫、蛔蚴、钩蚴、尘螨等。

1. 直接涂片法　适用于肺吸虫卵与阿米巴滋养体检查。先滴加 1~2 滴生理盐水在洁净载玻片上,挑取少许痰液涂成痰膜,加盖片镜检。检查肺吸虫感染应选取带铁锈色的痰液;检查阿米巴滋养体需注意保温,以便观察伪足运动。若多次涂片检查为阴性者,可改用浓集法提高检出率。

2. 浓集法　其他蠕虫幼虫及螨类等宜用浓集法检查。收集 24 小时内痰液,与等量 10% 氢氧化钠溶液混匀后,放入 37℃ 温箱,2 小时后痰液消化成稀液状。离心管分装,1500 r/min 离心 5 分钟,弃去上清液,取沉渣涂片检查。

二、尿液检查

尿液中可查见阴道毛滴虫滋养体、丝虫微丝蚴、埃及血吸虫卵等。取尿液 3~5 ml,2000 r/min 离心 5 分钟,取沉渣镜检。但乳糜尿需加等量乙醚,用力振荡溶去脂肪,吸出脂肪层后,再离心,取沉渣镜检。

三、鞘膜积液检查

鞘膜积液主要用于检查班氏微丝蚴。用注射器由阴囊部抽取鞘膜积液直接涂片镜检。为提高检出率,也可加适量生理盐水稀释离心,取沉渣镜检。

四、阴道分泌物和前列腺液检查

阴道分泌物和前列腺液主要用于检查阴道毛滴虫。用消毒棉签取患者阴道分泌物或前列腺液,用生理盐水涂片法或悬滴法镜检,即可发现螺旋运动的虫体。气温低时,应注意保温。

五、十二指肠液和胆汁检查

用十二指肠引流管抽取十二指肠液及胆汁,直接涂片法镜检或浓集后取沉渣镜检。可检查蓝氏贾第鞭毛虫滋养体、华支睾吸虫卵、肝片形吸虫卵等。

引流液中的贾第虫滋养体常附着在黏液小块上,或虫体聚集成絮片状物。如引流液过于黏稠,可先加 10％氢氧化钠消化后再离心镜检。

第四节　活组织检查

一、皮肤、皮下组织及肌肉活检

1. 皮肤及皮下组织活检　此法可用于检查囊尾蚴、裂头蚴、皮肤利什曼原虫、疥螨和蠕形螨。

(1)囊尾蚴和裂头蚴:摘取皮下结节,剥除纤维被膜,在两张载玻片间压平、镜检。或经固定后做切片染色检查。

(2)利什曼原虫:皮肤型黑热病患者,可选择皮损较明显之处,作局部消毒,用干燥灭菌的注射器抽取组织液;或从皮损表面剪取一小片皮肤组织;也可刮取皮肤组织做涂片。用瑞特或姬姆萨染色。若未见原虫,可割取小丘疹或结节,固定后,行组织切片染色检查。

(3)蠕形螨:可用透明胶纸粘贴法于睡前贴于受检皮肤,次晨取下镜检。或用痤疮压迫器刮取皮脂腺和毛囊内容物,置于载玻片上,滴加 1 滴 70％甘油涂开后,覆盖玻片镜检。

(4)疥螨:用消毒针挑破隧道,挑出疥螨,或用刀片轻刮局部,取刮取物滴加甘油镜检。

2. 肌肉活检　常用于检查旋毛虫幼虫,也可用于检查并殖吸虫、猪囊尾蚴及裂头蚴。

(1)旋毛虫幼虫:自患者腓肠肌、肱二头肌或股二头肌手术取米粒大小肌肉组织一块,置于载玻片上,加一滴 50％甘油,用另一载玻片均匀压紧,低倍镜下观察。也可经组织固定后作切片,卡红染色检查。

(2)并殖吸虫、裂头蚴、猪囊尾蚴:参见皮肤检查,摘取局部组织镜检。

二、淋巴结及骨髓检查

1. 淋巴结穿刺　可用于杜氏利什曼原虫无鞭毛体和丝虫成虫的检查,摘取局部组织镜检。

(1)杜氏利什曼原虫:方法简便、安全,检出率不及骨髓穿刺,但淋巴结内原虫消失较慢,故对疗效考核具有一定价值。穿刺部位一般选腹股沟部,抽取淋巴液滴于载玻片上,涂片染色检查。

(2)丝虫成虫:同杜氏利什曼原虫,取淋巴液,染色镜检。

2. 骨髓穿刺　主要检查杜氏利什曼原虫无鞭毛体,检出率高。一般用穿刺针从髂骨前上棘后约 1 cm 处刺入皮下,再慢慢钻入骨内 0.5～1.0 cm,拔出针芯。接 2 ml 干燥注射器,抽取骨髓液,涂片。甲醇固定,同薄血膜染色法染色,油镜检查。

三、结肠和直肠黏膜活检

结肠和直肠黏膜活检主要用于诊断晚期血吸虫患者和阿米巴痢疾患者,检测血吸虫卵和阿米巴滋养体。

用直肠镜或乙状结肠镜观察,自病变处钳取米粒大小组织一块,生理盐水冲洗,置于载玻片上,轻轻压平,立即镜检。检查阿米巴滋养体时,也可固定切片,染色观察。

第五节　体外培养与动物接种

一、溶组织内阿米巴培养

溶组织内阿米巴滋养体常用洛克液鸡蛋血清培养基体外培养。

1. 洛克液鸡蛋血清培养基　鸡蛋 4 个,用肥皂水洗净,70％乙醇消毒蛋壳。破壳将蛋清、蛋黄与 70 ml 洛克液倒于锥形瓶内,加灭菌玻璃珠充分混匀。分装至消毒试管内,每管约 5 ml,斜置。70 ℃加热 1 小时,凝固为斜面,4 ℃至次日。取出 110 ℃灭菌 20 分钟。接种前,每管各加洛克液 4.5 ml,灭活马血清 0.5 ml,无菌米粉 20 mg,青霉素、链霉素各 1000 U/ml。

洛克液:氯化钠 9.0 g、氯化钾 0.4 g、氯化钙 0.2 g、碳酸氢钠 0.2 g、葡萄糖 2.5 g、蒸馏水 1000 ml 定容(110 ℃,20 分钟灭菌,氯化钙单独灭菌)。

2. 培养方法　挑取不同部位粪便约 0.5 g,在培养管壁上研碎混于培养液中,保持直立,置 37 ℃温箱中培养 24～48 小时,吸取管内沉淀镜检。整个过程需无菌操作。

二、杜氏利什曼原虫培养

杜氏利什曼原虫前鞭毛体常用 NNN 培养基体外培养。

1. NNN 培养基(Novy-MacNeal-Nicolle culture medium)　1.4 g 琼脂、0.6 g 氯化钠加入 90 ml 双蒸水中,加热溶解。每 4 ml 分装入 12 ml 培养管中,121 ℃灭菌 15 分钟。降至 48 ℃时,每管加入去纤维蛋白的兔血 1.5 ml,混匀,迅速冷却成斜面。每管加洛克液 0.2～0.3 ml,置 37 ℃培育 24 小时,证实无菌后 4 ℃保存备用。

2. 培养方法　接种前培养管加青霉素和链霉素。取皮肤、组织或骨髓活检样本于培养管中,20～25 ℃培养。约经 10 日,取极少量培养液检查结果,观察是否有前鞭毛体。一旦发现有前鞭毛体,则应立即取数滴培养液转入新鲜培养基中;若为阴性,继续培养 1 个月再报告结果。

三、阴道毛滴虫培养

阴道毛滴虫滋养体常用肝浸汤培养基体外培养。

1. 肝浸汤培养基　取 100 ml 肝浸液加入蛋白胨 2.0 g,葡萄糖 0.5 g,氯化钠 0.5 g,半胱氨酸盐酸盐 0.2 g,麦芽糖 1.0 g,调节 pH 在 5.5～6.0,5 ml 每支分装,20 分钟高压灭菌。37 ℃温箱 24 小时,观察证明无菌后,冰箱保存备用。使用前每管加入 15％灭活牛血清 1 ml。

肝浸液:取小牛肝脏 60 g,洗净粉碎,浸入 400 ml 蒸馏水中,4 ℃保存 24 小时以上。取出后煮沸 30 分钟左右,4 层纱布过滤,400 ml 定容。

2. 培养方法　用灭菌棉签取阴道分泌物、前列腺液或尿液接种于培养基中,加入青霉素 1000 U/ml,链霉素 1 mg/ml,以除去杂菌。置 37 ℃培养 48～72 小时,取培养基内沉渣镜检。

四、杜氏利什曼原虫动物接种

取受检者组织穿刺液加生理盐水稀释,取 0.5 ml 注入中华仓鼠等动物腹腔内。1 个月后解剖受试仓鼠,取其肝、脾、骨髓等涂片镜检有无利杜体。若无,继续转种一次。

五、刚地弓形虫动物接种

抽取患者的组织穿刺液 1 ml,注入 5 只健康小鼠腹腔内,每只注射 0.2 ml。约 3 周后取小鼠腹腔液涂片染色镜检。若为阴性,取肝、脾、脑组织研磨匀浆,加生理盐水稀释(1∶10),进行转种。若仍为阴性,可按上述方法进行 3～5 次接种,再报告结果。

（张　静）

第二十七章
免疫学与分子生物学检验技术

第一节　免疫学检验技术

病原学诊断技术是确诊寄生虫病的金标准,但对早期和隐性感染,以及晚期和未治愈的患者常常出现漏诊。免疫学诊断技术则可作为辅助手段弥补这方面的不足。随着免疫诊断方法准确性的提高和标准化的解决,使得免疫学诊断技术越来越多用于寄生虫病的临床诊断、疗效考核及流行病学调查。此处重点介绍在寄生虫临床检验中常用的免疫学检验技术。

一、皮内试验

皮内试验(intradermal test,ID)是皮下注射抗原后引起的局部皮肤超敏反应。宿主受到寄生虫变应原刺激后,体内产生亲细胞特异性抗体(IgE 和 IgG)。患者皮内注入的虫体可溶性抗原与致敏肥大细胞表面抗体 IgE 相结合时,释放组胺等生物活性物质,致使毛细血管扩张,引起注射抗原的局部皮肤出现皮丘和红晕的速发型超敏反应。

将受试者手腕内侧以乙醇消毒,选取 1 ml 注射器皮内注射抗原 0.03 ml,15 分钟后观察受试部位。丘疹直径大于或等于 0.8 cm 者为阳性;反之,则为阴性。

此法简单易行,成本低,反应迅速且灵敏度高,主要用于流行病学筛查和蠕虫病的辅助诊断,如囊虫病、包虫病、血吸虫病等。

二、免疫扩散和免疫电泳

免疫扩散(immunodiffusion)和免疫电泳(immunoelectrophoresis),除可用于诊断外,还可用于寄生虫抗原的鉴定和免疫血清滴度的检测。

1. 免疫扩散　抗原与抗体在琼脂凝胶中扩散,一定条件下,在两者含量比例合适时形成肉眼可见白色沉淀。免疫扩散有两种类型:① 单向免疫扩散,即使抗原溶液,在含已知特异性抗体的琼脂凝胶中扩散而形成沉淀,其沉淀大小与抗原量成正比;② 双向免疫扩散,即将抗原与抗体溶液分别滴加于凝胶板的相对位置,两者自由扩散并在中间形成沉淀线。用双相免疫扩散法既可用已知抗原检测未知抗体,也可用已知抗体检测未知抗原。

2. 免疫电泳　是将免疫扩散与蛋白质凝胶电泳相结合的一项技术。抗原与抗体分别自电泳槽的负极和正极加入,两者相对而行,在比例合适的位置,产生肉眼可见的弧形沉淀线。此法灵敏度高,反应更加迅速。

三、间接血凝试验

间接血凝试验(indirect haemagglutination assay,IHA)是将红细胞作为可溶性抗原的载体,再与特异性抗体结合而产生凝集现象。常用载体红细胞为绵羊红细胞或人 O 型红细胞。

以 PBS(含 1‰兔血清,pH 7.2)倍比稀释受检血清,与致敏红细胞悬液 9∶1于微量血凝反应板小孔中混合,振荡 2 分钟,室温静置半小时,观察红细胞凝集强度。若红细胞呈点状沉于孔底,周围光滑,则为阴性;若红细胞沉淀呈片状薄层凝集,周围松散有卷曲,则为阳性。红细胞沉淀面积越大,表明阳性越强。

IHA 特异性强、灵敏度高,适用于寄生虫病的辅助诊断和流行病学调查。现已用于检查疟疾、阿米巴病、弓形虫病、血吸虫病、囊虫病、旋毛虫病等多种寄生虫病。

四、间接荧光抗体试验

间接荧光抗体试验(indirect fluorescent antibody test,IFAT)是用荧光素标记第二抗体,可以进行多种特异性抗原抗体反应。当待测血清中抗体与抗原相结合后,再与荧光二抗结合形成免疫荧光复合物。在荧光显微镜下镜检,呈特定荧光视野。

IFAT 多用试剂盒进行检测,具有重现性、高敏感性和高特异性等优点,既可检测抗原又可检测抗体,可快速诊断疟疾、丝虫病、血吸虫病、肺吸虫病、肝吸虫病、包虫病及弓形虫病。此外还可用于流行病学调查和疫情监测。

五、酶联免疫吸附试验

酶联免疫吸附试验(enzyme-linked immunosorbent assay,ELISA)是高灵敏检测技术,既可检测抗体,又可检测抗原或特异性免疫复合物。将抗原或抗体与底物(酶)相结合,保持酶活性和免疫反应的特异性。酶标记的抗原或抗体与固相载体上的配体结合,再使之与相应底物作用而显色。根据显色深浅程度测定 OD 值(光密度),以判定抗原或抗体浓度。

ELISA 基本操作过程可分为,固相包被—温育洗涤—加样—酶结合物反应—底物显色—读取结果等步骤。温育和洗涤用以去除多余的反应物,需贯穿在每两步骤之间。根据检测要求,试验可分为用于检测抗体的间接法、检测抗原的双抗体夹心法、竞争法以及竞争抑制法等多种类型。

ELISA 可用于宿主体液(血液、脑脊液等)、排泄物(尿、粪便等)和分泌物(乳汁、胆汁等)内特异性抗体或抗原微粒的检测。常用固相载体为聚苯乙烯微量滴定板,优点是消耗样本剂量少,可供全自动操作,可进行批量样本检测。已用于阿米巴、弓形虫、丝虫、蛔虫、旋毛虫和血吸虫等多种寄生虫感染的研究和诊断,乃至血清流行病学领域。

六、免疫印迹试验

免疫印迹试验(immunobloting test,IBT)又称为免疫印渍或 Western blotting,是一种由高分辨率的十二烷基硫酸钠-聚丙烯酰胺凝胶电泳(SDS - PAGE)和转移电泳、固相酶免疫试验相结合的分析检测技术。

ELIB 具有高敏感度和特异性,可用于寄生虫抗原纯化、虫种分类和多种寄生虫病的免疫诊断和预防。

七、环卵沉淀试验

环卵沉淀试验(circumoval precipitin test,COPT)是专门用于诊断血吸虫病的免疫学试验,本质上属于沉淀反应。血吸虫卵内毛蚴所分泌的可溶性虫卵抗原经卵壳微孔渗出,与待检血清内的特异性抗体结合,可在虫卵周围形成镜下可见的免疫复合物沉淀,即为阳性反应。产生阳性反应虫卵占全部虫卵的百分率称为环沉率。

取凹玻璃片,在其凹陷处滴加待检血清 2～3 滴,用细针挑取适量鲜卵或干卵于血清中,盖上盖片,用石蜡密封,37 ℃保温,48～72 小时后低倍镜观察结果。

典型的阳性反应为卵壳周围出现面积大于等于虫卵面积,或长度超过虫卵长径 2 倍的泡状、指状、片状或细长卷的边缘整齐,折光性强的沉淀物(图 27-1)。计算环沉率,凡环沉率≥5% 为阳性(在血吸虫病传播控制或传播阻断地区环沉率≥3%者可判为阳性),1%～4% 为弱阳性。环沉率的动态变化在治疗上具有参考意义。

八、环蚴沉淀试验

环 蚴 沉 淀 试 验 (circumlarval precipitin test,CLPT)用于诊断旋毛虫病。取 50～100 条脱囊的旋毛虫活幼虫(冻干或空气干燥幼虫也可)放入待检血清中,置 37℃培养箱。24 小时后取出,超过 1 条以上的幼虫体表出现泡状或袋状沉淀物附着,即为阳性反应。

环蚴沉淀试验具有较高的敏感性,阳性率高达 97%以上。与常见线虫(蛔虫、鞭虫、钩虫、丝虫)无交叉反应,说明具有较强特异性。一般在感染后 20 日即可呈阳性反应。环蚴试验操作简单,无需任何特殊设备,适合基层卫生单位应用。

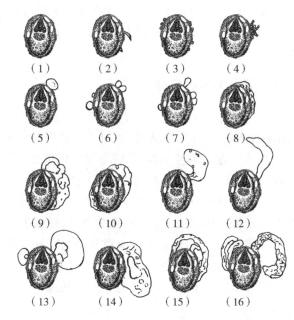

图 27-1 环卵沉淀试验
(1)～(4)为阴性,(5)～(8)为弱阳性,
(9)～(12)为阳性,(13)～(16)为强阳性

九、染色试验

染色试验(dye test,DT)是诊断弓形虫病的一种经典方法,具有敏感性高和特异性强等优点。DT 是弓形虫血清学检测的金标准,是弓形虫特有的一种免疫反应。其原理是活的弓形虫速殖子与正常人血清混合后,大多数虫体仍对碱性亚甲基蓝具有很强亲和力,被染成蓝色。但当弓形虫与免疫血清(含特异性抗体)和辅助因子(accessory factor,AF)协同作用之后,细胞变性,不能被碱性亚甲基蓝着色。操作方法如下:

将待检血清(56℃,30 分钟灭活)用生理盐水倍比稀释,0.1 ml 分装;每管加 0.1 ml 抗原液;置 37℃水浴 1 小时;迅速置于 4℃,5 分钟;每管取出加碱性亚甲基蓝溶液 0.02 ml,继续水浴 15 分钟;每管各取悬液 1 滴镜检。

镜下计数 100 个弓形虫速殖子,统计着色速殖子比例。以 50%虫体不着色的血清最高稀释为该受试血清染色最高效价。以阳性血清稀释度 1:8 判断为隐性感染,1:256 为活动性感染,1:1024 及以上为急性感染。

1. 辅助因子(AF) 将弓形虫速殖子与正常人血清混合,37℃温育 1 小时,至少 90%以上虫体可被亚甲基蓝染色,该血清可用,分装后-20℃保存。

2. 抗原制备 取感染弓形虫 3 日龄小鼠腹腔液,加生理盐水离心 3 次(3000 r/min,5 分钟)收集纯净虫体。用含 20%AF 血清稀释后,将虫液调至高倍视野下可见约 50 个游离滋养体。

第二节 分子生物学检验技术

随着学科的不断发展,分子生物学技术已广泛应用于寄生虫学研究的各个领域。已在寄生虫学上得到应用的分子生物学技术很多,如 DNA 探针技术、聚合酶链式反应(PCR)、限制性 DNA 片段长度多态性分析(restriction fragment length polymorphism,RFLP)、随机扩增多态性 DNA(random amplified polymor phism DNA，RAPD）、核酸序列分析等技术，在寄生虫病的诊断、分类以及流行病学调查等方面，无不显示出其无可比拟的敏感性和特异性。这些技术的应用也极大推动了寄生虫学的进一步研究。

一、DNA 探针技术

DNA 探针（DNA probe）又称为基因探针或核酸探针，是指用生物素、放射性核素、酶或其他半抗原标记的已知序列的 DNA 片段。DNA 探针技术的基本原理是碱基配对原则。在变性而成为单链的待检 DNA 中加入变性的探针，随着温度的降低，探针便可以与被检测的 DNA 中的互补序列形成双链，这一过程即为杂交。在其与 DNA 样本杂交过程中，借助上述标记物可探查出特异性或差异性 DNA。双链 DNA 的变性和复性特点是 DNA 探针的基础。经加热，或在强酸、强碱作用下，双链 DNA 氢键被破坏，双股链分离，变为单链，此即为变性；而当条件缓慢变为中性或温度下降至 50 ℃左右时，氢键恢复，分开的双股链又重新合为互补的双链结构，此即复性。DNA 探针分子杂交就是将样本 DNA 分子经上述处理后，使其变性为单链状态，固定在载体硝酸纤维膜上，再与经小分子标记的 DNA 探针单链分子混合，在一定条件下使他们互补杂交结合。将未杂交的成分洗脱后，标记物显色即可观察结果。

通过捕捉探针标记物释放出的信号，便可知被检测的 DNA 中有无与探针序列相同的 DNA。分离病原体所具有的独特的 DNA 片段，通过标记这些片段可制备探针，用于疾病诊断等研究。DNA 探针现已用于疟原虫、弓形虫、锥虫、隐孢子虫、利什曼原虫、贾第虫、丝虫、血吸虫、肝片吸虫、猪带绦虫、猪囊虫、棘球蚴等的鉴定和相应疾病的诊断。

目前，将计算机、半导体、集成电路、荧光标记等技术结合为一体的基因芯片技术，也是由基因探针技术发展而来的。这种新技术可以大大提高基因探针的检测效率。在寄生虫领域，已有线虫基因芯片问世。

二、PCR 技术

聚合酶链式反应（polymerase chain reaction，PCR）即 PCR 技术，是在引物介导下，模板 DNA 和四种脱氧核糖核苷酸存在的条件下，依赖于 DNA 聚合酶的酶促合成反应，特异性扩增 DNA 的一种技术。

PCR 技术的特异性取决于引物和模板 DNA 结合的特异性。反应包括模板 DNA 热变性解链，引物与模板 DNA 退火，引物延伸 3 个步骤的循环过程。PCR 技术基本原理是在实验条件下，根据温度的变化控制 DNA 解链和退火，在引物启动和 DNA 聚合酶催化下，合成两个引物特定区域内的 DNA 链。上述"解链—退火—延伸"3 个连续步骤为一个循环。经过 30 次左右的循环反应，每一个循环的产物作为下一个循环的模板，介于两个引物之间的特异性 DNA 片段得到大量复制，可得到特异性 DNA 片段的 $2\times10^{6}\sim2\times10^{7}$ 个拷贝。

PCR 技术是一种选择性的体外扩增 DNA 或 RNA 片段的技术，和其他的方法比较具有较高的特异性和灵敏度，样品处理简单，操作简便快速。反应过程可在 PCR 仪内自动进行。目前，在经典 PCR 技术基础之上又发展了原位 PCR、复合 PCR、RT‐PCR、巢氏 PCR、实时定量 PCR 和免疫 PCR 等各种不同的 PCR 技术。

目前，PCR 技术已应用于利什曼原虫、疟原虫、弓形虫、阿米巴、巴贝氏虫、隐孢子虫、旋毛虫、锥虫、贾第虫、猪带绦虫和丝虫等多种寄生虫的基因诊断，分子流行病学研究和种株鉴定等。

（张　静）

第二十八章
常用抗寄生虫药物

第一节 抗线虫药

阿苯达唑
Albendazole

【别名】 丙硫达唑,丙硫咪唑,丙硫丙咪唑,阿苯唑,阿丙条,肠虫清,史克肠虫清,抗蠕敏,扑尔虫,抗尔虫,Abentel,Eskazole,Valbazen,Zentel

【作用与用途】 本品系苯骈咪唑类药物,能阻断虫体对各种营养和葡萄糖的摄取并能阻碍其ATP的生成从而杀死虫体。驱虫谱较广,是目前杀虫作用最强的一种,对蛔虫、钩虫、蛲虫、鞭虫、粪类圆线虫以及旋毛虫等线虫感染有非常显著的疗效,对其虫卵也有显著的杀伤活性。此外,本品能透过囊尾蚴和细粒棘球蚴的囊壁,对头节、原头蚴产生作用,为目前治疗棘球蚴病最佳药物,对囊虫病也有明显疗效。本品口服吸收缓慢,原药在肝脏转化为亚砜和砜,亚砜为杀虫成分。无蓄积性。

【制剂与规格】 ①片剂:200 mg。②胶囊剂:200 mg。③栓剂:100 mg。

【用法与用量】 ①驱蛔虫、蛲虫、鞭虫:成人400 mg顿服,儿童减半。②驱钩虫、粪类圆线虫:成人每次400 mg,每日2次,儿童减半,连服3日。③旋毛虫病:每日800 mg,分2次服,连服7日。④囊虫病:按每日20 mg/kg,分3次服,一疗程10日,一般1~3个疗程。每疗程间隔15~21日。儿童减半。⑤包虫病:按每日20 mg/kg,分2次服,1个月为一疗程,一般5个疗程以上。每疗程间隔7~10日。⑥不满12岁儿童用量减半。

【不良反应与注意事项】 ①少数患者有轻微口干、乏力、头晕、头痛、嗜睡、恶心、上腹不适等。②对药物过敏者、有癫痫病史及孕妇、哺乳期妇女均忌用;有严重肝、肾、心脏病及活动性溃疡患者慎用,不能长期大剂量使用。③治疗囊虫病时,易发生颅内高压、视力障碍及癫痫发作等,系虫体崩解释放异体蛋白等造成,必须采取相应预防措施。④驱蛲虫应在2周后重复1次。

噻苯唑
Thiabendazole

【别名】 噻苯达唑,噻苯咪唑,噻唑苯咪,Bovizole,Mintezol,Tiabendazole

【作用与用途】 为广谱驱虫药,用于粪类圆线虫病、旋毛虫病及蛲虫、蛔虫、钩虫、鞭虫感染,有高效低毒、杀卵杀蚴的特点,为粪类圆线虫病疗效最佳的药物。口服后迅速吸收。

【制剂与规格】 片剂:0.25 g,0.5 g。

【用法与用量】 口服。每次按体重25 mg/kg,每日2次,日剂量不能超过3 g。粪类圆线虫病3日为一疗程(播散性性感染者疗程5日),旋毛虫病5~7日为一疗程,必要时可重复一疗程,但需隔数日。蛔虫、钩虫、蛲虫感染疗程为2日,必要时1周后可重复一疗程。

【不良反应与注意事项】　①常见头晕、恶心、腹痛等,偶有血糖下降、幻视、皮疹、黄疸等;②易刺激蛔虫游走;③孕妇、肝肾功能不全者慎用。

甲苯咪唑
Mebendazole

【别名】　甲苯达唑,甲基咪唑,苯甲酰咪胺甲酯,二苯酮肼甲酯,二苯酮咪胺酯,威乐治,安乐士,Vermil,Vermirax,Vermoxum,Verpanyl,Vermox

【作用与用途】　本品为广谱驱虫药,用于蛲虫、蛔虫、钩虫、鞭虫、绦虫感染及粪类圆线虫病、旋毛虫病等。具有显著的杀灭幼虫、抑制虫卵发育的作用。口服后吸收很少。

【制剂与规格】　①片剂、胶囊剂:50 mg,100 mg。②混悬液:100 mg(5 ml),600 mg(30 ml),2 g(100 ml)。

【用法与用量】　口服。①驱钩虫、鞭虫:成人每次100 mg,每日2次,连服3~4日。未见效者可3周后重复一疗程。②驱蛲虫、蛔虫:成人200 mg顿服。③治疗绦虫、粪类圆线虫病:成人每次300 mg,每日2次,连服3日。④治疗包虫病:成人每日50 mg/kg,分3次服,疗程3个月。儿童4岁以上剂量同成人,4岁以下每次100 mg(5 ml)。

【不良反应与注意事项】　①偶见短暂头晕、头痛、恶心、上腹疼痛等。②本品过敏者、孕妇、2岁以下幼儿禁用,肝肾功能不全者慎用。

噻嘧啶
Pyrantel

【别名】　噻吩嘧啶,双羟萘酸噻嘧啶,驱虫灵,抗虫灵,Antiminth

【作用与用途】　系广谱驱虫药,为去极化神经肌肉阻滞剂,致全虫体痉挛性麻痹而死亡排出,不被消化破坏。口服吸收少,作用比哌嗪快。用于蛔虫、钩虫、蛲虫或混合感染,对蛔虫作用最强,钩虫、蛲虫、圆线虫次之。

【制剂与规格】　①片剂:0.3 g(相当盐基0.104 g)。②宝塔糖:0.2 g。③颗粒剂:每克含噻嘧啶0.15 g。

【用法与用量】　①成人口服。驱蛔虫每日按体重10 mg/kg,顿服。钩虫剂量同蛔虫,连服3日。蛲虫则每日按体重5~10 mg/kg顿服,连服7日。②儿童口服:驱蛔虫每日按体重10 mg/kg,睡前顿服,连服2日,钩虫则连服3日,蛲虫连服7日。

【不良反应与注意事项】　①偶有恶心、腹痛、头痛、皮疹等。②孕妇及不满1岁婴儿禁用,急性肝炎、肾炎及严重心脏病患者忌用。③与哌嗪互相拮抗。

芬苯达唑
Fenbendazole

【别名】　无

【作用与用途】　为强效广谱杀蠕虫药。用于治疗蛔虫、钩虫、蛲虫、鞭虫等感染效果良好,但对粪类圆线虫无作用。

【制剂与规格】　片剂:0.1 g。

【用法与用量】　成人口服。①驱蛔虫、钩虫:1 g,顿服或分早晚2次服。②驱蛲虫:每次0.1 g,共2次,间隔12小时。③驱鞭虫、绦虫:每次0.5 g,每日2次,连服3日。④治疗内脏幼虫移行症:每次0.5 g,每日2次,连服10日。⑤治疗包虫病:每次0.75 g,每日2次,连服42日,饭后服。

【不良反应与注意事项】　未发现明显不良反应,但虫体死亡后释放异体蛋白可致过敏等反应。

左旋咪唑
Levamisole

【别名】 左旋噻咪唑,左旋四咪唑,左咪唑,左旋驱虫净,驱虫速,驱钩蛔

【作用与用途】 能抑制虫体肌内琥珀酸脱氢酶从而阻碍其 ATP 的生成,并能致虫体痉挛性麻痹。本品吸收迅速,单剂量效率高,适用于集体用药。对蛔虫、钩虫、蛲虫、圆线虫及混合感染有较好的疗效。对班氏虫、马来虫、盘尾丝虫的成虫和微丝蚴的活性高于乙胺嗪,但远期效果不佳。本品尚有免疫调节和兴奋的作用。

【制剂与规格】 ①片剂:25 mg,50 mg。②颗粒剂:5 mg(1 g)。③糖浆剂:0.8 g(100 ml),4 g(500 ml),16 g(2000 ml)。④栓剂:50 mg,100 mg,150 mg。

【用法与用量】 成人口服。①驱蛔虫、钩虫:成人1.5～2.5 mg/kg,饭后1小时顿服,蛔虫1周后再服1次,钩虫则连服3日。②驱蛲虫:每次100 mg,睡前顿服,连服7日。③治疗丝虫病:每日4～6 mg/kg,分3次服,连服3日。小儿口服:①驱蛔虫为2～3 mg/kg,睡前顿服。②直肠给药(栓剂):1岁、3岁、5岁、10岁以内剂量分别为50 mg、75 mg、100 mg、150 mg,每日1枚,连用3日。

【不良反应与注意事项】 有轻微恶心、呕吐、腹痛等,少数可出现味觉障碍、头晕等。肝、肾功能不全者及妊娠早期,原有血吸病患者禁用。

哌嗪
Piperazine

【别名】 哌哔嗪,胡椒嗪,驱蛔灵,Anteper

【作用与用途】 能阻断虫体神经肌肉接头处的乙酰胆碱受体,使虫体直接麻痹而被排出,麻痹前无兴奋,对哺乳动物则无麻痹作用,故用药较安全。用于驱蛔虫和蛲虫。

【制剂与规格】 ①枸橼酸哌嗪片:0.25 g,0.50 g。②磷酸哌嗪片:0.2 g,0.5 g。

【用法与用量】 口服。①驱蛔虫:成人3～5 g,睡前顿服,连服2日。小儿每日0.10～0.16 mg/kg(最高不超3 g)。②驱蛲虫:成人每次1.0～1.2 g,每日2次,连服7～10日。小儿30 mg/kg(最高不超2 g)。

【不良反应与注意事项】 肝、肾功能不良及有癫痫病史、神经系统疾病者忌用,孕妇慎用。

乙胺嗪
Diethylcarbamazine

【别名】 枸橼酸乙胺嗪,海群生,益群生,克虫神

【作用与用途】 抗丝虫药,对成虫及微丝蚴均有作用。能使微丝蚴快速集中到肝脏微血管内,被单核-吞噬细胞系统吞噬消灭。主要用于治疗班氏丝虫病、马来丝虫病和罗阿丝虫病,也用于盘尾丝虫感染(仅对微丝蚴有效,故不能根治)。

【制剂与规格】 片剂:50 mg,100 mg。

【用法与用量】 餐后口服。①班氏丝虫病和重症马来丝虫病:总量4.2 g,7日疗法(每日0.6 g,分2～3次服,疗程7日)。②马来丝虫病:大剂量短程疗法,1.0～1.5 g,夜间顿服,连服2日。③罗阿丝虫病:小剂量法,每次2 mg/kg,每日3次,连服2周。④盘尾丝虫病:0.5 mg/kg,第1日1次,第2日2次,第3日1 mg/kg,口服3次。⑤预防:每日5～6 mg/kg,连服7日。

【不良反应与注意事项】 ①毒性很小,主要是虫体被杀死后释出异体蛋白所致,注意对症处理。②有严重心、肝、肾疾病及活动性肺结核、急性传染病者,以及孕妇、哺乳期妇女忌用。

第二节 抗吸虫和绦虫药

吡喹酮
Praziquantel

【别名】 环吡异喹酮,Biltricide,Embay-8440,Pyquiton

【作用与用途】 本品广谱抗蠕虫药,对各种血吸虫、肝吸虫、肺吸虫、姜片吸虫及各种绦虫、囊虫、包虫有效,能引起虫体强直性挛缩而完全麻痹并致其皮层广泛的损伤,阻断其糖原的摄取及抑制虫体DNA和蛋白质的合成,最终造成虫体死亡。对虫体作用力强,还能杀灭毛蚴、尾蚴等。适用于上述各种寄生虫的感染。本品口服吸收,吸收率80%以上,1小时达血峰值,药物在肝脏含量最高,其次是肾、肺、胰等,门静脉血药浓度为周围静脉血的10倍以上。本品有高效低毒、剂量小、疗程短、使用方便的特点。

【制剂与规格】 片剂、缓释片剂:0.2g。

【用法与用量】 口服。①急性血吸虫病:每次20mg/kg,每日3次,连服4~6日。②慢性血吸虫病:每次10mg/kg,每日3次,连服3日。③肝吸虫病:每次25mg/kg,每日3次,连服3日。④肺吸虫病:每次25mg/kg,每日3次,连服3日。⑤姜片吸虫病:15mg/kg,顿服。⑥猪肉绦虫病和牛肉绦虫病:10mg/kg,清晨进食前顿服,1小时后服硫酸镁。⑦囊虫病:每次10mg/kg,每日3次,连服4~6日。⑧包虫病:每次10mg/kg,每日3次,连服5日。⑨短小膜壳绦虫病和阔节裂头绦虫病:25mg/kg,顿服。

【不良反应与注意事项】 ①可致心率减慢(房室传导阻滞)、偶有头痛、头晕、恶心、肌束震颤、期前收缩等,可诱发精神失常。②有严重心、肝、肾病及癫痫、精神病患者慎用。③治疗脑囊虫病时注意抗癫痫、降颅内压及心电监护等处理等。④合并眼囊虫病时,须手术摘除虫体后,才能药物治疗。

呋喃丙胺
Furapromide

【别名】 F-30066

【作用与用途】 对日本血吸虫的成虫、童虫及各期组织性虫卵均有强大的杀灭作用,因而对急性血吸虫病有显著的退热和症状控制作用。其主要是通过阻断虫体糖代谢而产生作用。用于治疗急性血吸虫病、慢性血吸虫病及部分晚期血吸虫病,对肝吸虫病及姜片吸虫病亦有效。

【制剂与规格】 片剂:0.125g,0.25g,0.5g。

【用法与用量】 口服。①血吸虫病:每次按20mg/kg,每日3次(日最大剂量不得超3g),一疗程10日。②姜片虫病:每次0.5~1.0g,每日2次,连服2~3日。③肝吸虫病:第1、2日剂量分别为1g、2g,第3日起为3g,分次服,连服14~20日。

【不良反应与注意事项】 ①常见恶心、腹泻、便血等,偶见情绪失常、记忆力减退,停药后自愈。②有消化道出血史、精神病、癫痫病史以及慢性肾炎、肝功能减退、黄疸病史者禁用。

硫氯酚
Bithionol

【别名】 硫双二氯酚,硫二氯酚,别丁,Bitin

【作用与用途】 对肺吸虫囊蚴有明显杀灭作用,对肝吸虫、姜片吸虫及绦虫亦有效。

【制剂与规格】 ①片剂:0.25g。②胶囊剂:0.5g。

【用法与用量】 口服。①肺吸虫病及肝吸虫病:每日按体重 50～60 mg/kg,每日 3 次,隔日服,疗程总量为 30～45 g。②姜片吸虫病:2～3 g 睡前半空腹顿服。③牛肉绦虫病:按体重 50 mg/kg,分 2 次服,间隔 30 分钟,全量服完后 3～4 小时服泻药。

【不良反应与注意事项】 ①可有轻度头痛、呕吐、荨麻疹等,个别出现血压下降、喉头水肿等。大剂量可引起中毒性肝炎等。②服用前先驱蛔虫、钩虫,以防吐虫。

硝硫氰胺
Nithiocyanamine

【别名】 硝二苯胺异硫氰,异硫氰胺苯酯,GO - 9333,Thiosinamine,Amoscanate

【作用与用途】 能干扰血吸虫的三羧酸循环最后致其死亡,具杀灭作用,对其童虫效弱。此外,本品尚能杀灭钩虫,对姜片吸虫及蛔虫亦有效。

【制剂与规格】 ①片剂:25 mg。②胶囊:25 mg,50 mg。

【用法与用量】 口服。①血吸虫病:胶囊剂 6～7 mg/kg,总量不超过 350 mg,每日 1 次,分 3 日服完。片剂总量 125～175 mg,分 3 日服完,每日 1 次。②治疗钩虫病:上述剂型之一,总剂量 125 mg 分 6 次 1 日内分次服完,间隔 2～4 小时。

【不良反应与注意事项】 ①可有头晕、共济失调等中枢神经症状,个别出现黄疸(4 周后)。②精神病、严重神经症、癔症、肝炎患者及孕妇、哺乳期妇女禁用。

硝硫氰酯
Nitroscanate

【别名】 硝硫苯酯

【作用与用途】 有明显杀灭血吸虫作用,但毒性较低。主要用于治疗血吸虫病。

【制剂与规格】 胶囊剂:500 mg。

【用法与用量】 口服。总剂量 26 mg/kg(总量不超 1.5 g),等量分 3 日服完,每日 1 次。

【不良反应与注意事项】 与硝硫氰胺相似,但较轻。

氯硝柳胺
Niclosamide

【别名】 硝基苯酯,灭绦灵,育米生,育末生,血防- 67,Niclocide,Yomesan

【作用与用途】 本品口服肠道不吸收,在肠腔保持高浓度,可抑制绦虫虫体呼吸(抑制线粒体的氧化磷酸化)、阻断其摄取葡萄糖,从而杀死破坏虫体的头节及前段体节,作用强。对虫卵无效。对猪肉绦虫有效,但口服后有增加发生囊虫病的机会。它适用于人体和动物绦虫感染,对牛肉绦虫、阔节裂头绦虫和短小膜壳绦虫等驱虫效果良好。本品尚能杀灭钉螺和血吸虫尾蚴,可作灭螺剂防止血吸虫传播。

【制剂与规格】 ①片剂:0.5 g。②胶囊剂:0.5 g;糊剂(灭螺用)50%。

【用法与用量】 口服。①驱牛肉绦虫、猪肉绦虫:早晨空腹服 1 g,嚼碎,1 小时后再服 1 g,1～2 小时后服硫酸镁导泻。小儿体重 10 kg 以下剂量为 0.5 g,大于 10 kg 者按成人。②驱短膜壳绦虫:每日 1 次,每次 1 g,首剂加倍,连服 6 日。③灭螺:(0.2～0.5 g)/百万喷洒。④下水前涂敷于皮肤防护。

【不良反应与注意事项】 ①偶有头晕、恶心等。②服药前应服甲氧氯普胺等止吐,以防虫卵反流。

鹤草酚
Agrimophol

【别名】 仙鹤草酚

【作用与用途】 本品能迅速穿透绦虫虫体使其痉挛而死,对虫体头节、颈节及链体均有直接毒杀作用,1/10000 浓度的溶液对猪肉绦虫、牛肉绦虫、短膜壳绦虫及莫氏绦虫等即有直接杀灭作用,对成虫比幼虫敏感。驱绦虫作用比氯硝柳胺快且强。对蛔虫有明显的兴奋作用,用药前应先驱蛔虫。主要用于绦虫及滴虫感染的治疗。

【制剂与规格】 胶囊剂:0.15 g。

【用法与用量】 口服。成人每日 0.7~0.8 g(牛肉绦虫 1.2 g),早晨空腹用凉开水送下顿服,当日早晨禁食,1.5 小时后服硫酸镁或酚酞导泻。儿童按 25 mg/kg。

【不良反应与注意事项】 ①服药期间忌酒及油腻。禁用蓖麻油导泻。②保存:密闭、阴凉。

其他药物

1. 槟榔 槟榔碱能致猪肉绦虫全虫瘫痪,牛肉绦虫仅限于头节和未成熟节片。还能致蛔虫中毒。

2. 南瓜子 对牛肉绦虫、猪肉绦虫的中段及后段有麻痹作用,使之变薄变宽,节片中部凹陷。对弓蛔虫亦有作用。

第三节　抗阿米巴、蓝氏贾第鞭毛虫和阴道毛滴虫药

甲硝唑
Metronidazole

【别名】 甲硝哒唑,甲硝基羟乙唑,甲硝乙唑,米唑尼达,美曲硝唑,灭滴灵,灭滴唑,硝基羟乙唑,Atrivyl,Elyzol,Flagyl,Metryl,Miediling

【作用与用途】 可抑制阿米巴原虫等的氧化还原反应,使其氮链断裂,并抑制 DNA 的合成,对厌氧微生物有杀灭作用。能杀灭阿米巴原虫、梨形鞭毛虫、滴虫及厌氧菌等,临床用于治疗:①各种急慢性阿米巴痢疾和肠外阿米巴病。②阴道毛滴虫病。③贾第虫病。④皮肤利什曼病、小袋虫病和麦地那龙线虫感染。⑤防治厌氧菌等感染。本品口服吸收迅速,在消化道上段即完全吸收,无防止传播作用。

【制剂与规格】 ①片剂、胶囊剂:0.2 g。②注射液:50 mg(10 ml),100 mg(20 ml),0.5 g(100 ml),0.5 g(250 ml),1.25 g(250 ml)。③栓剂:每粒 0.5 g。④阴道泡腾片:每片 200 mg。

【用法与用量】 ①阿米巴病:每次口服 400~800 mg,每日 3 次,肠阿米巴病疗程 7 日,肠外阿米巴病为 20 日。小儿阿米巴痢疾按体重 50 mg/(kg·d),分 3 次服,疗程 7 日。②阴道毛滴虫病:每次口服 200 mg,每日 3 次,疗程 7 日。可同时阴道给药,每晚 0.5 g,疗程 7~10 日。男女同治。③贾第鞭毛虫病:口服每次 400 mg,每日 3 次,疗程 5~10 日。小儿按体重 15~25 mg/(kg·d),分 3 次服,疗程 10 日。④皮肤利什曼病:每次 200 mg,每日 4 次,疗程 10 日。间隔 10 日后重复。⑤麦地那龙线虫感染:每次口服 200 mg,疗程 7 日。⑥防治厌氧菌:每日 0.6~1.2 g,分 3 次服,连服 7~10 日。

【不良反应与注意事项】 ①可有恶心等轻度消化道症状。②血液病、中枢神经系统疾病、孕妇及哺乳期妇女禁用。

替硝唑

Tinidazole

【别名】 替尼达唑,砜硝唑,服净,Fasigyn,Finidazole

【作用与用途】 本品抗厌氧菌和抗原虫作用是甲硝唑的 8 倍,机制为破坏其 DNA 链或抑制 DNA 的合成。用于阿米巴痢疾和阿米巴性肝脓肿、阴道炎、阴道毛滴虫病、蓝氏贾第鞭毛虫病及大多数厌氧菌感染等。口服 2 小时达血峰值,$t_{1/2}$ 为 12~24 小时,可通过血-脑屏障。

【制剂与规格】 ①片剂:0.15 g,0.5 g。②胶囊:0.2 g,0.25 g,0.5 g。③注射剂:0.2 g(100 ml),0.4 g(200 ml),0.8 g(400 ml)。④栓剂:每枚 0.2 g。

【用法与用量】 ①肠阿米巴病:成人每日 1 次,每次 2 g,连服 2~3 日;小儿按体重每日 50~75 mg/kg,顿服,连服 3 日。②肠外阿米巴病:成人口服,每日 1 次,每次 2 g,连用 3~5 日。③阴道毛滴虫病和蓝氏贾第鞭毛虫病:单次 2 g 顿服,前者须男女同治。小儿按体重 50 mg/kg 顿服。必要时隔 3~5 日可重复 1 次。④厌氧菌感染:每日 1 次,每次 1 g,连服 5~6 日。

【不良反应与注意事项】 ①可有恶心等轻度消化道症状。②血液病、中枢神经系统疾病、哺乳期妇女禁用。妊娠初 3 个月禁用,以后慎用。

奥硝唑

Ornidazole

【别名】 奥博林,博威,滴比露,衡博来,甲硝咪氯丙醇,氯丙硝唑,奥诺星,固特,圣诺安,潇然,Betiral,Danubial,Invigan,Mebaxol,Oniz,Tibgeral,Tinerol

【作用与用途】 本品为第三代硝基咪唑类衍生物,用于阿米巴病、滴虫病、贾第虫病及厌氧菌感染。

【制剂与规格】 ①片剂:0.5 g。②针剂:0.5 g。

【用法与用量】 ①口服:每晚 1.5 g,或早晚 0.5~1.0 g。②静脉滴注:每次 0.5~1.0 g,每隔 12 小时 1 次。

【不良反应与注意事项】 ①可有头晕及胃肠道症状等。②对本品及硝基咪唑类过敏者和各种硬化症、造血功能低下、脑或脊髓病变的患者以及妊娠早期禁用。

塞克硝唑

Secnidazole

【别名】 护炎洁,西尼,明捷,甲硝唑丙醇,Flagentyl,PM-185184,RP-14539

【作用与用途】 与甲硝唑相似,为抗阿米巴和抗滴虫、鞭毛虫药物,有较强的杀灭作用。

【制剂与规格】 ①片剂:0.25 g,0.5 g。②胶囊剂:0.5 g。③颗粒剂:每袋 0.5 g。

【用法与用量】 口服。成人单次 2 g 顿服;儿童 30 mg/kg,单次或分次服。

【不良反应与注意事项】 ①可有食欲缺乏、恶心、呕吐,少有腹泻,口中常有刺鼻金属味,偶见头痛、失眠、皮疹等。②中枢神经系统疾病患者和孕妇及哺乳期妇女禁用,肝、肾功能不全者慎用。

硝唑尼特

Nitazoxanide

【别名】 NZT

【作用与用途】 对阿米巴原虫、蓝氏贾第鞭毛虫、隐孢子虫有较强的杀灭作用,主要用于治疗上述原虫所引起的腹泻。对艾滋病患者的隐孢子虫病有疗效。

【制剂与规格】 ①片剂:0.5 g。②口服混悬液:1.2 g(60 ml)。

【用法与用量】　口服。①治疗隐孢子虫所致腹泻：成人每日 1 次，每次 0.5 g，连服 3 日。儿童，1～4 岁每次 0.1 g，每日 2 次，连服 3 日；4～11 岁则为每次 0.2 g。②治疗艾滋病的隐孢子虫病：每日 2 次，每次 0.5 g，连服 3 个月，可改善症状。③治疗贾第虫所致腹泻：成人每日 2 次，每次 0.5 g，连服 3 日。儿童同第①项。

【不良反应与注意事项】　可有低血压、心动过速、头痛、恶心等。

二氯尼特
Diloxanide Fluroate

【别名】　安特酰胺，二氯散，氯胺酚，二氯尼特糠酸酯，呋喃二氯尼特糠酸酯酰胺

【作用与用途】　能直接杀死阿米巴原虫，对肠内、肠外的阿米巴均有效，作用较缓和，常与依米丁、氯喹等合用，杀灭肠腔型滋养体效果好，主要用于无症状的阿米巴携带者和慢性患者，防止传播。

【制剂与规格】　片剂：0.25 g，0.5 g。

【用法与用量】　口服。每次 0.5 g，每日 3 次，10 日为一疗程。

【不良反应与注意事项】　①常见有腹胀，偶见恶心、呕吐、荨麻疹等。②孕妇及不满 2 岁小儿不宜用。

双碘喹啉
Diiodohydroxyquinoline

【别名】　双碘仿，双碘喹，双碘羟基喹啉，Diodoquin，Iodquinol

【作用与用途】　能直接杀灭阿米巴滋养体并抑制肠内共生菌群。可治疗轻型或慢性阿米巴痢疾，常与依米丁、甲硝唑等合用可根治急性及较顽固的阿米巴痢疾。对阴道毛滴虫有效。

【制剂与规格】　片剂：0.2 g。

【用法与用量】　口服。①成人：每次 0.4～0.6 g，每日 3～4 次，连用 10 日。②儿童：每次按体重 5～10 mg/kg。

【不良反应与注意事项】　同碘喹，刺激性较小。

哌硝噻唑
Piperanitrozole

【别名】　无

【作用与用途】　对阴道毛滴虫及阿米巴原虫均有抑制和杀灭作用。它主要用于阴道滴虫病、肠道滴虫病和急性阿米巴痢疾、肠外阿米巴病。

【制剂与规格】　①片剂：0.1 g。②栓剂：每枚 0.2 g。

【用法与用量】　口服。每日 3 次，每次 0.1 g，7～10 日为一疗程。阴道滴虫病配合外用栓剂，男女同治。

【不良反应与注意事项】　有肝毒性，肝功能不良和肝病患者慎用。

第四节　抗利什曼原虫及锥虫药

葡萄糖酸锑钠
Sodium Stibogluconate

【别名】　斯锑黑克

【作用与用途】　经体内还原成三价锑，有选择性进入巨噬细胞吞噬体，对利什曼原虫的前鞭毛体

产生作用,干扰其功能,使其失去吸附力而被巨噬细胞的吞噬系统杀灭。本品用于治疗黑热病,肌内注射吸收良好,由肾排泄,无明显蓄积性。

【制剂与规格】 注射剂:6 ml(内含五价锑 0.6 g,约相当于葡萄糖酸锑钠 1.9 g)。

【用法与用量】 肌内注射。①成人:每次 6 ml,每日 1 次,连用 6～10 日;或按 90～130 mg/kg(以 50 kg 为限),分 6～10 次,每日 1 次。②儿童:总剂量为 150～200 mg/kg,分 6 次,每日 1 次。

【不良反应与注意事项】 ①偶有恶心、呕吐、腹泻、白细胞减少等,停药可自愈。②有肺结核及严重心、肝、肾疾病者禁用。③有大出血倾向、体温突升或粒细胞减少时应暂停使用。

锑酸葡胺
Meglumine Antimonate

【别名】 锑酸葡钾胺

【作用与用途】 本品用于黑热病(利什曼病)的治疗,为内脏利什曼病的首选药。对虫体内的各种酸类及核糖体等有抑制作用。用于皮肤和黏膜利什曼也有一定疗效。

【制剂与规格】 注射剂:每支 30 mg。

【用法与用量】 肌内注射或静脉注射。① 内脏利什曼病:20 mg/(kg·d),最大剂量为850 mg/d,疗程为 20～30 日。②皮肤利什曼病:50～60 mg/(kg·d),最大剂量为 850 mg/d,疗程以20 日为限,可重复疗程。

【不良反应与注意事项】 ①可引起心脏和肝脏毒性反应,也可致血管舒张、休克、关节和肌肉疼痛、晕厥、呼吸困难、头痛等。②有心脏病、肝病、肾病、结核、肺炎等的患者及妊娠妇女、不满 1.5 岁的婴儿禁用。

喷他脒
Pentamidine Isethionate

【别名】 戊烷脒

【作用与用途】 对利什曼原虫有杀灭作用,能抑制锥虫的胸腺嘧啶合成酶。用于对锑剂过敏或在锑剂治疗中有粒细胞减少的黑热病。疗效比葡萄糖酸锑钠弱。

【制剂与规格】 粉针剂:0.2 g,0.3 g。

【用法与用量】 ①治疗利什曼病:肌内注射 3～5 mg/(kg·d),每日 1 次,10～15 日为一疗程。静脉滴注,剂量同肌内注射,与 5% 葡萄糖液混合。②治疗冈比亚锥虫病:每次肌内注射 300～400 mg,每月 1 次。

【不良反应与注意事项】 ①可有眩晕、头痛、心悸、腹痛、心动过速及黄疸等,肌内注射局部可出硬结。②可致结核灶恶化,结核病患者慎用。

苄硝唑
Benznidazole

【别名】 无

【作用与用途】 为抗锥虫药。也有抗原虫及厌氧菌作用。用于治疗锥虫病和利什曼病。

【制剂与规格】 片剂:100 mg。

【用法与用量】 口服。①治疗南美锥虫病:3.01～7.37 mg/(kg·d),疗程 30 日,平均剂量为3.01 mg/(kg·d),以后逐渐增加至平均剂量 7.37 mg/(kg·d)。② 治疗利什曼病:3～5 mg/(kg·d),疗程 45 日。

【不良反应与注意事项】 不良反应少而轻微,偶有恶心、腹痛、皮疹等。

第五节　抗　疟　药

一、控制症状药物

氯喹
Chloroquine

【别名】　氯化喹啉，Aralen，Chloroquine Diphosphate

【作用与用途】　对红细胞内疟原虫裂殖体有快速、强大而持久的杀灭作用，对间日疟、恶性疟、三日疟等引发的临床发作能快速有效地控制。本品对红外期、红前期和配子体等无作用，不能防止疟疾的复发和传播。故主要用于控制疟疾的急性发作，根治恶性疟，也可用于症状的抑制性预防。氯喹能聚集于被疟原虫感染的红细胞内，能使疟原虫核碎裂，胞浆出现空泡，疟色素聚集成块。口服后 1～2 小时血药浓度达到峰值，$t_{1/2}$ 为 2.5～10 日。红细胞内浓度为血浆的 10～20 倍；在肝、肾、肺中为血浆的 200～700 倍；脑及脊髓组织中为 10～30 倍。主要在肝内代谢，代谢产物乙基氯喹仍有抗疟作用。此外，氯喹对肝吸虫及肺吸虫也有一定作用；能杀灭阿米巴滋养体，故也常用于阿米巴性肝脓肿等肠外阿米巴病等。还可用于类风湿关节炎、肾病综合征、红斑狼疮等疾病的辅助治疗。

【制剂与规格】　①片剂（磷酸盐）：0.25 g（盐基 0.15 g）；②注射剂 2 ml：0.125 g、0.25 g。

【用法与用量】　①疟疾：口服，成人首剂 1 g，隔 6 小时后再服 0.5 g，第 2、3 日各服 0.5 g，全疗程 3 日。小儿首剂 16 mg/kg（高热酌情减量，分服），6～8 小时后及第 2、3 日 8 mg/kg。②脑型疟疾：静脉滴注成人首剂 1.5 g，第 2、3 日各为 0.5 g，滴速 40～50 滴/分，疗程 3 日。小儿首剂 30～40 mg/kg，第 2、3 日 10～25 mg/kg，滴速 10～20 滴/分。③抑制性疟疾预防：口服，成人每周 0.5 g，从进入流行区前 2 周至离开后 6 周。小儿每次 10 mg/kg，每日 2 次，连服 3 周。④阿米巴性肝脓肿：口服，成人每次 0.5 g，每日 2 次，第 3 日剂量开始减半。

【不良反应与注意事项】　①不良反应少，可有头晕、头痛、耳鸣、食欲减退、恶心、呕吐、腹痛、腹泻、皮肤瘙痒、粒细胞减少症等，可自行消失。②孕妇及血液病、肝病患者禁用，哺乳期用药应暂停哺乳，因其可造成胎儿及婴儿听力损伤。③久服本品可至视网膜轻度水肿及色素聚集，影响视力。④偶可引起窦房结抑制致心律失常、休克等，严禁静脉注射。⑤长期使用可引起耐药性。

硝喹
Nitroquine

【别名】　无

【作用与用途】　硝喹为广谱抗疟药，对疟原虫红内期和红外期均有抑制作用，并对其在蚊体内的孢子增殖有强大的阻断作用，对耐氯喹的恶性疟有效，主要用于控制疟疾症状、根治良性疟和防止传播。常用于恶性疟和间日疟，包括抗氯喹株。

本品口服吸收率 70%～90%，主要存在于血浆中，其次是肺，达血峰值约 4 小时，$t_{1/2}$ 为 27 小时。与氨苯砜合用有显著的增效作用，$t_{1/2}$ 可延至 75 小时。

【制剂与规格】　复方硝喹片剂：每片含硝喹和氨苯砜各 12.5 mg。

【用法与用量】　口服。①根治间日疟：每次 4 片，每日 1 次，连服 8 日。②治疗恶性疟：每次 4 片，每日 1 次，连服 3 日。③预防：每次 4 片，每日 1 次，每 10～15 日 1 次，连服半年。

【不良反应与注意事项】　①偶有轻度的恶心、腹胀、腹痛等。②肾上腺皮质功能不全者禁用。③肝肾功能不全者慎用。

甲氟喹
Mefloquine

【别名】　甲氟喹啉，美化喹啉，Larian，WR-142490

【作用与用途】　可杀灭各类疟原虫的红细胞内期滋养体和裂殖体，包括间日疟、恶性疟、三日疟和卵形疟等。对抗氯喹、伯氨喹啉、乙胺嘧啶的各种疟原虫耐药株仍然有效。常与伯氨喹啉合用，用于治疗耐药的疟原虫感染。本品口服吸收迅速，吸收率约80%，血浆蛋白结合率为98.2%，红细胞内的浓度为血浆的2倍，广泛存在于红细胞、肝、肾等组织内。口服后4~6小时血浆浓度达峰值，$t_{1/2}$为15~30日。

【制剂与规格】　片剂：50 mg，0.25 g，0.5 g。

【用法与用量】　成人口服。①治疗疟疾：1.25~1.5 g顿服或分3次服(0.75 g、0.50 g、0.25 g间隔为6~8小时)。②抑制性预防恶性疟：每周1次，每次0.25 g；体重15~19 kg儿童，每次50 mg；20~30 kg儿童，每次100~125 mg；31~45 kg儿童，每次200 mg，每周1次。进入疟区前1周始，离开后4周服最后一次。

【不良反应与注意事项】　通常剂量不良反应极少，偶有头晕、恶心、眼花等。大剂量(1g以上)可出现神经精神症状。个别有心动过速。

奎宁
Quinine

【别名】　金鸡纳霜

【作用与用途】　能抑制或杀灭间日疟、三日疟和恶性疟等的红细胞内裂殖体，对红外期和配子体无效，只能控制疟疾的症状发作，不能防止传播和预防发作。用于治疗脑型疟和抗氯喹的恶性疟。本品是喹啉类衍生物，能结合疟原虫的DNA抑制其转录而抑制疟原虫合成蛋白质。并能抑制疟原虫耗氧量，干扰其糖代谢。口服本品吸收迅速完全，1~3小时后血浆浓度达到峰值，可分布全身组织，$t_{1/2}$为8.5小时，肝内降解，24小时几乎全部排出，无蓄积性。

【制剂与规格】　①片剂：0.3 g(硫酸盐)。②注射液：每支0.25 g(1 ml)，0.5 g(2 ml)，0.5 g(10 ml)。

【用法与用量】　①口服：恶性疟耐氯喹株，成人每次0.6 g，每日3次，疗程14日；儿童小于1岁每日0.1~0.2 g，1~3岁0.2~0.3 g，4~6岁0.3~0.5 g，7~11岁0.5~1.0 g，分2~3次服。②肌内注射(不能口服者)：每次0.25~0.50 g，小儿5~10 mg/kg。③脑型疟：静脉滴注二盐酸奎宁成人每日1 g，小儿10~20 mg/(kg·d)，分2次，每次500 ml葡萄糖液或生理盐水稀释缓慢滴注(4小时滴完)，连用3日。

【不良反应与注意事项】　①超量(1g/d)用药常致金鸡纳反应，有耳鸣、头痛、恶心、呕吐、视力听力减退等，一般休息后可自愈。大剂量(8g)时甚至可致呼吸麻痹而死亡。②因易至休克，禁作静脉注射。孕妇忌用，心肌病、月经期慎用。

无味奎宁
Euquinine

【别名】　碳酸乙酯奎宁，优奎宁，Aethylcarbonate

【作用与用途】　同奎宁，因无苦味，适用于小儿内服。

【制剂与规格】　片剂(磷酸盐)：0.1 g。

【用法与用量】　口服。①治疗：每日3次，成人0.3~0.6 g，小儿每次10 mg/(kg·d)，连服7日。②预防输血疟：每日1次，余同治疗。

【不良反应与注意事项】　同奎宁。

哌喹
Piperaquine

【别名】　磷酸喹哌,双喹哌,抗矽-14

【作用与用途】　本品作用近似氯喹,对疟原虫抗氯喹株有效,主要用于疟疾症状的预防和治疗。可延缓矽肺病情的发展,也用于矽肺沉着病防治。

本品口服吸收及消失均较缓慢,吸收率为 $80\%\sim90\%$,分布于肝、脾、肾、肺等组织,作用持久。$t_{1/2}$ 为 9.4 日,经胆汁排出,有蓄积性。

【制剂与规格】　片剂:0.2 g,0.25 g,0.5 g。

【用法与用量】　口服。①抑制性症状预防:每月 1 次,每个月 0.6 mg,连服 4~6 个月,但不宜超过 6 个月。②治疗疟疾:对恶性疟耐药株根治,应在奎宁、青蒿素、咯萘啶等药物控制症状后续用本品。首次剂量 0.6 g,第 2、3 日分别为 0.6 g、0.3 g。

【不良反应与注意事项】　①偶引起头晕、嗜睡、乏力、胃不适、面唇麻木、药疹等,一般能自愈。②短时大剂量可致肝不可逆病变,严重肝、肾、心脏病患者及磺胺类药过敏者忌用,孕妇禁用。

咯萘啶
Malaridine

【别名】　疟乃停,Pyronaridine,Malaridinum

【作用与用途】　对疟原虫红内期裂殖体有强大的杀灭作用,抗疟效果显著。对耐氯喹的疟疾患者有效。适用于各种重症疟疾,包括脑型疟等凶险型疟疾。合用磺胺多辛、乙胺嘧啶有增效作用,可减少再燃及防止耐药产生等;合用伯喹对间日疟根治率达 98%。口服 1.4 小时内血药浓度达到峰值,$t_{1/2}$ 为 2~3 日;肌内注射 0.75 小时内达峰值。肝内浓度最高。

【制剂与规格】　①片剂:肠溶片 100 mg。②注射剂:每支 80 mg(2 ml)。

【用法与用量】　①口服:成人第 1 日 2 次,每次 0.3 g,间隔 4~6 小时,第 2 日、3 日每日 1 次。小儿总剂量为 24 mg/kg,分 3 次服。②静脉滴注:按体重每次 3~6 mg/kg,用 5% 葡萄糖注射液 200~500 ml 稀释,2~3 小时滴完。间隔 6~8 小时重复 1 次,12 小时内总剂量为 12 mg/kg。小儿可参照成人按体重用量。③肌内注射:每次 2~3 mg/kg,共 2 次,间隔 4~6 小时。

【不良反应与注意事项】　①偶有胃不适、头晕头痛、恶心呕吐心悸等。②严重心、肝、肾病患者慎用。

青蒿素
Artemisinin

【别名】　黄蒿素,黄花素,黄花蒿素,Arteannuin

【作用与用途】　能杀灭疟原虫红内期,主要用于控制临床症状,高效、速效,特别对脑型疟的抢救效果好,但有效血浓度时间短,复发率高。对耐氯喹患者有效。适用于间日疟、恶性疟病患者,尤其脑型疟疾患者。对血吸虫童虫有杀灭作用,常和蒿甲醚、青蒿琥酯等作血吸虫病的预防用药。品服吸收迅速,血药浓度 0.5~1 小时达峰值,分布于肠、肝、肾,可透过血-脑屏障进入脑组织。代谢快,$t_{1/2}$ 为 4 小时,72 小时仅少量残留。

【制剂与规格】　①片剂:50 mg,100 mg。②油注射剂:50 mg(2 ml),100 mg(2 ml),200 mg(2 ml);水混悬注射剂:300 mg(2 ml)。③栓剂:每枚 100 mg,200 mg,300 mg,400 mg。

【用法与用量】　①口服:首剂 1 g,隔 6~8 小时再服 0.5 g,第 2、3 日各服 0.5 g,一疗程 3 日。

②深部肌内注射：首剂 200 mg,6～8 小时后再给 100 mg,第 2、3 日每日给 100 mg,总量 500 mg;或每日 300 mg,连用 3 日,总量为 900 mg。小儿按总量 15 mg/kg,3 日注完。③直肠给药(肛塞):首次 0.6 g,6 小时后 0.6 g,第 2、3 日每日 0.4 g。

【不良反应与注意事项】 ①偶有恶心、呕吐、腹泻、轻度皮疹和一过性氨基转移酶升高,一般能自愈。②注射过浅易致局部疼痛、硬块。③孕妇禁用。④根治疟疾应与伯喹合用。

蒿甲醚
Artemether

【别名】 青蒿素甲醚,Artemetherin,Dihydroartemisinin

【作用与用途】 对红内期疟原虫裂殖体有强大而快速的杀灭作用,能迅速控制临床发作,抗疟作用为青蒿素的 10～20 倍而复燃率较青蒿素低,毒性也较低。可杀灭血吸虫的童虫。本品尚有退热作用,作用稳定。口服后 0.5 小时达血峰值,$t_{1/2}$ 为 9.8 小时;肌内注射 7 小时达血峰值,$t_{1/2}$ 约 13 小时。人体内分布广,脑组织浓度最高,其次是肝、肾。

【制剂与规格】 ①胶囊:40 mg,100 mg。②片剂、胶丸:40 mg。③注射剂:80 mg(1 ml),100 mg(1 ml),200 mg(2 ml)。

【用法与用量】 ①口服:成人每日 1 次,首剂 3.2 mg/kg,以后每日为半量,连服 5～7 日。或每次口服 80 mg,连服 5～7 日。小儿按年龄递减。②肌内注射:成人每日 1 次,首剂 160 mg,以后半量,连用 5 日。小儿每日 1 次,首剂 3.2 mg/kg,以后半量,连用 5 日。

【不良反应与注意事项】 ①个别有一过性低热、网织红细胞减少,天冬氨酸氨基转移酶、丙氨酸氨基转移酶轻度升高。②妊娠 3 个月内孕妇及严重呕吐者慎用。

双氢青蒿素
Dihydroarteannuin

【别名】 科泰新

【作用与用途】 对各种疟原虫的红内期有强大、迅速的杀灭作用,能快速控制疟疾症状。对有性体及红外期无效,不能防止复发和传播。适用于各种类型疟疾的症状控制,对抗氯喹和哌喹的恶性疟和凶险型疟疾的抢救效果尤佳。本品毒性较低,口服吸收快,口服后 1.33 小时达血峰值,体内分布广,代谢和排泄快,$t_{1/2}$ 仅 1.57 小时。

【制剂与规格】 ①片剂:20 mg。②栓剂:10 mg,20 mg,60 mg。

【用法与用量】 ①口服:成人每日 60 mg,首剂加倍,连服 5～7 日,小儿按年龄递减。②直肠给药(肛塞):每日 1 次,每次 60 mg,首剂加倍,连用 7 日。

【不良反应与注意事项】 ①偶见一过性网织红细胞减少。②孕妇慎用。③保存:密闭、避光、阴凉处。

青蒿琥酯
Artesunate

【别名】 青蒿酯,二氢青蒿素-12a-丁二酸单酯,还原青蒿琥珀酸单酯

【作用与用途】 对疟原虫无性体有较强且快速的杀灭作用,对疟疾发作症状的控制效快、显著。适用于脑型疟及各种危重疟疾的抢救。本品尚能杀灭血吸虫的童虫。本品为青蒿素的衍生物,在体内代谢及排泄快,$t_{1/2}$ 仅 30 分钟。

【制剂与规格】 ①片剂:50 mg,100 mg。②注射剂:每支 60 mg。

【用法与用量】 ①口服:成人首剂 100 mg,第 2 日起每日 2 次,每次 50 mg,连服 5 日。②静脉注

射:临用前,加入所附的5%碳酸氢钠注射液0.6ml,振摇2分钟,待完全溶解后加入5%葡萄糖注射液或葡萄糖氯化钠注射液5.4ml稀释,使每毫升溶液含本品10mg,缓慢静脉注射。首次60mg或按1.2mg/kg;危重者,首次剂量可加至120mg,3日为一疗程,总剂量为240~300mg。③防治血吸虫病:在接触疫水后第7~10日口服本品,每日1次,成人每次300mg,儿童按6mg/kg计算,以后每周1次,离开疫区后加服1次。

【不良反应与注意事项】 ①不良反应极少,过量时偶有一过性网织红细胞减少。②孕妇慎用。③疟疾症状控制的,应再用其抗疟药根治。

本芴醇
Benflumetol

【别名】 Benflumetolum,Lumefantrine

【作用与用途】 能杀灭疟原虫红内期无性体,杀虫比较彻底,治愈率达95%左右,故主要用于恶性疟尤其耐氯喹恶性疟疾的治疗。对红前期和配子体无效。本品口服吸收、消除均慢,达峰时间为4~5小时,$t_{1/2}$为24~72小时。

【制剂与规格】 胶丸:0.1g。

【用法与用量】 口服,4日疗法:①成人:每日顿服,首日800mg,第2、3、4日各400mg。②儿童每日顿服,首日16mg/kg,第2~4日8mg/kg,首剂不得超过600mg。

【不良反应与注意事项】 ①未见明显不良反应,少数患者临床见一过性心电图QT间期轻度延长。②心脏病及肾病患者慎用。③症状控制后应用伯氨喹啉杀灭配子体。④存放于避光、阴凉处。

其他药物

1. 盐酸卤泛群 能杀灭红内期疟原虫,无交叉耐药性,适用于恶性疟耐氯喹株。
2. 吡啶 能杀红内期疟原虫,用以控制发作。也可用耐氯喹地区脑型疟的抢救。
3. 阿莫地喹 作用与氯喹相同,特点是控制症状快。

二、防止复发及传播药物

伯氨喹啉
Primaquine

【别名】 伯喹,伯氨喹,磷酸伯喹,Primaquine Phosphate

【作用与用途】 对间日疟、恶性疟、三日疟和卵形疟的红外期及各期配子体均有杀灭作用,对间日疟红外期休眠体和恶性疟配子体的杀灭作用尤为显著。而对红前期无效,对红内期的作用很弱,不能用于控制症状。主要用于防止间日疟的复发和各种疟原虫的传播。口服在肠道内吸收迅速而完全,生物利用度(F)约96%,达血峰值约2小时,主要分布在肝组织,其次为肺、脑、心等组织内。$t_{1/2}$5.8小时,8小时后血中残存量极少,维持时间短,需反复服药(至少每日1次)才能收效。

【制剂与规格】 片剂:13.2mg,26.4mg。

【用法与用量】 ①根治间日疟:成人每日口服39.6mg,每日1次,连服8日;在第1、2日同服乙胺嘧啶,或前3日同服氯喹。儿童口服按每日0.39mg/kg,连服14日。②控制疟疾传播:每日口服26.4mg,连服3日。

【不良反应与注意事项】 ①本品毒性较大,不良反应较其他抗疟药高,每日用量超过39.6mg时,易发生头晕、疲倦、恶心、呕吐腹痛,少数出现药物热、皮疹、粒细胞减少等,停药后可自行恢复。②个别G-6-PD缺乏者可发生急性溶血,严重者应立即停药并予对症治疗。③有溶血病史、孕妇忌用,肝、肾、血液系统疾病及糖尿病患者慎用。

三、预防用药物

乙胺嘧啶
Pyrimethamine

【别名】 达拉匹林,息疟定,乙氨嘧啶,Daraprim,Malocide

【作用与用途】 本品能抑制疟原虫的核分裂,对某些间日疟和恶性疟的红外期以及红内期的未成熟裂殖体有抑制作用,也能抑制滋养体的核分裂。本品对疟原配子体无明显作用,但被吸入蚊体内后能抑制疟原虫的发育,包括配子体减数分裂和孢子增殖。可用于间日疟和恶性疟的预防、阻断传播,与伯喹合用以抗复发,合用磺胺多辛及伯喹用于治疗抗氯喹恶性疟。此外本品还有抗弓形虫、隐孢子虫的作用。

本品口服吸收完全但缓慢,达峰值约 6 小时,主要分布于肝、肾、肺等代谢及排出也缓慢,$t_{1/2}$ 达 90 小时。

【制剂与规格】 ① 片剂:6.25 mg,25 mg。② 膜剂:每小格 6.25 mg。③ 抗疟片 1 号:氨苯砜 100 mg、乙胺嘧啶 20 mg。

【用法与用量】 口服。① 预防疟疾:每周 1 次,每次 25 mg,儿童按年龄递减,或按 0.9 mg/kg。服用从入疫区前 2 周至离开后 6~8 周。② 防止疟疾复发:每日 25~50 mg,每日 1 次,连 2 日。每日 0.1 g,每周 0.2 g。③ 弓形虫病治疗:成人每日 50~100 mg 顿服,共 1~3 日(视耐受力而定),然后每日顿服 25 mg 疗程 4~6 周。儿童每日按 1 mg/kg,分 2 次服,1~3 日后改每日 0.5 mg/kg,分 2 次服,疗程为 4~6 周。

【不良反应与注意事项】 ① 本品毒性低,安全,但大剂量长期使用也可引起骨髓造血功能及消化道黏膜损伤。② 孕妇忌用,肾功能不全者慎用。③ 预防儿童误食,超剂量服用可致急性中毒,引起惊厥、抽搐,甚至死亡。

磺胺多辛
Sulfadoxine

【别名】 磺胺邻二甲嘧啶,周效磺胺,SDM

【作用与用途】 为磺胺类药,多与乙胺嘧啶联合用于防治耐氯喹的恶性疟疾,也用于疟疾的预防。

【制剂与规格】 ① 片剂:0.5 g。② 复方乙胺嘧啶片(抗疟片 2 号):磺胺多辛 250 mg,乙胺嘧啶 17.5 mg。③ 复方磷酸哌喹片(抗疟片 3 号):磺胺多辛 50 mg,四磷酸哌喹 250 mg。

【用法与用量】 口服预防疟疾。① 成人:抗疟片 2 号 2 片,每日 1 次,连服 2 日,以后每隔 10 日服 2 片。抗疟片 3 号 4 片,每月 1 次,可维持 20 日预防作用,不超过 4 个月。② 儿童:首剂 30~40 mg/kg,以后每次 15~30 mg/kg,每 4~7 日 1 次。

【不良反应与注意事项】 ① 偶有头晕、头痛、恶心、药疹、白细胞减少等。② 有心脏病及肝、肾功能减退者和磺胺类药物过敏者忌用。

(孔保庆)

中英文名词对照

A

阿苯达唑	albendazole
阿米巴穿孔素	amoeba pores
阿米巴肺脓肿	amoebic pulmonary abscess
阿米巴肝脓肿	amoebic liver abscess
阿米巴痢疾	amebic dysentery
阿米巴门	Amoebozoa
阿米巴目	Amoebida
阿米巴心包炎	amebic pericarditis
阿米巴性角膜炎	amoebic keratitis
阿米巴肿	amoeboma
阿米巴滋养体	Amoeboid trophozoite
埃及棘口吸虫	*Echinostoma aegyptica*
埃及血吸虫	*Schistosoma haematobium*
艾氏小杆线虫	*Rhabditis (Rhabditella) axei*
艾氏小杆线虫病	rhabditelliasis axei
爱美虫科	Family Eimeriidae
按蚊属	*Anopheles*
奥硝唑	ornidazole

B

巴贝虫病	Babesiosis, piroplasmosis
巴贝虫科	Family Babesiidae
巴贝虫属	*Babesia*
巴贝西虫新种	New species of *Babesia*
巴尔通病	bartonellosis
巴龙霉素	paromomycin
巴西钩口线虫	*A. braziliense*
巴西利什曼原虫	*Leishmania braziliensis*
白蛉热	sand fly fever
白蛉亚科	Phlebotominae
白蛉属	*Phlebotomus*
白纹伊蚊	*Aedes albopictus*
柏氏器	Berlese's organ
柏氏禽刺螨	*Ornithonyssus bacoti*
班氏吴策线虫	*Wuchereria bancrofti*
斑布蚋	*Simulium maculata*
斑虻	*Chrysops*
半翅目	Hemiptera
半胱氨酸蛋白酶	cysteine proteinases
伴随免疫	concomitant immunity
包虫病	echinococcosis
包囊	cyst
包氏螺旋体	*Borrelia burgdorferi*
包氏毛毕吸虫	*Trichobilharzia paoi*
孢子虫	Sporozoon
孢子虫纲	Class Sporozoa
孢子囊	Sporocyst
孢子增殖	Sporogony
胞肛	Cytopyge
胞口	Cytostome
胞口目	Order Vestibulifera
胞吞	endocytosis
胞咽	Cytopharynx
胞蚴	sporocyst
保虫宿主	reservoir host
抱雌沟	gynecophoral canal
北亚蜱传立克次体病	North Asian tick-borne typhus
贝氏等孢球虫	*Isospora belii*
倍足纲	Diplopoda
本芴醇	benflumetol
比氏肠胞微孢子虫	*Enterocytozoon bieneusi*
比翼线虫病	syngamiasis
吡喹酮	praziquantel
鞭虫	Whipworm
鞭虫病	trichuriasis
扁形动物门	Phylum Platyhelminthes
苄硝唑	benznidazole
变应原	allergen
表膜	pellicle
并殖科	Paragonimidae
并殖吸虫病	paragonimiasis
并殖属	*Paragonimus*
播散致病	damage by diffuse of protozoa
伯氨喹啉	primaquine
不完全变态	incomplete metamorphosis
布氏布氏锥虫	*Trypanosoma brucei brucei*
布氏冈比亚锥虫	*Trypanosoma brucei gamabiense*
布氏姜片吸虫	*Fasciolopsis buski*
布氏罗得西亚锥虫	*Trypanosoma brucei rhodesiense*
布氏嗜碘阿米巴	*Iodamoeba butschlii*

C

采采蝇	testse flies

采采蝇,舌蝇属	*Glossina*	登革热	dengue fever
残留体	residual body	登革热病	dengue
草原革蜱	*Dermacentor Nuttalli*	等孢球虫	*Isospora*
侧棘	lateral spine	等孢球虫病	Isosporiasis
肠阿米巴病	intestinal amoebiasis	迪斯帕内阿米巴	*Entamoeba dispar*
肠袋科	Family Balantidiidae	地鳖科	Polyphagidae
肠上皮细胞微孢子虫属	*Enterocytozoon*	地方性斑疹伤寒	endemic typhus
肠外阿米巴病	extraintestinal amoebiasis	地方性回归热	endemic relapsing fever
肠支	cecum	地里纤恙螨	*Leptotrombidium deliense*
超鞭毛虫	hypermastigote	碘化喹宁	iodoquinol
超鞭毛虫目	Order Hypermastigita	顶端复合器	apical complex
尘螨	dust mite	顶复门	Phylum Apicomplexa
沉淀法	sedimentation method	顶突	rostellum
成虫	adult	定量透明法	quantitative transparentize method
成熟裂殖体	mature schizont	东方次睾吸虫	*Metorchis orientalis*
迟发型子孢子	bradysporozoites	东方疖	oriental sore
齿龈内阿米巴	*Entamoeba gingivalis*	东方毛圆线虫	*Trichostrongylus orientalis*
耻阴虱	*Phthirus pubis*	东乡伊蚊	*Aedes togoi*
赤拟谷盗	*Tribolium ferrugineum*	动合子	ookinete
虫荷	parasitic burden	动基体纲	Class Kinetoplastea
虫媒病	vector born disease	动物界	Kingdom animal
臭虫	bed bugs	毒厉螨	*Laelaps echidninus*
臭虫科	Cimicidae	毒隐翅虫皮炎	paederus dermatitis
出芽生殖	budding	毒隐翅虫素	pederin
初产蚴	newborn larva	毒隐翅虫亚科	Paederinae
传播阶段	transmissible stage	毒隐翅虫属	*Paederus*
传播途径	route of transmission	杜氏颚口线虫	*Gnathostoma doloresi*
传染源	source of infection	杜氏利什曼原虫	*Leishmania donovani*
唇足纲	Chilopoda	短角亚目	Brachycera
雌配子	female gamete	对流免疫电泳	counter immunoelectrophoresis，CIE
雌配子体	macrogametocyte	盾板	scutum
刺舌蝇	*Glossina morsitans*	盾盘亚纲	Aspidogastrea Faust et Tang，1936
粗脚粉螨	*Acarus siro*	多房棘球绦虫	*Echinococcus multilocularis*
脆弱双核阿米巴	*Dientamoeba fragilis*	多房棘球蚴	multilocular hydatid cyst
脆双核阿米巴属	*Dientamoeba*	多分裂	multiple fission
D		多肌型	polymyarian type
DNA 探针	DNA probe	多棘单睾吸虫	*Haplorchis yokogawai*
大核	Macronucleus	多寄生现象	polyparasitism
大黄粉虫	*Tenebrio molitor*	多毛蚤科	Hystrichopsyllidae
大劣按蚊	*Anopheles dirus*	多胚生殖	polymbryony
大头金蝇	*Chrysomyia megacephala*	多头蚴	coenurus
带包囊者	cyst carrier or cyst passenger	**E**	
带虫免疫	premonition	俄罗斯春夏脑炎	Russian spring-summer encephalitis
带虫者	carrier	恶性疟原虫	*Plasmodium falciparum*
带绦虫素	taeniaestatin	萼	calycial body
单克隆抗体-抗原斑点试验	McAb‑AST	颚口线虫病	*gnathostomiasis*
单殖亚纲	Monogenea Van Beneden，1858	颚体	gnathosoma
淡色库蚊	*Clex pipens pallens*	二分裂	binary fission
淡足舌蝇	*Glossina pallidipes*	二氯尼特	diloxanide fluroate
德国小蠊	*Blattella germanica*	二脒替	stilbamidine

二名制	binomial system	肝吸虫	liver fluke
	F	肝大	hepatomegaly
发育式	developmental type	感染阶段	infective stage
发育增殖式	developmental and proliferational type	感染途径	route of infection
方形黄鼠蚤松江亚种	*Citellophilus tesquorum sungaris*	冈田绕眼果蝇	*Amiota okadai*
非特异性免疫	non-specific immunity	刚地弓形虫	*Toxoplasma gondii*
非消除性免疫	non-sterilizing immunity	刚棘颚口线虫	*Gnathostoma hispidum*
非洲锥虫病	*African trypanosomiasis*	肛门拭子法	anal swab
蜚蠊	cockroach	高效价免疫牛初乳	hyperimmune bovine colostrum，HBC
蜚蠊科	Blattidae	睾丸	testis
蜚蠊目	Blattaria	革螨总科	Gamasoidea
蜚蠊亚目	Blattaria	格氏血厉螨	*Haemolaelaps glasgowi*
肥胖带绦虫	*Taenia saginata*	共栖	commensalisms
肺刺螨属	*Pneumonyssus*	共生	symbiosis
肺吸虫	lung fluke	钩虫	hookworm
肺吸虫病	lung fluke disease	钩棘单睾吸虫	*Haplorchis pumilio*
分子模拟	molecular mimicry	钩球蚴	coracidium
芬苯达唑	fenbendazole	钩蚴培养法	culture method for hookworm larvae
粉尘螨	*Dermatophagoides farinae*	孤雌生殖	parthenogenesis
粉螨总科	Acaroidea	谷蛾	*Tinia granella*
粪类圆线虫	*Strongyloides stercoralis*	固定盘	anchoring disc
粪类圆线虫病	strongyloidiasis	固有免疫	innate immunity
封闭抗体	blocking antibody	光蠊科	Epilampridae
呋喃丙胺	furapromide	广布中剑水蚤	*Mesocyclops leuckarti*
呋喃嘧酮	furapyrimidone	广州肺线虫	*Pulmonema cantonensis*
跗节	tarsus	广州管圆线虫	*Angiostrongylus cantonensis*
氟苯达唑	fubendazole	国内用大蒜素（大蒜新素）	allimin
浮聚法	flotation method		**H**
匐行疹	creeping eruption	哈门内阿米巴	*Entamoeba hartmani*
福建棘隙吸虫	*Echinochasmus fujianensis*	哈氏器	Haller's organ
福氏棘球绦虫	*Echinococcus vogeli*	海伦脑炎微孢子虫	*Encephalitozoon hellem*
福氏耐格里阿米巴	*Naegleria fowleri*	汉坦病毒	Hantaan virus
辅助性 T 细胞	helper T cell，Th	蒿甲醚	Artemether
辅助因子	accessory factor，AF	合胞体	syncytium
腐食酪螨	*Tyrophagus putrescentiae*	合子	zygote
复发	relapse	何博礼现象	Hoeppli phenomenon
复孔绦虫病	dipylidiasis caninum	核膜	nucleus membrane
复殖纲	Digenea	核纤丝	nucleus fibers
复殖吸虫	*digenetic trematode*	核周染色质粒	chromatin granules
复殖亚纲	Digenea Van Beneden，1858	核周体	perikarya
副基体门	Phylum Parabasalia	褐家鼠	*R. norvegicus*
	G	褐足毒隐翅虫	*Paederus fuscipes*
改良加藤厚涂片法	modified Kato's thick smear	鹤草酚	Agrimophol
改良抗酸染色法	Modified acid-fast staining	黑家鼠	*Rattus rattus*
钙颗粒	calcareous corpuscle	黑尿热	blackwater fever
干线型纤维化	pipestem fibrosis	黑热病	kala-azar
杆状蚴	rhabditiform larva	黑尾黑麻蝇	*Helicophagella melanura*
肝毛细线虫	*Capillaria hepatica*	黑胸大蠊	*P. fuliginosa*
肝毛细线虫病	hepatic capillariasis	黑足毒隐翅虫	*P. tamulus*
肝片形吸虫	*Fasciola hepatica*	横川后殖吸虫	*Metagonimus yokogawai*

红细胞内期	erythrocytic stage	甲氟喹	mefloquine
红细胞外期	exo-erythrocytic stage	甲壳纲	Crustacea
红纤恙螨	*Leptotrombidium akamushi*	甲硝唑	metronidazole
喉兽比翼线虫	*Mammomonogamus laryngeus*	假包囊	pseudocyst
后气门	posterior spiracle	假性感染	spurious infection
后尾蚴	metacercaria	假叶目	Pseudophyllidea
湖北钉螺	*Oncomelania hupensis*	间插血吸虫	*Schistosoma intercalatum*
互利共生	mutualism	间接免疫荧光抗体试验	indirect immunofluorescent antibody test, IFAT
华广原虻	*Tabanus signatipennis*		
华支睾吸虫	*Clonorchis sinensis*	间接血凝试验	indirect haemagglutination test, IHA
华支睾吸虫病	clonorchiasis	间日疟原虫	*Plasmodium vivax*
环孢子虫	*Cyclospora cayetanensis*	兼性寄生虫	facultative parasite
环裂亚目	Cyclorrhapha	简单扩散	simple diffusion
环卵沉淀试验	circumoval precipitin test, COPT	江苏原虻	*T. kiangsuensis*
环蚴沉淀试验	circumlarval precipitin test, CLPT	姜片虫病	fasciolopsiasis
环状体	ring form	胶工溃疡	chiclero's ulcer
缓殖子	bradyzoite	角皮层	laminated layer
荒川库蠓	*C. arakawae*	角叶蚤科	Ceratophyllidae
黄热病	yellow fever	接触依赖性细胞病变效应	contact-dependent cytopathic effect
黄足纺蚋	*S. aureohirtum*	节片	proglottid
磺胺多辛	sulfadoxine	节肢动物门	Phylum Arthropoda
回归热疏螺旋体	*Borrelia recurrentis*	结肠内阿米巴	*Entamoeba coli*
蛔虫	round worm	结肠小袋纤毛虫	*Balantidium coli*
蛔虫病	ascariasis	结肠小袋纤毛虫痢疾	balantidial dysentery
获得性弓形虫病	acquired toxoplasmosis	结合生殖	conjugation
获得性免疫	acquired immunity	结核病	tuberculosis
J		结膜吸吮线虫	*Thelazia callipaeda*
机会性致病寄生虫	opportunistic parasite	结膜吸吮线虫病	thelaziasis
机会性致病原虫	opportunistic protozoan	疥疮	scabies
机会致病	damage by opportunistic protozoa	疥螨	itch mite
机械性传播	mechanical transmission	疥螨科	Sarcoptidae
鸡皮刺螨	*Dermanyssus gallinae*	疥螨属	*Sarcoptes*
姬蠊科	Blattellidae	金胺-酚改良抗酸染色法	auramine-phenol modified acid fast staining
姬姆萨染色法	Giemsa's staining		
基体	basal body	金胺-酚染色法	auramine-phenol staining
极管	polar tube	经卵传递式	trans-ovarian type
极丝	polar filament	颈部	neck
棘阿米巴属	*Acanthamoeba*	厩腐蝇	*Muscina stabulans*
棘颚口线虫	*Gnathostoma spinigerum*	厩螫蝇	*Stomoxys calcitrans*
棘球绦虫石渠种	*Echinococcus shiquicus*	巨颈带绦虫	*Taenia taeniaformis*
棘球蚴	hydatid cyst	巨肾虫	The giant kidney worm
棘球蚴液	hydatid fluid	巨尾阿丽蝇	*Aldrichina grahami*
棘头动物门	Phylum Acanthocephala	具带病蚤	*Nosopsyllus fasciatus*
寄螨目	Parasitiformes	聚合酶链式反应	polymerase chain reaction, PCR
寄生	parasitism	**K**	
寄生虫病	parasitosis	卡拉巴肿	Calabar swelling
寄生虫感染	parasitic infection	卡耶塔环孢子虫	*Cyclospora cayetanensis*
寄生物	parasite	抗凝素	anticoagulants
铗蠓	forcipomyia	抗原呈递细胞	antigen-presenting cell, APC
甲苯咪唑	mebendazole	抗原伪装	antigen disguise

可溶性虫卵抗原	soluble egg antigen, SEA	龙线虫科	Dracunculidae
克氏假裸头绦虫	*Pseudanoplocephala crawfordi*	龙线虫属	*Dracunculus*
克氏锥虫	*Trypanosoma cruzi*	氯喹	chloroquine
口囊	buccal capsule	氯硝柳胺	niclosamide
口腔、耳、鼻咽蝇蛆病	oral, auricularand nasopharyngeal myiasis	罗阿丝虫病	loiasis
		裸头科	Anaplocephalid
口腔毛滴虫	*Trichomonas tenax*	卵	ovum
库蠓	*Culicoides*	卵巢	ovary
库蚊属	*Culex*	卵盖	operculum
宽足纺蚋	*S. vernum*	卵模	ootype
狂蝇科	Oestridae	卵囊	oocyst
奎宁	quinine	卵形疟原虫	*Plasmodium Ovale*
喹碘方	chiniofon		**M**
昆虫纲	Insecta	麻风病	leprosy
阔节裂头绦虫	*Diphyllobothrium latum*	麻蝇科	Sarcophagidae
阔节裂头绦虫病	diphyllobothriasis latum	马巴贝虫	*B. equi*
	L	马来布鲁线虫	*Brugia malayi*
罗阿罗阿丝虫	*Loa loa*	马来血吸虫	*Schistosoma malayensis*
腊肠期蚴	sausage stage larva	埋内欧尘螨	*Euroglyphus maynei*
莱姆病	Lyme disease	麦地那龙线虫	*Dracunculus medinensis*
蓝氏贾第鞭毛虫	*Giardia lamblia Stiles*	麦地那龙线虫病	dracunculiasis
蓝氏贾第鞭毛虫病	giardiasis	螨岛	mite island
雷蚴	redia	曼氏迭宫绦虫	*Spirometra mansoni*
梨形目	Piroplasmida	曼氏血吸虫	*Schistosoma mansoni*
立克次体痘	rickettsia pox	慢性感染	chronic infection
丽蝇科	Calliphoridae	猫弓首线虫	*Toxocara cati*
利杜体	Leishman-Donovan body, LD body	猫蚤	*C. felis*
利什曼病	leishmaniasis	毛滴虫科	Family Trichomonadidae
利什曼原虫	*Leishmania spp*	毛滴纲	Class Trichomonadea
蠊缨滴虫	*Lophomomas blattarum*	毛滴目	Order Trichomonadida
链体	strobilus	毛蛉科	Psychodidae
链状带绦虫	*Taenia solium*	毛囊蠕形螨	*Demodex folliculorum*
两性霉素 B	amphotericin B	毛首鞭形线虫	*Trichuris trichiura*
裂体增殖	schizogony	毛蚴	miracidium
裂头蚴	plerocercoid, sparganum	毛蚴孵化法	miracidium hatching method
裂头蚴病	sparganosis	毛圆线虫病	trichostrongyliasis
裂殖体	schizont	梅氏腺	Mehlis's glands
林氏肉孢子虫	*Sarcocystis lindemanni*	湄公血吸虫	*Schistosoma mekongi*
淋巴结型利什曼病	lymph glands visceral leishmaniasis, LGVL	酶联免疫吸附试验	enzyme-linked immunosorbent assay, ELISA
淋巴丝虫病	lymphatic filariasis	酶免疫分析	enzyme immunoassay, EIA
磷酸哌喹	Piperaquine	美丽筒线虫	*Gongylonema pulchrum*
流行病学证据	epidemiological evidences	美丽筒线虫病	gongylonemiasis
流行性斑疹伤寒	epidemic typhus	美洲板口线虫	*Necator americanus*
流行性出血热	epidemic hemorrhagic fever	美洲大蠊	*Periplaneta americana*
流行性乙型脑炎	epidemic B encephalitis	美洲锥虫病	American trypanosomiasis
硫氯酚	Bithionol	虻	tabanid fly
六鞭毛科	Family Hexamitidae	虻科	Tabanidae
六足纲	Hexapoda	蠓	midge
咯萘啶	Malaridine	蠓科	Ceratopogonidae

泌尿生殖道蝇蛆病	urinogenital myiasis	疟原虫属	*Plasmodium*
免疫电泳	immunoelectrophoresis	诺氏疟原虫	*Plasmodium knowlesi*
免疫记忆	immunologic memory	**O,P**	
免疫扩散	immunodiffusion	偶然寄生虫	accidental parasite
免疫酶染色试验	immunoenzyme staining test,IEST	帕苯达唑	parbendazole
免疫逃避	immune evasion	排泄囊	excretory bladder
免疫印迹试验	immunobloting test,IBT	排泄因子	excretory factor,EF
免疫应答	immune response	哌嗪	piperazine
面粉甲虫	*Tenebrio molitor*	哌硝噻唑	piperanitrozole
蒇小棘隙吸虫	*E. liliputanus*	派伊尔	Peyer patches
莫氏立克次体	*Rickttsia mooseri*	盘尾丝虫病	onchocerciasis
墨西哥利什曼原虫	*Leishmania Mexicana*	旁基体	parabasal body
N		泡球蚴	alveolar hydatid cyst
NNN培养基	Novy-MacNeal-Nicolle culture medium	泡球蚴病	alveococcosis
		泡型包虫病	echinococcosis
内阿米巴科	Family Entomoebidae	配子生殖	gametogony
内阿米巴属	*Entamoeba*	配子体	gametoctye
内出芽	endodygony	皮层细胞体	tegumental cell bodes
内二芽殖	endodygony	皮肤利什曼病	cutaneous leishmaniasis,CL
内蜓属	*Endolimax*	皮肤型利什曼病	post-kala-azar dermal leishmaniasis,PKDL
内脏利什曼病	visceral leishmaniasis,VL		
内脏幼虫移行症	visceral larva migrans	皮肤蝇蛆病	cutaneous myiasis
内质	endoplasm	皮肤幼虫移行症	cutaneous larva migrans
纳虫空泡	parasitophorous vacuole	皮肤黏膜利什曼病	mucocutaneous leishmaniasis
纳塔尔等孢球虫	*Isospora natalensis*	皮内试验	intradermal test,ID
耐格里属	*Naegleria*	皮脂蠕形螨	*Demodex brevis*
囊虫	bladder worm	蚍螨科	Pyroglyphidae
囊尾蚴	cysticercus	脾大	splenomegaly
囊型包虫病	cystic echinococcosis	蜱	tick
囊蚴	metacercarial cyst	蜱螨亚纲	Acari
蛲虫	*Enterobius vermicularis*,*pinworm*	蜱媒回归热	tick-borne relapsing fever
蛲虫病	enterobiasis	蜱瘫痪	tick paralysis
脑踝蚁属	*Cardiocondyla*	蜱总科	Ixodoidea
脑神经节	cerebral ganglia	匹里虫属	*Pleistophora*
脑神经联合	brain commissure	片形吸虫病	fascioliasis
脑型疟	cerebral malaria	贫血	anemia
脑炎微孢子虫属	*Encephalitozoon*	喷他脒	pentamidine isethionate
拟染色体	chromatoid body	平衡棒	halter
黏膜皮肤利什曼病	mucocutaneous leishmaniasis,MCL	葡萄糖酸锑钠	sodium stibogluconate
念珠念珠棘头虫	*Moniliformis moniliformis*	普氏立克次体	*Rickettssia prowazekii*
牛巴贝虫	*B. bovis*	**Q**	
牛皮蝇	*Hypoderm bovis*	歧异巴贝虫	*B. bigenminia*
牛转移因子	bovine transfer factor,BTF	恰加斯病	Chagas' disease
浓聚法	concentration method	恰加斯肿	Chagoma
疟疾	malaria	迁延移行	persisting migrans
疟疾发作	malarious paroxysm	前鞭毛体	promastigote
疟色素	malarial pigment	前列腺	prostate
疟性肾病	nephropathy with malaria	前胸栉	pronotal comb
疟原虫	malaria parasites	前咽	prepharynx
疟原虫科	Plasmodiidae	潜伏期	incubation period

世代交替现象	alternation of generation	天然免疫	innate immunity
试纸条法	dipstick assay	同体库蠓	*Culicoides homotomus*
适应性免疫	adaptive immunity	头节	scolex
嗜碘阿米巴属	Iodamoeba	头领	collarette of spines
嗜人按蚊	*Anopheles anthropophagus*	头翼	cephalic alae
嗜酸性粒细胞增多性脑膜脑炎	eosinophilic meningitis	透析白细胞提取液	dialyzable leukocyte extract,DLE
		突眼	bug eye
嗜酸性粒细胞增多症	eosinophilia	土耳其斯坦东毕吸虫	*Orientobilharzia turkestanica*
兽比翼线虫属	*Mammomonogamus*	土灰原虫	*T. amaenus*
鼠疫	plague	土源性蠕虫	geohelminth
鼠疫耶氏菌	*Yersinia pestis*	兔脑炎微孢子虫	*Encephalitozoon cuniculi*
双齿蚴	*S. bidentatum*	蜕皮	molt
双翅目	Diptera	臀板	pygidium
双滴虫纲	classDipomonadea		
双滴虫目	orderDiplomonadida	**W**	
双碘喹啉	diiodohydroxyquinoline	外质	ectoplasm
双环门	Phylum Bigyra	完全变态	complete metamorphosis
双氢青蒿素	dihydroarteannuin	网翅目	Dictyoptera
水泡带绦虫	*Taenia hydatigera*	微孢子虫	*Microsporidium*
水蛭	Leech	微孢子虫病	Microsporidiosis
硕大白蛉吴氏亚种	*Phlebotomus major wui*	微孢子虫科	Family Microsporidae
丝虫	filaria	微孢子虫目	Order Microsporida
丝虫病	filariasis	微孢子虫属	*Nosema*
丝虫总科	Filarioidea	微丝蚴	microfilaria
丝光绿蝇	*Lucilia sericata*	微小按蚊	*Anopheles minimus*
丝状蚴	filariform larva	微小巴贝虫	*B. microti*
司氏伯特绦虫	*Bertiella studeri*	微小膜壳绦虫	*Hymenolepis nana*
斯氏并殖吸虫	*Paragonimus skrjabini*	微小膜壳绦虫病	Hymenolepiasis nana
斯锑黑克	Stibiihexonas	微小内蜓阿米巴	*Endolimax nana*
四裂斑虻	Chrysops vanderwulpi	微小隐孢子虫	Cryptosporidium parvum
似囊尾蚴	cysticercoid	尾蚴	cercaria
似蚓蛔线虫	*Ascaris lumbricoides*	尾蚴性皮炎	cercarial dermatitis
苏拉明	suramin	卫氏并殖吸虫	*Paragonimus westermani*
速发型子孢子	tachysporozoites	未成熟裂殖体	immature schizont
速殖子	tachyzoite	胃肠蝇蛆病	gastrointestinal myiasis
宿主	host	温带臭虫	*Cimex lectularius*
缩小膜壳绦虫	*Hymenolepis diminuta*	纹皮蝇	*Hypoderma lineatum*
缩小膜壳绦虫病	hymenolepiasis diminuta	蚊科	Culicidae
T		屋尘螨	*Dermatophagoides pteronyssinus*
台湾棘带吸虫	*Centrocestus formosanus*	无鞭毛体	amastigote
台湾铗蠓	*forcipomyia taiwan*	无菌性囊液性脓肿	fluid-filled abscess
糖原泡	glycogen vacuole	无尾感器纲	Class Aphasmidea
绦虫	Cestode	无味奎宁	Euquinine
绦虫纲	Class Cestoda	无性生殖	asexual reproduction
特异性免疫	specific immunity	五日热罗卡里马体	*Rochalimea quintana*
锑酸葡胺	meglumine antimonate	戊脘脒	pentamidine
体被	tegument	**X**	
体内寄生虫	endoparasite	西里伯瑞列绦虫	*Raillietina celebensis*
体外寄生虫	ectoparasite	吸槽	bothrium
替硝唑	tinidazole	吸虫	trematode
		吸虫纲	Class Trematoda

吸虱亚目	Anoplura	旋盘尾线虫	*Onchocerca volvulus*
吸血蠓	biting midges	旋尾目	Spirurida
细胞毒性 T 细胞	cytotoxic T cell，CTL 或 Tc	学名	scientific name
细胞离散因子	cell-detaching factor	血吸虫	schistosome
细胞内杀伤	intracellular killing	血吸虫病	schistosomiasis
细胞外杀伤	extracellular killing	血异刺皮螨	*Allodermanyssus sanguineus*
细肌型	holoymyarian type	循环抗原	circulating antigen，CAg
细颈囊尾蚴	Cysticercus tenuicollis		
细粒棘球绦虫	*Echinococcus granulosus*	**Y**	
细蠓	Leptoconops	牙囊纲	Class Blastocystea
细蚤科	Leptopsyllidae	牙囊科	Family Blastocystidae
瞎眼丝虫病	river blindness	牙囊目	Order Blastocystida
先天性弓形虫病	congenital toxoplasmosis	亚东璃眼蜱	*Hyalomma asiaticum kozlovi*
纤毛	Cilia	亚历山大白蛉	*Phlebotomus alexandri*
纤毛门	Phylum Ciliophora	亚洲牛带绦虫	*Taenia saginata asiatica*
线虫	nematode	咽	pharynx
线虫纲	Class Nematoda	咽管球	pharyngeal bulb
线形动物门	Phylum Nemathelminthes	眼虫门	Phylun Euglenozoa
线中殖孔绦虫	*Mesocestoides lineatus*	眼蝇蛆病	ophthalmic myiasis
线中殖孔绦虫病	mesocestoidiasis lineatus	焰细胞	flame cell
线状皮炎	dermatitis linearis	焰细胞公式	flame cell pattern
象皮肿	elephantiasis	羊狂蝇	*Oestrus ovis*
消除性免疫	sterilizing immunity	恙虫病	Scrub typhus
硝呋替莫	nifurtimox	恙螨	chigger mite
硝喹	nitroquine	恙螨科	Trombiculidae
硝硫氰酯	nitroscanate	恙螨皮炎	Trombiculosis
硝唑尼特	nitazoxanide	叶足纲	Class Lobosea
小板齿鼠	*Bandicota bengalensis*	夜现周期性	nocturnal periodicity
小盾纤恙螨	*Leptotrombidium scutellare*	伊维菌素	ivermectin
小杆纲	Class Rhabditea	伊蚊属	*Andes*
小杆科	Rhabditidae	医学寄生虫学	medical parasitology
小核	Micronucleus	医学节肢动物	medical arthropod
小蛛立克次体	*Rickettsia akari*	医学节肢动物学	medical arthropodology
蝎亚纲	Scorpiones	医学昆虫学	medical entomology
斜睾目	Plagiorchiida	医学原虫	medical protozoa)
谢氏山蚤	*Oropsylla silantiewi*	乙胺嘧啶	pyrimethamine
新疆出血热	Xinjiang hemorrhagic fever	乙胺嗪	diethylcarbamazine
新生幼虫	newborn larvae	乙酰胆碱酯酶	cholinesterase
新现寄生虫病	neoemerging parasitic diseases	异尖线虫	*Anisakis*
凶险型疟疾	pernicious malaria	异尖线虫病	anisakiasis
雄配子	male gamete	异染质	volutin
雄配子体	microgametocyte	异嗜症	allotriophagy
须舌蝇	*Glossina palpalis*	异位寄生	ectopic parasitism
徐氏拟裸茎吸虫	*Gymnophalloidesseoi*	异位损害	ectopic lesion
许氏库蠓	*C. schultzei*	异形异形吸虫	*Heterophyes heterophyes*
悬垂性腹股沟	hanging groin	易感人群	susceptible population
旋滴虫门	Phylum Retortamonada	易化扩散	facilitated diffusion
旋毛虫	*Trichinella spiralis*	阴道毛滴虫	*Trichomonas vaginalis*
旋毛虫病	trichinelliasis	阴茎	cirrus
旋毛形线虫	*Trichinella spiralis*	阴茎囊	cirrus pouch
		阴虱科	Pthiridae

参考文献

［1］ 吴观陵. 人体寄生虫学［M］. 第 4 版. 北京：人民卫生出版社，2013.

［2］ 诸欣平，苏川. 人体寄生虫学［M］. 第 9 版. 北京：人民卫生出版社，2018.

［3］ 邓维成，曾庆仁. 临床寄生虫病学［M］. 北京：人民卫生出版社，2015.

［4］ 吴忠道，诸欣平. 人体寄生虫学［M］. 第 3 版. 北京：人民卫生出版社，2015.

［5］ 陈盛霞，季旻珺. 临床寄生虫检验学［M］. 北京：科学出版社，2022.

［6］ 刘佩梅，李泽民. 医学寄生虫学［M］. 第 4 版. 北京：北京大学医学出版社，2019.

［7］ 许隆祺. 图说寄生虫学与寄生虫病［M］. 北京：北京科学技术出版社，2016.

［8］ 陈艳，叶彬. 人体寄生虫学［M］. 第 2 版. 北京：科学出版社，2015.

［9］ 王勇. 医学寄生虫学［M］. 第 2 版. 北京：高等教育出版社，2014.

［10］ 沈继龙，张进顺. 临床寄生虫学检验［M］. 第 4 版. 北京：人民卫生出版社，2012.

［11］ 孙新，李朝品，张进顺. 实用医学寄生虫学［M］. 北京：人民卫生出版社，2005.

［12］ 李朝品. 医学蜱螨学［M］. 北京：人民军医出版社，2006.

［13］ 蔡茂荣，李友松，程由注. 福建省肺吸虫与肺吸虫病［M］. 厦门：厦门大学出版社，2021.

［14］ 周晓农. 2015 年全国人体重点寄生虫病现状调查报告［M］. 北京：人民卫生出版社，2018.

［15］ 朱慧慧，黄继磊，陈颖丹，等. 2019 年全国土源性线虫感染状况分析［J］. 中国寄生虫学与寄生虫病杂志，2021,39(5)：666 - 673.

［16］ 陈颖丹，周长海，朱慧慧，等. 2015 年全国人体重点寄生虫病现状调查分析［J］. 中国寄生虫学与寄生虫病杂志，2020,38(1)：5 - 16.

［17］ 杨琼. 吡喹酮与槟榔-南瓜子治疗带绦虫病的疗效比较［J］. 热带病与寄生虫学，2021,19(1)：32 - 35.

［18］ 操治国. 我国血吸虫病防治的进展、挑战与对策［J］. 热带病与寄生虫学. 2022,20(3)：130 - 135.

［19］ Katiyar M, Gulati R, Pagal S, et al. Molecular detection of Cystoisosospora belli by single-run polymerase chain reaction in stool samples ［J］. Indian Journal of gastroenterology：official journal of the Indian Society of Gastroenterology，2021,40(5)：512 - 518.

［20］ Winzeler EA. Malaria research in the post-genomic era ［J］. Nature，2008,455 (7214)：751 - 756.

	间日疟原虫	恶性疟原虫	三日疟原虫	卵形疟原虫
正常红细胞				
环状体				
大滋养体				
未成熟裂殖体				
成熟裂殖体				
雌配子体				
雄配子体				

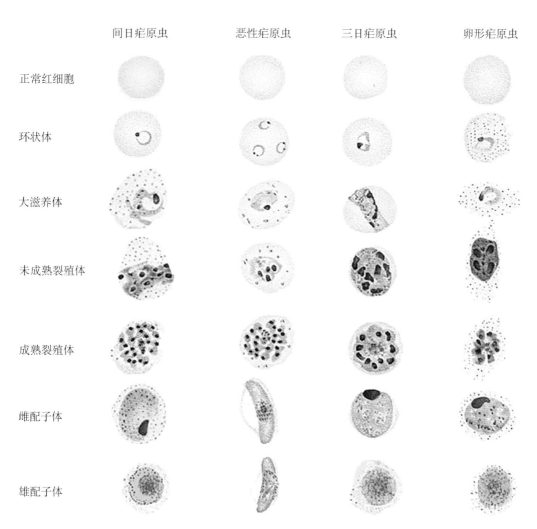

彩图 I　4 种疟原虫红细胞内期形态模式图

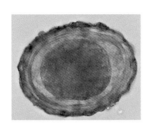

1. 似蚓蛔线虫受精卵

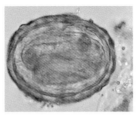

2. 似蚓蛔线虫感染期卵

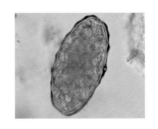

3. 似蚓蛔线虫未受精卵

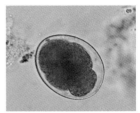

4. 钩虫卵

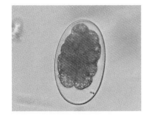

5. 钩虫卵

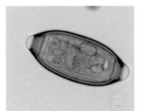

6. 毛首鞭形线虫卵

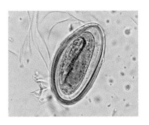

7. 蠕形住肠线虫卵

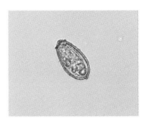

8. 华支睾吸虫卵

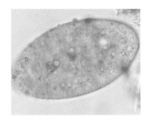

9. 布氏姜片吸虫卵

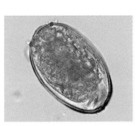

10. 卫氏并殖吸虫卵

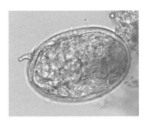

11. 日本血吸虫卵

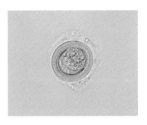

12. 带绦虫卵

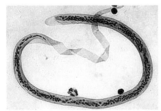

13. 班氏微丝蚴

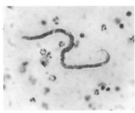

14. 马来微丝蚴

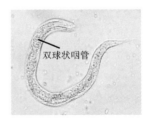

15. 粪类圆线虫杆状蚴

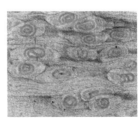

16. 旋毛形线虫囊包蚴

彩图 Ⅱ　人体常见寄生蠕虫卵和幼虫

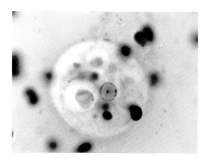

1. 溶组织内阿米巴滋养体

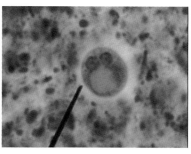

2. 溶组织内阿米巴包囊

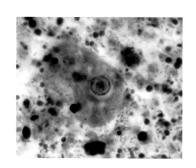

3. 结肠内阿米巴滋养体

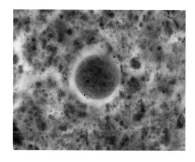

4. 结肠内阿米巴包囊

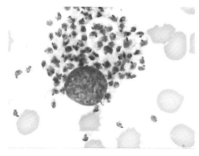

5. 杜氏利什曼原虫无鞭毛体

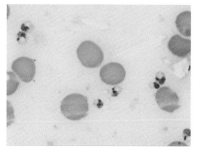

6. 杜氏利什曼原虫无鞭毛体

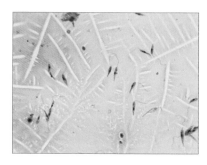

7. 杜氏利什曼原虫前鞭毛体

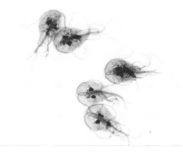

8. 蓝氏贾第鞭毛虫滋养体

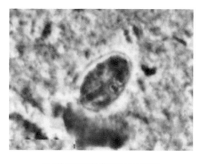

9. 蓝氏贾第鞭毛虫包囊

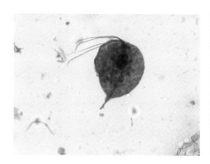

10. 阴道毛滴虫滋养体

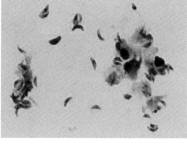

11. 刚地弓形虫速殖子

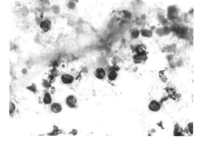

12. 隐孢子虫卵囊

彩图Ⅲ　人体常见寄生原虫

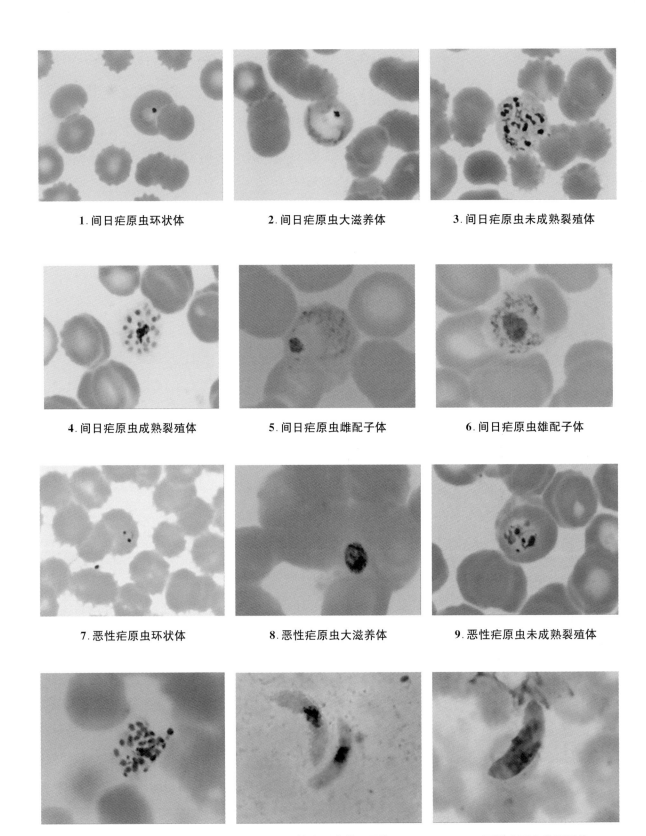

1. 间日疟原虫环状体

2. 间日疟原虫大滋养体

3. 间日疟原虫未成熟裂殖体

4. 间日疟原虫成熟裂殖体

5. 间日疟原虫雌配子体

6. 间日疟原虫雄配子体

7. 恶性疟原虫环状体

8. 恶性疟原虫大滋养体

9. 恶性疟原虫未成熟裂殖体

10. 恶性疟原虫成熟裂殖体

11. 恶性疟原虫雌配子体

12. 恶性疟原虫雄配子体

彩图Ⅳ　间日疟原虫和恶性疟原虫红细胞内期形态(薄血膜姬姆萨染色)